消化内镜治疗图谱

Therapeutic Gastrointestinal Endoscopy
A Comprehensive Atlas

第 2 版

主　编　Hoon Jai Chun　Suk-Kyun Yang
　　　　Myung-Gyu Choi

副主编　Jae Myung Park　Jae Young Jang
　　　　Jeong-Sik Byeon　Ki-Nam Shim
　　　　Bora Keum

主　译　王伟岸　柴宁莉

副主译　王晓枫　王　寰

译校者（以姓氏汉语拼音为序）
　　　　毕雅维　柴宁莉　黎　君　李　婷　李隆松　林栋雷　刘萌萌　刘圣训
　　　　刘文徽　王　寰　王楠钧　王伟岸　王晓枫　吴丽莎　肖健存　张　波
　　　　张　晔　张嘉琪　张如意　张伟丽　赵　智

人民卫生出版社
·北　京·

First published in English under the title
Therapeutic Gastrointestinal Endoscopy: A Comprehensive Atlas (2nd Ed.)
edited by Hoon Jai Chun, Suk-Kyun Yang and Myung-Gyu Choi
Copyright © Springer Nature Singapore Pte Ltd., 2019
This edition has been translated and published under licence from
Springer Nature Singapore Pte Ltd.

图书在版编目（CIP）数据

消化内镜治疗图谱 /（韩）胡恩春，（韩）阳苏均，
（韩）崔勉奎主编；王伟岸，柴宁莉主译. -- 北京 ：人民
卫生出版社，2024. 12. -- ISBN 978-7-117-36853-7

Ⅰ. R570.4-64

中国国家版本馆 CIP 数据核字第 2024F5N511 号

人卫智网	www.ipmph.com	医学教育、学术、考试、健康，购书智慧智能综合服务平台
人卫官网	www.pmph.com	人卫官方资讯发布平台

图字：01-2022-6305 号

消化内镜治疗图谱
Xiaohua Neijing Zhiliao Tupu

主　　译：王伟岸　柴宁莉
出版发行：人民卫生出版社（中继线 010-59780011）
地　　址：北京市朝阳区潘家园南里 19 号
邮　　编：100021
E - mail：pmph @ pmph.com
购书热线：010-59787592　010-59787584　010-65264830
印　　刷：北京盛通印刷股份有限公司
经　　销：新华书店
开　　本：889×1194　1/16　印张：24
字　　数：960 千字
版　　次：2024 年 12 月第 1 版
印　　次：2025 年 1 月第 1 次印刷
标准书号：ISBN 978-7-117-36853-7
定　　价：229.00 元

打击盗版举报电话：010-59787491　E-mail：WQ @ pmph.com
质量问题联系电话：010-59787234　E-mail：zhiliang @ pmph.com
数字融合服务电话：4001118166　E-mail：zengzhi @ pmph.com

中文版前言

随着消化内镜技术的不断创新,消化疾病的诊治已从内镜精准诊断发展到"超级微创技术"治疗疾病的新时代。国内外消化内镜领域的很多专家一直在不断总结自己的临床经验,消化内镜专著纷至沓来,与国际同道分享自己的创新和心得,以利大众消化健康之促进。

Hoon Jai Chun 等 3 位教授都是韩国知名消化内镜专家,编著的 *Therapeutic Gastrointestinal Endoscopy:A Comprehensive Atlas*,将他们在消化疾病内镜治疗的创新和心得分享出来,很有特色。

第一,内容涵盖了消化内镜治疗的主要疾病,全书 24 章,静脉曲张 2 章,消化道出血 2 章,胃肠道异物 1 章,消化道肿瘤相关疾病 8 章,良性食管狭窄 1 章,恶性消化道梗阻 2 章,幽门狭窄和胃出口梗阻 1 章,胃轻瘫 1 章,贲门失弛缓症 1 章,经皮内镜胃造口术 1 章,胃肠道穿孔和漏 1 章,以及治疗性小肠内镜检查、超声内镜引导下上皮下肿瘤活检术和难治性胃食管反流病内镜治疗各 1 章。

第二,较详细介绍了日常消化内镜诊疗工作所需的主要器械和实用内镜操作技术。不但介绍了较为前沿的内镜技术,还对基础的也是非常有效的内镜操作方法都有详尽解说,如冷圈套息肉切除术。在"胃肠道穿孔和漏的内镜治疗"一章,介绍了创新的内镜技术和方法以及作者的心得,印象深刻。

第三,本书对相关疾病的内镜治疗不仅仅有详细的说明解释,而且通过高分辨力内镜检查的照片和图解系统地呈现内镜操作过程,更有助于读者清楚认识、有效领悟治疗操作的细节,达到看图说话、实景再现之目的。借助案例讲解,为读者真实理解内镜治疗方法的选择和应用提供了训练的平台。这些对经验不足的消化内镜医师的能力提升而言至关重要。这些更是本书的最特色部分,也是市面上大多数消化内镜相关专著所缺少的,这也是促使翻译本书的关键所在。

鉴于此,在人民卫生出版社的大力支持下,我们主要邀请中国人民解放军总医院消化内科医学部从事消化内镜工作的同道翻译了本书,并邀请了其他单位的专家参与了审校。相信本书中文版的出版一定有助于从事消化内镜诊疗工作的相关医务人员,尤其基层人员认识、理解消化疾病内镜治疗要点、程序,进而提高内镜诊疗水平,更好地服务患者。

应强调的是,本书并未全面反映消化内镜诊疗技术的最新进展,对胰胆疾病的内镜治疗进展也未涉及。近 10 年来,我国消化内镜学不论从理论创新还是技术开发上都有长足进步,在国际上大放异彩,正在引领世界消化内镜学科的发展。例如,令狐恩强教授提出的根据静脉曲张的位置、直径和危险因素进行内镜下静脉曲张分型的"LDRf"方法,简明实用,对全消化道静脉曲张的出血风险评估和治疗时机及方法的选择都具有重要的指导意义;贲门失弛缓症患者食管内镜下形态的 Ling 分型、难治性胃食管反流病的内镜下贲门缩窄术、消化内镜隧道技术的开发应用,都是具有前沿性的创新技术。尤其以消化道黏膜下肿瘤等内镜微创治疗为"超级微创技术"概念的提出和广泛应用,在保证器官结构完整性的基础上去除病变,实现"治愈疾病,恢复如初"的目标。这一创新医学理念正在引领世界医学的革命。

因此,读者在阅读本书学习国外学者经验时,还应学习我国学者在消化内镜领域的创新理论和领先技术,以及我国行业学会制定的相关指南、共识,取长补短,更好地应用于临床。

在翻译过程中,我们主要参考了《消化内镜学名词》等权威消化内镜专著对涉及的名词术语进行了规范,尽管如此,仍有一些用语难以准确表达,加上水平所限,翻译风格不尽相同,难以尽意,恳请读者批评指正。

王伟岸　柴宁莉

2024 年

原著前言

　　当前信息技术、生物技术、纳米技术等的进步，促进了医学学科的巨大进步。随着这一进展，近年来胃肠内镜技术也发生了显著的变化。图像增强内镜、超放大内镜（如共聚焦显微内镜和细胞内镜等）以及人工智能评估内镜检查结果是典型的例子。除了诊断性内镜检查的这些辉煌巨变外，内镜治疗术也有了巨大的发展，包括各种第三空间内镜治疗操作、新型治疗器械以及对肥胖等代谢性疾病的内镜干预。有感于这些显著的进展，我们备受鼓舞，决定出版第 2 版 *Therapeutic Gastrointestinal Endoscopy：A Comprehensive Atlas*。

　　在第 2 版中，我们再次试图提供消化内镜治疗术的最新信息。为此，首先全面介绍了最新的高级内镜操作技术的细节，如经口内镜肌切开术和内镜黏膜下剥离术。对基础的也是非常有效的内镜操作方法的详尽解说，如冷圈套息肉切除术和静脉曲张结扎术。在相关章节介绍了外置内镜吻合夹和各种支架等新的内镜器械。其次，新增加了若干章节，以涵盖复杂疾病内镜治疗的前沿技术，包括难治性胃食管反流病和十二指肠肿瘤。在这些章节中，描述了采用射频消融和高科技内镜切除进行内镜抗反流干预的方法，并配有详尽的解释和内镜图片。最后，我们邀请了几位新的作者，就内镜治疗术中的各种问题提出新的见解。有些章节由不止一位作者撰写，目的是最大限度地增加相关主题的最新内容。

　　在本书中，不仅仅有文本的解释，而且清晰的图片对读者容易地认识操作过程而言也至关重要。在第 2 版中，我们更新了大致一半的图片。大多数新图片是高分辨力内镜检查的照片，这将有助于读者有效地领悟治疗操作过程的细节。为了清楚地认识内镜治疗复杂操作的每一步骤，采用了图解说明。最后，在章节末尾添加有趣的案例，以供读者真实地理解内镜治疗方法的应用。这些病例报告应该有助于内镜医师在日常实践中充分应用针对恰当适应证的内镜治疗方法。

　　由于这些特点，第 2 版对于经验不足和经验丰富的治疗性内镜医师而言都是必不可少的参考书。我们衷心感谢所有作者对第 2 版的贡献。我们希望这本图谱会受到全世界内镜医师的喜爱。

Hoon Jai Chun，韩国首尔

Suk-Kyun Yang，韩国首尔

Myung-Gyu Choi，韩国首尔

（王伟岸　柴宁莉　译）

目　录

食管静脉曲张的内镜治疗

1

摘要

急性静脉曲张破裂出血是肝硬化最致命的并发症之一。约 30%~50% 的肝硬化患者在诊断时已有食管静脉曲张,每年约有 10% 的肝硬化患者出现食管静脉曲张。因此,降低静脉曲张破裂出血的发病率和死亡率最重要的检查是内镜筛查是否有静脉曲张、紧急内镜治疗突发活动性静脉曲张破裂出血以及预防性内镜治疗静脉曲张破裂出血。许多指南和综述建议在活动性静脉曲张出血的处理中应在 12 小时内进行内镜检查。食管静脉曲张破裂出血最有效的内镜治疗方法是套扎术,即所谓的内镜静脉曲张套扎术(endoscopic variceal ligation,EVL)。内镜注射硬化疗法(endoscopic injectional sclerotherapy,EIS)已被 EVL 取代,不应再作为急性食管静脉曲张破裂出血的标准治疗。在本章中,我们将讨论目前急性静脉曲张破裂出血的内镜治疗和静脉曲张破裂出血的内镜预防。

要点

- 食管静脉曲张破裂出血内镜治疗的最有效方法是橡皮圈套扎术,即所谓的内镜静脉曲张套扎术(EVL)。
- 内镜注射硬化疗法(EIS)借组织硬化剂注射,仍然是治疗的一种选择,但由于并发症发病率相对较高,不推荐作为静脉曲张破裂出血的一级和二级预防方法。
- 对于当前或既往食管静脉曲张破裂出血的患者,EVL 是首选的内镜治疗方法,优于 EIS。
- EVL 也是有效的一级预防方法,但在大多数情况下,它应该留给不能耐受或有 β 受体阻滞剂和卡维地洛治疗禁忌证的患者。
- 食管静脉曲张出血后,应每 2~4 周进行一次 EVL,直到静脉曲张消除。
- 非选择性 β 受体阻滞剂(nonselective beta-blocker,NSBB)和 EVL 联合使用可降低静脉曲张破裂出血复发的风险,并提高生存率。

1.1 定义

定义用于静脉曲张破裂出血(variceal hemorrhage)背景下的术语很重要。

1.1.1 食管静脉曲张破裂出血

食管静脉曲张破裂出血(esophageal variceal hemorrhage)定义为内镜检查时源自食管静脉曲张(esophageal varix)的出血,或存在粗大的食管静脉曲张并且胃内有血,而无其他可识别的出血原因。

1.1.2 静脉曲张再出血

静脉曲张再出血(variceal rebleeding)定义为从出血后的第 5 天开始发生的有临床意义的门静脉高压源性再出血。有临床意义的再出血定义为复发性黑便(melena)或呕血(hematemesis)。

1.2 概述

食管静脉曲张是由门静脉高压(portal hypertension)形成的门体侧支循环。门体侧支循环优先形成于食管下段的黏膜下层,食管静脉曲张破裂出血是肝硬化(cirrhosis)最严重的并发症,也是患者第二位最常见的死亡原因。

患者诊断为肝硬化时,约 30%~50% 的肝硬化患者有食管静脉曲张,约 10 年后达到 90%,其中 30% 会出血。然而,除了内镜检查外,没有可靠的预测哪些肝硬化患者会发生食管静脉曲张的方法[1]。因此,有门静脉高压征象的 Child A 期肝硬化患者,或诊断为 Child B、Child C 期的患者,应进行内镜筛查。

食管静脉曲张破裂出血是肝硬化患者最危险的并发症。尽管采用最好的治疗方法,静脉曲张破裂出血的死亡率仍可高达约 10%,这主要是由于第 1 周失血过多和接下来的 6 周多器官功能衰竭(multiorgan failure)的结果。然而,在过去 20 年中,静脉曲张破裂出血的死亡率已经从 20 世纪 80 年代的 40% 大幅度下降到 21 世纪的 6%~12%,除了综合性医疗改善外,这是由于实施了有效的治疗方案,如内镜和药物治疗以及经颈静脉肝内门体分流术(transjugular intrahepatic portosystemic shunt,TIPS)。

1.3 食管静脉曲张的监测

- 内镜检查是诊断食管静脉曲张的"金标准"。
- 对于无静脉曲张的代偿性慢性肝病患者,应每隔 2~3 年重复进行内镜监测。

- 对于有小静脉曲张的代偿性慢性肝病患者,应每隔1年重复进行内镜监测。
- 内镜检查的主要局限性是诊断细小的或1级食管静脉曲张时的观察者偏差(intraobserver variability)。

1.4　适应证

- 大多数胃肠道出血患者有紧急内镜检查的指征,如果内镜检查显示有明显的急性静脉曲张破裂出血,应立即进行内镜止血治疗。
- 应尽可能早(12小时内)进行内镜检查,因为延迟超过15小时与医院死亡率直接相关[2]。
- 食管静脉曲张出血急性内镜止血后,应择期再行内镜治疗,直至食管静脉曲张消除,以防止再出血[二级预防(secondary prophylaxis)]。
- 以前从未出血的静脉曲张的预防性内镜治疗,即所谓的一级预防(primary prophylaxis),也可能有效。但在大多数情况下,应保留给不能耐受或有β受体阻滞剂(beta-blocker)或卡维地洛(carvedilol)预防治疗禁忌证的患者。然而,当出血的风险看起来很高(有红色征的粗大、高张性静脉曲张)时,可以考虑采用一级预防性内镜治疗(primary prophylactic endoscopic treatment)。

1.5　先决条件

1.5.1　食管静脉曲张的内镜特征和分级

食管静脉曲张是一种长柱状扩张静脉,通常发生在食管的下1/3处,即食管胃结合部(gastroesophageal junction, GEJ)正上方。食管静脉曲张可根据大小进行内镜分级(表1.1,图1.1)[3]。

表1.1　食管静脉曲张大小的分级

静脉曲张大小	2种大小分级(AASLD)	3种大小分级(意大利肝硬化项目)
细小(1级)	<5mm	轻微隆起、细小的线状静脉曲张
中等(2级)	–	占食管腔不到1/3的粗大迂曲静脉曲张
粗大(3级)	>5mm	占食管腔1/3以上的巨大螺旋状静脉曲张

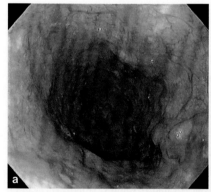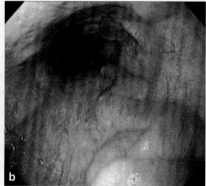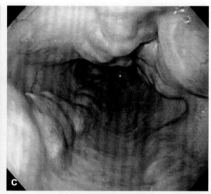

图1.1　基于大小的食管静脉曲张的内镜分级。(a)1级食管静脉曲张(细小)。(b)2级食管静脉曲张(中等)。(c)3级食管静脉曲张(粗大)(图1.2)

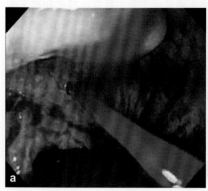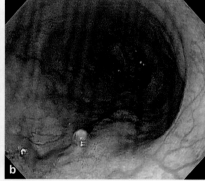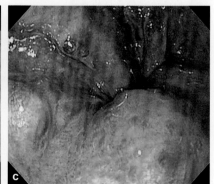

图1.2　食管静脉曲张破裂出血的内镜特征。(a)静脉曲张的活动性喷射状出血。(b)食管静脉曲张上的白色血栓头,这是纤维蛋白凝块和近期出血点的特征。(c)食管静脉曲张上的红色血栓头,这是血凝块,也是近期出血的特征

在没有静脉曲张或只有细小静脉曲张的患者中，没有采用 β 受体阻滞剂预防静脉曲张形成的指征。然而，有红色条痕征的细小静脉曲张患者出血风险增加，应采用 NSBB 治疗。尤其是对于中等或粗大静脉曲张的首次静脉曲张破裂出血的预防，建议采用 NSBB 或内镜套扎术[4,5]。

1.5.2　静脉曲张破裂出血的危险因素

最重要的出血预测因素是静脉曲张的大小，正如拉普拉斯定律（LaPlace's law）预测的那样，随着静脉曲张半径和跨壁静脉曲张压力的增加，血管壁张力增加。较大静脉曲张（>5mm）出血的平均风险为 2 年时 30%，与之相比，细小静脉曲张出血的平均风险 2 年时为 10%。其他的预测因素是由 Child-Pugh 分级界定的肝功能障碍的严重程度和红色征（red color sign）。红色征象包括樱桃红斑（cherry red spot）、红色条痕（red wale mark）和血囊性斑（血泡斑）（图 1.3）。

1.6　内镜器械

适用于止血治疗的基本内镜器械包括具有喷水功能（waterjet function）的大钳道内镜（large-channel endoscope）、附加的吸引器（suction unit）和注水泵（water irrigation pump）。

静脉曲张套扎装置（variceal band ligation device）由透明的空心腔（transparent, hollow-chamber）、加载在内镜头端的摩擦配合适配器（friction-fit adapter）、预加载的橡皮圈（elastic band）和释放装置（release mechanism）组成。将目标组织吸入摩擦配合适配器的空心腔。触发装置（trigger mechanism）释放橡皮圈，套扎目标组织。

1.6.1　最初的单发套扎器

最初的（目前仍然可用）套扎装置（Stiegmann-Goff 套扎器）通常需要使用外套管（overtube），因为在每个橡皮圈应用后内镜应拔出、重新加载和再插入（图 1.4a）。

1.6.2　多连发套扎装置

多连发套扎装置（multiple ligating device）在很大程度上已经取代最初的单发套扎器（single-shot ligator），因为其操作更为简单和快捷。多环套扎系统（multiple band ligating system）很少有必要使用外套管（overtube），因为无须取出内镜即可配置 4~10 个套扎环。由于多环套扎装置的长度较长，增加了内镜头端不可弯曲部的长度，因此在某些患者内镜进入食管更为困难。在这种情况下，外套管可能有助于进境。对于急性出血的患者，即使采用了多环套扎装置，外套管仍然具有预防吸入性肺炎（aspiration pneumonia）的优势。目前，数家公司正在生产治疗食管静脉曲张（esophageal varix）的多环套扎装置（图 1.4b~图 1.4f）。

1.6.3　硬化治疗针

常规硬化治疗注射针（sclerotherapy injection needle）的直径应尽可能小，以减少注射部位的回血（back-bleeding）风险。对于液体硬化剂，外径为 0.5mm 的注射针就足够了。针的长度不应超过 5mm，斜面应很短。

1.7　技术

用于食管静脉曲张治疗的两种主要内镜治疗方法是内镜硬化疗法（endoscopic sclerotherapy，EST）和内镜静脉曲张套扎术（endoscopic variceal ligation，EVL）。

1.7.1　内镜注射硬化疗法

内镜注射硬化疗法（endoscopic injectional sclerotherapy，EIS）是 20 世纪 70 年代中期发展起来的一种治疗方法。它是用 5% 的乙醇胺油酸酯（ethanolamine oleate）溶液和 1% 的乙氧硬化醇（aethoxysklerol）溶液作硬化剂（sclerosant），直接注射到食管胃结合部（gastroesophageal junction）的静脉曲张中。EIS 用于治疗静脉曲张破裂出血约 50 年，至少成功地控制了 62% 患者的活动性出血[6]。它显著降低了早期复发率，并且降低了早期病死率。

通过向曲张静脉腔内或曲张静脉附近注射硬化剂来实现 EIS。硬化剂可以通过内镜工作通道插入柔性针尖导管

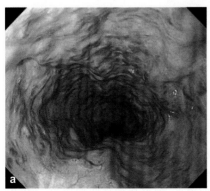 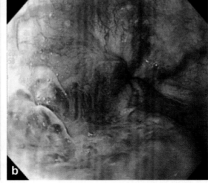 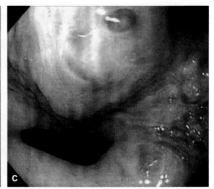

图 1.3　食管静脉曲张的红色征。（a）樱桃红斑，这意味着另一个约 2mm 细小的静脉曲张。（b）红色条痕，意味着静脉曲张上的另一条纵向静脉。（c）血泡斑，意味着静脉曲张上红色的血性囊

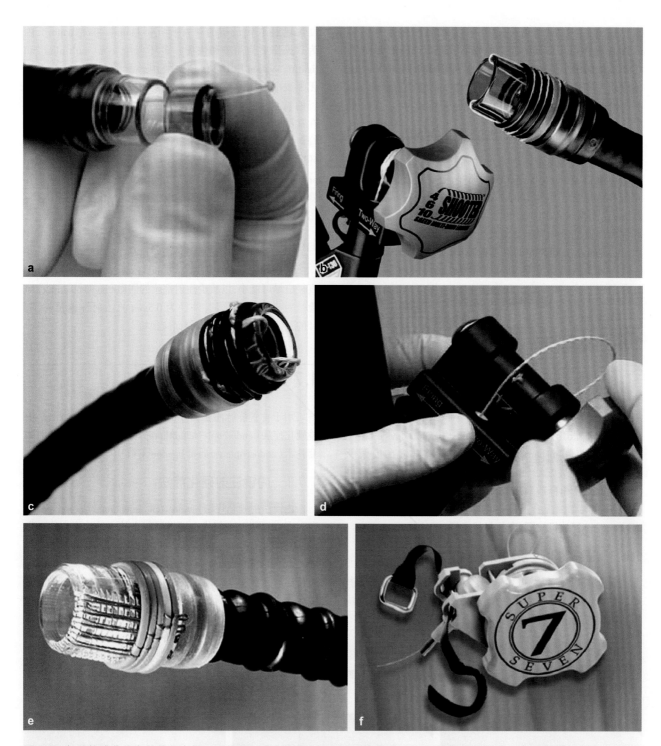

图1.4 各种静脉曲张套扎装置套件。该装置有适合装在内镜头端的软鞘端,和橡皮圈拉紧缠绕其上的透明硬塑料端。(a)最初的单发套扎器(Stiegmann Goff套扎器)。(b~d)4、6和10连发Saeed多环套扎器(Wilson Cook)和(e、f)7环套扎器(SpeedBand SuperView Super 7)(Boston Scientific)

注射(图1.5)。曲张静脉内注射硬化剂可立即引起血管内血栓形成,曲张静脉旁注射借助其引起的周围组织水肿和炎症对曲张静脉产生压迫作用。在活动性出血期间,硬化疗法可实现止血、诱发静脉曲张内血栓形成和组织水肿所致的外压作用。随着反复治疗,血管壁和周围组织的炎症引起纤维化,导致静脉曲张闭塞(variceal obliteration)。

最近,几种药物[(十四烷基硫酸钠(sodium tetradecyl sulfate)、鱼肝油酸钠(sodium morrhuate)、乙醇胺油酸酯(ethanolamine oleate)、聚桂醇400(polidocanol)和乙醇(ethanol)]以不同的浓度、剂量和治疗间期使用。EIS中的注射剂量通常为每条静脉曲张1~3ml,每次最多可注射10~15ml。不过,每次注射硬化剂的剂量和治疗间期在不同

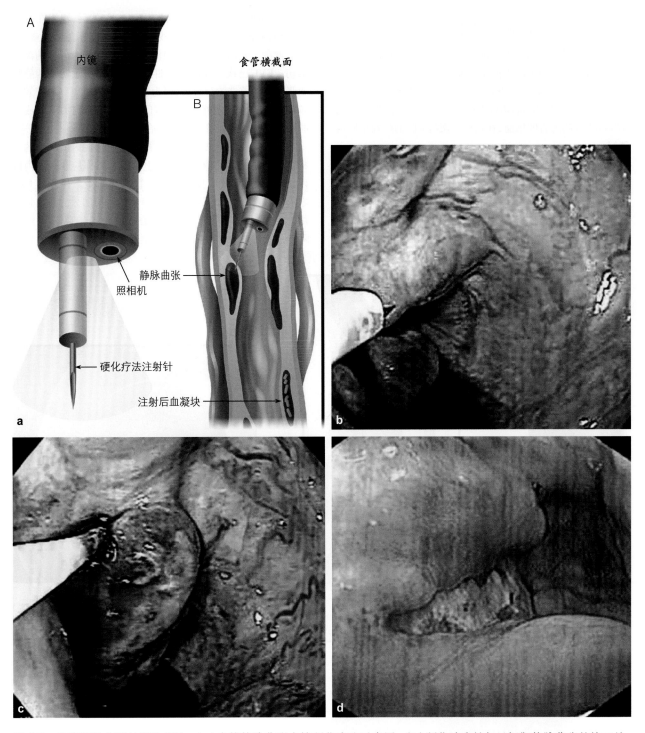

图 1.5 食管静脉曲张的硬化疗法。（a）食管静脉曲张内镜硬化疗法示意图。（b）硬化治疗针与目标靶静脉曲张的接口处。（c）硬化剂通过针管注入静脉曲张腔内。（d）硬化疗法后典型的食管纵行溃疡

医师之间有很大差异。

发生急性食管静脉曲张破裂出血（acute esophageal variceal bleeding）时，已将紧急 EIS 与加压素（vasopressin）、特利加压素（terlipressin）、奥曲肽（octreotide）和生长抑素（somatostatin）的疗效进行了比较。EIS 的优点是价格便宜，使用方便，注射导管适合通过诊断胃镜的工作通道，可以快速组装，不需要第二次经口插管，并可诱发快速血栓形成。

EIS 控制急性静脉曲张破裂出血（acute variceal bleeding）的疗效与套扎术相当，并且 EST 仍然可以作为治疗急性食管静脉曲张破裂出血的治疗方法选项。然而，EIS 比 EVL 有更高的并发症发生率，而且在很大程度上套扎术已取代了 EIS，在出血控制方面显示出更好的临床疗效，并发症较少。因此，目前不推荐 EIS 作为静脉曲张破裂出血的一级和二级预防的方法。

1.7.2 内镜静脉曲张套扎术

内镜静脉曲张结扎术（endoscopic variceal ligation，EVL）是作为食管静脉曲张内镜治疗的替代方法开发的，其并发症比内镜注射硬化疗法（EIS）少。EVL 的概念建立在用橡皮圈套扎治疗痔疮（hemorrhoid）的基础上。EVL 控制了大约 80%~100% 的患者的出血，在止血方面与 EIS 的疗效相同或稍好。

EVL 降低了再出血率和死亡率，食管狭窄的发生率降低。因此，EVL 被认为是目前内镜预防食管静脉曲张再出血的首选治疗方法。

与注射硬化剂后诱导化学炎症和血栓形成不同，EVL 通过用橡皮圈套住全部或部分静脉曲张，因血栓形成导致机

械绞窄和闭塞来消除静脉曲张（图 1.6）。然后，组织在几天到几周内坏死并脱落，留下浅表黏膜溃疡，并会迅速愈合。EVL 避免了使用硬化剂，从而消除了 EIS 后对食管壁的深度损伤。EVL 已成为控制静脉曲张出血和二级预防中的静脉曲张闭塞的首选治疗方法，因为它比 EIS 具有更好的疗效和较少的并发症。此外，内镜 EVL 联合使用特利加压素或奥曲肽比单独使用血管活性药物治疗更有效[7]。

EVL 包括将橡皮圈放置在被吸入连接在内镜头端的塑料空心圆柱腔内的静脉曲张柱上。EVL 操作应在全面内镜评估后开始，以确定要治疗的食管静脉曲张。在开始 EVL 之前，测量胃食管交界处和目标静脉曲张与门牙的距离是有帮助的，因为一旦将套扎装置装在内镜头端，能见度可能会降低。圆柱体附件限制了视野，积聚在装置头端的血液也会

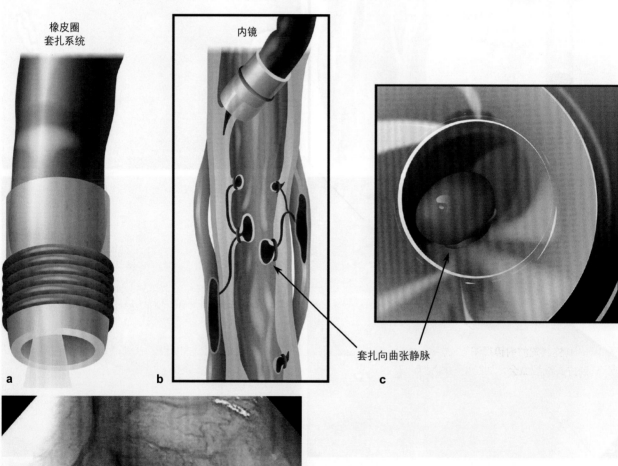

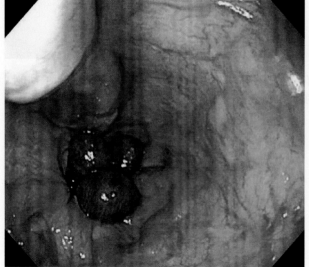

图 1.6　内镜下曲张静脉套扎术

妨碍清晰的视野(图1.7)。一些专家认为,在活动性出血期间使用EVL时,连接到内镜的圆柱体可能会妨碍出血点的发现。这些问题可以通过主动用水冲洗和抽吸来克服。使用外套管可促进内镜进入食管,并在内镜检查时出现大量出血或大量呕吐时保护气道。然而,它可能诱发食管撕裂伤或穿孔。

一旦确定目标静脉曲张,内镜头端就指向它并对其连续施加负压吸引,以便它可以充填进空心腔内。一旦进入空心腔内,应出现"红视(red out)"征,此时可击发释放橡皮圈(图1.8)。

理想情况下,橡皮圈应套在出血点处的静脉曲张上,但如果错过,与注射硬化剂相比,没有静脉曲张的黏膜套扎不会造成伤害,而注射硬化剂可能会造成相当大的组织损伤的副作用。不过,如果不能确定出血点,就有可能半盲目地在胃食管交界处放置橡皮圈,从而减少大出血,随后可以释放更多的橡皮圈进行套扎。有提示最近出血迹象的静脉曲张(如白色纤维素血栓头或红色血栓头征)也应作为套扎的主要目标,即使它们不位于胃食管交界处。

重要的是尽量获得"红视"(静脉曲张上的黏膜密切接近套扎器空心腔内的镜头所致),这表明有足够数量的静脉曲张组织被套进空心腔内。然而,由于多环套扎器装置空心腔较长,所以完全红视可能并不总能实现。对负压吸引不足的较小组织施加橡皮圈套扎,常常会导致橡皮圈即刻滑脱,并且还可能导致一些黏膜损伤,随后出血。通常,橡皮圈的应用是从胃食管交界处开始,并以螺旋状的方式向上近端延伸,以避免在同一平面环周放置橡皮圈(图1.9)。

每次治疗没有标准化的最佳橡皮圈数量适用于食管静脉曲张的治疗,理论上在一次治疗中可应用的橡皮圈数没有

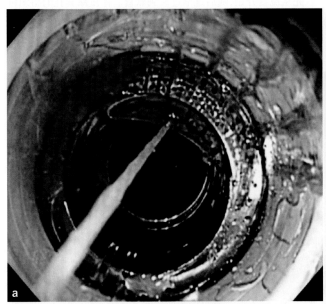
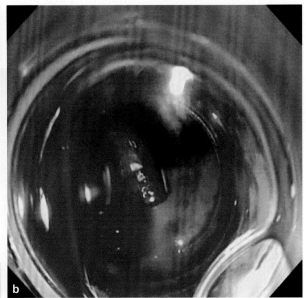

图1.7 套扎装置的内镜视图。(a)内镜视野通常在很大程度上受到装载的套扎装置的限制而缩小。(b)在活动性出血的情况下,装置头端积血会增加能见度的困难

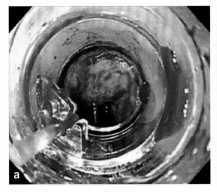
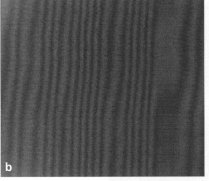
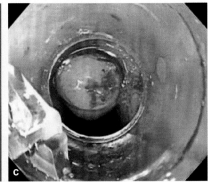

图1.8 活动性出血的食管静脉曲张的套扎治疗。(a)食管静脉曲张的喷射状出血。(b)通过将目标静脉曲张吸入空心腔,并使黏膜和内镜镜头密切紧贴而致"红视"。(c)可以通过静脉曲张的球状套扎来止血。套扎必须在充分负压吸引后进行,以使静脉曲张球大部分被套扎并阻断血流

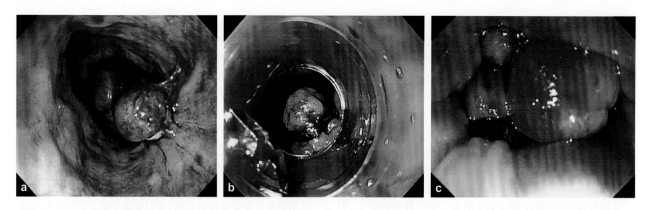

图 1.9 EVL 后即刻套扎的食管静脉曲张表现。(a)套扎的静脉曲张呈饱满的球状。(b)由于负压吸力不足,静脉曲张太小,套扎不充分,常常导致橡皮圈立即滑脱,随后出血。(c)从食管胃结合部开始按螺旋状上升的方式向近端食管进行套扎

限制。在初始治疗期间通常使用 6~10 个橡皮圈,在后续治疗中通常需要较少的橡皮圈。然而,每次治疗中放置 6 个以上的橡皮圈并不能改善患者的结局却延长了操作时间,并增加误发的橡皮圈数量[8]。

在食管静脉曲张套扎橡皮圈后,患者可以在头 12 小时先从流食开始,随后逐渐过渡到软食。橡皮圈套扎的组织可能会在几天内脱落(1~10 天)。套扎的静脉曲张脱落后,套扎部位食管浅溃疡普遍存在,食管静脉曲张直径变小(图 1.10)。

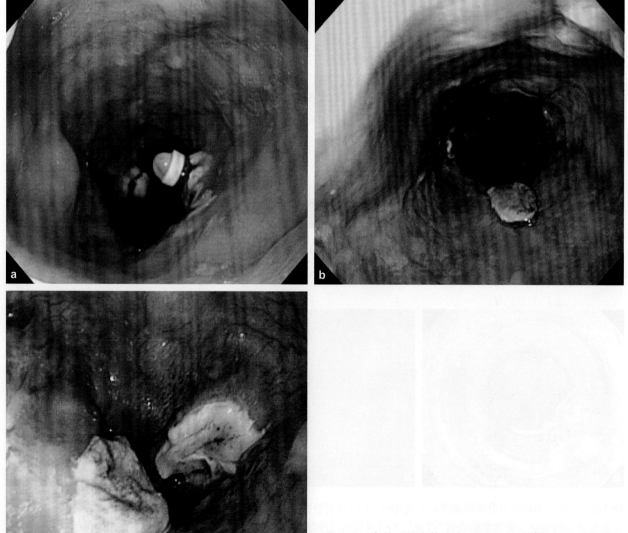

图 1.10 套扎后的食管溃疡。(a)EVL 术后数天套扎静脉曲张的坏死性改变。(b,c)坏死静脉曲张组织脱落后的浅溃疡

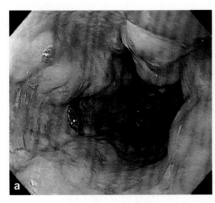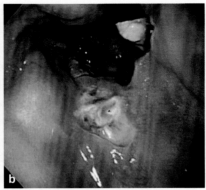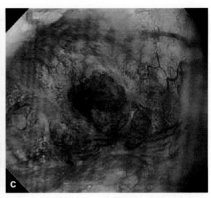

图 1.11 通过多次 EVL，食管静脉曲张完全消失的病例。(a)EVL 前原有的粗大食管静脉曲张。(b)EVL 引起的多发性溃疡。(c)既往套扎引起的溃疡完全愈合后留下的食管多处瘢痕。食管静脉曲张完全消除

套扎诱发的溃疡较浅，表面积更大，愈合速度比 EIS 引起的溃疡要快。治疗后溃疡出血可能会发生，其发生率在 EIS 治疗患者约 20%，EVL 治疗的患者为 2%。这些患者中的大多数可以保守治疗，使用血管收缩剂、质子泵抑制剂和硫糖铝粉。下一步是经颈静脉肝内门体分流术（transjugular intrahepatic portosystemic shunt，TIPS）。

完全根除食管静脉曲张，就像硬化疗法一样需要多次 EVL。在初始套扎后的后续疗程中，可以根据需要对任何持续存在性静脉曲张采用橡皮圈套扎。通常，当静脉曲张消失或不能被套扎器套住时，就认为静脉曲张已被根除（图 1.11）。

治疗的最佳时间间隔尚未明确。每次 EVL 的时间间隔不同的研究差异很大，从 1 周到 2 个月不等。然而，由于 EVL 后的大多数再出血事件发生在初始治疗和静脉曲张完全消失之间，所以疗程之间间隔时间过长似乎是不合适的[9]。一项指南建议，对于静脉曲张出血并用 EVL 治疗的患者或接受 EVL 作为一级预防的患者，应每 1~2 周重复一次 EVL，直到静脉曲张消失，第一次监测 EGD 建议在静脉曲张消失后 1~3 个月，然后每 6~12 个月检查一次静脉曲张复发情况[3]。

在达到明显根除后，患者必须每 3~6 个月进行定期内镜检查随诊。EVL 的主要缺点可能是静脉曲张复发相对频繁。幸运的是，那些复发的静脉曲张通常可以通过反复套扎来治疗，并且 EVL 后的复发不会导致更高的再出血风险或需要更多的内镜治疗。应考虑 NSBB 的联合治疗，因为这可以进一步降低再出血率。EIS 和 EVL 的联合似乎并不比单独使用 EVL 好。

1.8 预测

1.8.1 静脉曲张破裂出血的预测因素

诱发、促成静脉曲张破裂出血的因素尚不清楚。重要的因素是静脉曲张内的压力、静脉曲张的大小、静脉曲张壁上的张力，以及肝脏疾病的严重程度[10]。

1.8.2 严重后果的预测因素

严重不良结局的重要预测因素是血流动力学稳定后 24 小时内测量得到的肝静脉压梯度（hepatic venous pressure gradient，HVPG）值，超过 20mmHg、肾功能受损、感染、低血容量性休克（hypovolemic shock）、内镜检查中有活动性出血和需要输注 4 个单位以上的浓缩红细胞（packed red blood cell）的早期出血复发。

1.9 并发症

1.9.1 EIS 的并发症

EIS 后可发生几种局部和全身并发症，分为 EIS 的早期（注射后第 1 天内）和晚期（数天或数周）并发症。EIS 的并发症包括发热、胸骨后不适或疼痛、吞咽困难、注射诱发的出血、伴迟发性出血的食管溃疡、食管穿孔、纵隔炎（mediastinitis）、胸腔积液（pleural effusion）、心包炎（pericarditis）、支气管食管瘘（bronchoesophageal fistula）、成人呼吸窘迫综合征（adult respiratory distress syndrome）、远处栓塞（distant embolism）和感染性并发症，例如菌血症（bacteremia）（高达 35%）、远端脓肿和自发性细菌性腹膜炎（spontaneousbacterial peritonitis）[11]。这些危险并发症的主要原因通常是错误的注射技术、注射过多的硬化剂或高浓度的硬化剂导致的广泛的壁坏死[12]。该方法的一个缺点是 HVPG 增加，这可能是导致早期复发性出血的原因。

1.9.2 EVL 的并发症

所有套扎成功后，在所有套扎部位都会发生食管溃疡（esophageal ulcer）。因此，EVL 后的食管溃疡不归类为并发症。然而，EVL 后的溃疡较硬化疗法轻，硬化疗法常导致更深的溃疡，因此容易引起纵隔炎症和/或食管壁瘢痕。多项研究的综合数据表明，EVL 的并发症明显低于 EST，可能是因为组织损伤较浅（累积并发症率为 11% vs. 25%）[13]。EST 后菌血症（bacteremia）和感染后遗症的发生率是 EVL 后的 5~10 倍。EVL 的并发症包括食管裂伤或穿孔（主要是由于外套管的创伤）、短暂性吞咽困难、胸骨后疼痛、门静脉高压性胃病的短暂加重、短暂性菌血症、EVL 后溃疡出血，很少有食管狭窄。

1.10　一级预防

据估计,50% 的肝硬化患者可能出现食管静脉曲张。静脉曲张破裂出血可能导致高死亡率和再出血率。因此,食管静脉曲张首次出血的一级预防(primary prophylaxis)对高危食管静脉曲张患者非常重要。

大多数指南推荐对肝硬化患者进行内镜检查,以确认是否存在高危食管静脉曲张。如果肝硬化患者没有静脉曲张,建议每隔 2 年随访内镜检查一次。如果静脉曲张轻度而无红色征,NSBB 是治疗的首选。研究发现,按心率降低 25% 的剂量给予时,NSBB〔如普萘洛尔(propranolol)或纳多洛尔(nadolol)〕可以预防或延缓静脉曲张破裂出血的首次发病。

如果患者有粗大的静脉曲张,可以考虑 NSBB 或 EVL 治疗。然而,不推荐 EIS 用于一级预防,因为它会增加死亡率。EVL 根除食管静脉曲张的并发症比 EIS 少,与使用 β 受体阻滞剂一样有效。

与 β 受体阻滞剂相比,EVL 降低首次静脉曲张破裂出血率达 43%,尽管对死亡率没有影响[14]。在预防性套扎术中诱发静脉曲张破裂出血的风险低。尽管这两种治疗方法的有效性或许至少相当,但 EVL 比 β 受体阻滞剂治疗的优越性受到质疑。

在大多数情况下,建议预防性 EVL 保留给不能耐受 β 受体阻滞剂或有其禁忌证的患者。

1.11　总结

有活动性食管静脉曲张破裂出血的肝硬化患者的处理需要多学科的方法。内镜治疗联合血管收缩剂可改善出血的初始控制和 5 天止血(initial control of bleeding and 5-day hemostasis)。值得庆幸的是,近年来急性食管静脉曲张破裂出血的死亡率已降至 10% 左右。内镜治疗在静脉曲张破裂出血处理的所有 3 个方面起关键作用,即预防第一次静脉曲张破裂出血、治疗急性静脉曲张破裂出血以及预防静脉曲张再出血。

附录:测验

这例肝硬化患者的诊断和最佳治疗方案是什么?

问题:患者,男性,55 岁,因有酒精性肝硬化病史,间断黑便 5 天,入住大学附属医院。入院时生命体征如下:血压 110/70mmHg,心率 70/min,呼吸频率 18/min,体温 36.8℃,除结膜贫血貌外,头颈部检查无异常。腹部膨隆,移动性浊音阳性,可触及脾脏。初步化验检查结果如下:白细胞(WBC)

1.4×10^9/L,血红蛋白(Hb)81g/L,血小板 63×10^9/L,尿素氮(BUN)13.6mmol/L,肌酐 106.08μmol/L,白蛋白 29g/L,AST 126IU/L,ALT 45IU/L,ALP 147IU/L,总胆红素 30.8μmol/L,INR 1.45,AFP 2.4ng/dL。乙肝和丙型肝炎标志物均为阴性。初步诊断为肝硬化,Child B 级。静脉给予(intravenous,IV)泮托拉唑(pantoprazole)、特利加压素(terlipressin)和第三代头孢菌素(third-generation cephalosporin)治疗,并输注新鲜冰冻血浆(fresh frozen plasma)和浓缩红细胞。急诊食管胃十二指肠镜显示 2 级食管静脉曲张(图 1.12)。腹部计算机断层摄影(computed tomography,CT)显示肝硬化伴大量腹水、脾大、食管胃静脉曲张伴门静脉侧支(图 1.13)。

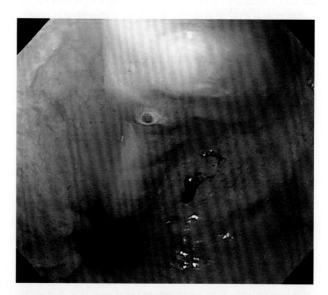

图 1.12　2 级食管静脉曲张

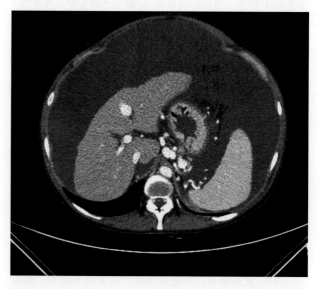

图 1.13　伴大量腹水、脾大、食管胃静脉曲张等门静脉侧支循环特征的肝硬化患者

问题：

1. 诊断是什么？

　A. 食管溃疡。

　B. 食管糜烂。

　C. 疱疹性食管炎（herpes esophagitis）。

　D. 马洛里-韦斯综合征（Mallory-Weiss syndrome）。

　E. 食管静脉曲张破裂出血。

2. 最佳的治疗选择是什么？

　A. 非选择性 β 受体阻滞剂。

　B. 内镜注射硬化治疗。

　C. 塞格斯泰克-布莱克莫尔管（Sengstaken-Blakemore tube）插入。

　D. 经颈静脉肝内门体静脉分流术。

　E. 内镜静脉曲张套扎术和非选择性 β 受体阻滞剂。

答案：

1.（E）食管静脉曲张破裂出血。

2.（E）内镜静脉曲张套扎术和非选择性 β 受体阻滞剂。

食管静脉曲张破裂出血定义为内镜检查时来自食管静脉曲张的出血，或存在粗大食管静脉曲张并且胃内有血液，但无其他可识别的出血原因。我们可以看到最近食管静脉曲张出血的内镜特征，例如食管静脉曲张上的红色血栓头，这是血凝块，也是最近出血的特征（图 1.12）。

强烈推荐非选择性 β 受体阻滞剂（NSBB，即普萘洛尔或纳多洛尔）+ 食管静脉曲张套扎术（esophageal variceal ligation，EVL）的联合治疗作为二级预防（secondary prophylaxis）。认为 NSBB 或 EVL 单一疗法（monotherapy）不是最佳选择，而是备择选项。如果有联合应用 NSBB 的禁忌证或不能耐受，可单独采用 EVL 来消除食管静脉曲张。我们建议 TIPS 用于尽管 EVL 和 NSBB 联合治疗但仍有再出血的患者。不推荐 EIS 用于预防肝硬化患者的食管静脉曲张破裂出血，因为会发生医源性并发症，如狭窄。

（王晓枫　译，王伟岸　校）

参考文献

1. Haq I, Tripathi D. Recent advances in the management of variceal bleeding. Gastroenterol Rep (Oxf). 2017;5:113–26.

2. Hsu YC, Chung CS, Tseng CH, et al. Delayed endoscopy as a risk factor for in-hospital mortality in cirrhotic patients with acute variceal hemorrhage. J Gastroenterol Hepatol. 2009;24:1294–9.

3. Garcia-Tsao G, Sanyal AJ, Grace ND, Carey W, Practice Guidelines Committee of the American Association for the Study of Liver D, Practice Parameters Committee of the American College of G. Prevention and management of gastroesophageal varices and variceal hemorrhage in cirrhosis. Hepatology. 2007;46:922–38.

4. Cardenas A, Mendez-Bocanegra A. Report of the Baveno VI consensus workshop. Ann Hepatol. 2016;15:289–90.

5. de Franchis R, Baveno VIF. Expanding consensus in portal hypertension: report of the Baveno VI consensus workshop: stratifying risk and individualizing care for portal hypertension. J Hepatol. 2015;63:743–52.

6. Paquet KJ, Feussner H. Endoscopic sclerosis and esophageal balloon tamponade in acute hemorrhage from esophagogastric varices: a prospective controlled randomized trial. Hepatology. 1985;5:580–3.

7. Lo GH, Chen WC, Wang HM, et al. Low-dose terlipressin plus banding ligation versus low-dose terlipressin alone in the prevention of very early rebleeding of oesophageal varices. Gut. 2009;58:1275–80.

8. Ramirez FC, Colon VJ, Landan D, Grade AJ, Evanich E. The effects of the number of rubber bands placed at each endoscopic session upon variceal outcomes: a prospective, randomized study. Am J Gastroenterol. 2007;102:1372–6.

9. Yoshida H, Mamada Y, Taniai N, et al. A randomized control trial of bi-monthly versus bi-weekly endoscopic variceal ligation of esophageal varices. Am J Gastroenterol. 2005;100:2005–9.

10. Jalan R, Hayes PC. UK guidelines on the management of variceal haemorrhage in cirrhotic patients. British Society of Gastroenterology. Gut. 2000;46(Suppl 3–4):III1–III15.

11. Truesdale RA Jr, Wong RK. Complications of esophageal variceal sclerotherapy. Gastroenterol Clin N Am. 1991;20:859–70.

12. Soehendra N, Binmoeller KF. Is sclerotherapy out? Endoscopy. 1997;29:283–4.

13. Laine L, Cook D. Endoscopic ligation compared with sclerotherapy for treatment of esophageal variceal bleeding. A meta-analysis. Ann Intern Med. 1995;123:280–7.

14. Khuroo MS, Khuroo NS, Farahat KL, Khuroo YS, Sofi AA, Dahab ST. Meta-analysis: endoscopic variceal ligation for primary prophylaxis of oesophageal variceal bleeding. Aliment Pharmacol Ther. 2005;21:347–61.

2 胃静脉曲张破裂出血的内镜治疗

摘要

来自食管和胃静脉曲张的出血是肝硬化和门静脉高压患者最致命的并发症。在胃静脉曲张破裂出血中,注射氰基丙烯酸酯(cyanoacrylate)的内镜治疗可能比内镜套扎术更有效。内镜下注射氰基丙烯酸酯是胃静脉曲张破裂出血患者安全有效的止血方法。重复内镜治疗比初次注射效果差。晚期肝硬化和肝细胞癌是胃静脉曲张注射氰基丙烯酸酯止血失败的主要危险因素。

2.1 概述

来自食管静脉曲张(esophageal varix,EV)和胃静脉曲张(gastric varix,GV)的出血是肝硬化(cirrhosis)和门静脉高压(portal hypertension)患者最致命的并发症。GV 较 EV 少见,发生于 20% 的门静脉高压患者。与 EV 相比,GV 出血较少见,但更为严重。与 EV 不同的是,GV 出血的治疗更为复杂,难以通过常规的套扎术(band ligation)来控制,因为内镜很难反转位(retroflex position)抵达 GV。此外,GV 常常伴有粗大的脾肾分流道(draining splenorenal shunt),使病情复杂化,并促发肝性脑病(hepatic encephalopathy)。一旦胃底静脉曲张出血,死亡率达 25%~55%。GV 出血患者再次出血的风险较高,生存率降低[1]。

2.2 分类

2.2.1 Sarin 等[2]提出的胃静脉曲张分类

Sarin 分类有助于胃静脉曲张的治疗。根据与食管静脉曲张的解剖学上连续性及其部位可作出诊断。胃食管静脉曲张(gastroesophageal varix,GOV)是食管静脉曲张的延续时,可分为两种类型。最常见的是 1 型胃食管静脉曲张(GOV1),沿胃小弯延伸(图 2.1),认为是食管静脉曲张的延伸,推荐的治疗方法与食管静脉曲张相同。2 型胃食管静脉曲张(GOV2)沿胃底延伸,它们往往比 1 型胃静脉曲张更长而扭曲(图 2.2)。

孤立性胃静脉曲张(isolated gastric varix,IGV)发生在没有食管静脉曲张的情况下,也可分为两种类型。1 型(IGV1)位于胃底,往往扭曲且复杂(图 2.3);2 型(IGV2)位于胃体和胃窦或幽门周围(图 2.4)。

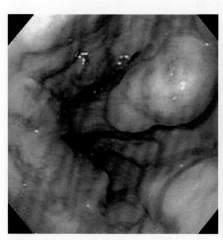
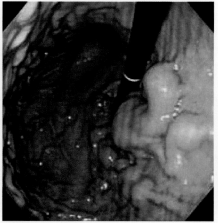
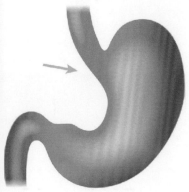

图 2.1 1 型胃食管静脉曲张(GOV1)。它们沿胃小弯延伸,是食管静脉曲张的延伸

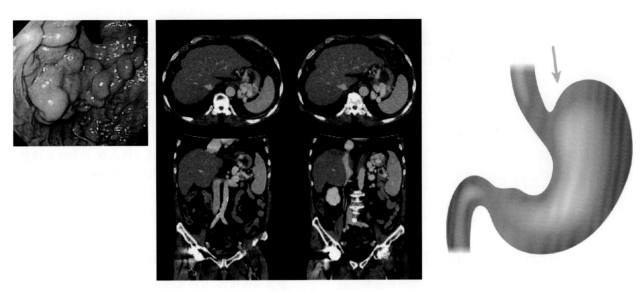

图2.2　2型胃食管静脉曲张（GOV2）。它们沿胃底延伸，往往比 GOV1 更长且扭曲

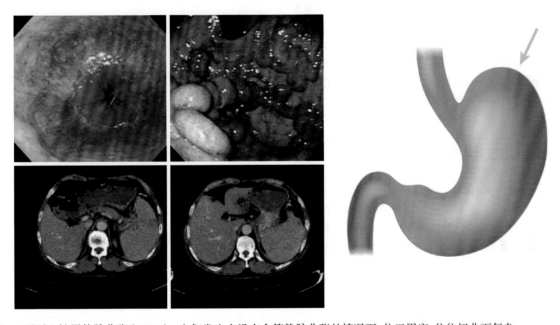

图2.3　1型孤立性胃静脉曲张（IGV1）。它们发生在没有食管静脉曲张的情况下，位于胃底，往往扭曲而复杂

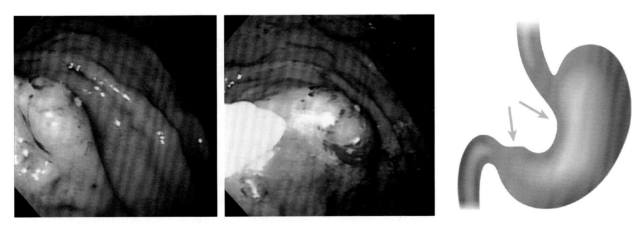

图2.4　2型孤立性胃静脉曲张（IGV2）。位于胃体和胃窦或幽门周围

胃食管静脉曲张（GOV）——胃静脉曲张与食管静脉曲张相连续

- GOV1——沿胃小弯延伸（通常 2~5cm 长）。

- GOV2——沿胃大弯向胃底延伸。

孤立性胃静脉曲张（IGV）

- IGV1——胃底孤立的胃静脉曲张丛。

- IGV2——胃其他部位孤立的胃静脉曲张（胃体/胃窦）。

2.2.2 Hashizume 等[3]提出的胃静脉曲张分类

根据具有临床意义的内镜检查结果确定胃静脉曲张的诊断。胃静脉曲张的内镜表现根据其形状、部位和颜色进行分类。形态分为 3 种类型：扭曲型（tortuous）（F1）、结节型（nodular）（F2）和瘤状型（tumorous）（F3）。部位分为 5 种类型：贲门前壁（La）、后壁（Lp）、小弯（Ll）和大弯（Lg）以及胃底区（Lf）。胃静脉曲张的部位取决于血流动力学因素。颜色可以是白色（Cw）或红色（Cr）。静脉曲张上有光泽的局灶性薄壁发红定义为红色斑（RC 斑）。胃曲张破裂出血的较高风险与其 RC 斑和大小明显相关。

2.3 血流动力学变化

当胃左静脉（left gastric vein）的一个分支穿透胃壁[贲门静脉（cardiac vein）]并将胃区黏膜下深层的静脉直接连接到栅栏区黏膜下静脉时，即形成 GOV1。GOV1 通常与食管粗大的静脉曲张相关，而 GOV2 与食管粗大静脉曲张相关的仅占 50%。

高达 85% 的胃静脉曲张患者存在一个主要的门体分流道（portosystemic shunt），如胃肾分流道（gastrorenal shunt）[4]。通过分流道的血流量和门体分流道的血流速度都非常大，这就是为什么传统的内镜注射硬化疗法通常是不够的原因之一。这也许与可能的严重并发症有关，如肺栓塞或溃疡大出血。

IGV1 与节段性门静脉高压（segmental portal hypertension）（如由于脾静脉血栓形成）或从脾静脉到肾静脉的自发性侧支供应这些静脉曲张有关。IGV1 通过胃肾分流、胃膈分流或胃心包分流流入膈下静脉（inferior phrenic vein），其中一部分伸入胃内。大约 50% 的异位静脉曲张（ectopic varix），包括 IGV2，与门静脉血栓形成（portal vein thrombosis）有关[5]。

2.4 内镜治疗

各种技术，如内镜、外科和介入放射学（interventional radiology）可用于治疗 GV 出血。到目前为止，尚未建立关

于 GV 出血控制和预防管理的明确指南。虽然作为根治性方法的内镜治疗的疗效并不总是足够的，但在大多数 GV 的急诊病例中内镜是实现止血的有效工具。一些研究人员表明，通过注射氰基丙烯酸酯（cyanoacrylate）进行内镜治疗比内镜套扎术更有效[4]。一般来说，不推荐对粗大胃静脉曲张进行内镜套扎治疗。我们将重点介绍氰基丙烯酸酯治疗 GV 出血。

内镜治疗的适应证是 GV 活动性出血，近期出血迹象，出血史以及胃静脉曲张是唯一可能的出血来源。其中，近期出血迹象是静脉曲张表面的糜烂/溃疡、血凝块和红色隆起（图 2.5a）[6]。有时，它们扁平，造成诊断胃静脉曲张出血的困窘（图 2.5b）。

2.4.1 GV 出血的风险因素

静脉曲张粗大、有腹水、晚期慢性肝病（Child-Pugh C 级肝硬化）、门静脉压力高（肝静脉压梯度 >12mmHg）和表明静脉曲张破裂出血高风险的红色征。

- 静脉曲粗大（>10mm）。

- 静脉曲张红斑（静脉曲张黏膜表面局灶性发红或斑点）。

- 有腹水。

- 晚期慢性肝病（Child-Pugh C 级肝硬化）。

- 门静脉压力高（肝静脉压梯度 >12mmHg）。

改自 Hegab AM and Luketic VA. Postgraduate Medicine2001；109：75-89[6]

2.4.2 氰基丙烯酸酯注射疗法

采用 2-氰基丙烯酸正丁酯（n-butyl-2-cyanoacrylate）的内镜硬化疗法是 GV 出血患者的安全有效的止血方法。组织黏附性化学物质的发现改变了 GV 出血的处理方法。氰基丙烯酸酯（cyanoacrylate，又称 histoacryl TM）是一种组织黏合剂（tissue adhesive），在 20 世纪 80 年代首次应用于出血性 GV 的内镜治疗。此后，氰基丙烯酸酯在许多国家就成为这方面的热门药物。但是，在美国它不能使用。

2.4.3 氰基丙烯酸酯的注射技巧（图 2.6）

在患者初步复苏后进行内镜治疗总是更好。如果患者情绪激动、不合作或病情不稳定，应考虑气管插管。如果已知要治疗胃静脉曲张出血，则应制备氰基丙烯酸酯溶液。在氰基丙烯酸酯混合物制备过程中，内镜医师及其助手应戴手套并戴上护目镜。采用市售的硬化疗法注射导管，可用管径 6mm 21G 注射针。注射导管用脂碘醇（lipiodol）冲洗。脂碘醇是一种对比剂，可防止氰基丙烯酸酯过早凝固。然后将氰基丙烯酸酯以 1∶1 的比例与脂碘醇混合，并将 10ml 注射器预先充满注射用水，其他注射器则吸入脂碘醇[4]。

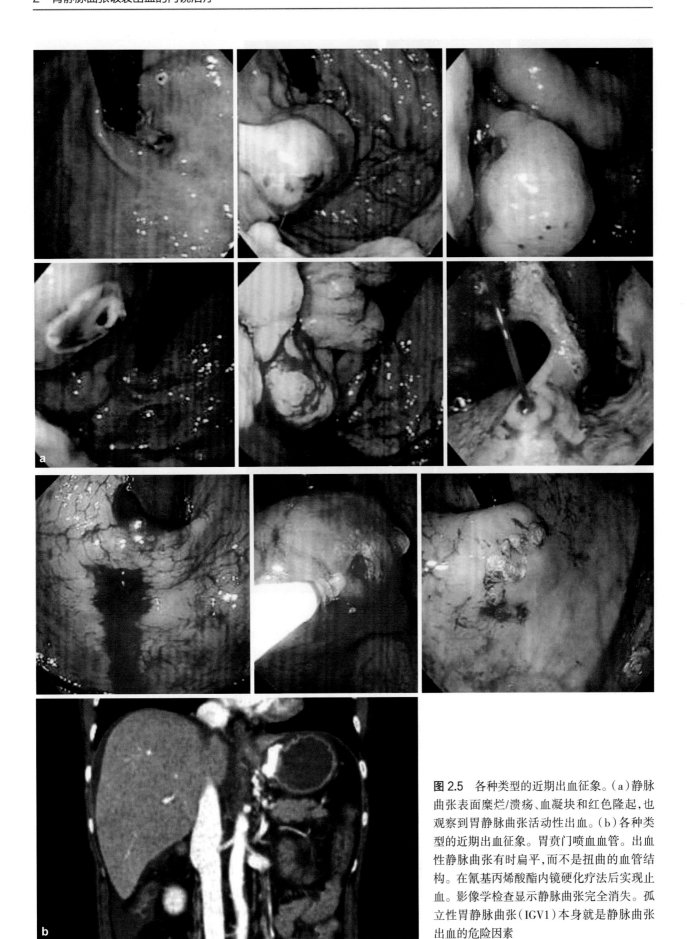

图 2.5　各种类型的近期出血征象。(a)静脉曲张表面糜烂/溃疡、血凝块和红色隆起,也观察到胃静脉曲张活动性出血。(b)各种类型的近期出血征象。胃贲门喷血血管。出血性静脉曲张有时扁平,而不是扭曲的血管结构。在氰基丙烯酸酯内镜硬化疗法后实现止血。影像学检查显示静脉曲张完全消失。孤立性胃静脉曲张(IGV1)本身就是静脉曲张出血的危险因素

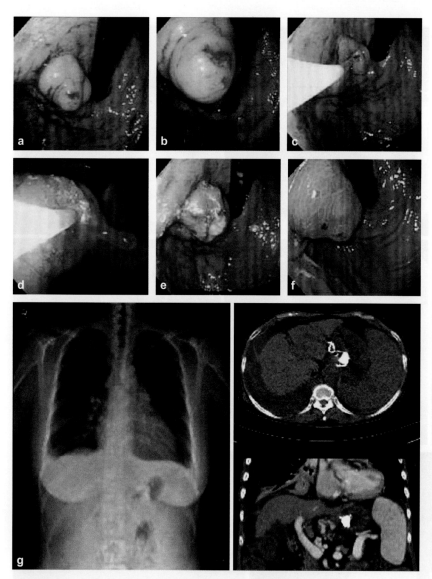

图2.6　氰基丙烯酸酯注射技巧。(a)完成内镜检查后,可获得清晰的胃底/贲门内镜视图。(b)静脉曲张表面有糜烂,是近期出血的迹象。(c)将氰基丙烯酸酯混合液注射入曲张静脉。(d)氰基丙烯酸酯注射后,该静脉曲张有较硬密实度。(e)缓慢从静脉曲张中拔出注射导管。(f)再次内镜检查可见静脉曲张黏膜水肿。(g)影像学检查显示静脉曲张完全消失

完成内镜检查后,通过抽吸剩余的血凝块并通过活检通道用生理盐水冲洗,可获得清晰的胃底/贲门内镜视野。然后在直视下随器械插入注射导管,并推进到静脉曲张隆起处或近期出血迹象附近。由助手将注射导管的注射针推出。将氰基丙烯酸酯混合液(注射导管全管腔含约1ml液体)注射入静脉曲张。缓慢地从静脉曲张中拔出注射导管,并用水冲洗其管腔以防止阻塞。重复上述步骤,直到GV出血得到治疗。如果注胶后注射导管堵塞,则应小心将其取出并更换新的导管(图2.6)。建议所有接受内镜治疗的患者预防性静脉给予广谱抗生素治疗。不过,抗生素预防治疗仍有争议。

2.4.4　氰基丙烯酸酯注射的并发症

胃底静脉曲张的氰基丙烯酸酯注射,尽管非常有效,并且具有良好的安全性,但因其可能导致罕见却严重的并发症而受到批评。最严重的并发症是全身性栓塞。幸运的是,大多数氰基丙烯酸酯栓塞病例为病例报告,并且这种并发症的发生率极低。以前,也有氰基丙烯酸酯注射后门静脉/脾静

脉血栓形成和脾梗死的病例系列报道[7,8]。推荐缓慢将氰基丙烯酸酯注射进胃静脉曲张,以避免并发症。在某些情况下,由于溶液外渗可能会损坏内镜。

2.4.5　氰基丙烯酸酯注射液的局限性

希望用于食管静脉曲张的诸如内镜结扎、硬化疗法和经颈静脉门体分流术(transjugular portosystemic shunt,TIPS)等常规疗法对GOV1同样有效。另一方面,贲门或胃底静脉曲张(分类为GOV2和IGV1)出血的处理,与GOV1有很大的不同。据报道,传统的内镜注射治疗对孤立性胃静脉曲张无效。其原因是胃静脉曲张与胃肾分流道或胃下腔静脉分流道有关,导致血流入到体循环。因此,需要进一步研究是否将孤立性贲门或胃底静脉曲张归类入GOV2和IGV1。

内镜注射氰基丙烯酸酯仅影响部分GV,氰基丙烯酸酯引起的坏死可导致仍然破开的静脉曲张大出血(图2.7)。因此,需要两种或两种以上方法的复杂技术来治疗GV出血。Yoshida等用可拆卸圈套器套扎主要的胃静脉曲张,用乙醇

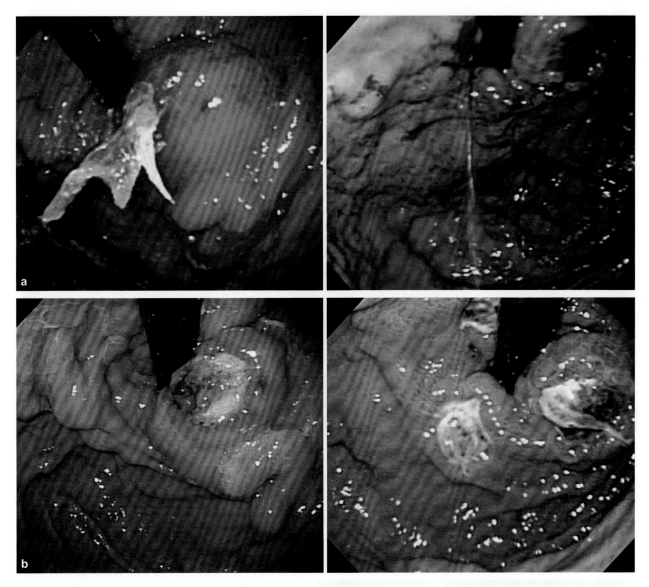

图 2.7　胃静脉曲张再出血。(a)注射氰基丙烯酸酯内镜治疗胃静脉曲张出血。(b)经内镜硬化治疗后,氰基丙烯酸酯引起的坏死可诱发仍然破开的静脉曲张大出血

胺油酸酯(ethanolamine oleate)硬化疗法注射较小 GV,然后用橡皮圈套扎这些较小的静脉曲张[9]。Lee 等对直径 >2cm 的胃静脉曲张采用可拆卸圈套器套扎,对较小的胃静脉曲张采用橡皮圈套扎,经反复治疗,总止血率为 82.9%,静脉曲张根除率为 91.7%。这种组合技术可以非常有效,尽管它们依赖于操作者[10]。

2.5　其他新的药物

内镜治疗的替代药物是凝血酶(thrombin)。以前,Ramesh 等报道了 13 例患者使用人凝血酶的经验。有趣的是,胃静脉曲张的止血率和再出血率分别为 92% 和 0%[11]。这两项研究的局限性在于患者数量少、随访时间短。胃静脉曲张合并胃肾分流道(gastrorenal shunt)时,凝血酶可能漏

入体循环(systemic circulation),血管内注射凝血酶可引起弥散性血管内凝血(disseminated intravascular coagulation,DIC)或肺栓塞(pulmonary embolism)。

2.6　未来展望

对于无法控制的静脉曲张出血,必须考虑肝移植,要接受肝移植的患者中,大约 25% 的患者有静脉曲张出血,这是他们终末期疾病的一部分(图 2.8)。然而,供体器官的可获得性是主要的限制因素。在以前的报告中,对于少数无法控制的静脉曲张破裂出血和终末期肝病患者,紧急移植是有效和可行的。并非每位静脉曲张出血的患者都有终末期疾病,需要对患者的疾病及其进展进行全面的评估和记录,才能作出移植的决定[12,13]。

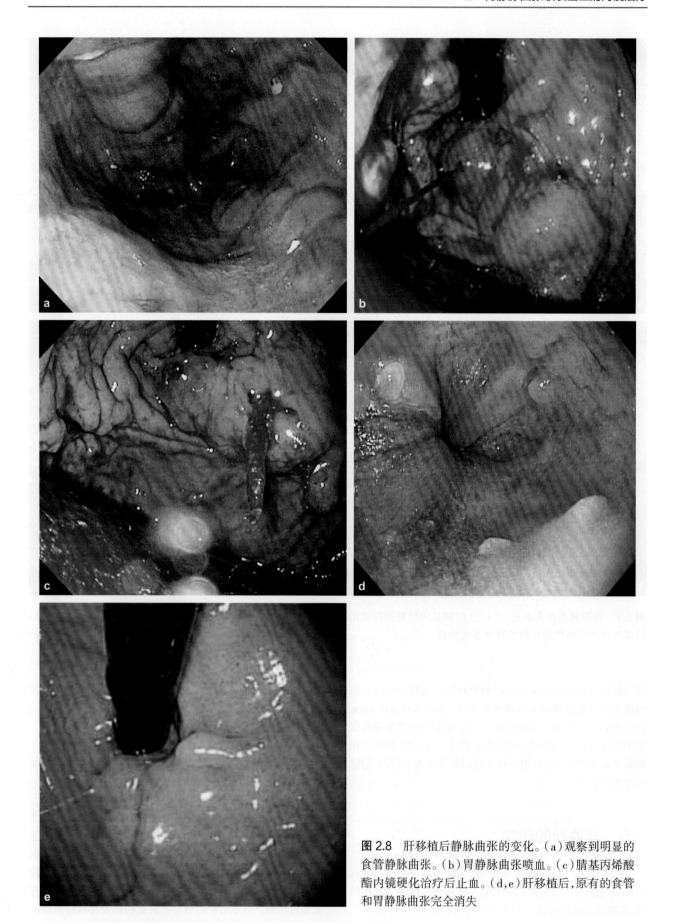

图 2.8 肝移植后静脉曲张的变化。(a)观察到明显的
食管静脉曲张。(b)胃静脉曲张喷血。(c)腈基丙烯酸
酯内镜硬化治疗后止血。(d,e)肝移植后,原有的食管
和胃静脉曲张完全消失

(王楠钧 译,柴宁莉 校)

参考文献

1. Sarin SK, Lahoti D, Saxena SP, et al. Prevalence, classification and natural history of gastric varices: a long-term follow-up study in 568 portal hypertension patients. Hepatology. 1992;16:1343–9.

2. Sarin SK, Kumar A. Gastric varices: profile, classification, and management. Am J Gastroenterol. 1989;84:1244–9.

3. Hashizume M, Kitano S, Yamaga H, et al. Endoscopic classification of gastric varices. Gastrointest Endosc. 1990;36:276–80.

4. Hashizume M, Akahoshi T, Tomikawa M. Management of gastric varices. J Gastroenterol Hepatol. 2011;26(Suppl 1):102–8.

5. Ryan BM, Stockbrugger RW, Ryan JM. Review article: a pathophysiologic, gastroenterologic, and radiologic approach to the management of gastric varices. Gastroenterology. 2004;126:1175–89.

6. Hegab AM, L uketic VA. Bleeding esophageal varices. Postgrad Med. 2001;109:75–89.

7. Shim CS, Cho JD, Kim JO, et al. A case of portal and splenic vein thrombosis after Histoacryl injection therapy in gastric varices. Endoscopy. 1996;1996:461.

8. Cheng PN, Sheu BS, Chen CY, et al. Splenic infarction after histoacryl injection for bleeding gastric varices. Gastrointest Endosc. 1998;48:426–7.

9. Yoshida T, Harada T, Shigemitsu T, et al. Endoscopic management of gastric varices using a detachable snare and simultaneous endoscopic sclerotherapy and O-ring ligation. J Gastroenterol Hepatol. 1999;14:730–5.

10. Lee MS, Cho JY, Cheon YK, et al. Use of detachable snares and elastic bands for endoscopic control of bleeding from large gastric varices. Gastrointest Endosc. 2002;56:83–8.

11. Ramesh J, Limdi JK, Sharma V, Makin AJ. The use of thrombin injections in the management of bleeding gastric varices: a single-center experience. Gastrointest Endosc. 2008;68:877–82.

12. Wood RP, Shaw BW, Rikkers LF. Liver transplantation for variceal hemorrhage. Surg Clin North Am. 1990;70:449–61.

13. Murray KF, Carithers RL Jr, AASLD. AASLD practice guidelines: evaluation of the patient for liver transplantation. Hepatology. 2005;41:1407.

3 非静脉曲张性上消化道出血的内镜治疗

摘要

非静脉曲张性上消化道出血是全世界发病率和死亡率的主要原因。尽管治疗方式有所改进，但死亡率仍保持在10%。内镜医师应知晓非静脉曲张性上消化道出血的主要治疗建议。指南推荐在内镜治疗前对患者进行治疗分类，以便进行优化治疗，并应在最初阶段考虑多学科处理。内镜治疗是高危病变的重要治疗方法，入院后不应拖延超过24小时。数种内镜技术已经发展起来，新的方式正在不断出现。

要点

- 非静脉曲张性上消化道出血仍然是发病率和死亡率的重要原因。
- 处理方法的选择取决于内镜检查结果和随后的诊断性内镜治疗（diagnosis with endoscopic therapy）。
- 上消化道内镜检查仍然是诊断和治疗的"金标准"。
- 内镜治疗方法包括注射（injection）、机械疗法（mechanical therapy）和热疗（thermal approach）。注射药物包括生理盐水、稀释的肾上腺素（epinephrine）、硬化剂（sclerosing agent）和组织黏合剂（凝血酶、纤维蛋白胶等）。机械疗法包括内镜夹和套扎术。热装置将电流（通过直接接触或通过惰性气体等离子体）或热量输送到目标组织。
- 90%或更多的病例可采用各种内镜止血方法实现初步止血。
- 在某些情况下，放射学介入治疗和/或手术也是内镜止血的另外替代选项。

3.1 概述

非静脉曲张性上消化道出血（nonvariceal uppergatrointestinal bleeding，NVUGB）仍然是发病率和死亡率的重要原对象因。最常见的病因包括消化性溃疡病（peptic ulcer disease）、Mallory-Weiss 综合征（Mallory-Weiss syndrome）、糜烂性胃炎（erosive gastritis）、十二指肠炎（duodenitis）、食管炎（esophagitis）、恶性肿瘤、血管发育不良（angiodysplasias）

和 Dieulafoy 病（Dieulafoy's lesion）。初步评估和早期积极复苏可显著改善预后。上消化道内镜检查仍然是诊断和治疗的"金标准"。按诊断分类的 NVUGB 的发病率见表3.1。本章总结了非静脉曲张性上消化道出血的各种内镜治疗方法。

表 3.1　非静脉曲张性 UGIB 的发病率

诊断	发病率/%
消化性溃疡	20~50
Mallory-Weiss 撕裂	15~20
糜烂性胃炎/十二指肠炎	10~15
食管炎/食管溃疡	5~10
恶性肿瘤	1~2
血管发育不良/血管畸形	5
其他	5

3.2 非静脉曲张性上消化道出血的各种内镜治疗方法及其适应证

内镜检查被视为非静脉曲张性上消化道出血诊断和治疗的"金标准"。建议在住院后24小时内，完成适当的稳定和复苏治疗后进行内镜检查[1]。已经证明24小时内内镜检查可以缩短住院时间，降低再出血的风险，或降低对进一步外科手术的需求[2]。目前内镜医师可选择治疗方法有几种，包括注射疗法（injection therapy）、止血夹（hemoclip）、热凝固疗法（thermal coagulation）、纤维蛋白封闭胶（fibrin sealant）和止血粉（hemostatic powder）。最常用的内镜治疗方法是热凝固疗法和止血夹夹闭（表3.2）[3]。每种方法的有效性都有报道。上述方法初步止血率可达90%以上。然而，众所周知，动脉出血会复发，发生率高达25%[4]。由于再出血往往与死亡率高相关，内镜治疗的目标应该是实现确定性止血（definitive hemostasis）。目前，内镜止血（endoscopic hemostasis）的有效性和安全性取决于适合内镜治疗病变的识别、恰当止血装置的选择、对操作技术的重视（attention to technique）和诊疗操作相关的不良事件的及时识别和处理。

应根据出血灶的形状和持续或复发出血的相关风险选择适宜技术[5]。在所有列出的治疗方法中,使用止血夹似乎是最好的治疗方法之一。与其他方法相比,止血夹提供直接的机械止血,而不会损伤周围组织。因此,再出血的风险最小化[4]。部分出血病灶经内镜治疗无效。因此,放射学介入和/或手术也是另一种选择。

表 3.2 不同的内镜技术[4,6]

内镜技术	作用机制
注射(肾上腺)	产生局部压塞的容积效应
组织硬化剂	直接组织损伤和血栓形成
电灼术(热探头)	产生局部压塞的机械压力,并结合热量或电流使血管凝固;称为接合
凝血酶/纤维蛋白/氰基丙烯酸酯胶	在出血部位初步的组织覆盖
止血夹止血术(图 3.1)Endoloop(可拆卸圈套器)套扎术(图 3.2)OTSC 装置(图 3.3)	产生压塞性物理效应
氩等离子体凝固术(图 3.4)	电离气体导电,引起凝固

3.3 Forrest 分类[7]

Forrest 分类用于选择适合内镜治疗的患者。内镜治疗的适应证为 Forrest Ia 和 Forrest Ib 型活动性出血病变,以及复发性溃疡发病率高的 Forrest IIa 病变。对 Forrest IIb 类病变而言,应努力清除附着的血凝块。如果成功,治疗决策是基于新的发现。清除血凝块可能诱发活动性出血,暴露"裸露血管(visible vessel)"或血红蛋白(hematin)或纤维蛋白(fibrin)覆盖的溃疡基底(表 3.3)。

表 3.3 Forrest 分类和再出血风险

内镜特征(Forrest)	出血活动性(频率)	内科治疗的再出血风险
I	活动性出血	
Ia	喷射状血管(图 3.5)	90%
Ib	渗血血管(图 3.6)	10%~20%
II	无活动性出血征象	
IIa	非出血性裸露血管(图 3.7)	50%
IIb	附着血凝块(图 3.8)	25%~30%
IIc	扁平着色溃疡基底(图 3.9)	7%~10%
III	清洁基底的溃疡(图 3.10)	3%~55%

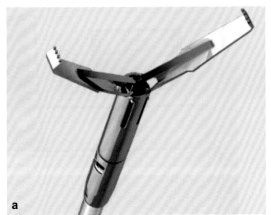

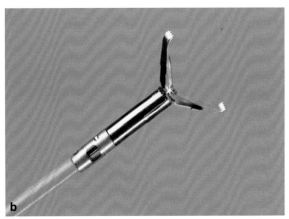

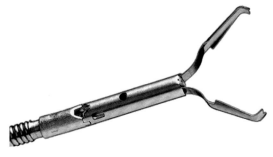

图 3.1 (a~c)各种止血夹系统。有各种类型的止血夹

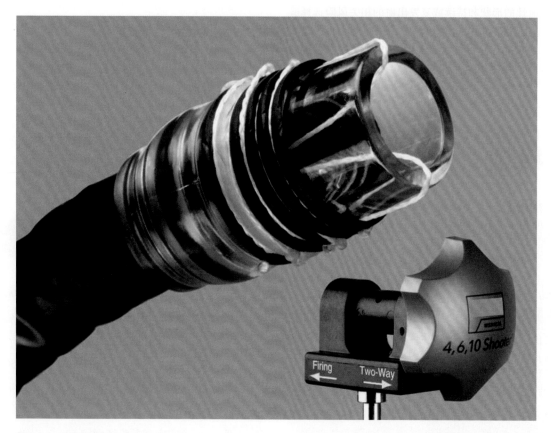

图 3.2 套扎装置

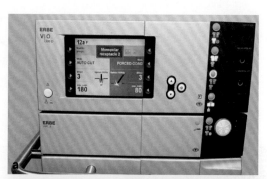

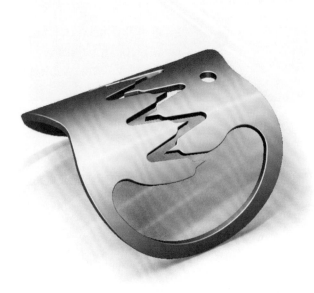

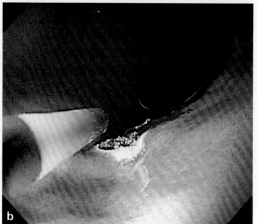

图 3.3 外置内镜吻合夹（OTSC）装置   图 3.4 （a，b）氩等离子体凝固术系统

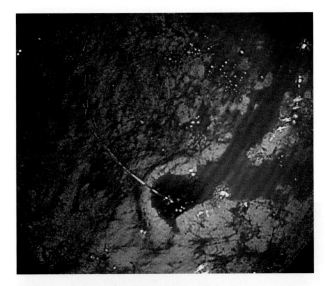

图 3.5 Forrest Ⅰa 级:喷射状出血

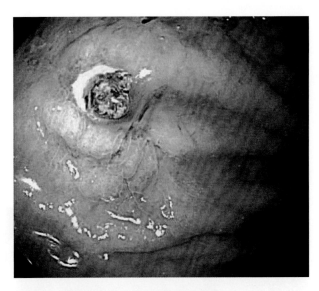

图 3.8 Forrest Ⅱb 级:血凝块附着于溃疡

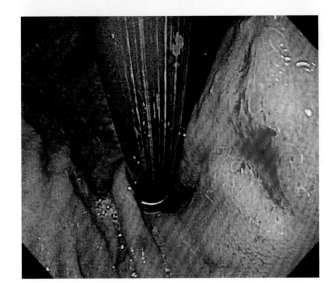

图 3.6 Forrest Ⅰb 级:渗血

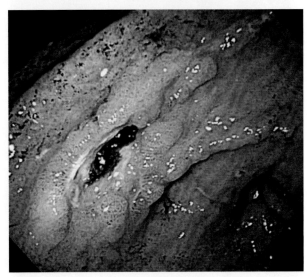

图 3.9 Forrest Ⅱc 类:溃疡上的血痂

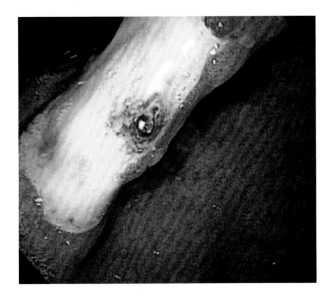

图 3.7 Forrest Ⅱa 级:裸露血管

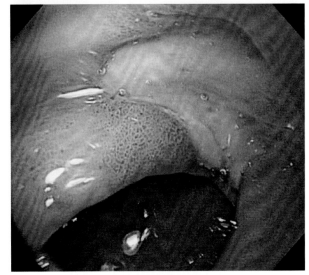

图 3.10 Forrest Ⅲ类:纤维素覆盖,无出血迹象

3.4   内镜止血的系统方法

内镜医师的经验和技巧是手术成功的关键。内镜止血（endoscopic hemostasis）首先是对上消化道进行快速的诊断检查，来寻找出血灶，并确定出血的严重程度。系统化处理方法很重要。首先观察是否有源自食管静脉曲张的出血，然后检查食管胃结合部和贲门是否有 Mallory-Weiss 撕裂。随后要评估胃窦和十二指肠是否有消化性溃疡出血。其后，检查胃的其余部分。将体位转为右侧卧位，胃底的积血可转移到胃窦，就可发现位于胃大弯侧和胃底的出血病灶（图 3.11）。如果发现出血灶，内镜医师应清除附着在出血性溃疡上的血凝块或血肿，以便进行准确的内镜止血（图 3.12）。

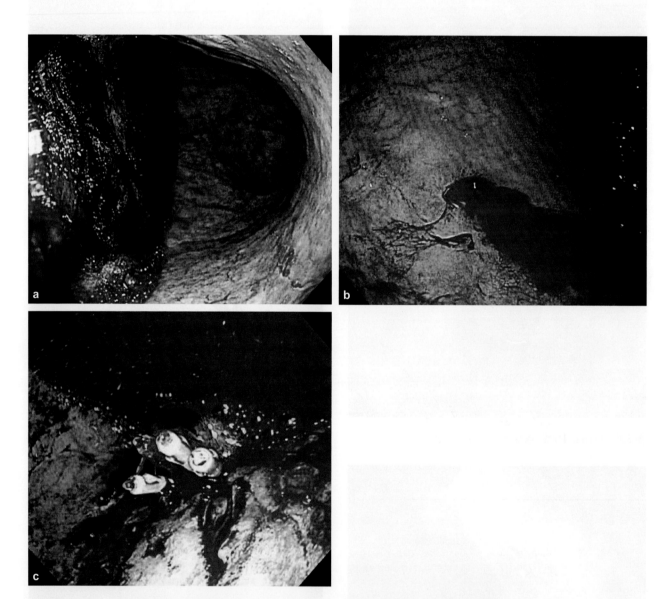

图 3.11　体位改变的重要性。充满血液胃中胃镜检查。（a）患者左侧卧位时，血液倾向积聚在胃底和大弯侧。因此，只能详细检查胃小弯侧。（b）将患者转为右侧卧位时，积血转入胃窦，可以看到位于胃体大弯侧的出血性溃疡。（c）用止血夹止血

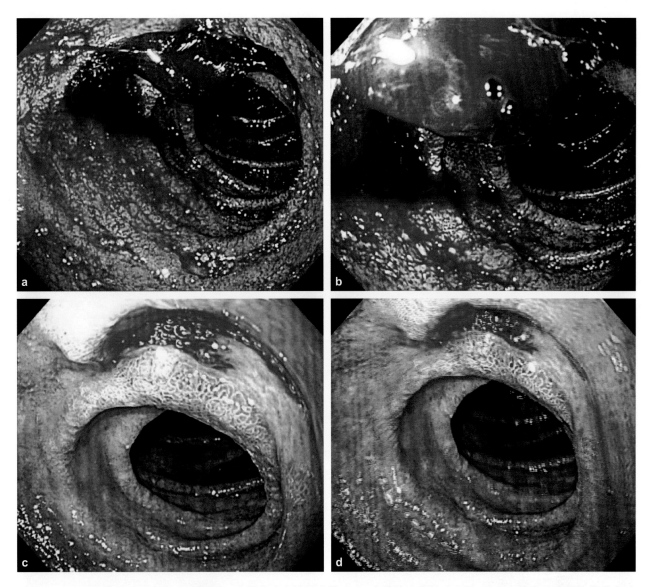

图 3.12 活动性溃疡上的血肿和血凝块。为了准确有效的内镜止血,应清除血凝块或血肿。(a,b)较大的血凝块附着在溃疡基底。(c,d)清除血凝块后,溃疡基底清晰可见

3.5 内镜止血治疗的并发症

　　热和注射方法可引起组织损伤。硬化剂可引起管壁坏死,导致消化道穿孔。不过,止血夹夹闭尚未发现引起任何临床并发症。

3.6 新型内镜治疗方法

3.6.1 止血喷剂

　　一种新型的内镜止血方法是止血喷剂(hemospray powder)(Cook Medical Inc.,Winston-Salem,NC,USA),它能够增加凝血因子的浓度,激活血小板,并在受损伤的血管上形成机械堵塞作用。止血喷剂是一种无机药粉,通过内镜喷洒到病变表面,形成促进血栓形成并缩短凝血时间的屏障[8]。止血后,该喷剂一般在 2~4 小时内脱落。这种方法可用于包括肿瘤在内的各种病变[9]。

3.6.2 外置内镜吻合夹

　　外置内镜吻合夹(over-the-scope clip,OTSC;Ovesco Endoscopy,Tubingen,Germany)设计用于组织对合(tissue approximation)。近来,许多研究表明 OTSC 用于治疗 UGIB 和瘘闭合的安全性和可行性。在先前的一项研究中,在所有患者OTSC 都可以成功应用,77%(7/9)的患者临床出血停止[10]。另一项对 14 例内镜治疗后复发的 UGIB 患者的回顾性研究发现,OTSC 预防患者进一步出血的成功率为 86%(12/14),而无任何不良事件[11,12]。未来的研究将评估这项技术作为较大的高危溃疡以及那些尽管常规内镜处理仍复发性出血患者的初步治疗方法的可行性。

3.7　食管出血的内镜治疗

见图 3.13~图 3.16。

3.8　胃的各种内镜治疗案例

见图 3.17~图 3.30。

3.9　各种十二指肠出血病变的内镜检查

见图 3.31~图 3.37。

3.10　胃大部切除术患者的出血控制

见图 3.38 和图 3.39。

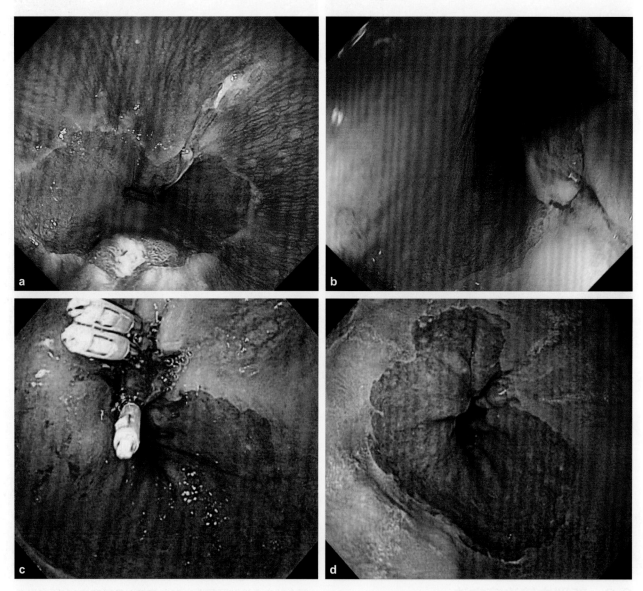

图 3.13　Mallory-Weiss 撕裂（Mallory-Weiss tears）。来自胃和食管交界处黏膜撕裂的出血。（a，b）在食管胃结合部上方可见纵向黏膜撕裂。（c）用多枚内镜夹夹闭因呕血发作引起的黏膜撕裂。（d）内镜止血夹止血后 3 个月，黏膜撕裂完全愈合

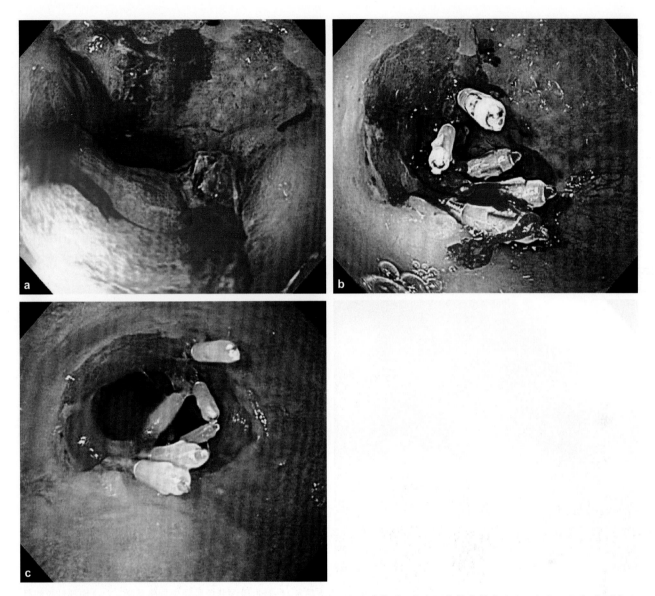

图 3.14 Mallory-Weiss 撕裂,位于 12 点和 6 点钟位。(a)可见 2 处黏膜撕裂。(b)用多枚内镜夹止血。(c)1 天后,未再出血

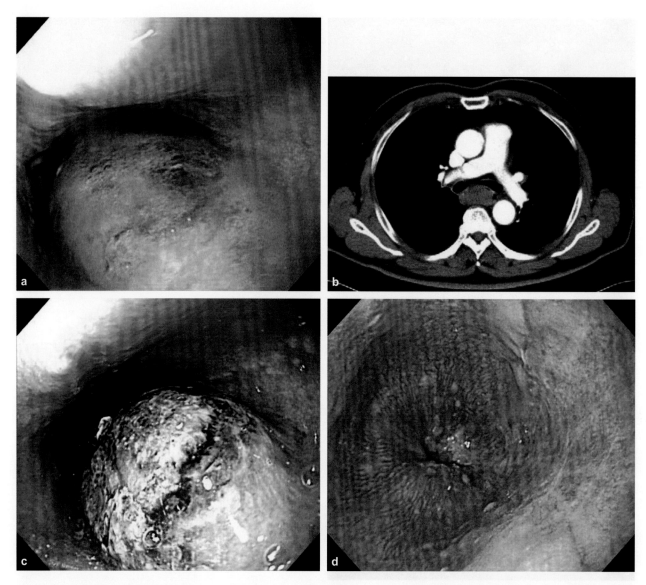

图 3.15 服用抗血小板药物治疗患者的食管血肿。(a)内镜检查显示,食管上段深紫色肿块突向食管腔。(b)胸部计算机体层摄影显示长节段、偏心肿块样病变。(c)保守治疗 3 天后,食管血肿缩小。(d)2 个月后内镜检查随访,食管血肿完全消失,可见瘢痕病变

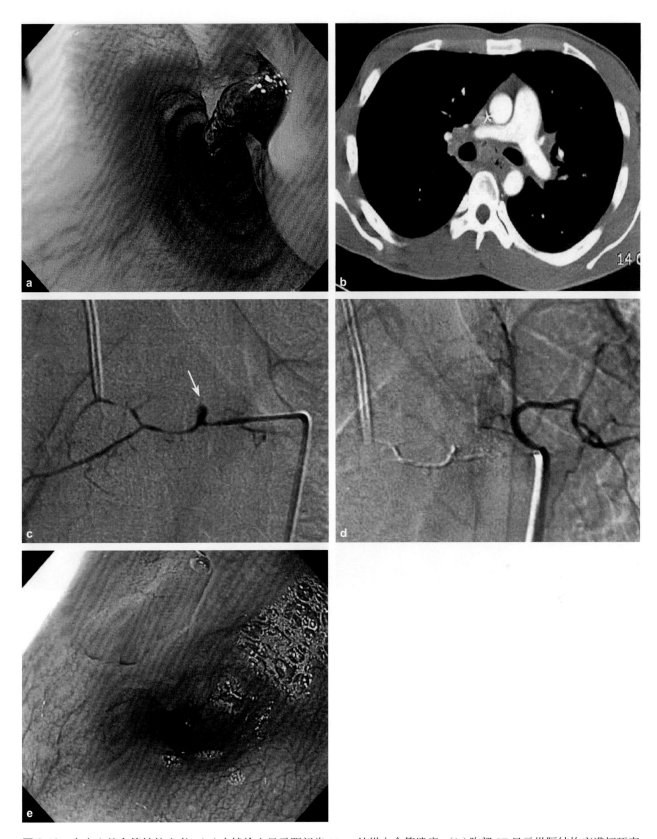

图 3.16 大出血的食管结核患者。(a)内镜检查显示距门齿 30cm 处纵向食管溃疡。(b)胸部 CT 显示纵隔结构充满坏死密度病变,坏死纵隔结节与相邻纵隔结构之间的界限清楚。(c)大量呕血后,立即进行血管造影,发现支气管动脉纵隔支有小的假性动脉。(d)立即注射组丙烯酸酯和碘化油混合物栓塞出血动脉。(e)抗结核药物治疗后,食管溃疡完全愈合

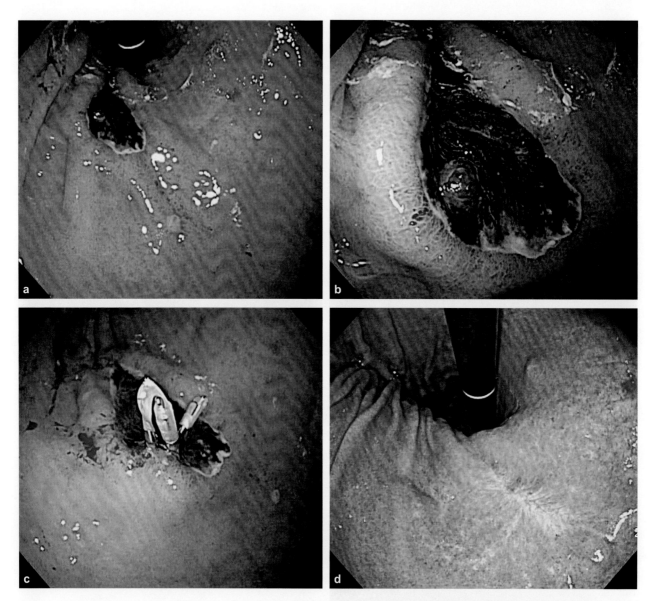

图 3.17 胃体小弯侧 Dieulafoy 病变。(a,b) 发现胃体小弯侧覆盖血凝块的 Dieulafoy 病。(c) 采用止血夹止血,5 枚止血夹夹闭后止血。(d) 5 个月后,看到瘢痕,但 Dieulafoy 病变消失

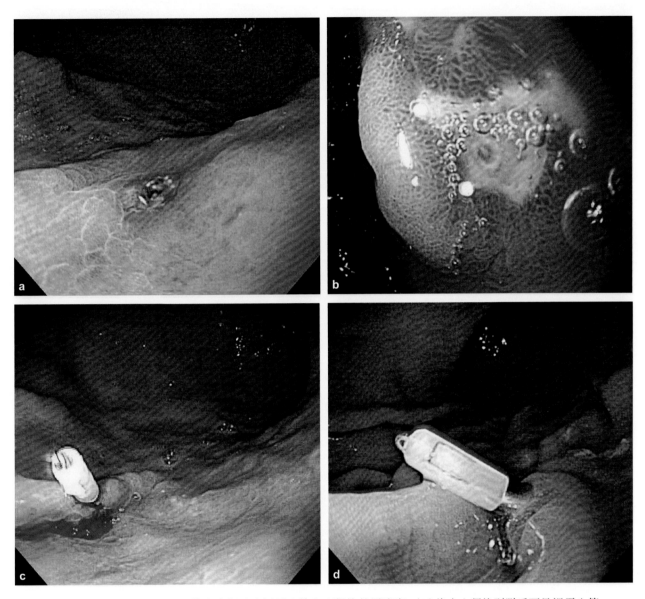

图 3.18 良性胃溃疡出血。(a)胃体大弯侧见有裸露血管和血凝块的胃溃疡。(b)将小血凝块剥脱后可见裸露血管。(c)止血夹夹闭裸露血管用。(d)5 天后观察到愈合期溃疡,胃溃疡不再出血

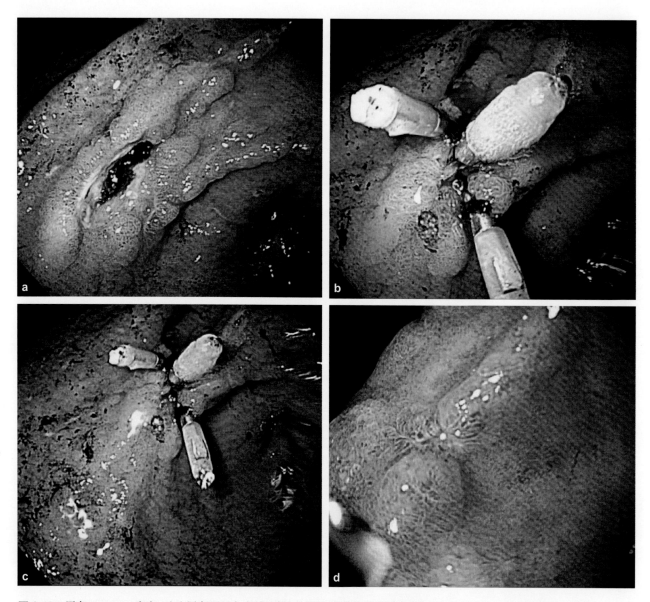

图 3.19　胃角 Dieulafoy 病变。(a) 胃角可见突出的血管。(b,c) 采用多枚止血夹治疗。(d) 1 周后,出血性溃疡病灶愈合

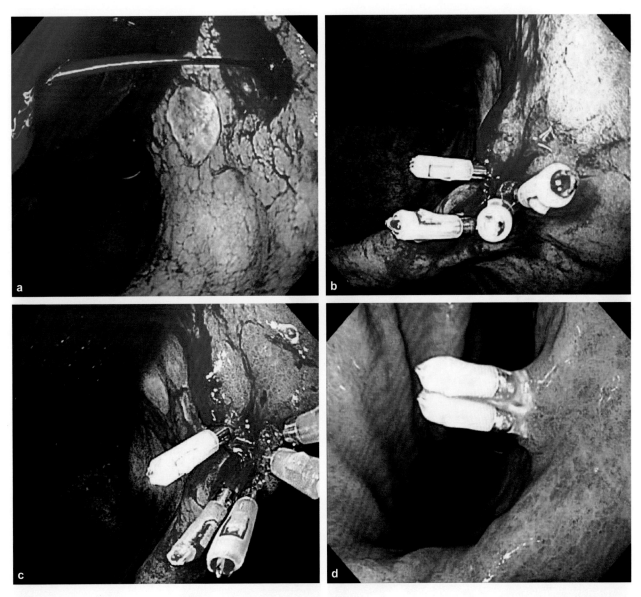

图 3.20　Forrest Ⅰa 级出血。(a)胃角良性溃疡伴喷血。(b,c)采用多枚止血夹治疗,夹闭后未再出血。(d)出血性溃疡完全愈合,仍有止血夹残留

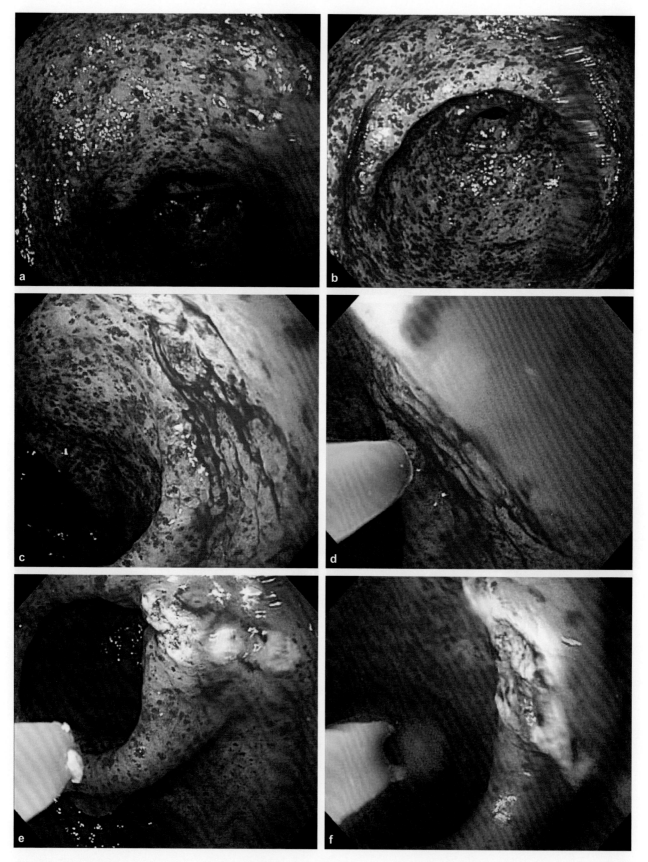

图 3.21　胃窦血管扩张症（西瓜胃），氩等离子体凝固术（APC）治疗。（a~c）可见胃窦多灶性血管发育异常性出血点及渗血。（d~f）用 APC 止血和治疗

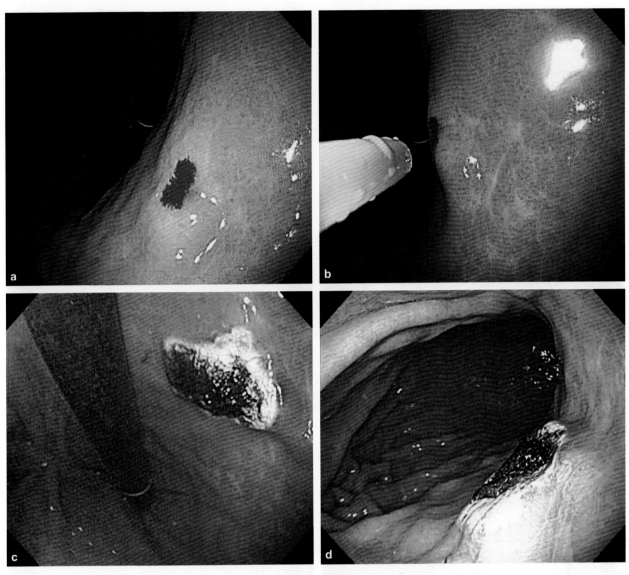

图 3.22　胃体血管发育异常性出血点。(a)胃体可见血管发育异常渗血。(b)采用氩等离子体凝固术(APC)治疗。(c,d)用 APC 凝固治疗相关发育异常

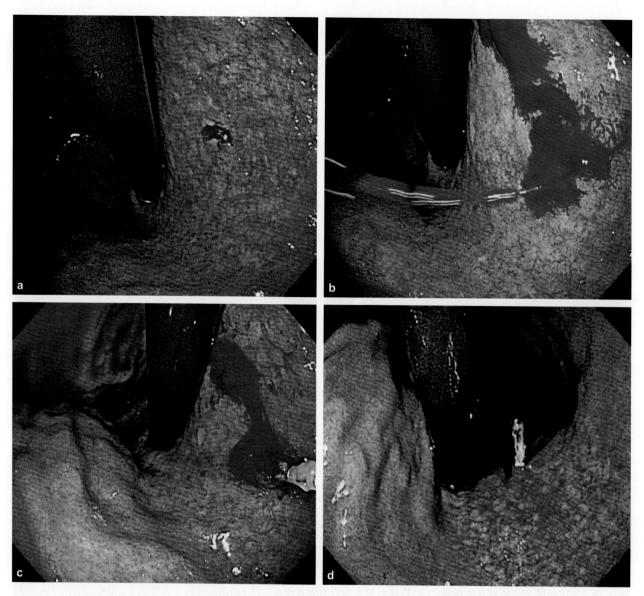

图 3.23 内镜活检术后出血。(a)在严重萎缩黏膜处进行内镜活检。(b)活检后发现喷血。(c)为控制出血,使用止血夹。(d)2 年后,仍可见止血夹。无出血征象

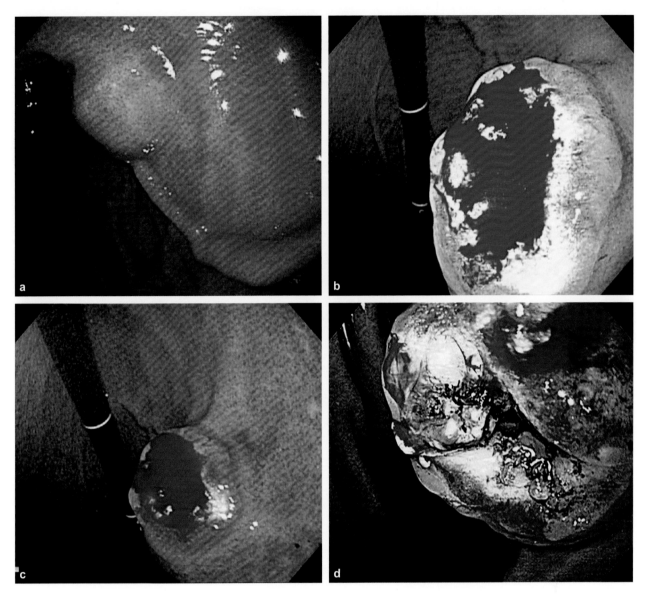

图 3.24　胃体下部后壁上皮下肿瘤活检后出血。(a)对胃体下部后壁上皮下肿瘤进行内镜活检。(b,c)活检后持续出血。(d)氩等离子体凝固术探头用于止血

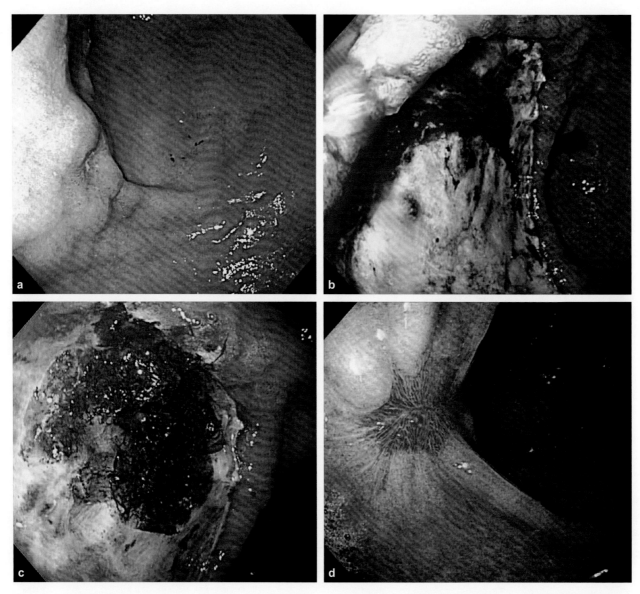

图 3.25 内镜黏膜下剥离术（ESD）后出血。（a）EGC Ⅱa+ EGC Ⅱc 型病变。（b）ESD 后溃疡处出血。（c）氩等离子体凝固术用于止血。（d）2 个月后，可见 ESD 后溃疡瘢痕

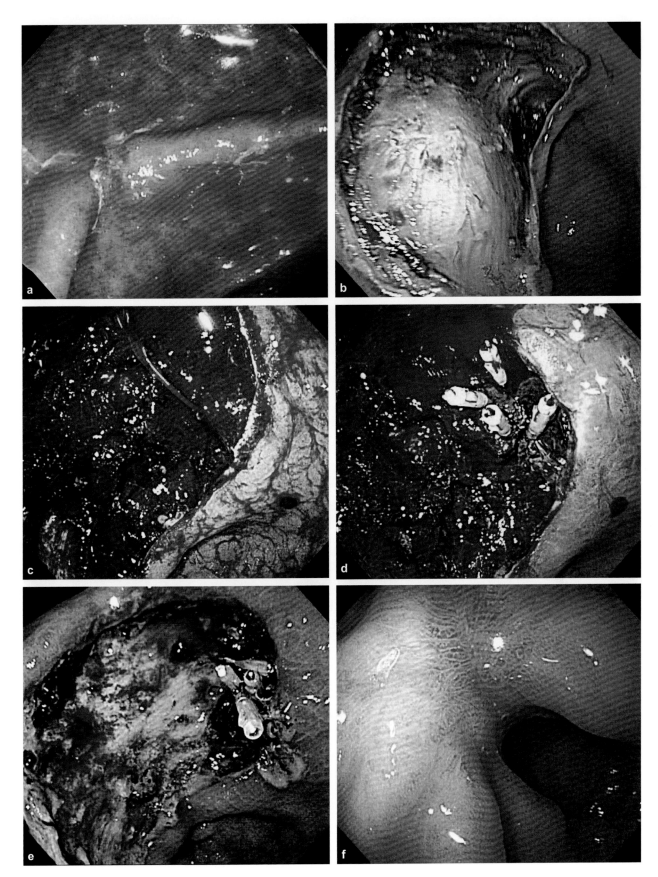

图 3.26 内镜黏膜下剥离术（ESD）后出血。（a）胃窦小弯侧 EGC Ⅱc 型病变。（b）ESD 后溃疡而无出血。（c）ESD 术后 1 天，ESD 溃疡处发现喷血。（d,e）采用多枚止血夹治疗。（f）2 个月后，可见 ESD 后溃疡瘢痕

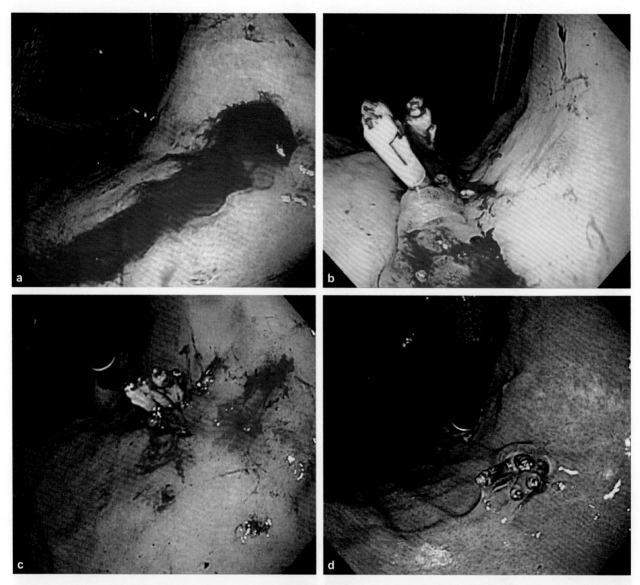

图 3.27　采用内镜止血夹夹闭治疗 Forrest Ib 型胃溃疡。(a)胃体中部小弯侧见渗血性活动性胃溃疡。(b,c)采用内镜止血夹夹闭 Forrest Ib 胃溃疡出血。(d)2 个月后,无出血证据,仍见之前使用的止血夹残留

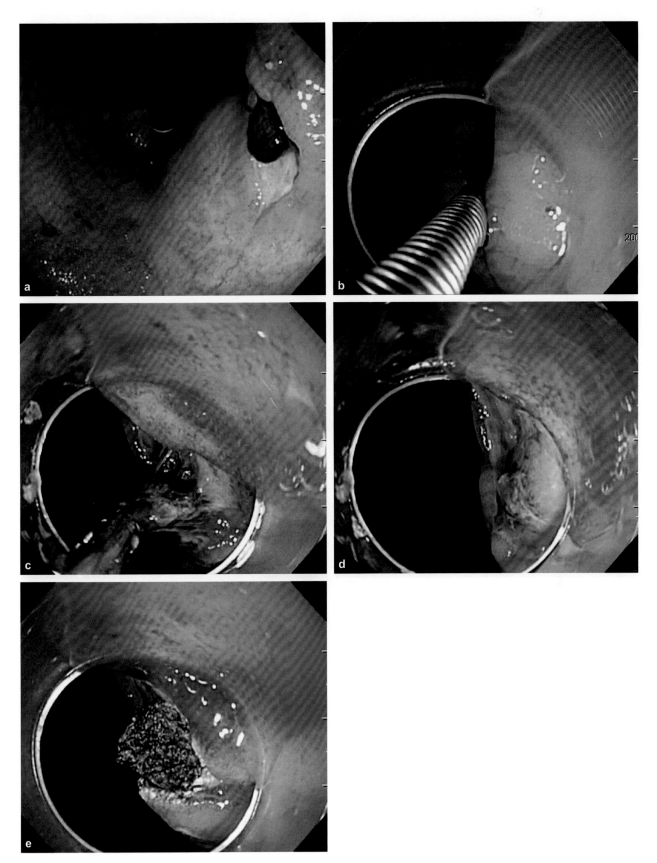

图 3.28 用肾上腺素注射和氩等离子体凝固术（APC）治疗 Forrest IIb 型溃疡。（a）位于胃体中部的 Forrest Ib 型胃溃疡性病变。（b）在胃溃疡周围注射肾上腺素。（c）用活检钳清除血凝块。（d）可见未出血的裸露血管。（e）采用氩等离子体凝固术对血管进行凝固

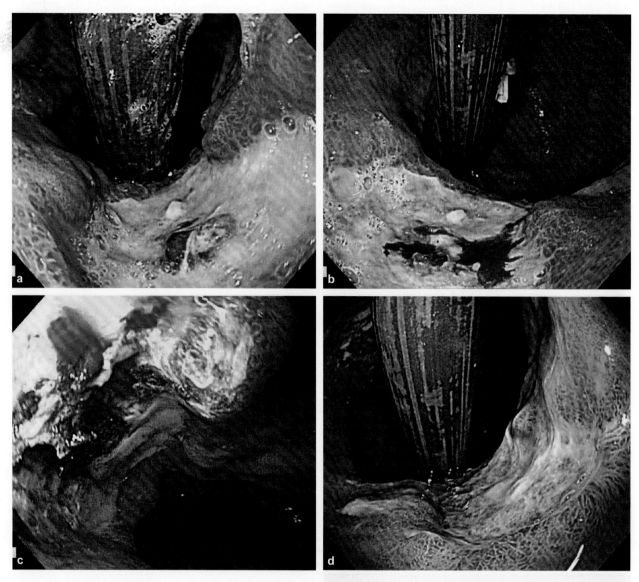

图 3.29 Forrest Ib 型胃溃疡。(a,b)胃体小弯侧可见 Forrest Ib 型胃溃疡。(c)用 APC 凝固裸露血管。(d)5 天后,溃疡基底清洁,未见血管。(d)胃溃疡床显示出血病变正在愈合,溃疡床上可见再生组织

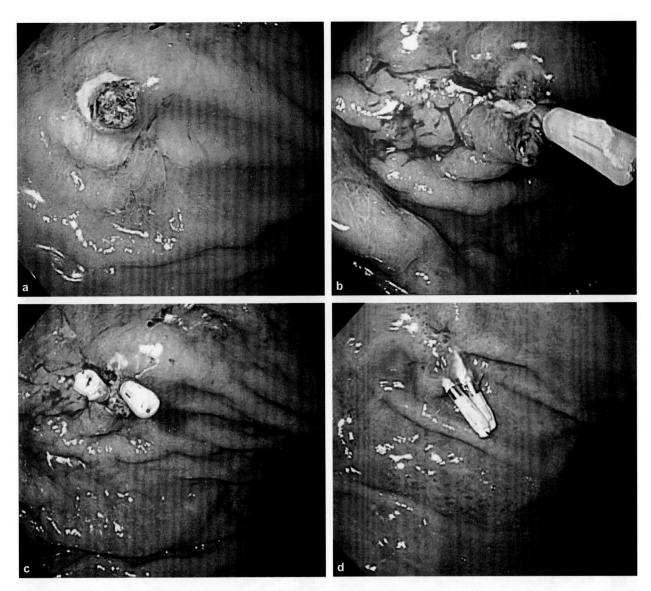

图3.30 Forrest IIa型胃溃疡。(a)胃体大弯侧可见无活动性出血的裸露血管。(b)用止血夹进行内镜治疗。(c)再用其他止血夹夹闭Forrest IIa型胃溃疡部位。(d)术后4天未见出血征象,仍可见用于止血的止血夹

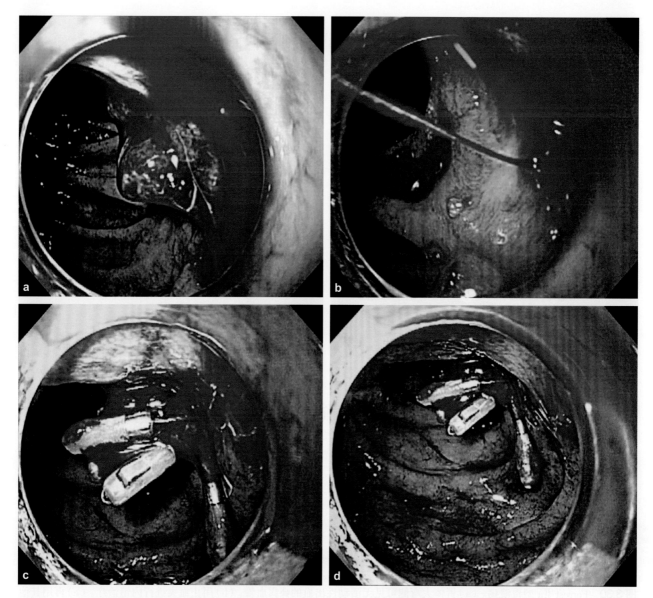

图 3.31 十二指肠第二段活动性十二指肠溃疡出血(Forrest Ⅰa 型)。透明帽辅助在十二指肠病变中的应用。(a)透明帽辅助下,可轻松发现有裸露血管的十二指肠出血病变。(b)可见裸露血管涌血。(c,d)用止血夹止血

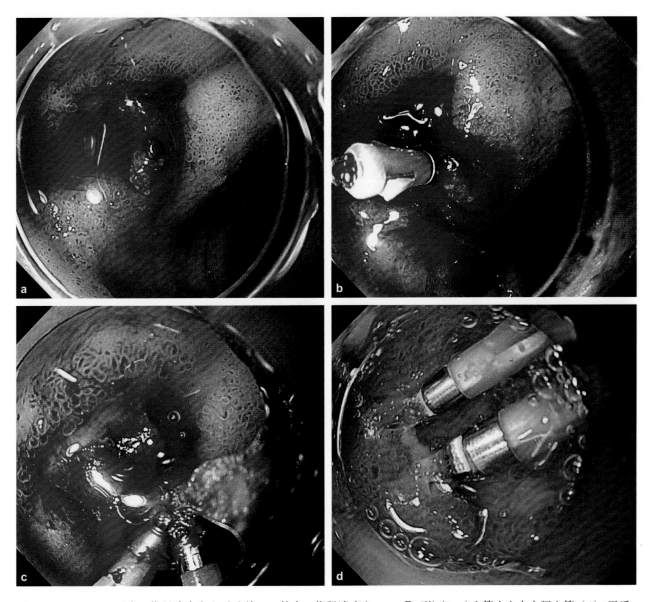

图3.32 Forrest Ⅰb型十二指肠溃疡出血。(a)约1cm的十二指肠溃疡(Forrest Ⅱb型)。(b,c)血管止血夹夹闭血管。(d)5天后,溃疡基底清洁,但仍见止血夹

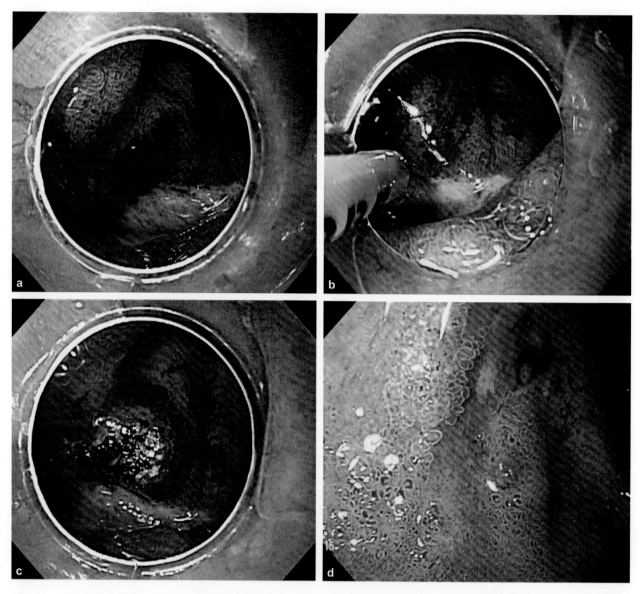

图 3.33 十二指肠上角渗血性十二指肠溃疡性病变（Forrest Ib 型），用透明帽辅助氩等离子体凝固术治疗。（a）在十二指肠上角可见渗血。（b）采用氩等离子体控制 Forrest Ib 型十二指肠溃疡出血。（c）用氩等离子体完成凝固止血。（d）1 周后，出血性十二指肠溃疡好转

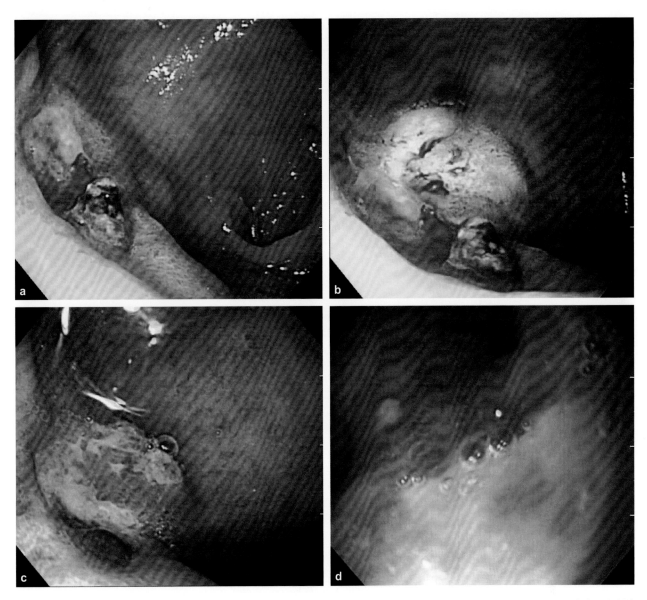

图 3.34   用酒精和肾上腺素注射治疗十二指肠溃疡出血（Forrest Ⅱa 型）。（a）中心见无出血的裸露血管的十二指肠溃疡。（b）周围黏膜注射肾上腺素。（c）在裸露血管注射酒精后，电凝裸露，血管减少。（d）5 天后，溃疡基底干净

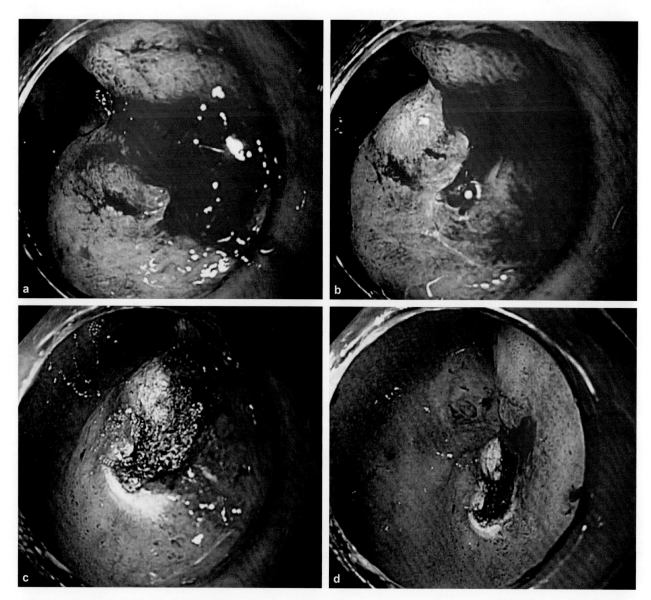

图 3.35   用注射肾上腺素和氩等离子体凝固术治疗十二指肠溃疡出血（Forrest Ib 型）。（a）十二指肠球部溃疡中度渗血。（b）在溃疡出血的基底注射肾上腺素。注射肾上腺素后,渗血量减少。（c）注射肾上腺素后进行氩等离子体凝固术治疗。（d）十二指肠溃疡出血完全停止

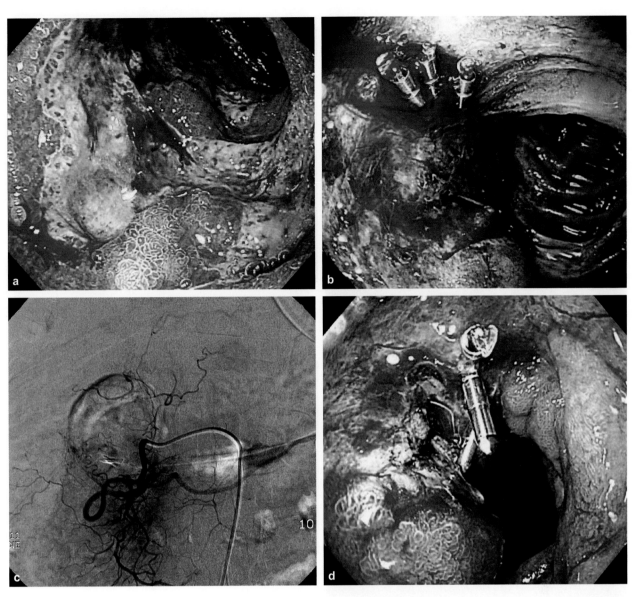

图3.36　经动脉栓塞治疗肝硬化患者复发性十二指肠溃疡出血。(a)十二指肠第二段有多处出血性溃疡。(b)进行多次肾上腺素注射和内镜夹夹闭。但止血失败。(c)经动脉栓塞后,溃疡出血停止。(d)1周后仍有少量渗血,但巨大十二指肠溃疡比以前愈合和好转更多

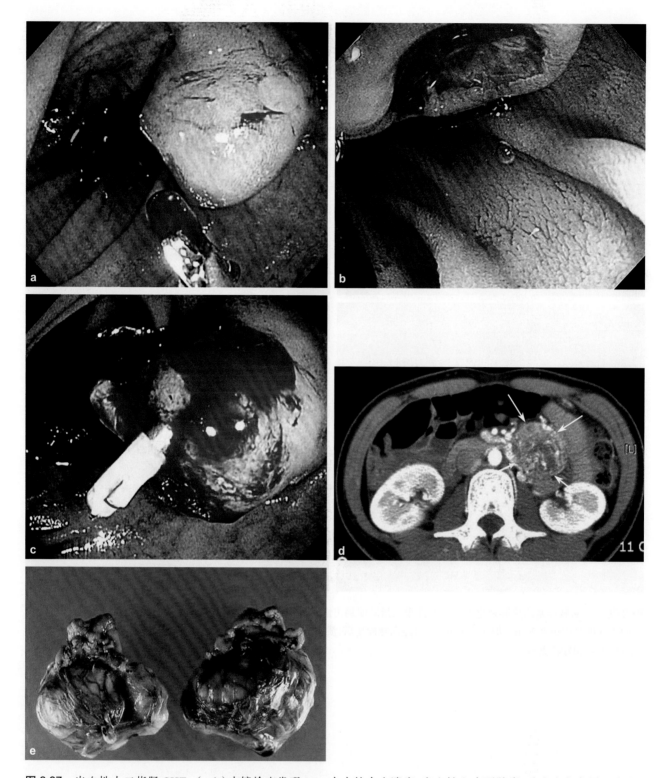

图 3.37   出血性十二指肠 GIST。(a,b)内镜检查发现 8mm 大小的中央溃疡、出血性上皮下肿瘤。(c)止血夹用于止血。(d)腹部 CT 显示十二指肠第三段有 5cm 强化良好的不均匀肿块。(e)最终诊断为胃肠道间质瘤,恶变的风险中等

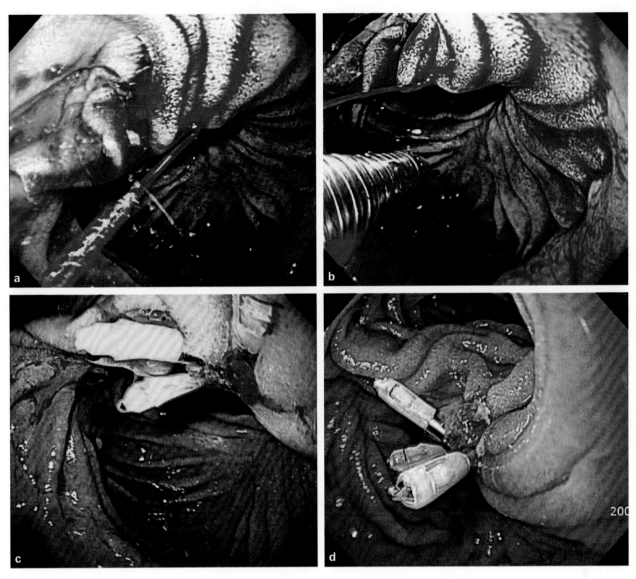

图 3.38　吻合部位活动性出血。这个患者大约 5 年前接受了胃大部切除术。(a)吻合处见喷血。(b)内镜止血夹装置接近并对准出血部位。(c)采用多枚止血夹夹闭。(d)通过止血夹夹闭完全控制溃疡出血

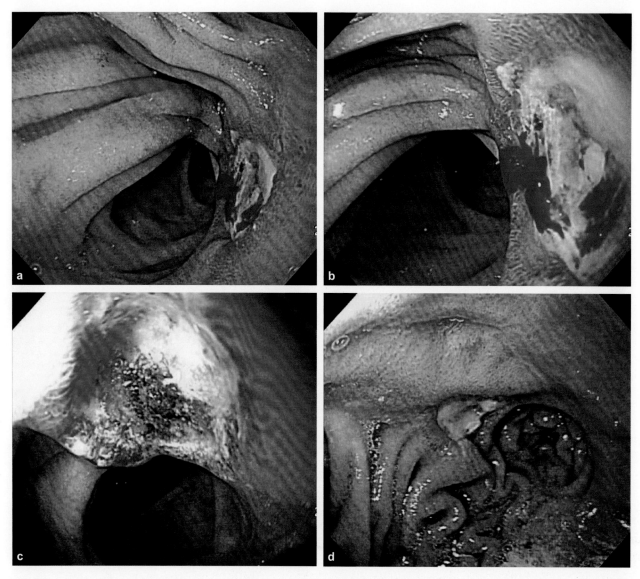

图 3.39   胃与空肠吻合处出血。该患者约 5 年前接受了胃大部切除术。(a,b)吻合口渗血。(c)采用氩等离子体凝固术止血。(d)1 周后溃疡愈合而无出血

附录：测验

患者，男性，43 岁，突发大量吐血和便血后就诊于急诊室。最初的生命体征显示收缩压为 60~80mmHg。13 年前，曾接受腹主动脉夹层（abdominal aortic dissection）的移植物和支架置换术，并诊断为马方综合征（Marfan syndrome）。紧急内镜检查显示十二指肠第二段有血液积聚和中心有血管裸露的搏动性肿块（a,b）。患者接受腹部 CT 血管造影，显示源自胰十二指肠下动脉（inferior pancreaticoduodenalartery）的 36mm 假性动脉瘤（pseudoaneurysm）（c）。该假性动脉瘤压迫十二指肠第二段。血管造影显示胰十二指肠下动脉有活动性造影剂渗漏（d）。

问题：诊断是什么（图 3.40）？

答案：主动脉十二指肠瘘（aortoduodenal fistula）出血。

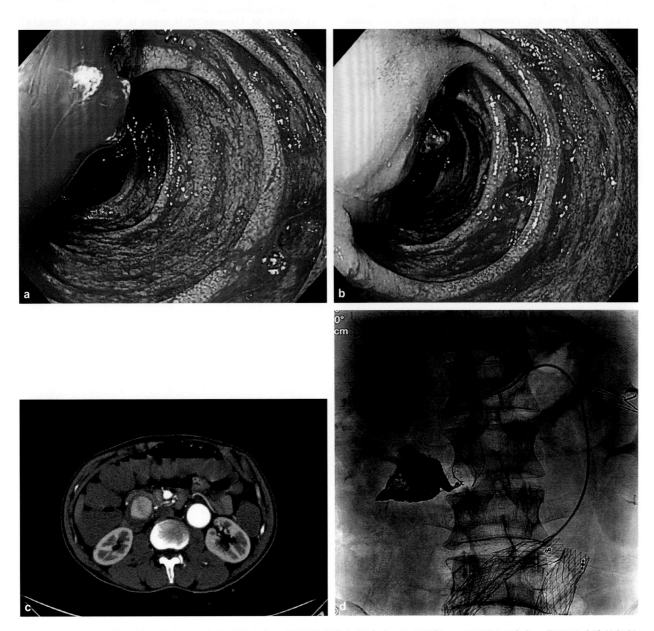

图 3.40 （a）十二指肠第二段出血。（b）可见中央血管暴露的隆起性病变。（c）腹部 CT 显示源于胰十二指肠下动脉的假性动脉瘤，该假性动脉瘤压迫十二指肠的第二段。（d）血管造影显示胰十二指肠下动脉活动性对比剂渗漏

（李隆松　译，柴宁莉　校）

参考文献

1. Samuel R, Bilal M, Tayyem O, Guturu P. Evaluation and management of gastrointestinal bleeding. Dis Mon. 2018;64(7):333–43.
2. Eloubeidi M, Rockey DC. A prospective randomized comparative trial showing that omeprazole prevents rebleeding in patients with bleeding peptic ulcers after successful endoscopic therapy. Gastrointest Endosc. 1999;50:292–3.
3. Marmo R, Rotondano G, Piscopo R, Bianco MA, D'Angella R, Cipolletta L. Dual therapy versus monotherapy in the endoscopic treatment of high-risk bleeding ulcers: a meta-analysis of controlled trials. Am J Gastroenterol. 2007;102:279–89. quiz 469
4. Lee HL. Endoscopic treatment for nonvariceal upper gastrointestinal bleeding. In: Chun HJ, Yang S-K, Choi M-G, editors. Therapeutic gastrointestinal endoscopy. 1st ed. Heidelberg New York Dordrecht. London: Springer; 2015. p. 33–69.
5. Szura M, Pasternak A. Upper non-variceal gastrointestinal bleeding—review the effectiveness of endoscopic hemostasis methods. World J Gastrointest Endosc. 2015;7:1088–95.
6. Rahman SI, Saeian K. Nonvariceal upper gastrointestinal bleeding. Crit Care Clin. 2016;32:223–39.
7. Fortinsky KJ, Barkun AN. Nonvariceal upper gastrointestinal bleeding. In: Chandrasekhara V, Elmunzer BJ, Khashab M, Muthusamy VR, editors. Clinical gastrointestinal endoscopy. 3rd ed. New York: Elsevier; 2018. p. 153–70.
8. Chen YI, Barkun AN. Hemostatic powders in gastrointestinal bleeding: a systematic review. Gastrointest Endosc Clin N Am. 2015;25:535–52.
9. Chen YI, Barkun AN, Soulellis C, Mayrand S, Ghali P. Use of the endoscopically applied hemostatic powder TC-325 in cancer-related upper GI hemorrhage: preliminary experience (with video). Gastrointest Endosc. 2012;75:1278–81.
10. Chen AI, Lim BS, Ma JS, Chaya CT. Over-the-scope clip for closure of persistent post-esophagectomy gastric conduit fistula. Gastrointest Endosc. 2014;79:546.
11. Skinner M, Gutierrez JP, Neumann H, Wilcox CM, Burski C, Monkemuller K. Over-the-scope clip placement is effective rescue therapy for severe acute upper gastrointestinal bleeding. Endosc Int Open. 2014;2:E37–40.
12. Lee HL, Cho JY, Cho JH, et al. Efficacy of the over-the-scope clip system for treatment of gastrointestinal fistulas, leaks, and perforations: a Korean multi-center study. Clin Endosc. 2018;51:61–5.

下消化道出血的内镜治疗 4

摘要

下消化道出血（lower gastrointestinal bleeding，LGIB）定义为结肠或肛门直肠的出血。急性 LGIB 通常指当前和/或3 天以内的近期出血，而慢性 LGIB 则代表更长时间的失血。LGIB 的主要病因是憩室出血、血管发育异常、痔疮和包括缺血性结肠炎在内的各种病因的结肠炎。由于老年人、并存的疾病以及频繁使用的致病药物的增加，LGIB 的患病率似乎在增加。大多数急性 LGIB 在没有特异疗法的情况下自发停止。然而，过度或迁延的 LGIB 应采用内镜、血管造影和/或外科方法治疗。紧急结肠镜检查仍然是急性 LGIB 诊断和治疗的主要手段。急性 LGIB 的内镜止血方法包括机械装置、热凝固疗法和注射疗法。内镜夹夹闭是最常用的方法之一，使用方便、安全。虽然热凝固疗法在各种 LGIB 疾病下都有效，但应避免过度凝固，因为右半结肠深度凝固可导致穿孔。LGIB 内镜止血方法的选择可取决于 LGIB 的部位、病因及内镜医师的经验。本章将介绍 LGIB 的各种内镜止血方法。

要点
- 下消化道出血的患病率似乎在增加，原因是老年人、并存的疾病和频繁使用致病药物的增加。
- 虽然下消化道出血的严重程度差异很大，但是大多数患者的出血都会自发停止。
- 70% 的下消化道出血患者预后良好。
- 结肠镜检查仍然是急性下消化道出血诊断和治疗的主要手段。
- 下消化道出血的内镜止血方法包括机械装置、热凝固疗法和注射治疗。
- 下消化道出血的内镜治疗方法的选择取决于出血部位、出血原因及内镜医师的经验。

4.1 概述

下消化道出血（LGIB）是患者住院的常见原因。LGIB 可表现为轻度出血或致命性事件。LGIB 的传统定义是从十二指肠悬韧带（ligament of treitz）以远的肠道出血。然而，由于小肠出血的特殊性，最近对 LGIB 的定义通常包括结肠或直肠肛门的出血。引起严重 LGIB 的主要原因是憩室出血（diverticular bleeding）、血管发育不良（angiodysplasia）、各种结肠炎、肿瘤、息肉切除术后出血和肛门直肠疾病。在对源自回肠末端和结直肠区域的急性 LGIB 进行评估时，推荐结肠镜检查。与其他诊断工具相比，结肠镜检查的优势在于使用各种器械进行直接、有效的治疗。本章将着重介绍主要源自结肠和直肠的急性 LGIB 的内镜治疗。

4.2 LGIB 的病因

4.2.1 憩室病

- 结肠憩室出血是成年人明显 LGIB 的最常见原因（表 4.1）[1]。
- 在西方国家，憩室出血主要局限于左侧结肠，而在亚洲，右侧憩室出血更为常见。
- 最常见的症状是无痛性直肠出血。憩室出血，起因于直小血管动脉（vasa recta artery）破裂，可发生在憩室的穹隆或颈部（图 4.1）。

4.2.2 血管发育不良

- 大多数血管发育不良患者在年龄 60 岁以上。
- 结肠血管发育不良常见于盲肠和升结肠，这种疾病可能无症状。
- 病变往往多发，难以诊断，因为在未经准备的结肠中黏膜损伤被血凝块或粪便所掩盖。
- 出血往往为慢性轻度出血，可表现为缺铁性贫血（iron deficiency anemia）。
- 血管发育不良的内镜表现为鲜红色病变，直径 2~10mm，具有扩张和细小分枝的血管网。

4.2.3 结肠炎

- 缺血性、放射性和感染性、慢性炎症性肠病是结肠炎相关的 LGIB 的病因。
- 缺血性结肠炎（ischemic colitis）的内镜表现差异很大，从轻度黏膜出血到广泛的溃疡和坏死。内镜治疗对缺血性结肠炎患者没有作用，除非发现伴有出血迹象的局灶性溃疡。
- 急性放射性直肠炎（acute radiation proctitis）可表现为内镜下急性直肠炎表现，如水肿、牛肉红色黏膜，伴腹泻和轻度直肠出血，而慢性放射性直肠炎通常表现为毛细血管扩张（telangiectasia）和直肠出血，最终导致贫血和狭窄。
- 感染性结肠炎和慢性炎症性肠病（inflammatory bowel

表 4.1　急性下消化道出血的来源 ᵃ

来源	发生率/%	内镜治疗	无痛性便血	其他特征
憩室病	30~65	是	有	大量、间歇出血
血管发育不良	4~15	是	有	隐性失血比急性失血更常见
痔	4~12	是	有	可导致严重出血
结肠炎(感染性、慢性 IBD、放射性损伤)	3~15	有时	无	轻度出血伴腹泻
缺血性结肠炎	4~11	否	无	伴腹泻的轻微出血
肿瘤	2~11	有时	有	
息肉切除术后出血	2~7	是	有	可延迟到3~4周后
直肠溃疡	0~8	是	有	抗凝药和功能状态差与出血相关
Dieulafoy 病变	罕见	是	有	通常位于直肠
直肠静脉曲张	罕见	有时	有	通常有慢性肝病的特征

ᵃ Modified from Strate LL, et al. Clin Gastroenterol Hepatol 2010；8：333-343

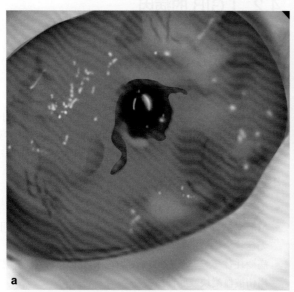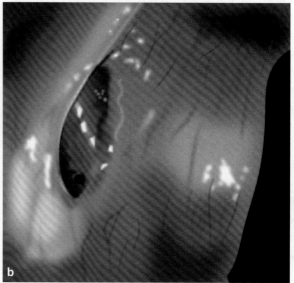

图 4.1　憩室直小血管破裂的图示。(a)憩室穹窿部的直小血管破裂。(b)憩室颈部的直小血管破裂

disease，IBD)的出血可采用保守治疗。然而，对于内科难治性 IBD 出血，手术可能是必要的。

4.2.4　肿瘤

- 肿瘤表面的糜烂和溃疡可能引起出血。较大结肠息肉也是 LGIB 的潜在病因。由于使用 NSAID，出血往往会加重。
- 内镜或外科疗法可治疗肿瘤性持续出血。

4.2.5　息肉切除术后出血

- 息肉切除术后出血(postpolypectomy bleeding)是治疗性结肠镜检查最常见的并发症，占结肠息肉切除术病例的0.3%~6.1%。尽管采取了最好的预防措施，迟发性息肉切除术后出血可能会在长达 2 周内发生。
- 接受抗凝剂和抗血小板药物治疗的患者息肉切除术后出

血的风险增加。息肉切除术后出血的风险主要与息肉的大小、形态、部位、采用的电流类型以及内镜术者的经验有关。

4.2.6　肛门直肠疾病

- 痔疮(hemorrhoids)和慢性肛裂(chronic anal fissure)是40 岁以下年轻患者常见的出血源。
- 粪性溃疡(stercoral ulcer)和孤立性直肠溃疡综合征(solitary rectal ulcer syndrome)可分别由嵌塞的硬粪便和直肠脱垂引起的黏膜损伤以及便秘引起的黏膜损伤所致。

4.2.7　Dieulafoy 病变

- Dieulafoy 病变(Dieulafoy's lesion)是 LGIB 的少见病因。

- 该病变通过黏膜的微小缺损出血到胃肠道,可能难以发现。
- 许多患者有明显的共病和长期服用 NSAID、抗血小板药和抗凝剂的病史。

4.3 先决条件

4.3.1 结肠镜检查的时机和准备

- LGIB 结肠镜干预的最佳时机仍不确定。
- 患者出血停止并且已做好充分准备后进行标准结肠镜检查。然而,这种情况下结肠镜检查的主要问题是敏感性低,因此不能进行内镜治疗。
- 在就诊后 12 小时内进行紧急结肠镜检查,是安全的,可提高诊断准确性、治疗机会,并缩短住院期。
- 尽管在 LGIB 中紧急结肠镜检查的潜在优势,但从改善预后的观点报道的数据并不一致。
- 适当使用电解质补充和止吐药可能有助于预防精神变化的发生并避免肠道准备不完全。
- 由于制剂状态不一致,使用几种基于 2L 的肠道准备制剂不足以完成检查。最好的方法是用 4L 或更多的电解质制剂来清洗结肠。

4.3.2 结肠镜及辅助装置

- 标准电子结肠镜可用于检查和清除血凝块和残留的粪渣。
- 必须检查盲肠,应尽可能对回肠末端进行恰当评估。
- LGIB 往往是间歇性和缓慢出血。因此,我们无法在插镜和退镜期间都能识别出血灶。
- 为了早期发现和治疗,必须边用喷水泵冲洗肠腔边仔细观察。

4.4 器械

4.4.1 注射针

- 注射针由外鞘管和内空心针(inner hollow-core needle)(19~25G)组成。
- 各种溶液的注射,如稀释肾上腺素混合溶液(1:10 000),通过机械性压塞(mechanical tamponade)和血管收缩两种作用达到止血目的。

4.4.2 热凝固术

- 加热器探头(heater probe)止血快速高效,并且不粘涂层可防止黏附到黏膜区域。最小工作通道大小为 2.8mm。
- 专用双极探头可减少扭结,增加导电性,并易于通过内镜通道。最小工作通道大小为 2.8mm。
- 氩等离子体凝固术(argon plasma coagulation,APC)将电离的氩气传输到组织,而探头和组织之间不接触。用于浅表病变止血的功率低、氩气流量小,分别设置为 40~50W,

0.8L/min。探头与组织的最佳距离为 2~8mm。穿透深度为 0.8~3.0mm。尽管如此,APC 似乎有穿孔的风险,特别是在薄壁的盲肠区。

4.4.3 内镜夹装置

- Endoclip 是一种内镜检查中用于夹闭穿孔和止血的金属机械装置。可选择可重复性和一次性内镜夹装置。
- 可重复使用的内镜夹装置较便宜,有不同的尺寸可供选择,但需要熟练的助手来加载和控制内镜夹。
- 可直接使用一次性内镜夹固定装置(QuickClip,Olympus Corporation,Japan)、一次性内镜夹装置(TriClip,Cook Endoscopy Inc.,Winston-Salem,NC)和一次性预加载内镜夹装置(Resolution Clip,Boston Scientific Corporation,Natick,MA)。这些一次性装置使用起来方便快捷(图 4.2)。
- InScope™ Multi-Clip Applier(Multi-Clip,InScope Inc.,Cincinnati,Ohio)可以序贯使用 4 枚内镜夹,而无需移除装置再重新加载。

4.4.4 套扎器装置(图 4.3)

- 现有的套扎装置包括单环和多环套扎装置。
- 橡皮圈结扎术(rubber band ligation)可用于治疗出血性痔、肛门直肠静脉曲张出血和憩室出血。

4.4.5 电手术器械

- 新开发的电外科器械可根据需要提供尽可能多的自动输出剂量范围,和尽可能低的所需剂量。

4.5 LGIB 特殊病变的治疗技术

- 内镜治疗方法,如内镜夹、BICAP、加热器探头、APC、肾上腺素注射和套扎术,可用于内镜止血(表 4.2)[2]。
- 这些治疗方法常常与其他治疗方式联合使用。
- 这些方法的选用取决于出血部位、病变特征和内镜医师的经验[1-4]。

4.5.1 憩室出血

- 憩室出血的治疗策略是内科治疗,可根据需要联合或不联合内镜治疗、血管造影栓塞治疗和手术治疗。
- 内镜治疗包括肾上腺素注射、接触凝固术、内镜夹和套扎术。
- 近期出血的内镜特征,如活动性出血、裸露血管和黏附的血凝块,是内镜治疗的适应证,因为再出血和严重病程的风险增加。
- 接触凝固术(contact coagulation)的安全性和有效性有争议,尤其是对于位于憩室穹顶的出血病灶。
- 在用内镜夹止血之前,应使用活检钳和喷水冲洗去除妨碍观察的血凝块和粪便。
- 稀释肾上腺素注射和随后内镜夹夹闭方法为内镜夹对准病变并快速止血提供了更好的视野,并且无并发症。

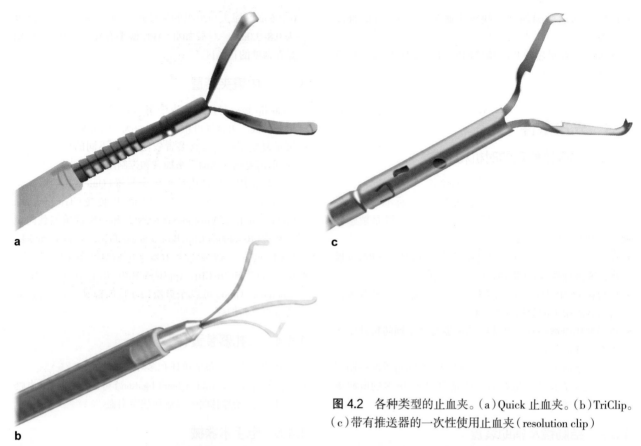

图 4.2 各种类型的止血夹。(a) Quick 止血夹。(b) TriClip。
(c) 带有推送器的一次性使用止血夹 (resolution clip)

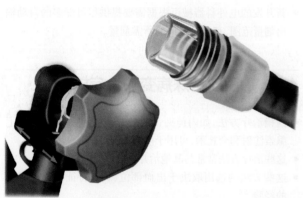

图 4.3 套扎器装置

- 如果出血点位于憩室的穿隆深部,则应用内镜夹,其中夹的一侧臂放在穿隆部,另一侧臂放在憩室口外邻近的结肠黏膜处(图 4.4)。如果出血灶界限清楚,则直接将用内镜夹夹闭病变部位(图 4.5)。
- 当出血点位于憩室口时,直接用内镜夹夹闭病变(图 4.6)。
- 如果由于活动性出血和纤维性病变导致内镜视野不佳,使用内镜夹止血有时很难成功。
- 与采用内镜夹止血相比,套扎法具有相似的止血成功率(表 4.3)。稍微抽吸就可将出血灶拉入套扎器的空心腔内,然后释放 O 形橡皮圈 (elastic O-ring)(图 4.7)。

表 4.2 LGIB 的内镜止血技术总结 [a]

方法	憩室	血管发育不良	结肠炎	肿瘤	息肉切除术后	Dieulafoy 病变	痔	直肠静脉曲张
止血夹止血术	++	+	++	+	++	++	++	+
BICAP	++	++	+	+	+	++	++	−
加热器	+	++	+	+	+	++	++	−
APC	++	++	+	++	+	++	−	−
肾上腺素注射	++	+	++	+	++	+	+	+
套扎术	+	−	−	−	−		++	+

+,可以做到;++,推荐;−,不推荐。

[a]Modified from Barnert J, et al. Nat Rev Gastroenterol Hepatol 2009;6:637-646

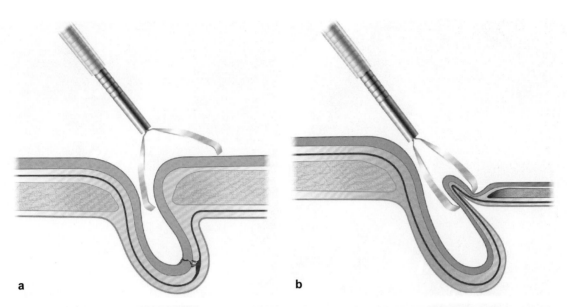

图 4.4　憩室穹隆深部出血的内镜治疗。(a)内镜夹的一侧臂放在穹隆内,另一侧放在憩室口外。(b)内镜夹两侧臂闭合以压迫憩室的出血血管

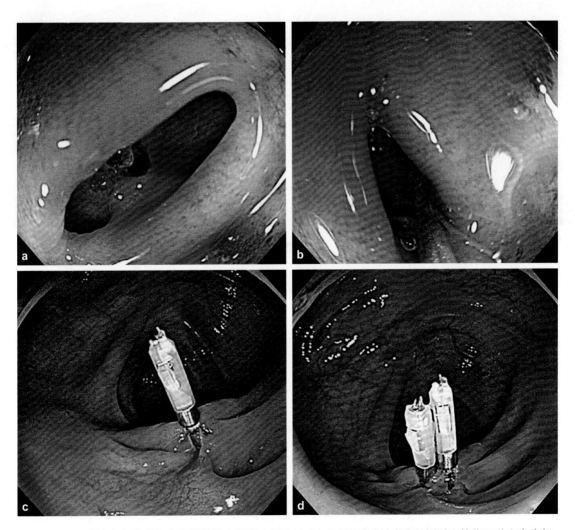

图 4.5　无活动性出血的憩室穹隆部裸露血管的内镜夹止血。(a)无活动性出血的裸露血管位于憩室穹隆部。(b)巨大憩室及其无活动性出血性裸露血管周围的充血背景黏膜。(c)注射稀释的肾上腺素后,憩室周围黏膜呈白色变。首先用内镜夹夹闭憩室。(d)随后的内镜夹夹在第一内镜夹附近。成功止血

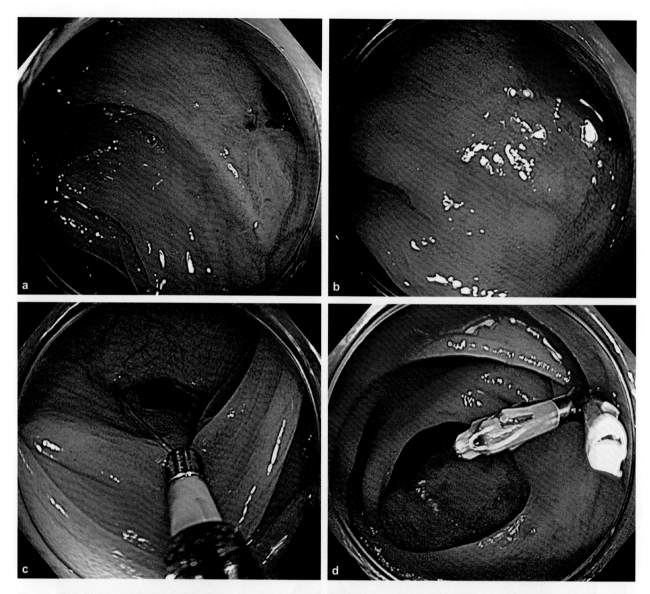

图 4.6   源自憩室口部憩室出血的内镜治疗。(a)憩室内可见附着的无活动性出血的血凝块。(b)在几分钟的观察中,憩室再次出血。(c)第一枚内镜夹直接夹住出血血管。(d)然后再用内镜夹封闭憩室口。成功止血

表 4.3   憩室出血的内镜治疗 [a]

内镜治疗方法	患者人数	早期再出血例数/%	晚期再出血例数/%	并发症例数/%
内镜夹	119	16(13)	12(10)	0
套扎术	78	5(6)	0	0
热接触加注射	25	6(24)	4(16)	0
肾上腺素注射	20	3(15)	1(5)	0
热接触	17	2(12)	0	0
总例数	259	32(12)	17(7)	0

[a] Modified from Strate LL, et al. Clin Gastroenterol Hepatol 2010;8:333-343

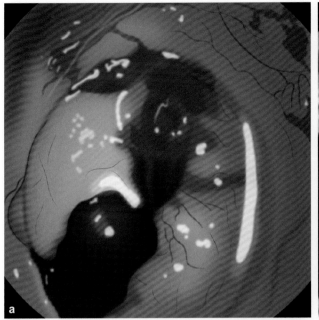

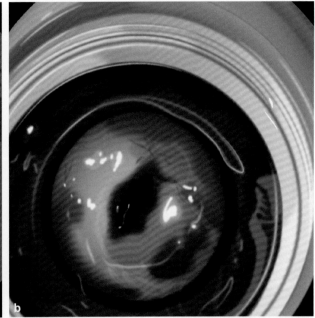

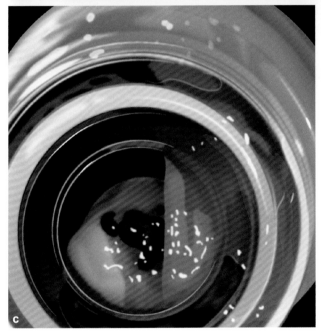

图 4.7　憩室出血的套扎术示意图。(a~c)憩室出血通过套扎术来控制

4.5.2　血管发育不良

- 对于无症状的血管发育不良患者,通常不提倡治疗,因为这些患者很少出现出血。
- 然而,如果患者有隐匿症状或明显的不明来源的消化道出血,内镜治疗是可行的。
- APC是治疗血管发育不良的最广泛使用的方法,因为其相对低的费用、使用方便和凝固深度有限(图 4.8)。APC 的接触和非接触方法治疗血管发育不良都是安全有效的。
- 黏膜下注射肾上腺素混合盐水可用于缩小血管发育不良的大小,特别是对于 >10mm 的病变(图 4.9)。
- 使用 APC 对血管发育不良进行消融治疗应先在周围进行,然后转移到中心区域。

- 出血性结肠血管发育不全的内镜夹治疗相对少见。

4.5.3　结肠炎

- 大多数 IBD 相关出血是弥漫性的。如果出血灶局限,可以通过注射肾上腺素和热凝固术治疗。
- 感染性结肠炎通常不需要内镜治疗。
- 由于出血的弥漫性,出血性缺血性结肠炎(ischemic colitis)的内镜治疗很困难。不过,溃疡性病变的明确的局灶性病变可以通过内镜治疗(图 4.10)。
- APC 对有症状的放射性直肠炎患者是一种安全、高效、持久的治疗方法(图 4.11)。几次 APC 治疗可降低几乎所有的轻中度放射性直肠炎的出血率,减少输血的需要。只有一半的严重放射性直肠炎对 APC 治疗有反应。

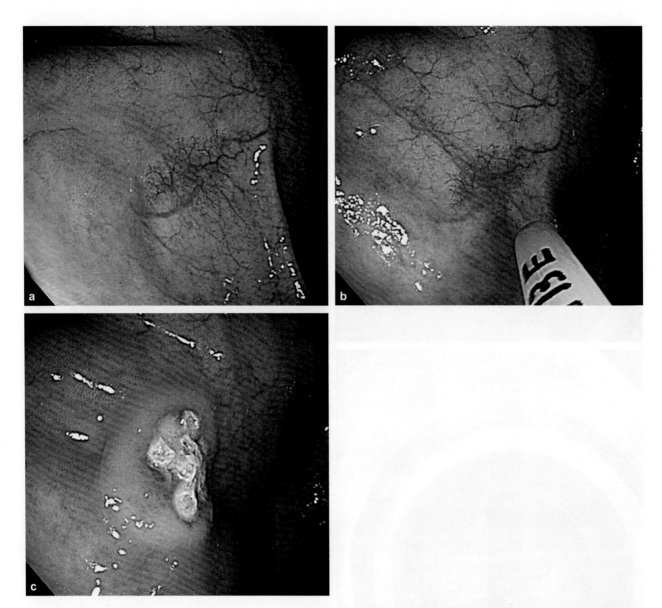

图 4.8 使用 APC 内镜治疗结肠血管发育不良。(a)盲肠区的血管发育不良。非出血性血管发育不良的治疗并不总是必要的。然而,肝硬化患者反复出血。因此,决定进行内镜止血,以防止血管发育不良可能导致的出血。(b)APC 导管放在病变处。(c)血管发育不良被 APC 消融

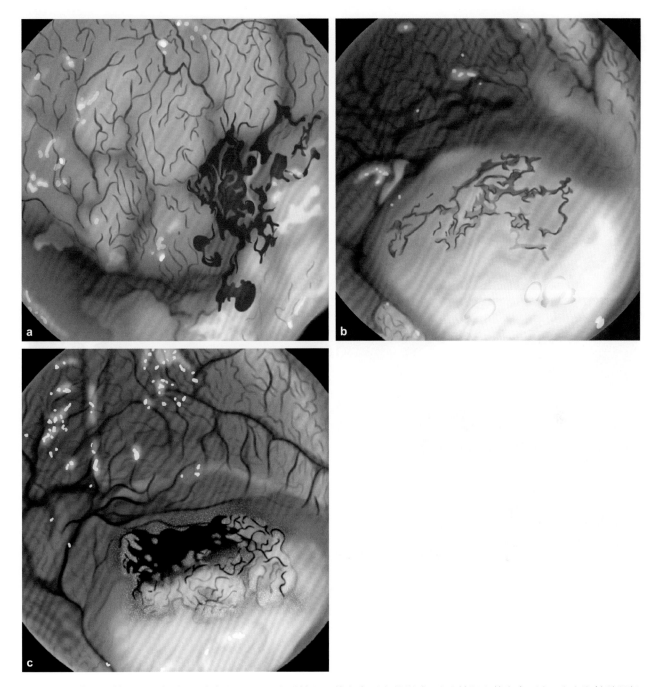

图 4.9　黏膜下注射生理盐水-肾上腺素（1∶10 000）对结肠血管发育不良的影响。（a）结肠血管发育不良。（b）注射稀释肾上腺素混合液后血管发育不良缩小。（c）APC 消融成功

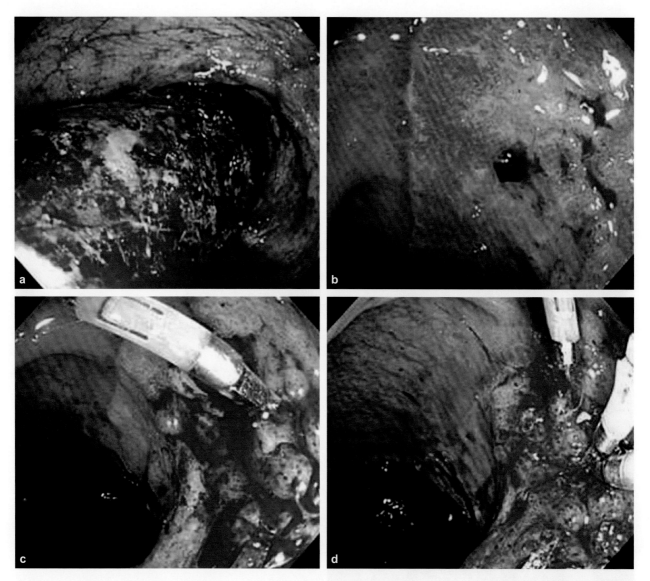

图 4.10　出血性缺血性结肠炎的内镜治疗。(a)结肠的大血肿。(b)用网篮清除血肿后,发现大溃疡,边缘清楚,和局灶性不出血的裸露血管。(c)第一个内镜夹直接夹闭无出血的裸露血管。(d)随后再有内镜夹夹闭病变,成功止血

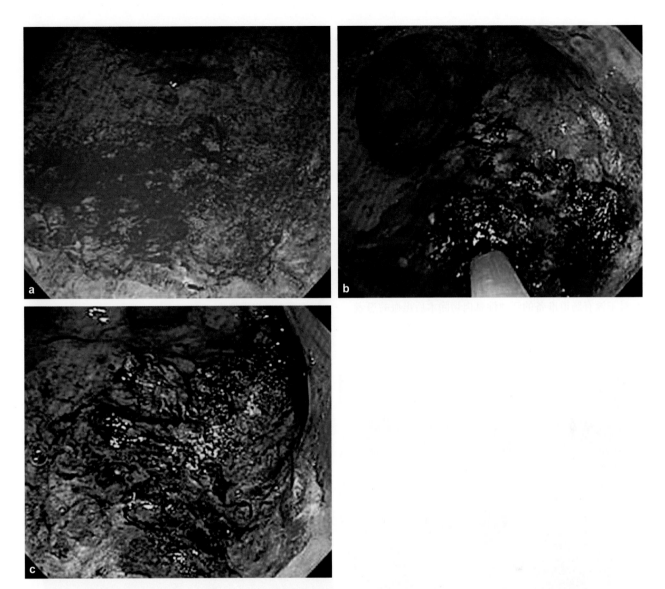

图 4.11　出血性放射性直肠炎的内镜治疗。(a)毛细血管扩张占超过 50% 的表面积。(b)采用 APC 非接触技术。(c)经过多次 APC 治疗,成功止血

4.5.4 肿瘤

- 肿瘤有时会发生局限性出血,可采用 APC 和内镜夹方法治疗。
- 接触凝固术方法较少,因为它可能导致严重问题,如肿瘤渗血。

4.5.5 息肉切除术后出血

早期或术中息肉切除后出血定义为息肉切除术后立即观察到的出血,而息肉切除术后迟发性出血(delayed postpolypectomy bleeding)则可能在随后几天发生。约 2/3 的患者出血会自动停止。应紧急(urgent)结肠镜检查(在入院后 24 小时内完成结肠镜检查)。

- 预防性内镜夹和/或 APC 应用不是保证能防止息肉切除术后出血的方法。
- 对于没有肠道准备的活动性息肉切除术后出血的患者,应进行紧急结肠镜检查。
- 如果溃疡上有附着的血凝块,应在溃疡底部的血凝块周围注射稀释的肾上腺素溶液,然后使用可旋转的圈套器或活检钳将其取出,以准确观察出血血管。裸露血管暴露后,出血灶可用内镜夹或热探头凝固术治疗(图 4.12)。
- 应避免在右侧结肠进行热凝固术,由于穿孔的风险增加。
- 内镜夹夹闭联合加或不联合肾上腺素注射被广泛应用,似乎对控制息肉切除术后出血有效。

4.5.6 直肠肛管疾病

- 用橡皮圈治疗出血性内痔是一种有效而简便的方法(图 4.13)。
- 内镜夹应用,以及接触和非接触性凝固术,是控制各种肛门直肠疾病出血的有效方法(图 4.14 和图 4.15)。肛裂出血通常会自发停止。

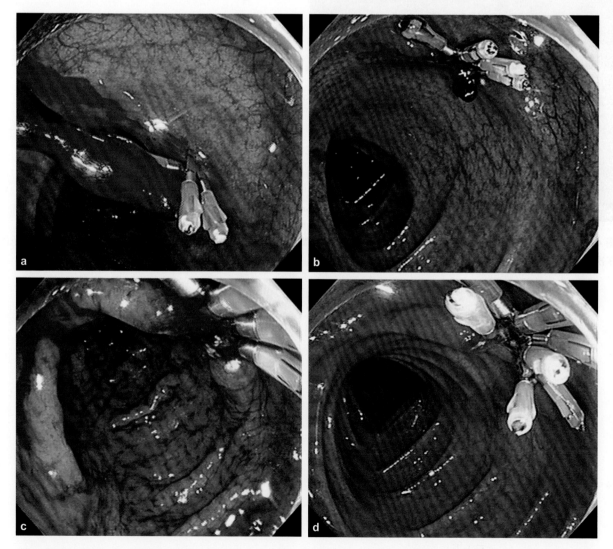

图 4.12 使用止血夹内镜治疗息肉切除术后出血。(a)可见息肉切除部位有血肿伴血凝块、先前息肉切除术中使用的内镜夹。(b)用网篮清除血凝块。(c)观察到 2 枚内镜夹之间的渗血。(d)更多的内镜夹夹在出血部位,止血成功

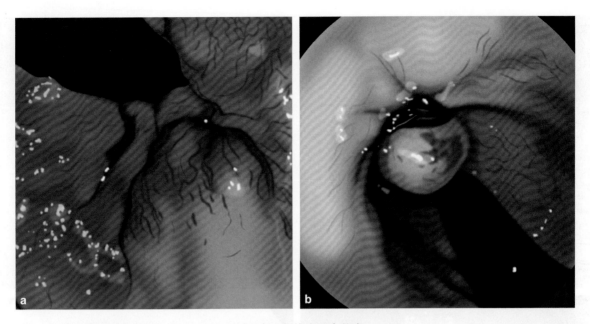

图4.13 内痔的内镜橡皮圈套扎术。(a,b)对内痔进行橡皮圈套扎术

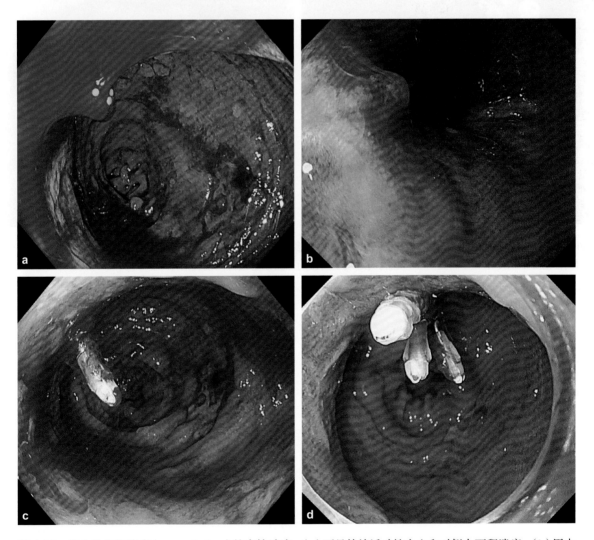

图4.14 出血性粪性溃疡(stercoral ulcer)的内镜治疗。(a)可见持续活动性出血和对侧大面积溃疡。(b)用水冲洗后,可见出血血管及其周围溃疡。(c)第一枚内镜夹直接夹闭出血血管。(d)随后再用内镜夹夹闭第一枚内镜夹的邻近部位,并成功止血。在手术部位的对侧方向发现一个巨大粪性溃疡

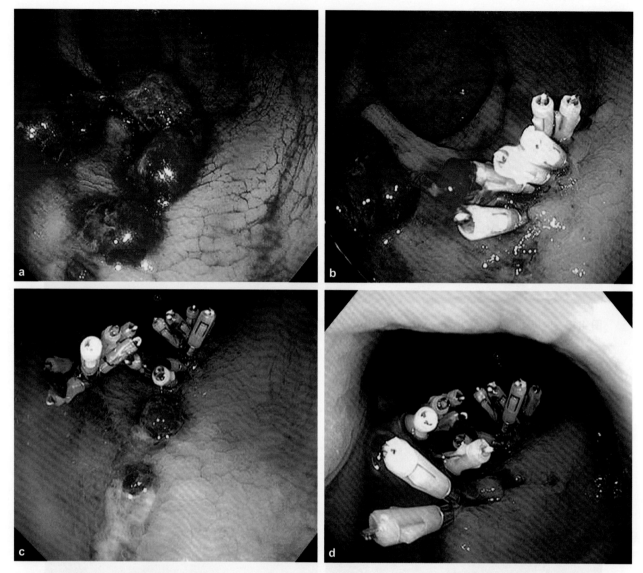

图 4.15   急性出血性直肠溃疡的内镜治疗。（a）结肠腔内有多个黏附的血凝块。（b）用网篮清除血肿后，进行内镜夹夹闭。（c）用同样的方法治疗第 2 个病变。（d）最后，对远端不出血的裸露血管进行内镜夹治疗

4.5.7   Dieulafoy 病变

- 出血性 Dieulafoy 病变可通过接触和非接触凝固术、肾上腺素注射、内镜夹和橡皮圈进行治疗（图 4.16）。
- 肾上腺素注射疗法已与其他疗法结合使用。

4.6   并发症

- 在两篇综合性综述中，结肠镜的并发症发生率较低，分别

为 0.3% 和 1.3%[1,5]。
- 结肠穿孔是最常见的并发症，通常需要立即内镜治疗或紧急外科干预。
- 积极的肠道准备可能导致容量过载（volume overload）和电解质失衡（electrolyte imbalance），如严重低钠血症（hyponatremia）。
- 在肠道准备过程中，误吸的风险会增加，尤其是神经系统疾病、意识减退和吞咽困难的患者。

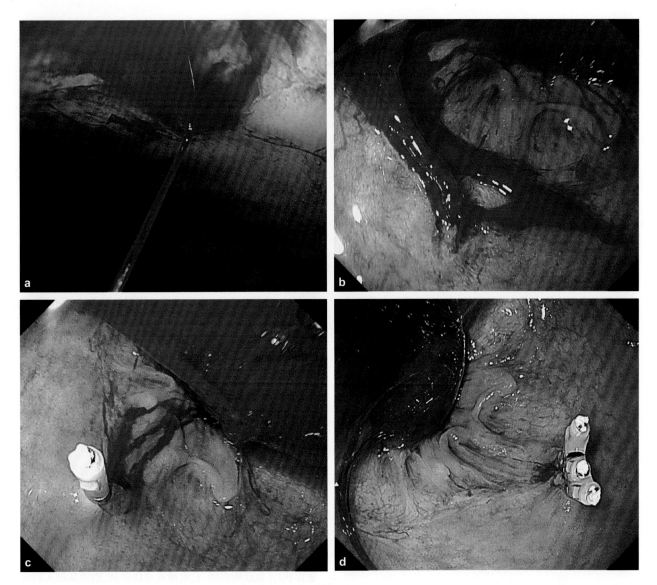

图4.16　直肠Dieulafoy病变的内镜治疗。(a)直肠远端有活动性喷射性出血。(b)在直肠结肠镜翻转后发现界限清楚的病变。(c)内镜夹直接应用于Dieulafoy病变的出血血管。(d)随后的内镜夹被放置在第一枚内镜夹邻近区域。出血得到明确控制

（刘文徽　译，王伟岸　校）

参考文献

1. Strate LL, Naumann CR. The role of colonoscopy and radiological procedures in the management of acute lower intestinal bleeding. Clin Gastroenterol Hepatol. 2010;8:333–43.
2. Barnert J, Messmann H. Diagnosis and management of lower gastrointestinal bleeding. Nat Rev Gastroenterol Hepatol. 2009;6:637–46.
3. Wong Kee Song LM, Baron TH. Endoscopic management of acute lower gastrointestinal bleeding. Am J Gastroenterol. 2008;103:1881–7.
4. Whitlow CB. Endoscopic treatment for lower gastrointestinal bleeding. Clin Colon Rectal Surg. 2010;23:31–6.
5. Zuckerman GR, Prakash C. Acute lower intestinal bleeding: part I: clinical presentation and diagnosis. Gastrointest Endosc. 1998;48:606–17.

5 胃肠道异物的取出术

摘要

胃肠道异物摄入的患者需要立即就医。尽管大多数摄入的异物会自然排出，而无明显的问题，但如果患者有症状，异物尖锐或粗大，或异物是电池或磁铁，则必须立即取出。内镜治疗是最常用的异物取出方法，成功率高，并发症率低。内镜取出异物的策略因异物的形状、大小、硬度和在胃肠道的位置而异。在异物取出前后，应仔细观察是否有并发症发生，应对可疑有并发症的患者进行放射学评价。与胃肠道异物有关的并发症包括黏膜擦伤、撕裂伤、出血、脓肿形成、坏死和穿孔。如果内镜取出胃肠道异物不可行，则需要多学科的方法。

要点

- 如果预期会引起症状或并发症，应考虑取出异物。
- 内镜取出异物时，不要过度用力抓取异物，并且将异物的尖端朝向肛侧，以最大限度减少对食管的损伤。
- 取出锋利或尖锐异物时，考虑使用套管或软的乳胶保护套来降低穿孔。
- 如果怀疑为电池或多个磁铁，则紧急取出异物。

5.1 概述

胃肠道异物（foreign body）摄入是一个需要立即就诊的医疗问题。尽管大多数摄入的异物会没有太多的问题而自然排出，但可能会引起严重的并发症甚至死亡，这取决于异物的形状、大小及其成分。异物进入胃肠道时，通过食管是最重要的问题，因为食管有3处生理性狭窄，在此异物容易被卡住。然而，一旦异物进入胃内，大多数异物就会顺利通过胃肠道的其他部分而不引起太多的问题[1]；从摄入到通过肛门排出的平均时间约为7天。

异物摄入最常影响年龄在6个月至3岁的儿童。80%的真正摄入异物发生在儿童[2]。尽管这可能发生在健康的成年人，但大多数发生在有危险因素的患者，如监禁的囚犯（incarcerated inmate）、珠宝或可卡因（cocaine）等贵重物品的走私者、精神病患者、酗酒或滥用违禁药的人，以及患有脑梗死、痴呆或认知功能障碍的老年人。胃肠道结构异常（包括蹼、环、良性或恶性狭窄）的患者发生非真正的异物（食团）

嵌塞的风险增加。在食管，50%~80%的异物嵌塞发生在食管上端的环咽肌（cricopharyngeal muscle）[3]。其次是食管下括约肌和主动脉交叉部位。此外，直肠异物几乎总是发生在成年人身上。摄入异物的类型因年龄而异：在儿童，通常摄入为硬币、小玩具、钉子、珠子、纽扣、弹球、蜡笔和别针；而在成人，则是鸡或鱼的骨头、食团、药丸和玻璃制品。

1%的胃肠道异物摄入患者会出现并发症，如穿孔、黏膜坏死、纵隔气肿（pneumomediastinum）、纵隔炎（mediastinitis）、气胸（pneumothorax）、心包炎（pericarditis）、脓肿、气管食管瘘（tracheoesophageal fistula）和血管损伤。如果异物取出延迟，与胃肠道异物相关的并发症风险增加。由于食管上部的神经支配良好，因此相对容易确定异物在食管上段的位置，但食管下段表现为非局限性的非特异性症状，因为其神经支配比食管上段少。当食管几乎完全或完全阻塞时，可能会出现吞咽困难、流涎和无法控制的口腔分泌。

5.2 适应证

5.2.1 急诊适应证

立即取出异物的适应证包括有尖锐或粗大异物、有严重症状/并发症的病例、有电池或多块磁铁，以及从摄入到内镜检查的时间长。

5.3 先决条件

5.3.1 患者病情检查

诊断胃肠道异物的最重要和最有用的工具是有关目前症状、摄入异物的形状和大小以及摄入的时间的病史采集。目前的症状有助于推断异物在胃肠道的位置。吞咽困难和异物感引起对嵌塞异物的怀疑，有助于异物的定位。尖锐异物以及超过24小时未经治疗的异物会增加穿孔的风险[4]，因此有必要立即采取其他诊断策略，如放射学评估或内镜检查。下一步的评估是进行前后位和侧位放射照相。只有25%~55%的异物可通过X线平片确定；透射线的物质，如无骨质成分的食团、塑料、铝和木质异物，在X线平片上看不见[5]。计算机断层成像扫描可以识别和定位摄入的异物，也有助于确定是否存在与异物相关的并发症。最后，内镜检查是诊断和清除摄入异物的最终工具。此外，内镜检查可以诊断胃肠道的潜在问题，如狭窄、沙茨基环（Schatzki ring）、憩室、恶性肿瘤或嗜酸性食管炎,并评估嵌塞异物引起的组织损伤和其他并发症。

5.4 器械

见表5.1。

5.5 技巧

大多数胃肠道异物通常排出,不伴发症。但有时在出现症状(吞咽痛、吞咽困难、呕吐、流涎、胸痛、有异物感)或预期会出现并发症的患者,需要通过内镜或外科技术清除异物。截至目前,内镜取出技术是最为广泛接受的方法,并发症发生率低(<5%)。在此,我们将根据异物的形状介绍相应的内镜异物取出方法以及内镜异物取出的并发症。

表5.1和图5.1概括了治疗胃肠道异物的器械。

表 5.1 胃肠道异物所需的内镜治疗器械

内镜
软式内镜
硬式内镜
喉镜
内镜检查保护配件
外套管(标准或长套管)
软的乳胶保护帽
透明帽
内镜异物取出配件
异物钳(鳄鱼钳、鼠齿钳)
异物取出网
息肉切除术圈套器
Dormia 网篮
三爪抓取器
磁力提取器(magnet extractor)

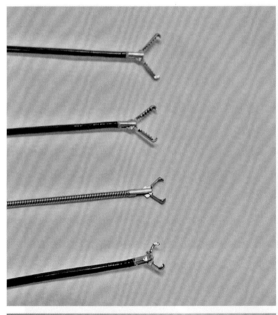
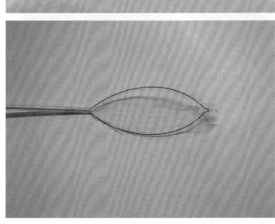
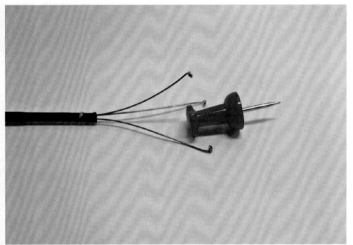
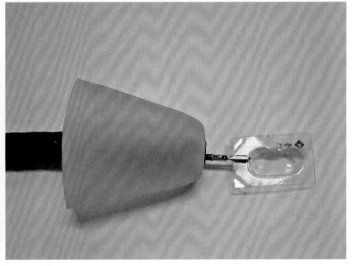

图 5.1 胃肠道异物取出所需器械[异物钳、异物网(retrieval net)、三爪抓取器、软乳胶保护套]

软式内镜因其成功率高、并发症少、可及性好等优点而成为取出胃肠道异物的首选器械。异物钳（retrieval forcep）、网篮和圈套器是取出异物的首选附件；取出嵌塞的食物如猪肉或鱼时，Dormia 网篮（Dormia basket）和三爪抓取器（three-pronged grabber）有时很有用。在尽量减少对胃肠道的损伤时，应考虑使用诸如外套管和软乳胶防护套之类的装置。长的外套管（长 45~60cm）可保护食管上、下括约肌。

牢记于心：胃肠道异物内镜取出的原则

- 如果胃部异物似乎不太可能导致穿孔，则不要将其取出。如果影像学检查怀疑穿孔，则考虑手术治疗。
- 如果内镜视野丢失，轻轻移动并拉动内镜。
- 考虑使用外套管或软乳胶防护套，以降低尖锐异物的并发症发生率。
- 抓住异物，不要用力过大，并使异物的尖端朝向肛侧，以尽量减少对食管的损伤。
- 通过食管上、下括约肌时不要用力过大。
- 有小异物时，当心气道误吸。
- 异物取出后检查是否有穿孔和出血等并发症。

5.5.1　根据异物形状的内镜取出技术

5.5.1.1　尖锐物体

尖锐物体占胃肠道异物穿孔的 1/3，需要适当的治疗。骨头、牙签和假牙是胃肠道最常见的尖锐异物（图 5.2）。这些类型的异物通常被精神疾病患者或寻求第二阶段增益（second gain）的监禁囚犯摄入。鱼骨是东方国家最常见的尖锐异物类型，而猪骨是西方国家最常见的类型。尖锐物体会出现症状，通常在食管中发现，应通过内镜或其他手术方法取出。

当取出尖锐异物时，异物的尖锐端应保持在内镜的远端，以降低发生与手术相关的重大并发症的机会，如黏膜撕裂、出血和穿孔（图 5.3）。最常用的器械是息肉切除圈套器和异物钳（鼠齿钳、鳄鱼钳）。

应考虑使用透明帽、软乳胶防护套或外套管，以尽量减少食管损伤，如黏膜撕裂或穿孔（图 5.4~图 5.6）。如果未准备软乳胶保护套，则在几种情况下可采用乳胶手套制成的临时凑合的保护套（图 5.7）。异物被圈套器或异物钳抓住后，将内镜拉过食管胃交界处以翻转保护套。

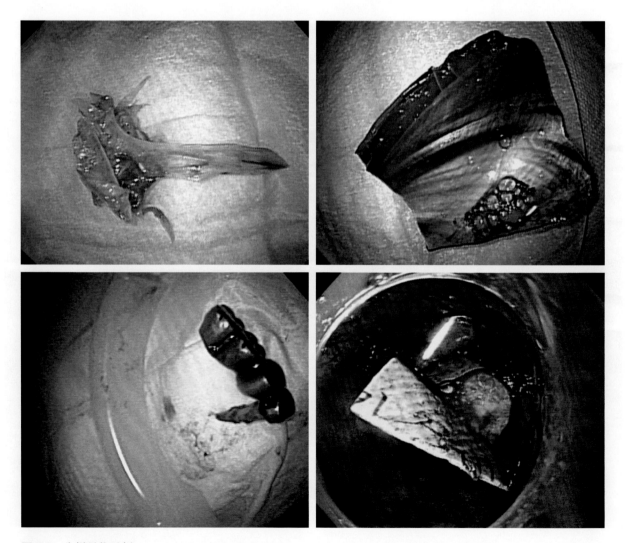

图 5.2　尖锐异物示例

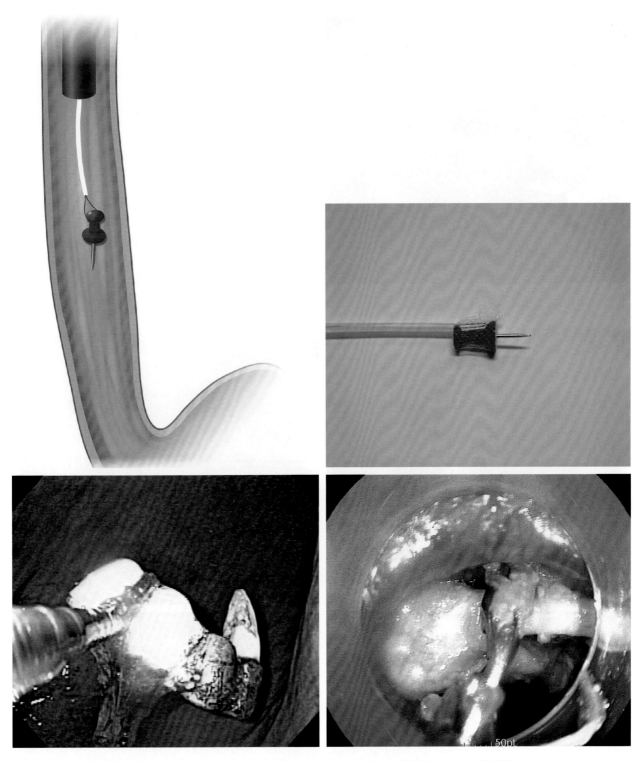

图 5.3　采用异物钳或网套的锐器内镜取出方法。异物尖端必须朝向肛侧,以尽量减少对食管的损伤

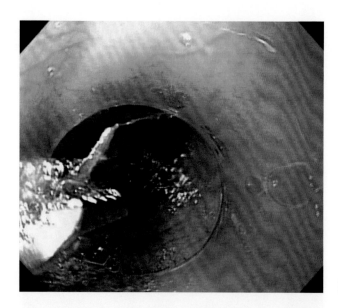

图 5.4   通过透明帽的内镜取出方法

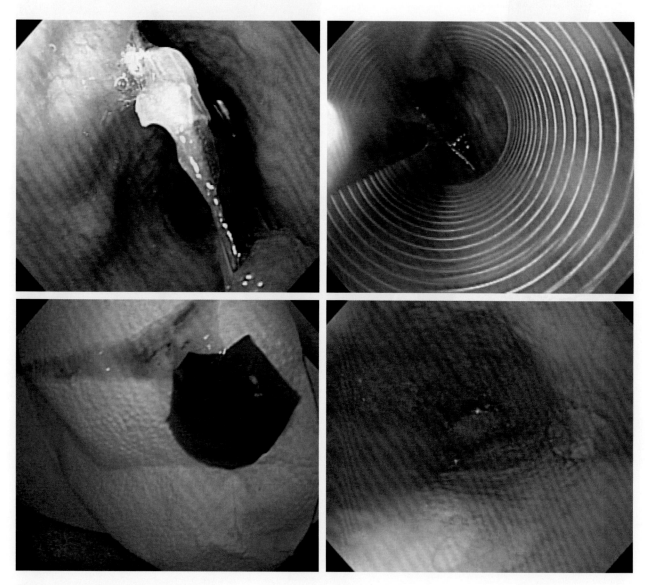

图 5.5   通过外套管的锐器内镜取出方法

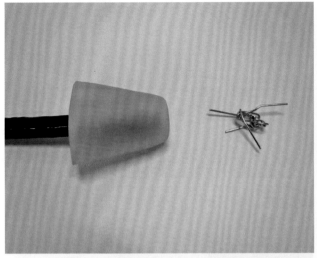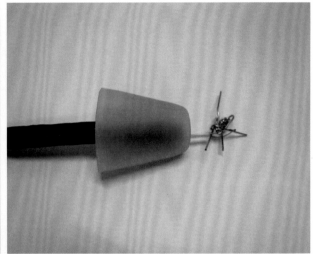

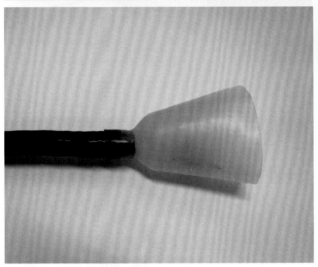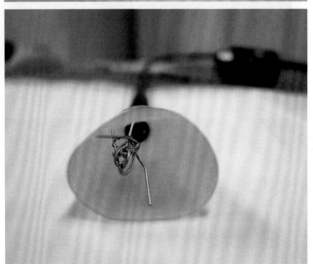

图 5.6　通过透明防护套的内镜异物取出方法

牢记于心：尖锐异物的内镜取出

- 将异物的尖端朝向肛侧，以尽量减少对食管的损伤。
- 考虑使用外套管或软乳胶防护套，以降低穿孔的风险。

5.5.1.2　圆形异物

胃肠道中圆形异物的实例有硬币、纽扣电池和磁铁（图 5.8）。除纽扣电池和磁铁外，大多数圆形异物不需要从胃肠道取出。

食管内的纽扣电池应紧急取出，因为它可能导致严重的致病率和死亡率。纽扣电池引起并发症的机制包括电解质（通常为高浓度的氢氧化钠或钾）或重金属（氧化汞、氧化银、锌、锂）的泄漏以及电流的直接损伤和压力性坏死。通过病史采集和放射学评估来鉴别硬币和纽扣电池很重要。纽扣电池呈现特征性的"双边"征（"double-contour" sign）（图 5.9）。

摄入从玩具或家居用品中来的磁铁可能会对儿童造成严重的健康危害。由于摄入磁铁可引起压力性坏死、瘘管、肠扭转、穿孔、感染和梗阻等并发症，因此应紧急取出胃肠道内的磁铁（图 5.10）。如果孩子在不同的时间间隔下吞下两个或更多的磁铁，磁铁会在肠道内相互吸引，并可能导致瘘管或穿孔。如果怀疑孩子吞咽磁铁，应进行放射学评估。对摄入磁铁的处理取决于摄入的时间、在胃肠道的位置以及磁铁的类型和数量。即使上消化道内镜检查或结肠镜检查可触及单块磁铁，也应考虑内镜取出，因为其并发症的风险很高。如果磁铁通过胃，无症状的患者可以通过一系列的放射学检查观察来保守处理。在这种情况下，患者应远离任何金属材料磁铁，如金属按钮或带扣。但是，如果有症状和并发症，或者如果在 5 天内没有排出，则应考虑手术治疗。多块磁铁通过胃后的处理取决于症状、磁铁的位置和进展情况。摄入多个磁铁的无症状患者应该住院，每 4~6 小时通过不断的放射评估和体格检查来密切观察。异物钳、网套和息肉切除术套器是取出胃肠道圆形异物的首选附件（图 5.11）。

牢记于心：圆形异物的内镜取出

- 您应该能够根据放射性检查的结果分辨出区分纽扣电池和硬币之间的差异。
- 如果怀疑异物是电池或多块磁铁，应紧急清除异物。

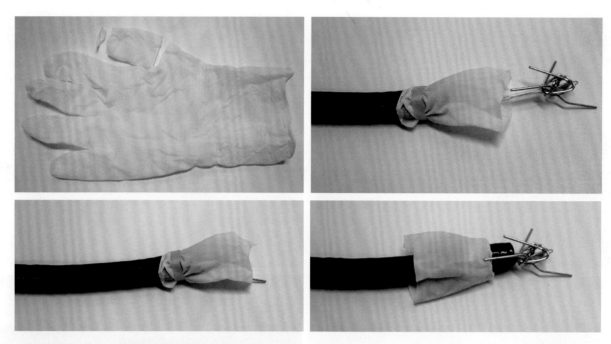

图 5.7 通过乳胶手套制作的保护装置的内镜取出方法

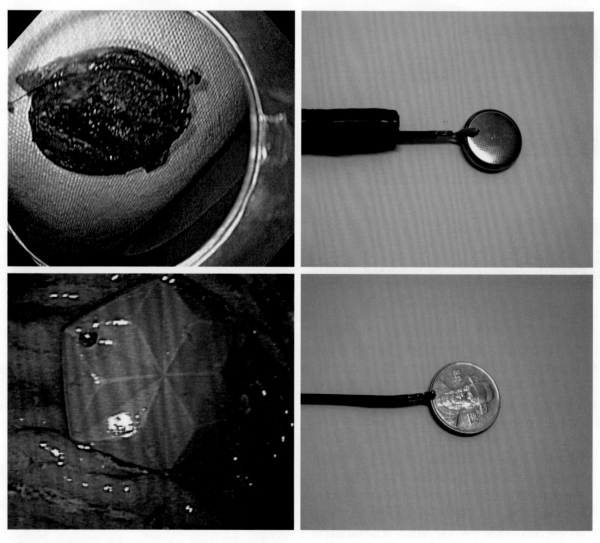

图 5.8 圆形物体示例

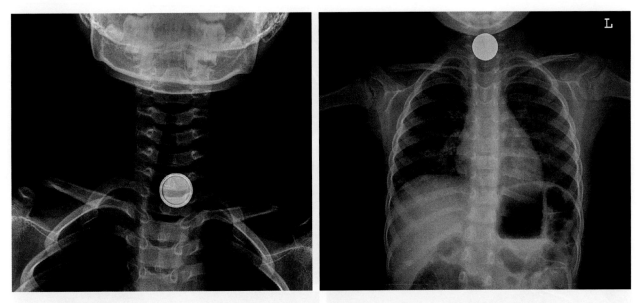

图 5.9　胃肠道圆形异物(纽扣电池、硬币)。放射学评估显示纽扣电池呈现典型的"双边"结构,而硬币具有均匀的密度

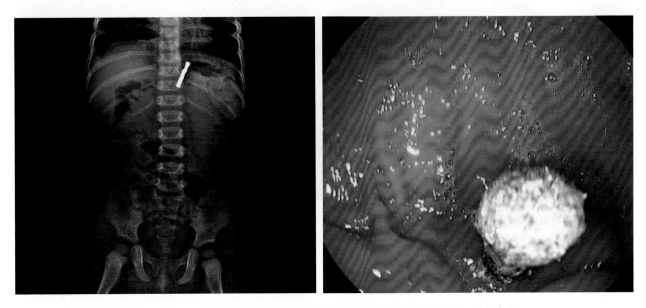

图 5.10　胃肠道圆形异物(磁铁)。1 岁儿童不同时间摄入的多块磁铁附着在胃和十二指肠,引起穿孔

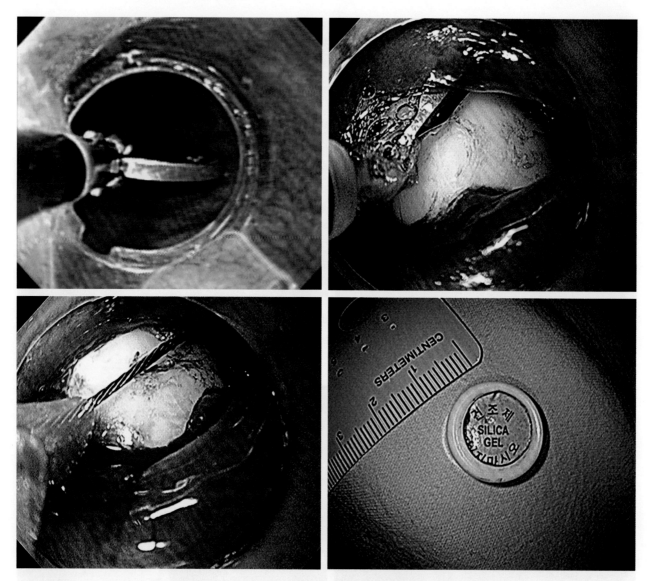

图 5.11　用异物钳或圈套器的内镜取出方法(在几种圆形物体,圈套器比异物钳更有用)

5.5.1.3　基础疾病中的食物嵌塞

　　食物可嵌塞在食管,特别是食管下括约肌处。食物嵌塞的病因可分为非疾病和疾病性情况。戴假牙的老年人经常有食物嵌塞的风险,这是非疾病情况的一个例子(图5.12)。可能导致食物嵌塞的疾病情况(基础疾病)包括恶性狭窄(食管癌、转移癌性)和良性狭窄(术后狭窄、碱液摄入或食管蹼)(图5.13 和图5.14)。急性发作性吞咽困难(无法吞咽)是食物嵌塞的主要症状。内镜检查是最优选的诊断和治疗方法。清除嵌塞食物的有用的内镜附件有异物钳、圈套、网篮和透明帽。如果食物嵌塞的量大,应考虑插入外套管,以尽量减少咽喉疼痛或并发症。如果食物嵌塞的量小,则可以用透明帽将食物推入胃,但在这样做时应注意避免食管穿孔。清除嵌塞食物后,应对所有基础疾病进行评估(图5.15)。

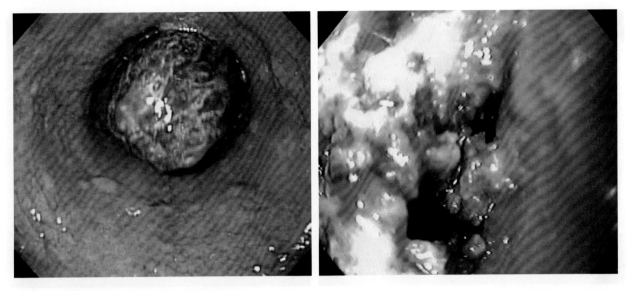

图 5.12　戴假牙的极高龄老年人的食物嵌塞

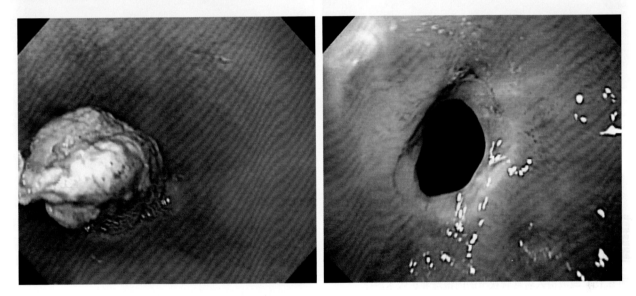

图 5.13　晚期胃癌全胃切除术后狭窄部位的食物嵌塞

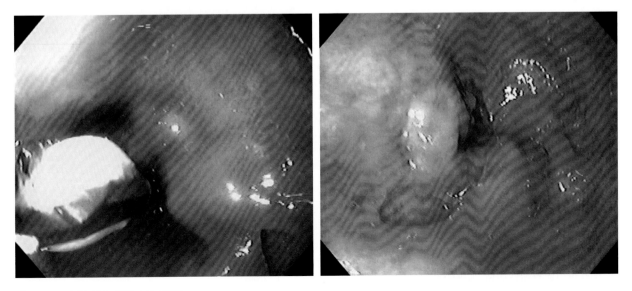

图 5.14　食管癌患者的食物嵌塞

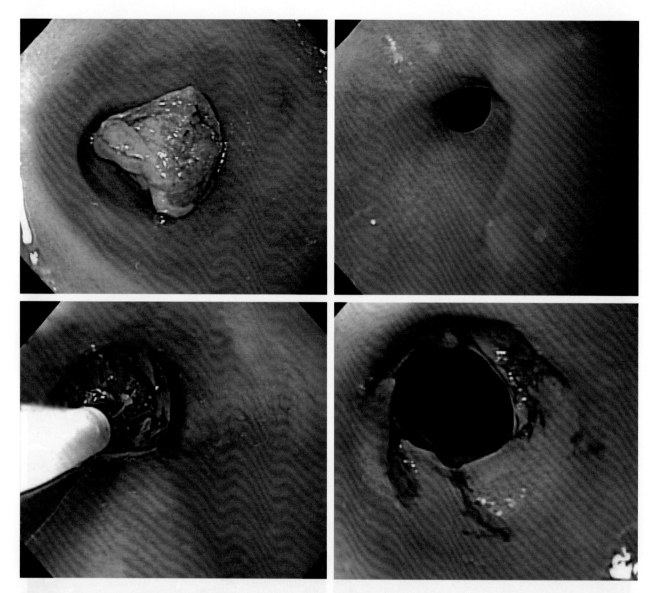

图 5.15 碱液摄入后食管狭窄的内镜球囊扩张术治疗

牢记于心:嵌塞食物的内镜清除

• 清除嵌塞食物后,应对所有基础疾病进行评估。

5.6 结局和并发症

胃肠道异物内镜取出方法的成功率高达 92%~99%。与胃肠道异物有关的并发症发生率为 0~5%。

胃肠道异物通常发生在食管,并发症的危险因素是异物的形状及异物嵌塞后拖延的时间。异物的并发症包括黏膜擦伤、撕裂、穿孔、出血、脓肿形成或坏死(图 5.16~图 5.18)。食管穿孔可引起致命性病情,如纵隔炎、心包炎、脓肿形成、气胸、气管食管瘘和主动脉食管瘘。

附录:测验

哪些胃肠道异物不需要紧急内镜取出?

1. 尖锐异物
2. 电池
3. 磁铁
4. 进入小肠的圆形药丸
5. 完全阻塞的物体

在胃肠道有异物的患者中,哪个部位最常见?

1. 咽
2. 食管
3. 胃
4. 小肠
5. 大肠

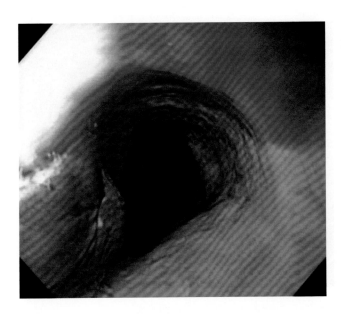

图 5.16　内镜取出贝壳（shell）后活动性出血

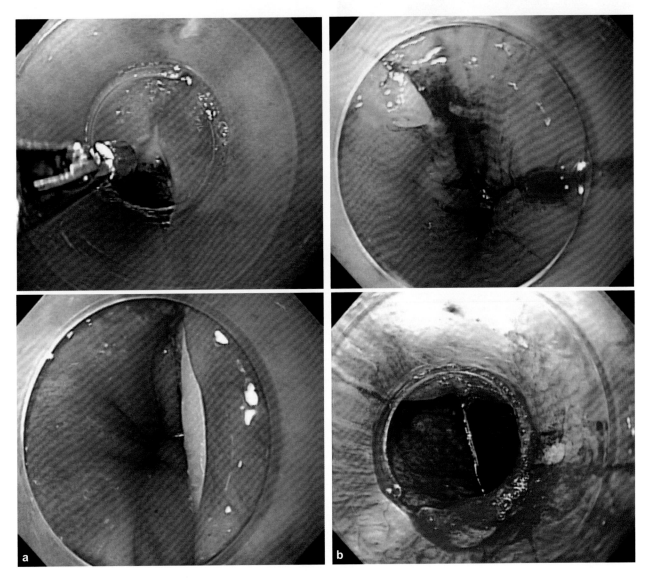

图 5.17　（a）内镜出贝壳后脓肿形成。（b）内镜取出贝壳后黏膜撕裂伤

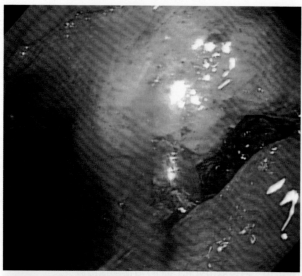

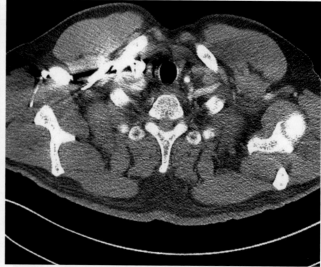

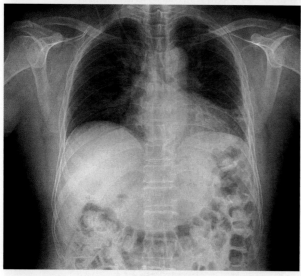

图 5.18　内镜取出贝壳后食管穿孔

（刘圣训　译，柴宁莉　校）

参考文献

1. Stack LB, Munter DW. Foreign bodies in the gastrointestinal tract. Emerg Med Clin North Am. 1996;14:493–521.
2. Chen MK, Beierle EA. Gastrointestinal foreign bodies. Pediatr Ann. 2001;30:736–42.
3. Nandi P, Ong GB. Foreign body in the oesophagus: review of 2394 cases. Br J Surg. 1978;65:5–9.
4. Wu WT, Chiu CT, Kuo CJ, et al. Endoscopic management of suspected esophageal foreign body in adults. Dis Esophagus. 2011;24:131–7.
5. Marais J, Mitchell R, Wightman AJ. The value of radiographic assessment for oropharyngeal foreign bodies. J Laryngol Otol. 1995;109:452–4.

上消化道肿瘤的内镜黏膜切除术

6

摘要

内镜黏膜切除术（endoscopic mucosal resection，EMR）是一种用于切除局限于胃肠道浅层肿瘤的内镜技术。它可用于上消化道的癌前病变、早期癌或上皮下肿瘤的治疗。然而，在术前应对目标病变进行全面评估。EMR 是在标记和黏膜下层注射后使用圈套器切除病灶，并采用各种以前介绍的技术来改善疗效。虽然有一些并发症如出血、穿孔和狭窄的报道，但它可以相对安全地进行。据报道，早期胃癌的完全切除率超过 70%；然而，采用 EMR 技术完全切除病变很大程度上依赖于其大小。

要点

- 内镜黏膜切除术（EMR）是一种通常采用电圈套器的内镜治疗方法。与息肉切除术不同，EMR 涉及通过切除黏膜下层的中下层部分来完全切除病变区域的小块黏膜层。
- EMR 已成为符合条件的胃肠道早期癌症患者的标准治疗方法，因为它具有微创性，并能提供与外科切除术媲美的长期生存率。
- EMR 的适应证是胃肠道良性（非肿瘤性）息肉、癌前病变和无淋巴结转移风险的浅表癌性病变。
- EMR 可细分为注射辅助 EMR）、先端帽辅助 EMR（EMR-C）、套扎器辅助 EMR（EMR-L）和环周预切后 EMR（EMR-P）。
- EMR 的并发症包括疼痛、出血、穿孔和狭窄形成。然而，大多数并发症可以保守地处理。

6.1 概述

内镜黏膜切除术（EMR）是为胃肠道良性和早期恶性病变而开发的微创、保留器官的内镜切除术。这是一种为切除局限于胃肠道表层（黏膜和黏膜下层）的无蒂或扁平肿瘤而创立的内镜技术，可用于消化道癌前和早期恶性病变的确定性治疗（definitive therapy）。EMR 通常用于切除 <2cm 的病灶或对较大病灶的分片切除术（piecemeal removal）。它旨在通过黏膜下层（submucosa）的中下层部分切除来完全切除

病变黏膜。为了准确的病理分期，必须仔细检查切除的标本。精确的肿瘤分期对于指导进一步的处理和治疗建议，并最终对患者发生转移的风险进行分层至关重要。在本章中，我们将总结 EMR 的基础、技术、效果和未来发展。

6.2 适应证

EMR 在良性和癌前病变（precancerous lesion）中的适应证是明确的。相比之下，浅表性、早期癌性病变的适应证较为复杂。

6.2.1 食管

根据日本食管学会的食管鳞状细胞癌（squamous cell carcinoma）诊断和治疗指南[1]，食管鳞状细胞癌内镜切除术（endoscopic resection）的适应证是高级上皮内瘤变（high-grade intraepithelial neoplasm），包括非浸润性鳞状细胞原位癌（m1）和局限于黏膜固有层（lamina propria）且无血管浸润的黏膜内浸润性鳞状细胞癌（intramucosal invasive squamous cell carcinoma）（m2）。

在局限于上皮和累及黏膜固有层的肿瘤中淋巴结转移的风险分别约为 0% 和 3%。关于 EMR 治疗的最大病灶大小尚无共识，但通常其长径 <2cm 或 3cm。

鉴于食管切除术（esophagectomy）相关的显著升高的发病率和死亡率，EMR 的另外可能的适应证是伴高级别异型增生或黏膜腺癌的巴雷特食管（Barrett's esophagus）的切除术，其淋巴结转移风险可忽略不计。

6.2.2 胃

非肿瘤性胃息肉（nonneoplastic gastric polyp）［增生性息肉（hyperplastic polyp）、胃底腺息肉（fundic gland polyp）、炎性纤维样息肉（inflammatory fibroid polyp）和错构瘤性息肉（hamartomatous polyp）］、肿瘤性息肉（neoplastic polyp）［低级别和高级别腺瘤/异型增生（low-grade and high-grade adenoma/dysplasia）］和无淋巴结转移风险的早期胃癌（early gastric cancer，EGC）适合于 EMR。

目前，公认的 EMR 指南标准，由日本胃癌协会制定，指出：①直径 <2cm 的隆起型 EGC 和②小（≤1cm）的无溃疡凹陷型 EGC 是 EMR 的绝对适应证（absolute indication）[2]。

同时,这些病变必须为无淋巴管或血管受累、限于黏膜层的分化型腺癌(differentiated adenocarcinoma)。据报道,在<20mm 且无溃疡或淋巴管及血管累及的分化型癌中,淋巴结转移的风险几乎不存在。

一般来说,鉴于淋巴结累及的严重风险,EMR 不适用于未分化[低分化腺癌(poorly differentiated adenocarcinoma)和/或印戒细胞癌(signet-ring cell carcinoma)]类型,即使是小的病灶。

6.2.3　上皮下肿瘤

上皮下肿瘤(subepithelial tumor,SET)是源自胃肠道的非上皮起源的肿块。这可能是由于肿瘤或非肿瘤的病因。SET 通常是在内镜筛查(screening endoscopy)中偶然发现的,而且大多数在无明显的临床症状。然而,就像胃肠道间质瘤(gastrointestinal stromal tumor,GIST)一样,一些上皮下肿瘤隐藏着恶性潜能,因此,提出了多种诊断和治疗选项。

虽然有许多关于内镜治疗 SET 的报道,但尚无确定SET 切除的明确适应证。在考虑 SET 的内镜切除之前,重要的是权衡其技术可行性和对患者的益处。当 SET 呈现出恶性特征或有症状时,可考虑内镜治疗或手术。EMR 是一种治疗选择,可用于各种 SET 的治疗。采用圈套器的 EMR和改良的 EMR 都可以选用。然而,当病变较小(<2cm)并且是黏膜或黏膜下起源时,所有 EMR 技术均有效,这些特征的存在表明 EMR 相关并发症的风险较低[3,4]。

EMR 也可用于 SET 的组织学诊断,报告的诊断阳性率(diagnostic yield)高达 87%[5]。

> **牢记于心:EMR 治疗上消化道肿瘤的适应证**
> - EMR 是一种用于胃肠道良性和早期恶性病变的微创、保留器官的内镜治疗方法。

> - 食管:高级上皮内瘤变,包括非浸润性鳞状细胞原位癌和局限于黏膜固有层且无脉管浸润的黏膜内浸润性鳞状细胞癌。
> - 胃:非肿瘤性胃息肉、腺瘤性息肉和无淋巴结转移风险的早期胃癌(EGC)。
> - 上皮下肿瘤:较小的 GIST,胃或十二指肠类癌瘤(carcinoid tumor),上消化道的颗粒细胞瘤(granular cell tumor)和转移性肿瘤(metastatic tumor)。

6.3　EMR 前的内镜评估

6.3.1　图像增强内镜检查(image-enhanced endoscopy)

色素内镜检查(chromoendoscopy)是一种在传统白光内镜检查难以区分的病变上喷上染料的技术,这样可以更好地显示病变。虽然报道了各种各样的染色剂,但两种常用的是复方碘溶液(Lugol's solution)和靛胭脂(indigo carmine)溶液。

复方碘溶液(0.5%~4%)用于食管浅表病变(图 6.1)。对比染色剂(contrast stain)靛胭脂常用于胃、小肠和大肠病变。通常使用的靛胭脂浓度为 0.1%~0.4%(通常为 0.2%)(图 6.2)。

最近,引进了一种醋酸-靛胭脂(acetic acid-indigo carmine)混合液。在一项用醋酸辅助观察胃肿瘤的研究中,白化(whitening change)程度随时间而变化,白化的持续时间取决于病变的组织学。肿瘤的白化持续时间因肿瘤分级不同而异。可使用 1%~4%(通常为 1.5%)的醋酸喷洒。当喷洒醋

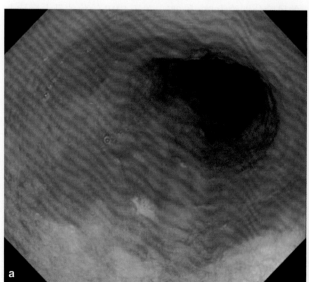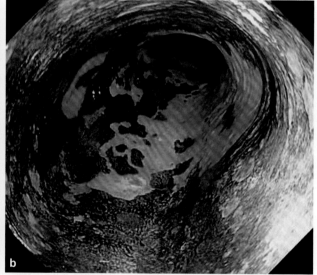

图 6.1　食管鳞状细胞癌。(a)在食管中段可见边界不清的环周病变,伴不规则结节和发红色。(b)借助碘染色观察,为边界清晰的碘不染区

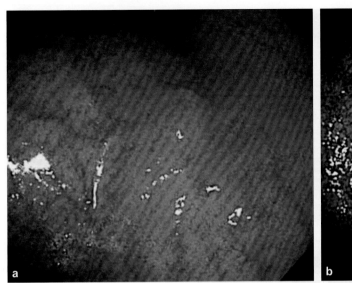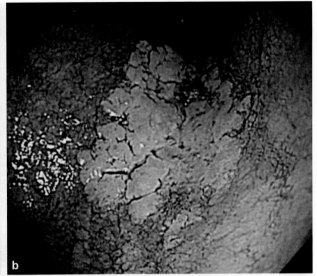

图 6.2 靛胭脂在胃低级别异型增生中的作用。（a）胃体可见一个 1cm 的稍隆起的白色变病变。（b）靛胭脂喷洒后,病变观察更为清晰

酸-靛胭脂混合液时,乙酰白化效应（aceto-whitening effect）在肿瘤病变中的消失比在正常黏膜中更快。因此,可以更清楚地观察到病变（图 6.3）。

　　窄带成像（narrow band imaging,NBI）（Evis Lucera Spectrum System,CV-260SL;Olympus Medical Systems Co.,Ltd.,Tokyo, Japan）是一种新型的内镜技术,可在红-绿-蓝顺序照明系统（red-green-blue sequential illumination system）中使用窄带宽滤波器提高诊断的准确性。该技术在黏膜的不同层次上产生不同的图像,并增加上皮表面和其下面的血管模式之间的对比度[6]。

　　NBI 可以提供与色素内镜检查相同的对比增强（contrast-enhancement）能力,而无需使用染料。使用有 NBI 的放大内镜检查（magnifying endoscopy）发现分界线（demarcation line）（不规则微血管或微表面模式与周围规则正常黏膜之间的清晰边界）的存在被认为是可以清楚区分

边界模糊的 EGC 边缘的特征（图 6.4）。

6.3.2　深度判断

　　EMR 前准确地确定早期癌浸润的深度非常重要,因为不准确的分期可能导致实际上适合 EMR 治疗的黏膜癌的外科治疗。然而,目前的技术仍不能在 EMR 前准确估计癌浸润深度。

　　在这些技术中,超声内镜检查（endoscopic ultrasonography, EUS）是预测癌浸润深度、N 分期以及表明其血管结构和邻近器官特征的最可靠、准确的方法。高频探头可提供更高分辨率的胃壁图像。

　　据报道,EUS 对胃癌分期准确率 T 分期为 64.8%~92%, N 分期为 50%~90%[7]。然而,术前仍很难在术前诊断出黏膜下的微小浸润,而且过度分期（overstaging）很常见（图 6.5）。

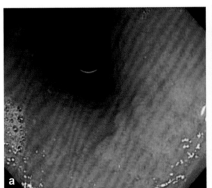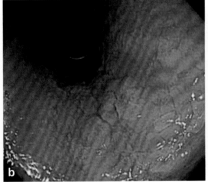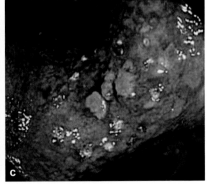

图 6.3 乙酸和靛胭脂在胃低级别异型增生中的作用。（a）胃体见一个 1cm 大小的隆起性病变。（b）喷洒醋酸后观察黏膜白化情况。（c）使用靛胭脂喷雾剂,可以更清楚地观察到病变

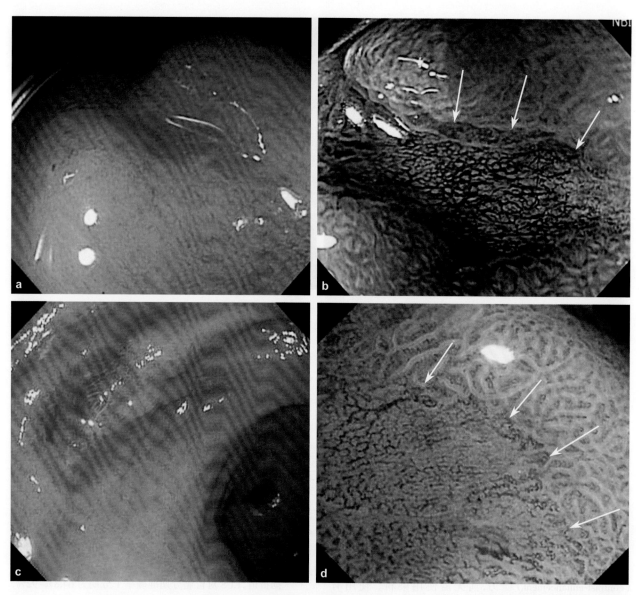

图 6.4   放大 NBI 的分界线。(a)幽门部可见一个较小的凹陷性病变。(b)放大 NBI 显示微表面结构和微血管模式的精细网络的丧失，可见分界线（白色箭头）。病变为中分化腺癌。(c)胃窦部可见 2cm 的凹陷性病变，呈红色变。(d)放大 NBI 显示分界线（白色箭头）和微血管的精细网络模式。这是分化良好的腺癌

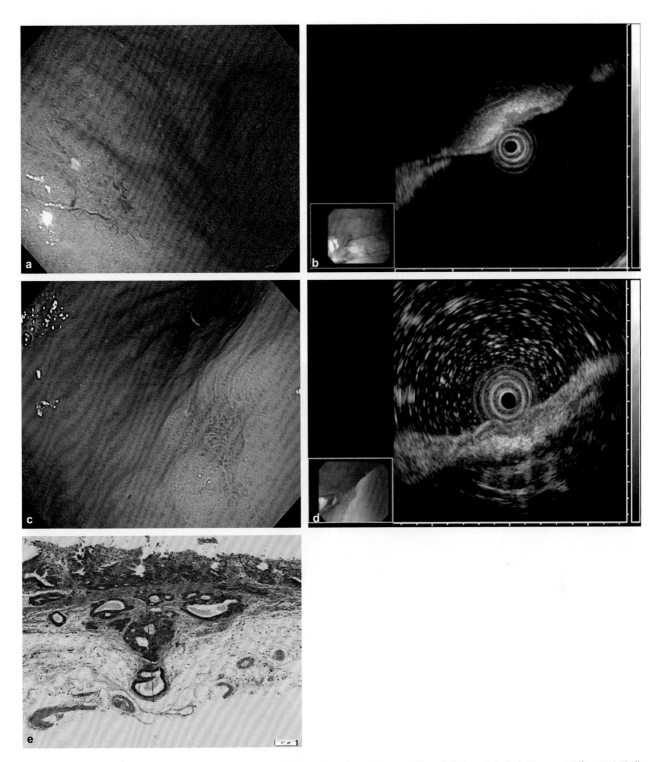

图 6.5　EGC 中的超声内镜检查。(a)EGC 的内镜图像,胃体上部后壁 1.5cm 的凹陷病变。(b)病变的 EUS 图像,显示黏膜下低回声肿块。(c)胃窦近端大弯侧见轻度凹陷的病变,病理为中分化腺癌。(d)EUS 显示黏膜下层明显变窄 . EUS 显示浸润深度为 SM2。(e)病理检查所见:浸润深度 80μm,组织学深度 SM1(H&E 染色,×80)。因此,EUS 显示的浸润深度被夸大

6.4　技术和器械

最常用的 EMR 技术有注射辅助 EMR（injection-assisted EMR）、先端帽辅助 EMR（cap-assisted EMR，EMR-C）、套扎器辅助 EMR（ligation assisted EMR，EMR-L）和环周预切开后 EMR（EMR after circumferential precutting，EMR-P）。在开始任何 EMR 技术之前，用浅表烧灼痕迹标记目标病变的边缘可能是有所帮助。

6.4.1　标记

内镜电刀（endoscopic knife）或氩等离子体凝固术（argon plasma coagulation，APC）可用于标记。可选用除有绝缘刀头（insulated tip，IT）以外的所有电刀。采用电刀时，必须将刀头从刀体中稍微拔出，并将其轻放在黏膜上，然后使用软凝模式（soft coagulation mode）（40~60W）标记组织。标记点的感觉很浅。

APC 所做的标记可能更大更清晰；将探头放置在离黏膜约 1mm 处后，使用强凝模式（forced coagulation mode）（40~60W）标记病变。应在距病变侧缘约 5mm 的正常黏膜上做标记，并应以 3~5mm 的间隔均匀地做标记。在标记时，由于约 1~2mm 的黏膜被凝固和变性，在 5mm 内标记可能会损伤病变（图 6.6）。

6.4.2　黏膜下注射

黏膜下注射（submucosal injection）的优点包括以下几点：①病灶呈息肉状，易于切除；②通过防止圈套器或电刀直接接触固有肌层，可避免穿孔等主要并发症。

黏膜下注射的液体量由存在于黏膜下层的结缔组织量所决定。黏膜下注射溶液包括等渗（生理）盐水、透明质酸钠（sodium hyaluronate，SH）、高渗盐水（hypertonic saline）（浓度为 3.8%）、高渗葡萄糖（hypertonic glucose）（浓度为 20%、50%）和甘油混合物（glycerin mixture）［10% 甘油（glycerin）+5% 果糖（fructose）+0.9% 氯化钠］。

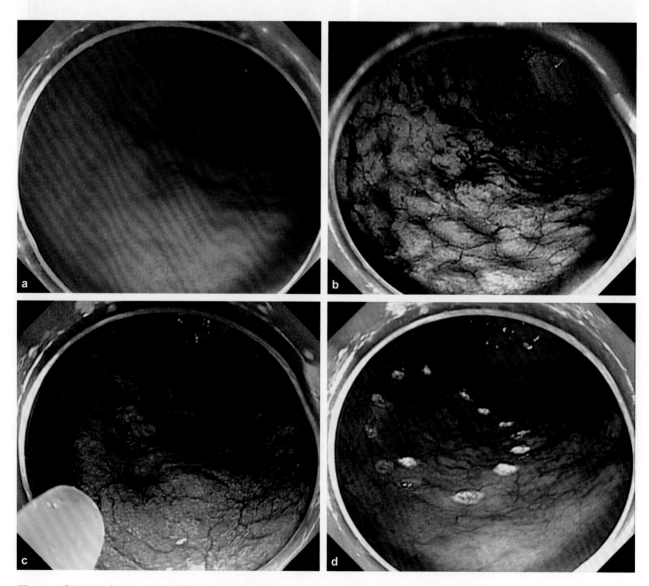

图 6.6　采用 APC 标记。（a）胃窦部可见高分化腺癌。（b）喷洒靛胭脂。（c，d）用 APC 做标记

在选择黏膜下注射液时,应考虑组织的抬起能力、总的抬起持续时间、组织损伤的可能性、组织的止血能力、费用等因素。传统的黏膜下注射液为生理盐水(normal saline)+肾上腺素(epinephrine)(1 : 10 000稀释液)+稀释靛胭脂(indigo carmine)。靛胭脂常常添加到注射剂中,为扩张的黏膜下层提供蓝绿色。黏膜下层这种着色有助于术中和术后评估切除的深度。

最初注射通常从远离内镜的病变外周开始,随后注射最接近内镜的病变侧缘和周边。黏膜下注射液应从距离标记2~3mm的侧缘注射入。理想的情况下,应该从标记点的外侧注射,以便黏膜抬举到一致的高度。

黏膜下注射适当的进针角度是与黏膜表面成约为45°~70°。每次注射的适当液量为1~3ml,但根据注射溶液的种类可能略有差异。

6.4.3 切除技术

6.4.3.1 注射辅助EMR

注射辅助EMR可进一步细分为"注射并切除(inject-and-cut)"技术[通过单通道内镜采用电烙圈套器(electrocautery snare)]和"注射抬举并切除(inject-lift-and-cut)"技术(通过双通道内镜的两个独立通道使用抓钳提起病变后用电烙圈套器切除)。

注射并切除技术,也常被称为"盐水辅助"息肉切除术("saline-assisted" polypectomy),通常用于较大的结肠扁平息肉(图6.7)。这项技术于1973年推出,用于软式结肠镜检查(flexible colonoscopy),其简单性具有吸引力。在这项技术中,通过创建黏膜下水泡将病变黏膜从固有肌层上抬离,用圈套器勒住(Olympus Medical Systems Co., Ltd., Tokyo, Japan,图6.8),并用电外科圈套切除(图6.9~图6.11)。

然而,扁平病变很难用圈套器捕获,而较大或位置不好的病变难以操作。此外,圈套器可能滑向正常黏膜和病变之间的交界处。因此,很难实现具有正常侧缘的完美整块切除(en bloc resection)。

为了克服这些缺点,已经开发了其他EMR技术。注射抬举并切除技术,也称为剥脱活检术(strip biopsy),相对简单,但需要1条双通道内镜和两个助手(图6.12)。黏膜下注射以标准方式进行。圈套器(snare)和抓钳(grasping forcep)(Olympus Medical Systems Co., Ltd., Tokyo, Japan,图6.13)都是通过通道插入。在准备EMR时,打开圈套器以套住抓钳,然后收紧圈套器。用抓钳抓住病变,轻轻拉入新打开的圈套器中。随后勒紧圈套器切除病变(图6.14~图6.17)。

6.4.3.2 先端帽辅助EMR(Cap-Assisted EMR, EMR-C)

EMR-C是一种更简单更易改进的EMR,主要用于上消化道。这项技术需要固定在内镜头端的先端帽和置于先端帽上的新月形电灼圈套器(Olympus MedicalSystems Co., Ltd., Tokyo, Japan,图6.18)。

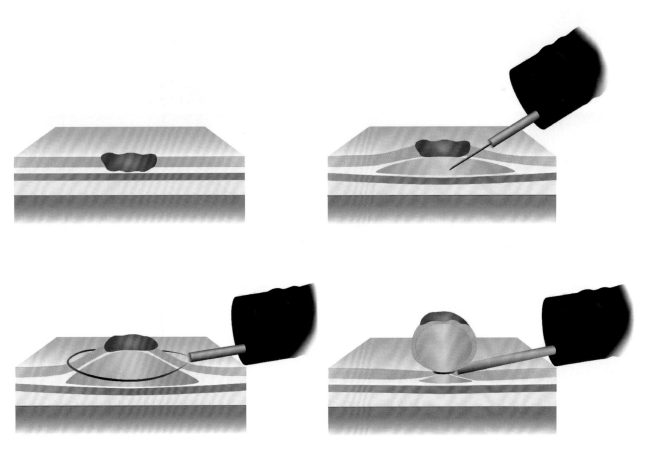

图6.7 注射并切除技术

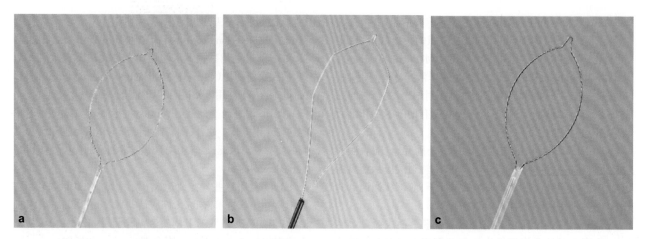

图 6.8 圈套器。(a)椭圆形(SD-210U)。(b)六角形(SD-6L/U)。(c)螺旋形(SD-16L/U)101

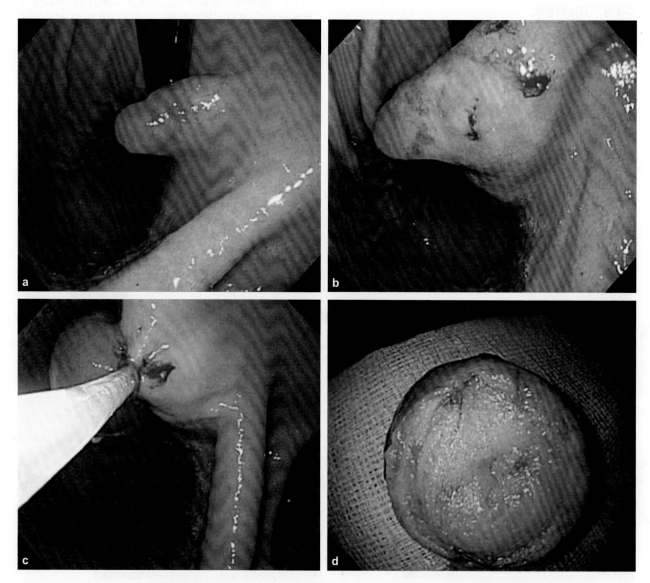

图 6.9 胃脂肪瘤的注射并切除技术。(a)胃体见 3cm 大小的黄色上皮下肿瘤。(b)黏膜下注射生理盐水加靛胭脂。(c)收紧圈套器。(d)病理标本被确定为脂肪瘤

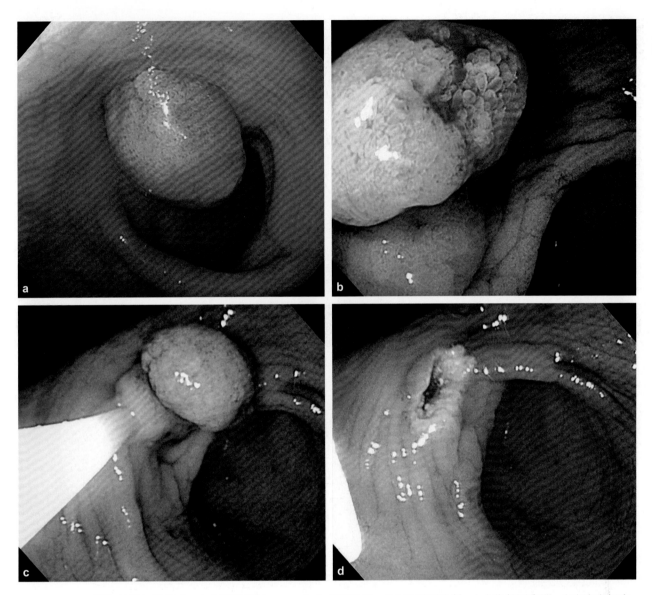

图 6.10 EGC 的注射并切除技术。(a)胃窦部见 1.5cm 大小有蒂息肉。(b)黏膜下注射。(c)收紧圈套器。(d)取出标本。病理结果为黏膜高分化腺癌

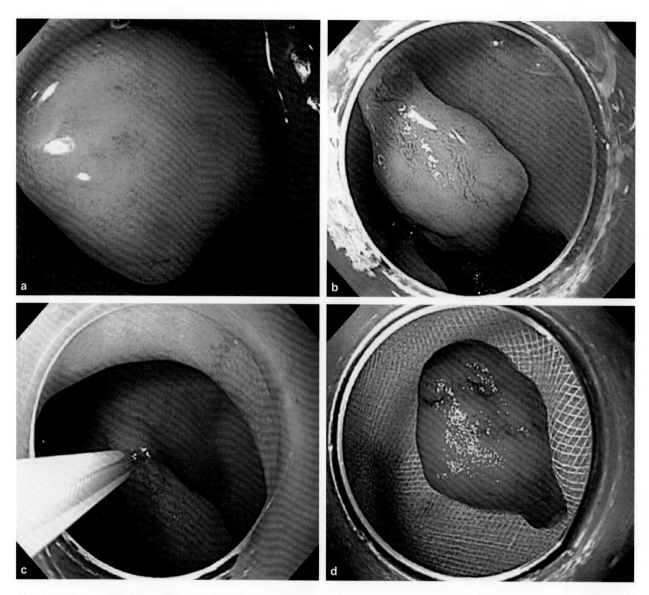

图 6.11 Brunner 腺腺瘤的注射并切除技术。(a)十二指肠球部见 2.5cm 大小的有蒂息肉。(b)黏膜下注射。(c)收紧圈套器。(d)取出标本。病理检查结果为 Brunner 腺腺瘤

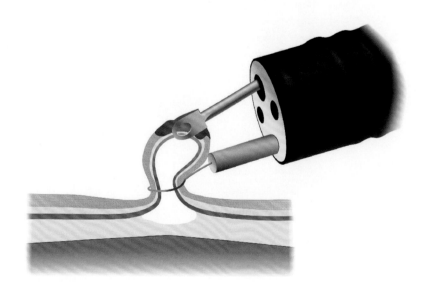

图 6.12 注射抬举并切除技术

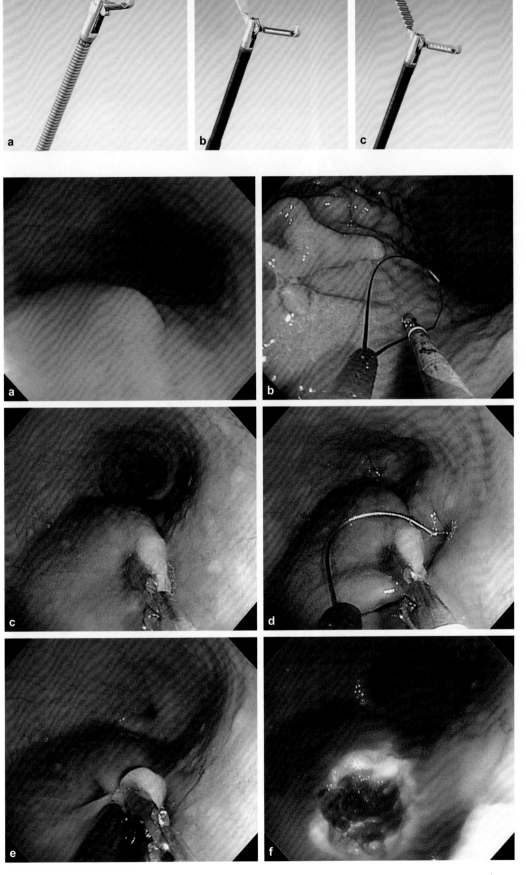

图 6.13 抓钳。
(a)鲨鱼牙型(FG-32L)。(b,c)鳄口鼠牙型(FG-48L,FG-49L)

图 6.14 食管颗粒细胞瘤的注射抬举并切除技术。(a)食管中段见 0.8cm 大小的黄色的上皮下肿瘤。(b)通过内镜通道送入圈套器和抓钳。(c)用抓钳抓住病变。(d)病变被轻轻地拉进打开状态的圈套器。(e)收紧圈套器。(f)切除病变。病理结果为颗粒细胞瘤

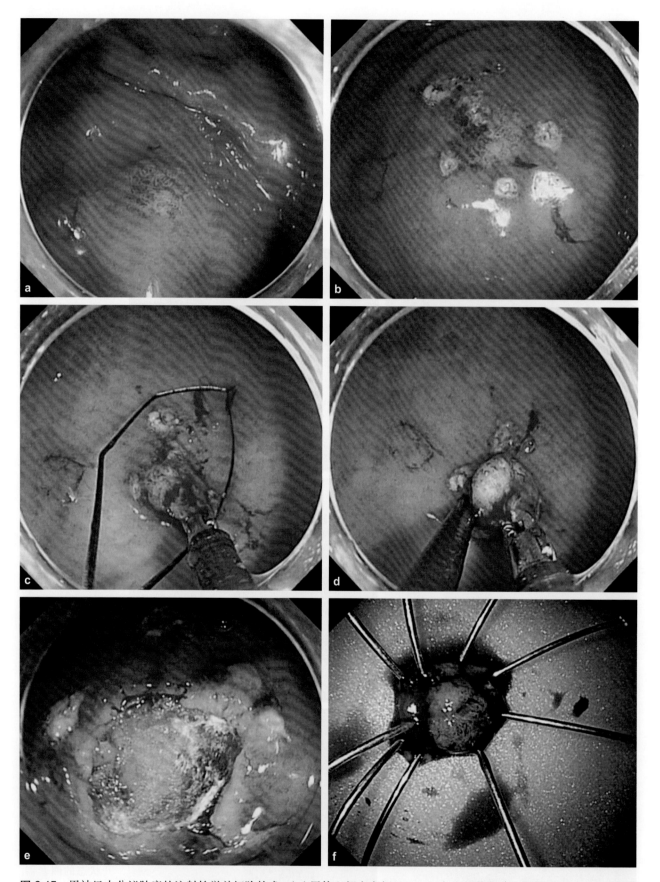

图 6.15　胃神经内分泌肿瘤的注射抬举并切除技术。(a)胃体上部大弯侧见 0.6cm 大小的黄色上皮下肿瘤。(b)标记和黏膜下注射。(c)用抓钳抓住病变。轻轻将病变拉进打开状态的圈套器。(d)收紧圈套器。(e)切除病变。(f)病理结果为神经内分泌肿瘤

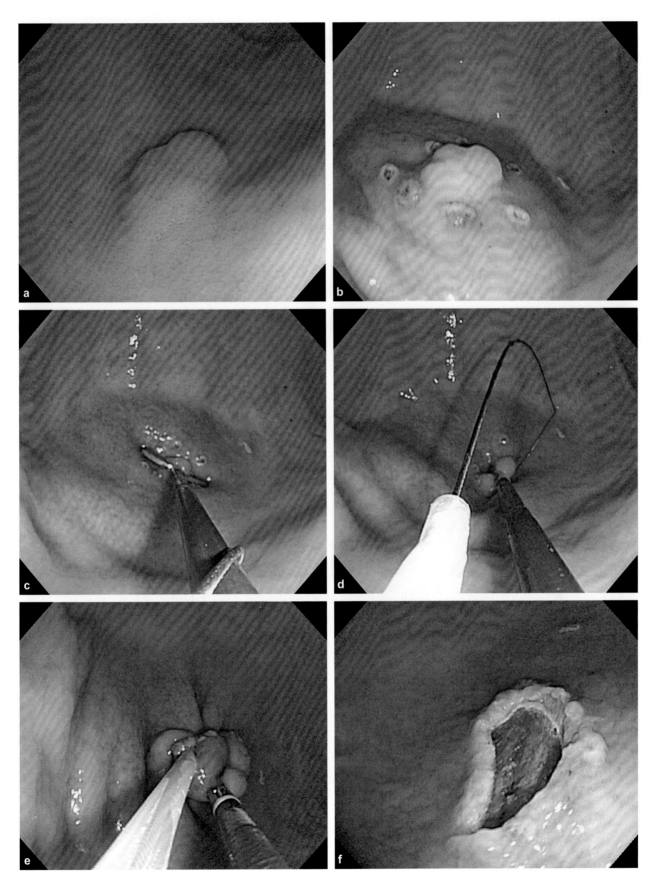

图6.16　胃低级别腺瘤的注射抬举并切除技术。（a）胃窦部见1cm大小的隆起型变色病变。（b）标记和黏膜下注射。（c）用抓钳抓住病变。（d）将病变轻轻拉进打开状态的圈套器。（e）收紧圈套器。（f）切除病变。病理结果为低级别腺瘤

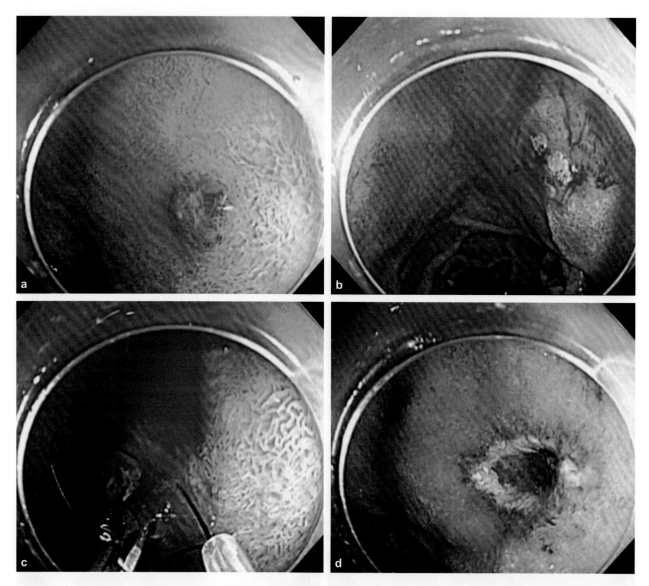

图 6.17 十二指肠神经内分泌肿瘤的注射抬举并切除技术。(a)十二指肠球部见 0.5cm 大小的红色隆起型上皮下肿瘤。(b)标记和黏膜下注射。(c)用抓钳抓住病灶。将病变轻轻拉入打开状态的圈套器。(d)切除病变。病理结果是神经内分泌肿瘤

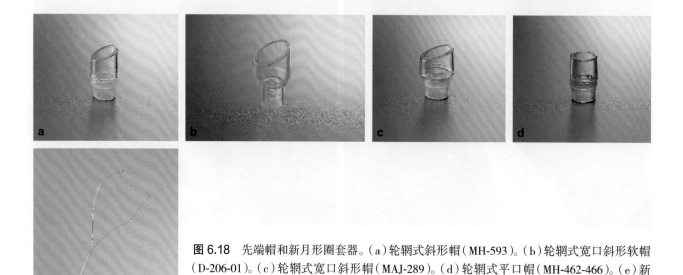

图 6.18 先端帽和新月形圈套器。(a)轮辋式斜形帽(MH-593)。(b)轮辋式宽口斜形软帽(D-206-01)。(c)轮辋式宽口斜形帽(MAJ-289)。(d)轮辋式平口帽(MH-462-466)。(e)新月形圈套器(SD-221L/U-25)

圈套必须打开并放在先端帽内环周脊（internal circumferential ridge）上。打开圈套器，并用力将其沿先端帽头端边缘内侧凹槽置入，以形成环（loop）。随后将内镜直接放置在目标病变上方，内镜医师通过轻轻按压并吸引病变周围正常黏膜以密封先端帽出口来完成预先成环（prelooping）的操作，利用抽吸将黏膜缩进先端帽内，并收紧圈套器以捕

获病变。然后用标准的圈套切除技术切除病变（图 6.19~图 6.21）。

EMR-C 装置的主要区别在于先端帽的特性。先端帽由透明塑料（clear plastic）制成，可软可硬。先端帽为圆柱形，有扁平圆形（平口）或斜形头端，两者的外径范围为12.9~18mm（图 6.18）。斜形先端帽通常用于切除食管病变

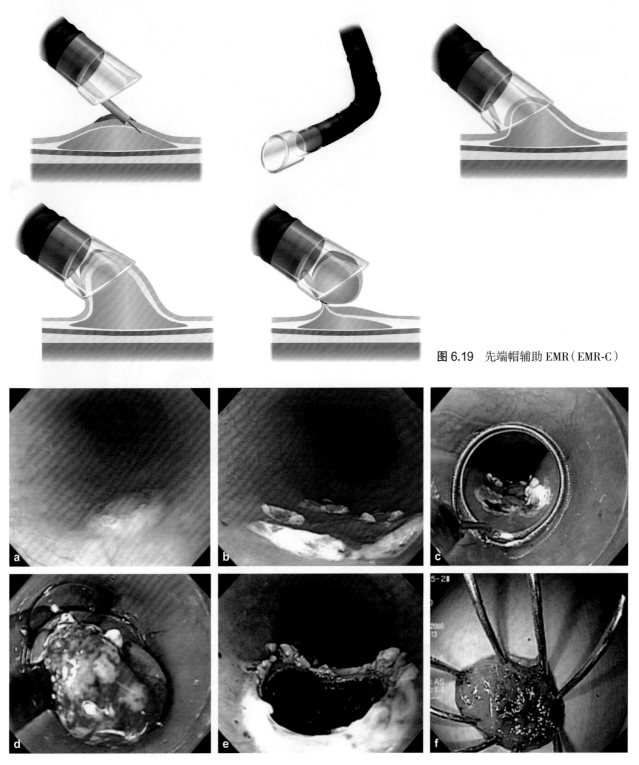

图 6.19 先端帽辅助 EMR（EMR-C）

图 6.20 食管鳞状细胞癌的 EMR-C。（a）食管中段见 0.5cm 大小的隆起性病变。（b）标记。（c）预先成环。（d）用抽吸法将黏膜缩进先端帽内，并收紧圈套器以捕获病变。（e）切除病变。（f）病理结果为黏膜鳞状细胞癌

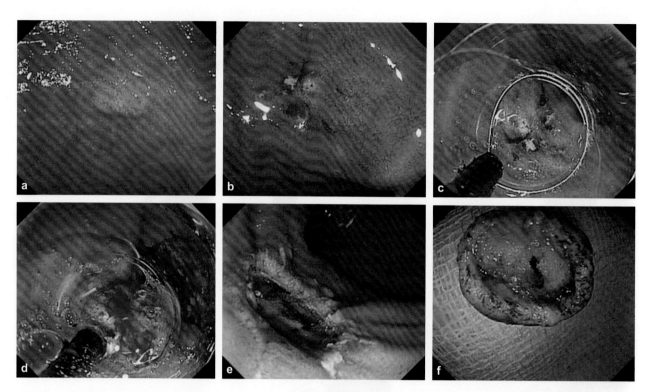

图 6.21 十二指肠神经内分泌肿瘤的 EMR-C。(a)十二指肠球部见 0.8cm 的上皮下肿瘤。(b)标记和黏膜下注射。(c)预先成环。(d)用抽吸法将黏膜缩进先端帽内，并收紧圈套器以捕获病变。(e)切除病灶。(f)病理结果为神经内分泌肿瘤

（以补偿内镜相对于食管壁的平行位置），而平口先端帽最常用于胃和结肠。病变的大小将决定先端帽的最佳尺寸。最大的先端帽（18mm）由柔软的材料制成，以便通过胃肠道的狭窄部分（食管、咽食管和食管胃交界处）。

6.4.3.3 套扎器辅助 EMR（ligation-assisted EMR，EMR-L）

将标准的静脉曲张套扎装置（variceal band ligation device）放置在目标病变上，可预先进行黏膜下注射，也可以不进行黏膜下注射。对病变施加抽吸，以便将其缩进套扎装置中，随后释放橡皮圈以捕获病变。该圈具有足够的收缩力来勒紧黏膜层和黏膜下层，但不足以捕获固有肌层。然后取出套扎装置，并使用标准的电烙器圈套器在橡皮圈上方或下方切除病变（图 6.22 和图 6.23）。

如果病变超过 2cm，则在较大的病变上放置一个可拆卸圈套器（detachable snare）（Olympus Medical Systems Co., Ltd., Tokyo, Japan, 图 6.24），而不是标准的套扎装置，以避免出血和穿孔。用圈套器切除可拆卸圈套器上方的病变

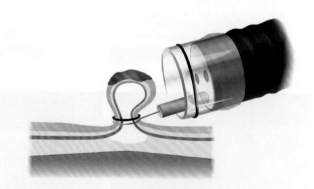

图 6.22 套扎器辅助 EMR（EMR-L）

（图 6.25 和图 6.26）。

6.4.3.4 环周预切开后 EMR（EMR ater circumferential precutting，EMR-P）

如前所述，EMR 仅限于小病变（通常 <2.0cm），因为较大病变的切除试验可能导致分片切除（piecemeal resection）。

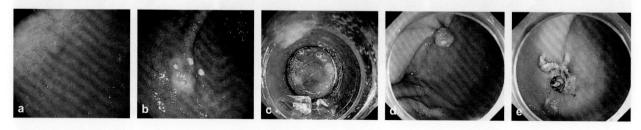

图 6.23 胃低级别异型增生的 EMR-L。(a)胃体下部前壁见 0.6cm 大小扁平隆起性病变。(b)绕病灶周围标记。(c)将病变抽吸缩进套扎装置中。(d)取出套扎装置。(e)切除病灶

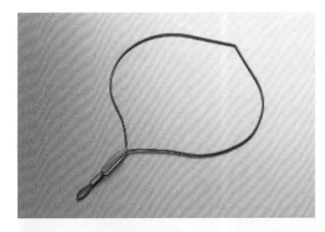

图 6.24　可拆卸圈套器（MAJ-254）

为了实现较大病变的整块切除（en bloc resection），已开发了环周预切开后 EMR（EMR-P）和新近开发的内镜黏膜下剥离术（endoscopic submucosal dissection，ESD）方法（图 6.27）。

在确定目标病变后，在病变边缘外侧约 5mm 处环周做标记点。标记后，绕病变周围进行黏膜下注射，将其抬举与肌层分离。然后，用针刀对黏膜进行初步切开，以便刀头插入黏膜下层。初步切开后，在标记点外进行环周黏膜切开，以便将病变与周围非肿瘤黏膜分离开。这一步是用高频电刀完成的，如针刀、Flex 刀或绝缘头端（insulated tip，IT）刀。在环周切开后，在病变下方再行黏膜下注射。最后，使用圈套器套住充分隆起的病变，并以与标准圈套息肉切除术相同的方式切除病变（图 6.28 和图 6.29）。

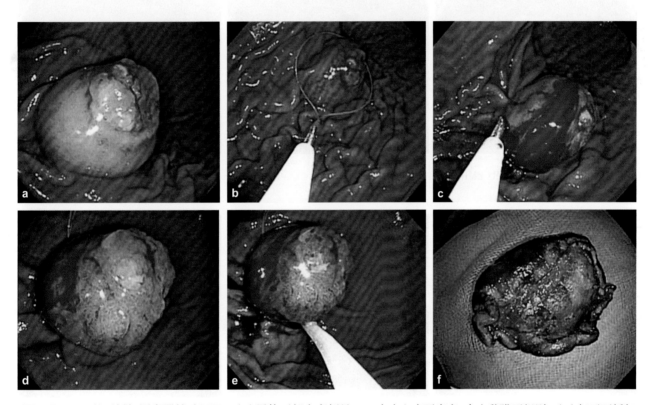

图 6.25　EGC 的可拆卸圈套器辅助 EMR。（a）胃体下部大弯侧见 4cm 大小上皮下病变，中央黏膜不规则。（b）打开可拆卸圈套器，然后放置在病灶上。（c,d）收紧可拆卸圈套器。（e）收紧圈套器以捕捉病变。（f）切除病变。病理结果为黏膜高分化腺癌

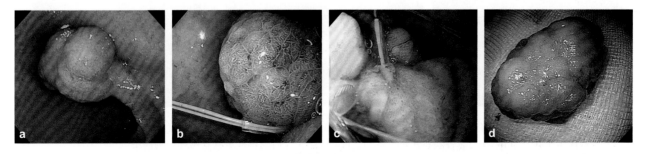

图 6.26　十二指肠腺癌的可拆卸圈套器辅助 EMR。（a）十二指肠上角见 2.5cm 大小有蒂息肉。（b）收紧可拆卸圈套器。（c）收紧圈套器以捕捉病变。（d）切除病变。病理结果为黏膜高分化腺癌。切缘阴性

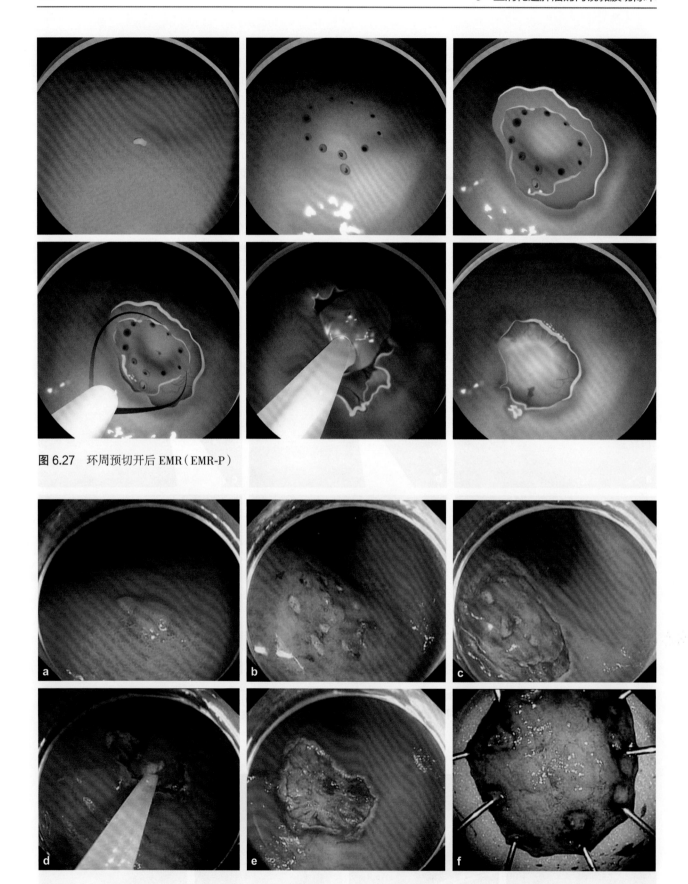

图 6.27 环周预切开后 EMR（EMR-P）

图 6.28 胃高级别异型增生的 EMR-P。（a）胃体上部前壁见 0.8cm 大小隆起性变色的病变。（b）标记和黏膜下注射。（c）用 flex 刀进行环周切开。（d）沿切口放置圈套器并收紧。（e）切除病变。（f）病理结果是高级别异型增生

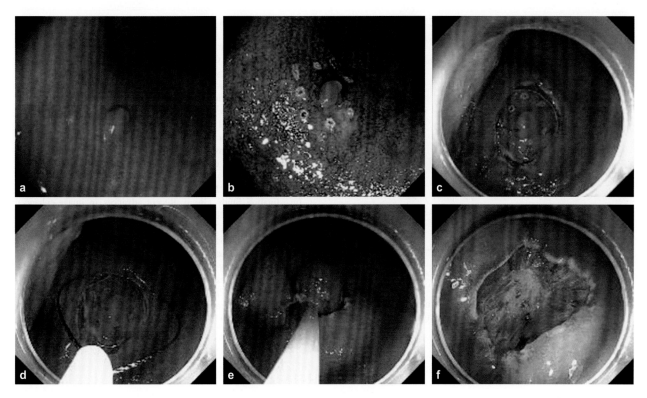

图 6.29　胃低级别异型增生的 EMR-P。(a)胃窦大弯侧见 0.7cm 大小隆起性变色病变。(b)标记和黏膜下注射。(c)环周切开。(d,e)沿切口放置圈套器并收紧。(f)切除病变。病理结果为低级别异型增生

6.5　并发症

EMR 的并发症包括疼痛、出血、穿孔和狭窄形成[8]。

出血是 EMR 最常见的并发症,报道的发病率为 4%~38%。大多数出血见于手术过程中或术后 24 小时内。

出血可以通过内镜下电凝轻松控制。然而,在迟发性出血的情况下,可能需要输血、紧急内镜评估,甚至外科手术。

据报道,EMR 的穿孔率为 0.3%~0.5%。在大多数情况下,没有严重腹膜受累或生命体征异常,局限性腹膜炎(localized peritonitis)可以通过保守的药物治疗。通常,微小穿孔(microperforation)可以通过保守治疗来处理。

在手术过程中怀疑有穿孔时,应使用金属夹缝合。在这些情况下还需要抗生素治疗并禁食。内科保守治疗包括禁食和静脉输液治疗(intravenous fluid therapy)。对于无法用金属夹缝合并且表现为腹膜炎加剧或生命体征不稳定的较大穿孔,可考虑外科手术治疗。

据报道,内镜切除食管病变后有 6%~26% 的患者出现狭窄,切除胃(幽门前)病变后有 3.3% 的患者出现狭窄。这些狭窄在切除占食管环周 75% 以上的大病灶后更为常见,通常可以通过内镜扩张术(endoscopic dilation)成功治疗。

在大多数情况下,ESD 后一过性菌血症(bacteremia)可以通过保守治疗和经验性抗生素治疗(empirical antibiotics)。

6.6　疗效

EMR-C 和 EMR-L 不能用于单片一次切除 >15mm 的病灶[9]。分片切除后获得的标本很难进行病理分析,可能导致病理分期不准。当采用这些技术时,这是导致复发风险高的主要因素(EGC 为 2.3%~36.5%)。

额外的 EMR 或消融术治疗可作为既往 EMR 后残余病变的替代治疗策略。术者应考虑既往的病理结果,例如残余病变是否可以解释为重复 EMR 的指征。同样重要的是要认识到,由于既往手术形成的致密纤维化,对残余病变进行额外的 EMR 与技术困难有关。

与在此 EMR 相比,消融治疗(ablation therapy)可以相对容易地进行,并可适用于较大病灶。APC 也被广泛应用于消融残余肿瘤。

EMR 治疗的 1 832 例日本 EGC 患者的结果显示,完全切除率为 73.9%。

内镜治疗浅表性食管鳞状肿瘤的并发症发生率低,疾病特异性 5 年生存率为 95%。

观察性研究报道了巴雷特食管伴高级别异型增生或黏膜腺癌巴雷特上皮的完全切除,无复发生存期中位随访时间为 34.9 个月。在一项大型前瞻性研究中,纳入了 100 例低风险病变(<20mm,局限于黏膜,高分化或中分化,无淋巴结或静脉侵犯)患者接受 EMR-C 或 EMR-L 治疗,平均随访 36 个月,复发率为 11%。

大多数已发表的关于十二指肠息肉 EMR 的报道受限于患者人数少。报告的壶腹部病变成功率从 74%~93% 不等，非壶腹十二指肠病变的成功率为 62%。

牢记于心：EMR 的疗效和并发症

1. EMR 不能一次切除 >15mm 的病变。这是导致复发风险高的主要因素（EGC 为 2.3%~36.5%）。

2. 并发症：疼痛、出血、穿孔和狭窄形成。出血是 EMR 最常见的并发症（4%~38%）。

（毕雅维　译，王寰　校）

参考文献

1. Kuwano H, Nishinuma Y, Ohtsu A, et al. Guidelines for diagnosis and treatment of carcinoma of the esophagus. April 2007 edition: part I. Edited by the Japan Esophageal Society. Esophagus. 2008;5:61–73.
2. Soetikno RM, Gotoda T, Nakanishi Y, Soehendra N. Endoscopic mucosal resection. Gastrointest Endosc. 2012;57:567–79.
3. Hwang JH, Kimmey MB. The incidental upper gastrointestinal subepithelial mass. Gastroenterology. 2004;26:301–7.
4. Standards of Practice C, Faulx AL, Kothari S, et al. The role of endoscopy in subepithelial lesions of the G tract. Gastrointest Endosc. 2017;85:1117–1132.
5. Cantor MJ, Davila RE, Faigel DO. Yield of tissue sampling for subepithelial lesions evaluated by EUS: a comparison between forceps biopsies and endoscopic submucosal resection. Gastrointest Endosc. 2006;64(1):29–34.
6. Cho WY, Jang JY, Lee DH, Endoscopic Technology and Investigation Study Group. Recent advances in image-enhanced endoscopy. 2011;Clin Endosc, 44:65–75.
7. Kim JH, Song KS, Youn YH, et al. Clinicopathologic factors influence accurate endosonographic assessment for early gastric cancer. Gastrointest Endosc. 2007;66:901–8.
8. ASGE Technology Committee, Kantsevoy SV, Adler DG, et al. Endoscopic mucosal resection and endoscopic submucosal dissection. Gastrointest Endosc. 2008;68:11–18.
9. Gotoda T. Endoscopic resection of early gastric cancer. Gastric Cancer. 2007;10:1–11.

早期食管肿瘤的内镜黏膜下剥离术

7

摘要

- 内镜黏膜下剥离术（endoscopic submucosal dissection，ESD）代表了微创方法治疗胃肠道浅表性早期肿瘤的重大进展。

- 这项手术也正在被接受为包括鳞状细胞癌、高级别异型增生和巴雷特食管在内的浅表性早期食管肿瘤的治愈性治疗方法。

- 本章的目的是评价食管 ESD 的适应证、基本技术、并发症和切除标本的评估。

7.1 概述

内镜黏膜下剥离术（ESD）是包括鳞状细胞癌（squamous cell carcinoma）、高级别异型增生（high-grade dysplasia）和巴雷特食管（Barrett's esophagus）在内的浅表性早期食管肿瘤的治愈性治疗选择。考虑到外科食管切除术（esophagectomy）固有的发病率和死亡率，这一手术已得到推广。与内镜黏膜切除术（endoscopic mucosal resection）相比，ESD 技术可提高整块切除（en bloc resection）率，并可进行完全的病理评估。必须仔细检查切除的标本以进行准确的病理分期，从而对患者的肿瘤复发风险进行分层，并最终指导治疗计划。转移性复发（metastatic recurrence）的概率与肿瘤浸润的深度、淋巴血管浸润（lymphovascular invasion）的存在、肿瘤大小和肿瘤切除的完整性密切相关。

7.2 适应证

- 浅表性早期食管癌（early esophageal carcinoma）的 ESD 适应证是根据接受手术患者的临床病理数据以及食管 ESD 的长期疗效制订的。

- 食管鳞状细胞癌（esophageal squamous cell carcinoma）发生淋巴结转移的风险随着肿瘤浸润深度、淋巴血管浸润的存在和肿瘤大小的增加而增加。据报道，当肿瘤侵袭仅限于上皮时，风险接近 0。当癌细胞侵入黏膜固有层（lamina propria）时，风险增加到 3%。当黏膜肌层（muscularis mucosa）或黏膜下层（submucosa）受累时，风险显著增加，分别为 12% 和 26%。

- 考虑到外科食管切除术的发病率和死亡率，食管 ESD 的适应证可以扩大到黏膜肌层稍微侵犯的肿瘤。

- 外科转诊应根据淋巴结转移的风险、患者的基础医疗状况以及预测的手术发病率和死亡率。

- 关于食管 ESD 的最大病变大小没有共识。然而，由于有形成狭窄的风险，通常应避免环周切除术。

- ①当病变表面既无溃疡也无结节形成并且最大长径小于 3~4cm 时，可以进行食管 ESD①。当②病灶可以整块完整切除和③切除标本的病理显示肿瘤为高、中分化，并且黏膜肌层外无浸润、无淋巴血管浸润、侧切缘和纵切缘阴性时，可以用 ESD 完全治疗。

- ESD 治疗巴雷特食管背景下的早期癌的适应证尚不明确。

牢记于心：食管 ESD 的适应证[1,2]

- 局限于黏膜肌层的高分化或中分化鳞状细胞癌，无淋巴血管侵犯证据。虽然对肿瘤的最大长径无共识，但由于有形成狭窄的风险，通常应避免环周病变。

- 伴或不伴有巴雷特食管的高级别异型增生。

7.3 先决条件

7.3.1 诊断性内镜检查

- 进行诊断性内镜检查（diagnostic endoscopy）的目的是确定任何可疑病变的存在和部位。应仔细检查病变的部位、长度和环周范围，以协助制订 ESD 规划。

- 在常规内镜检查过程中，色素内镜检查（chromoendoscopy）、窄带成像（narrowband imaging）和高分辨率内镜检查（high-resolution endoscopy）可增强病变的可视化。

- 如果病变浅表且 <2cm，应避免多次活检或大钳活检。

- 细胞学刷检或洗涤（cytologic brushing or washing）很少适合病理诊断。

---

① 肿瘤的大小标准与肿瘤无关，但与狭窄并发症有关，因此仅肿瘤大小超过 3~4cm 并不意味着需要额外的治疗。

7.3.2 超声内镜检查

- 超声内镜检查(endosonography,EUS)在食管癌的初始临床分期中发挥作用。食管壁低回声层扩大与肿瘤浸润深度(T分期)相关。应特别注意异常或肿大的淋巴结(N期)。转移性淋巴结应在EUS引导下穿刺活检或活检以确定任何可疑的淋巴结。
- 对于小而浅表的病变,EUS的准确性并不完全令人满意。因此,可以采用ESD技术进行肿瘤的整块和完整切除,因为这种技术可提供比EUS更准确的T分期。但是,应告知患者ESD手术的风险和益处,并应与患者讨论最终的病理结果与发生转移的风险和其他治疗方案选择的可能性(图7.1~图7.3)。

7.4 器械

食管ESD所需的器械与胃和结直肠ESD所需的器械基本相似。各种类型的针刀、止血钳和电外科装置的采取部分取决于具体内镜医师的技术和偏好。

7.5 技术

食管ESD通过四个步骤完成:①病变标记,②黏膜下注射和抬举,③病变的环形切开,④黏膜下剥离(submucosal dissection)。病灶的周边用短暂的电凝来标记。然后,通过向黏膜下层(submucosa)注射生理盐水或其他药物,将病变黏膜与固有肌层(muscularis propria)分离。在黏膜下注射和抬举后,用针刀刺穿黏膜层,做一个插入切开刀的小切口。病变的环形切开通常可以采用两种技术进行,即向下拉切(pull and cut downward)或向上推切(push and cut upward)。IT刀、Flex刀或Hook刀可用于该技术。最后,采用合适的电刀进行黏膜下剥离。内镜医师应了解各种电刀的局限性和并发症。

由于结缔组织增生反应(desmoplastic reaction)、溃疡引起的黏膜下纤维化或既往活检,肿瘤可能无法与固有肌层分离。黏膜下注射过程中不抬举的病变出血、穿孔和切除不完全的风险较高。必须仔细准备切除的标本,以进行最终病理T分期和肿瘤复发风险的评估(图7.4、图7.5、图7.6和图7.7)。

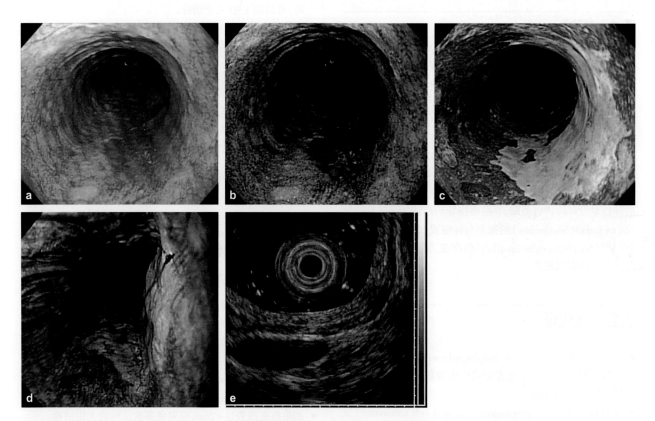

图7.1 应仔细检查食管浅部病变的部位、长度和环周范围,以协助制订ESD规划。(a)在常规内镜检查中。(b,d)窄带成像检查和(c,d)Lugol碘液喷洒后色素内镜检查,可增强病变的可视化。(e)超声内镜检查显示食管壁的5层结构,表明浅表肿瘤局限于黏膜层

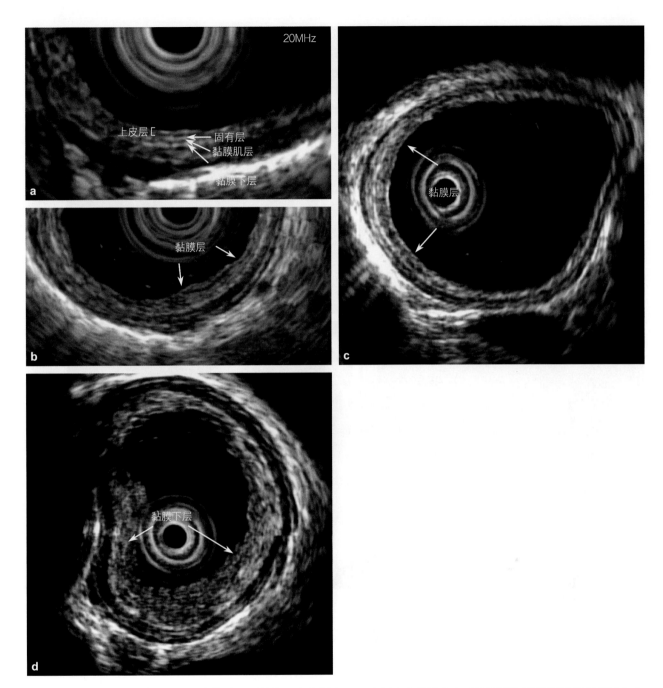

图7.2　通常超声内镜检查显示的食管壁5层结构。在高频（20MHz）超声内镜检查中，可清楚显示黏膜层和黏膜下层（a）。超声内镜检查显示肿瘤局限于黏膜层（b，c）和黏膜下层（d）

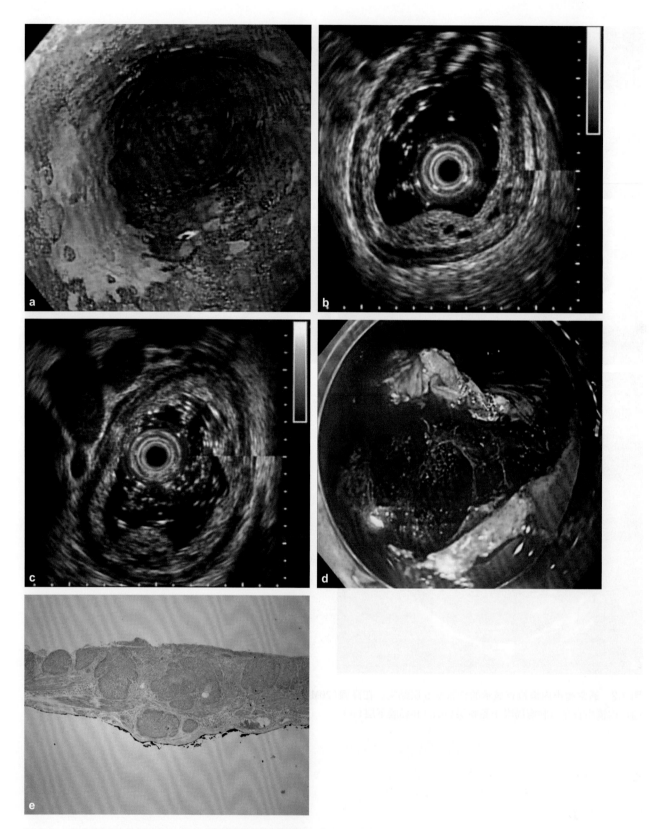

图7.3   在食管远端发现 <2cm 的浅表性早期食管鳞状细胞癌（a）。超声内镜检查显示黏膜、黏膜下层（b）和食管旁（c）血管扩张，提示有潜在的静脉曲张．内镜医师应注意 ESD 中（d）观察到的众多静脉扩张及明显的出血．最后病理结果显示鳞状细胞癌侵犯黏膜下层，在这种情况下，应考虑加用其他治疗（e）。H&E 染色（×40）

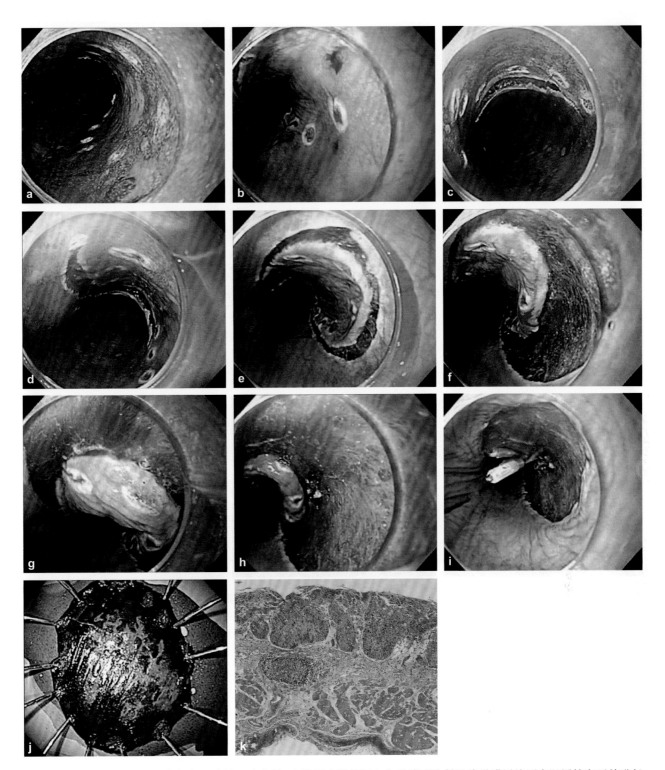

图 7.4 食管内镜黏膜下切除术（ESD）的四个步骤：病灶周边的标记（a），黏膜下注射以将黏膜层从固有肌层抬离开并进行黏膜穿刺（b），环周切开（c~e），黏膜下剥离（f~i）。ESD 既有诊断价值，也具有治疗作用，因此，应仔细准备切除的标本以进行病理 T 分期（j）。最终病理证实为分化型鳞状细胞癌，局限于固有层，无淋巴血管侵犯（k）。H&E 染色（×40）

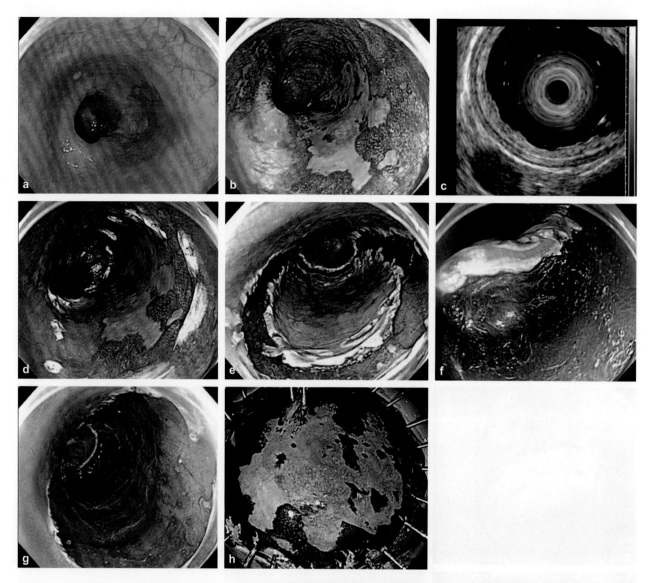

图 7.5 食管中段 Lugol 碘液拒染的病变(a,b)。超声内镜检查显示黏膜层完好无损(c)。进行食管 ESD;标记(d),环周切开(e),黏膜下剥离(f、g)和切除标本的制备(h)

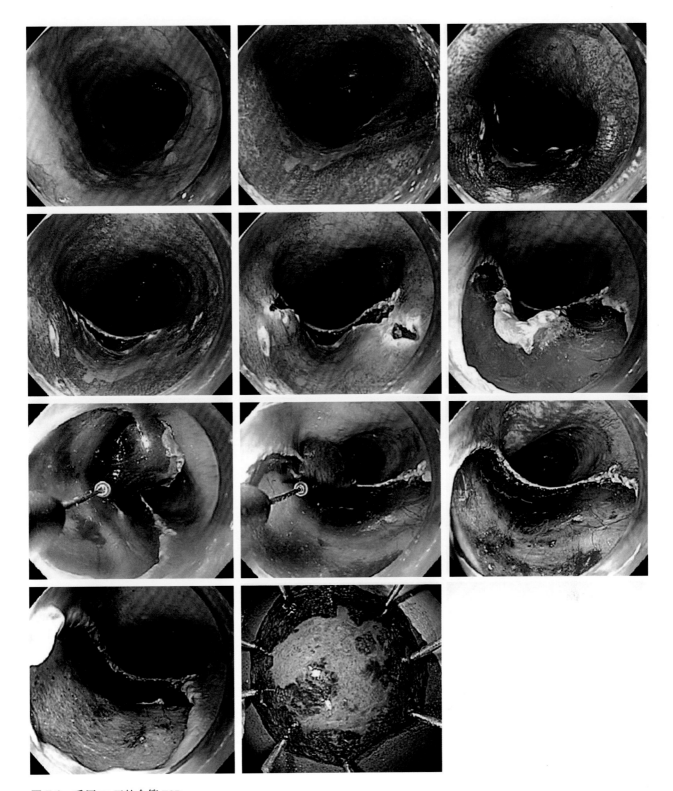

图 7.6　采用 IT 刀的食管 ESD

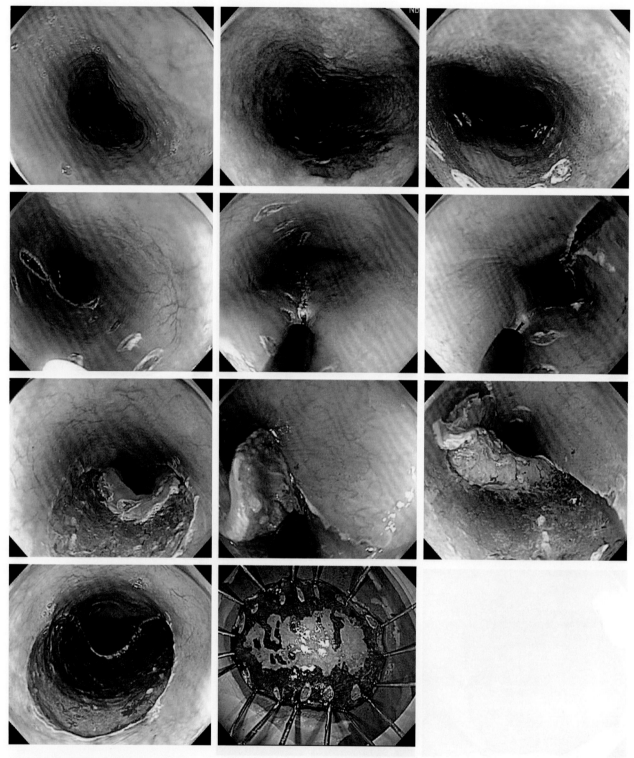

图 7.7　采用 Hook 刀的食管 ESD

7.6　并发症

　　食管 ESD 的并发症包括出血、穿孔、狭窄和气道误吸。内镜医师应牢记食管壁薄、管腔狭窄，并在斜视图（oblique view）下进行 ESD 手术。出血可在术中或延迟长达手术后 12 小时发生。内镜下热活检钳电凝是出血和裸露血管的主要治疗方法。小穿孔可通过应用金属夹（metallic clip）、鼻胃管抽吸和广谱抗生素（broad-spectrum antibiotic）进行有效治疗。切除术后胸痛可用黏膜保护剂或质子泵抑制剂（proton pump inhibitor）来控制，尤其是位于食管下段的病变。全身麻醉下进行 ESD 可以降低气道误吸的风险（图 7.8~图 7.10）。

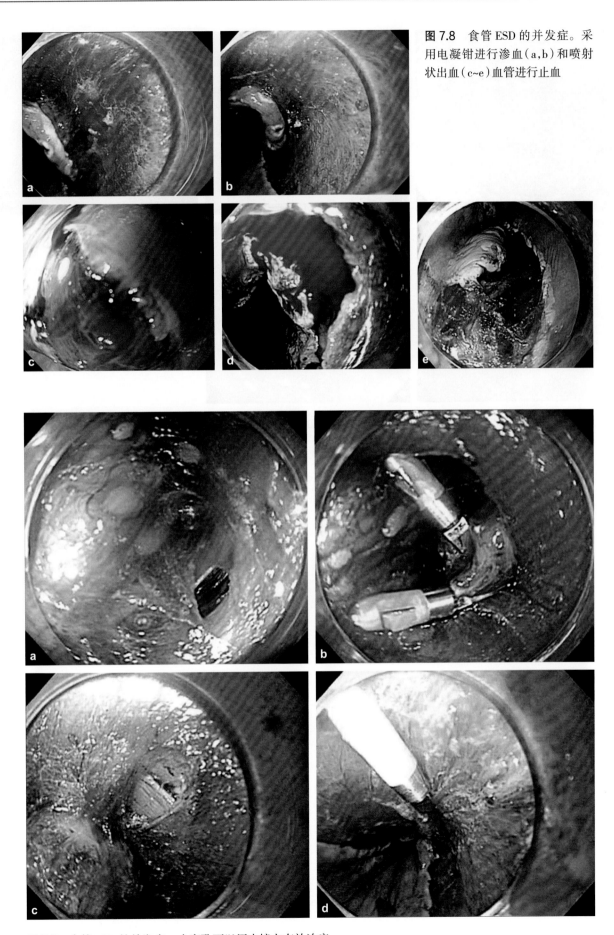

图 7.8 食管 ESD 的并发症。采用电凝钳进行渗血（a,b）和喷射状出血（c~e）血管进行止血

图 7.9 食管 ESD 的并发症。小穿孔可以用内镜夹有效治疗

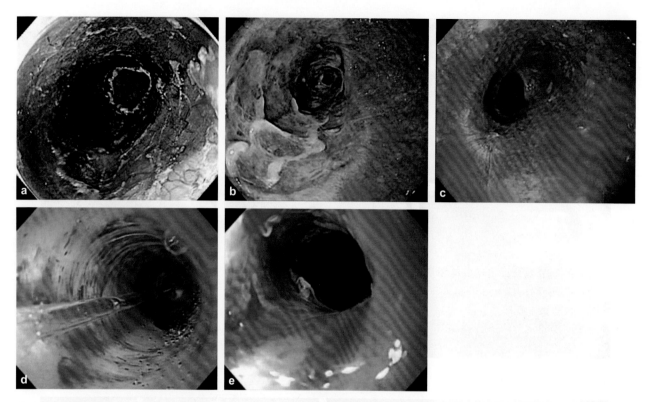

图 7.10 食管 ESD 的并发症。环周 ESD 后狭窄形成（a~c）和球囊扩张（d,e）

（刘萌萌 译，王伟岸 校）

参考文献

1. Soetikno R, Kaltenbach T, Yeh R, et al. Endoscopic mucosal resection for early cancers of the upper gastrointestinal tract. J Clin Oncol. 2005;23:4490–8.

2. Choi JY, Park YS, Jung HY, et al. Feasibility of endoscopic resection in superficial esophageal squamous carcinoma. Gastrointest Endosc. 2011;73:881–9.

胃肿瘤的内镜黏膜下剥离术

8

要点

- 内镜黏膜下剥离术（endoscopic submucosal dissection, ESD）治疗胃肿瘤的主要优点是整块治愈性切除，而无论肿瘤大小、部位和形状。
- 胃肿瘤的 ESD 适应证是淋巴结转移风险可以忽略不计的早期胃癌（early gastric cancer, EGC）和有恶性转化风险的腺瘤。
- 胃 ESD 的程序是标记、黏膜下注射溶液、环形切开、黏膜下剥离和止血。
- 胃 ESD 的主要并发症是出血和穿孔，发生率为 2%~5%，可通过内镜止血和内镜夹夹闭来控制。

8.1 概述

内镜黏膜下剥离术（ESD）已公认为是包括早期胃癌（EGC）在内的有适应证患者的胃肿瘤（gastric neoplasia）的治愈性治疗方法。ESD 采用各种电外科刀可以完全整块切除（en bloc resection）胃肿瘤，而无论肿瘤大小、部位和形状如何，都能实现胃肿瘤的完全整块切除。在本章中，将介绍 ESD 的适应证和整体 ESD 程序。

8.2 适应证

胃肿瘤 ESD 适应证的先决条件是在不牺牲生存的情况下维持生存质量，这意味着其适应证仅包括无淋巴结和/或远处转移的肿瘤。此外，应在无严重并发症的情况下实现

完全的整块切除，并且应确保患者的长期生存不劣于手术切除[1]。

胃肿瘤 ESD 的常规适应证是：①有恶性转化风险的胃腺瘤；②限于黏膜层的分化型腺癌的 EGC，隆起型≤2cm 或凹陷型≤1cm，这些肿瘤很少转移到局部淋巴结或远处器官，可以通过内镜切除，复发的风险可忽略不计。

在一项针对 EGC 手术切除病例的大规模回顾性研究中，提出了扩大标准（expanded criteria），在如下情况没有淋巴结转移的证据：①无溃疡的分化型黏膜内癌，不论大小如何；②有溃疡的分化型黏膜内癌，≤3cm；③未分化型黏膜内癌，≤2cm；④分化型黏膜下癌，浸润深度≤500m（sm1），大小≤3cm，无血管淋巴管侵犯（angiolymphatic invasion）[2]（表 8.1）。

常规内镜检查（conventional endoscopy）可为 EGC 的 T 分期提供可靠的准确性，其结果有助于选择内镜切除的合适患者[4]。由于与常规内镜检查相比，超声内镜检查（endoscopic ultrasonography）对 EGC 患者的治疗前 T 分期没有实质性影响，因此常规内镜检查可能足以确定最佳的治疗策略，尤其是涉及 EGC 内镜切除时[5]。

8.3 ESD 操作程序

- 在 ESD 的初始阶段，应通过白光内镜检查（white light endoscopy）、靛胭脂色素内镜检查（chromoendoscopy with indigo carmine）或窄带成像（narrowband imaging, NBI）准确确定肿瘤边缘（图 8.1）。
- 使用传统的针刀或 ESD 刀在肿瘤边缘外 5mm 处进行标记，采用 20W 强凝电流，或氩等离子体凝固术（argon plasma coagulation）（图 8.2）。

表 8.1 EGC 内镜切除的扩大标准[3]

组织学	浸润深度					
	m-癌				sm-癌	
	溃疡（-）		溃疡（+）		≤sm1	>sm1
	≤20mm	>20mm	≤30mm	>30mm	≤30mm	任何大小
分化型	A	B	B	D	B	D
未分化型	C	D	D	D	D	D

A,指南明确的适应证;B,扩大标准;C,外科手术,但需要更多考虑;D,外科手术;m,黏膜层;sm,黏膜下层。

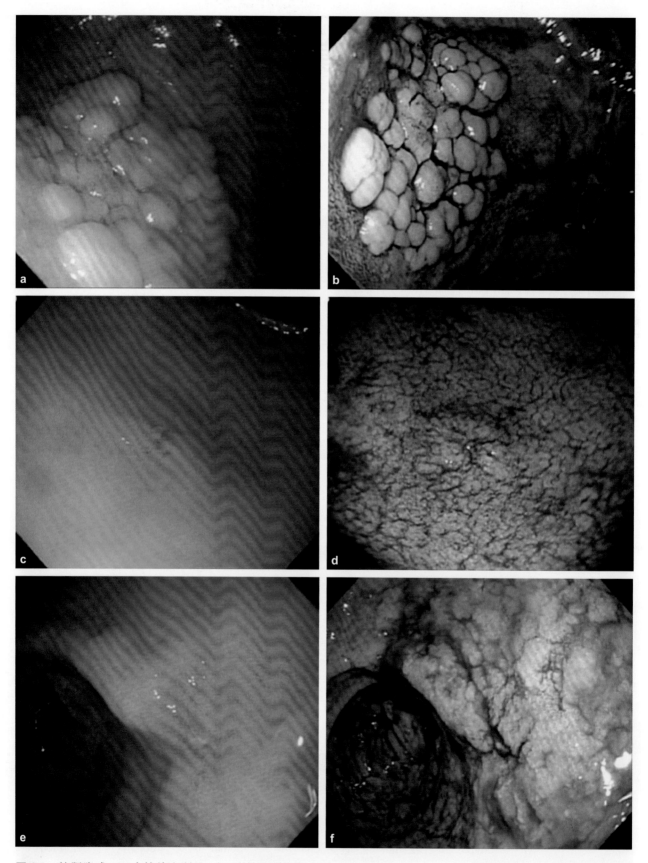

图 8.1　靛胭脂或 NBI 内镜检查所见。(a,b) 靛胭脂染色显示的胃底 EGC，Ⅱa 型。(c,d) 靛胭脂染色显示的胃窦大弯侧
EGC，Ⅲc 型靛胭脂。(e,f) 靛胭脂染色显示的胃窦后壁 EGC，Ⅲc 型。(g~i) 白光、NBI 和靛胭脂色素内镜检查图像显示胃窦后
壁 EGC，ⅡB 型。(j~l) 胃窦大弯侧 EGC，Ⅱb 型。(m~p) 胃角后壁 EGC，Ⅱb 型。(p~r) 胃窦大弯侧 EGC，Ⅱb 型。(s~u) 胃窦前
壁 EGC，Ⅱc 型。(v~x) 胃窦小弯侧 EGC，Ⅱa 型。(y~a′) 胃窦大弯侧 EGC，Ⅱc 型

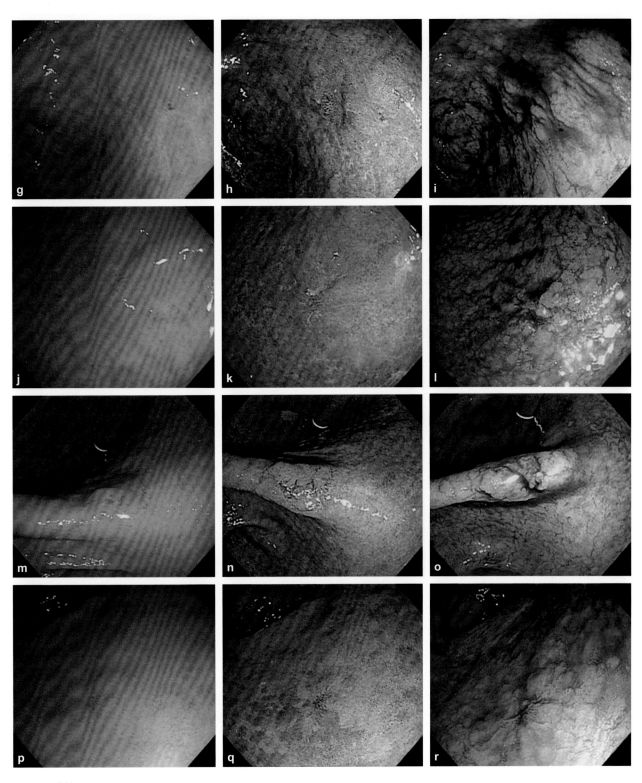

图 8.1 （续）

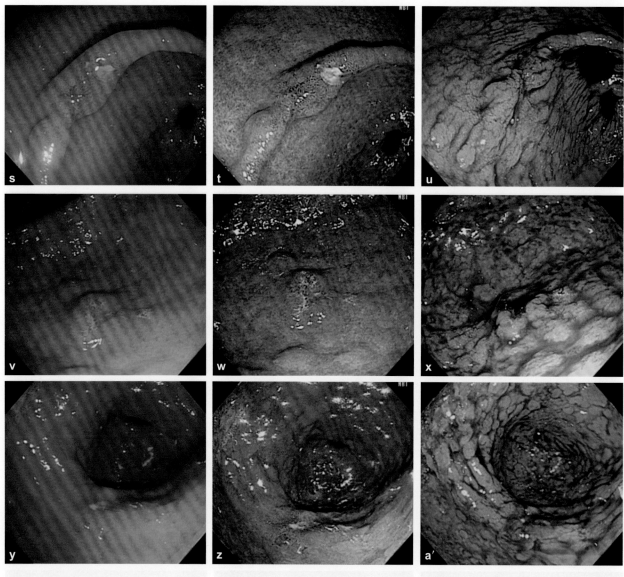

图 8.1 （续）

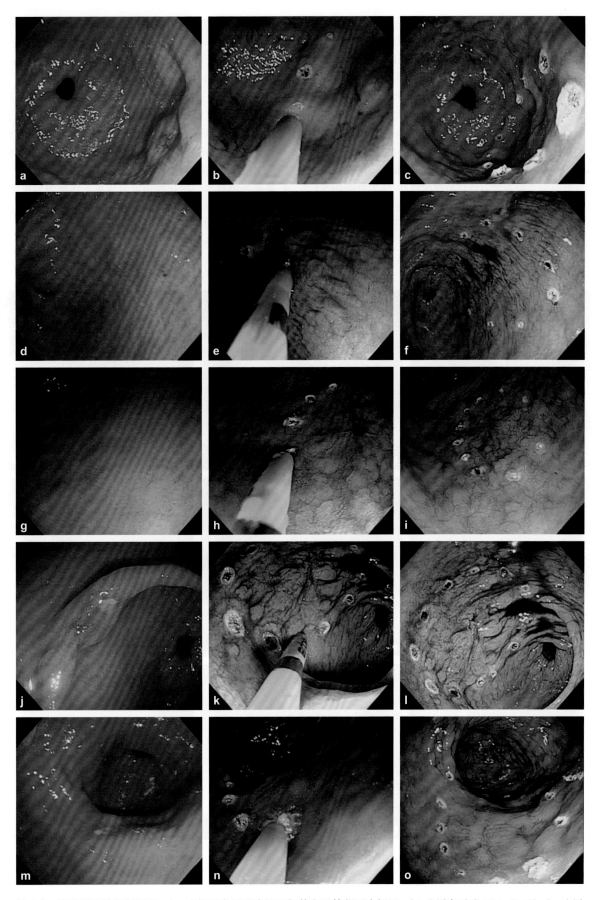

图 8.2 绕肿瘤边缘的标记点。(a~c)绕胃窦后壁病灶用氩等离子体凝固术标记。(d~f)胃窦后壁 EGC,Ⅱb 型。(g~i)胃窦大弯 EGC,Ⅱb 型。(j~l)胃窦前壁型 EGC,Ⅱc。(m~o)胃窦大弯 EGC,Ⅱc 型

- 标记后,通过注射各种溶液在标记周围形成黏膜下垫,用于环形切开。对于黏膜下注射液而言,可以使用含稀释肾上腺素(epinephrine)的生理盐水、高渗盐水(hypertonic saline)、甘油(glycerol)或透明质酸(hyaluronic acid)混合物(图8.3)。
- ESD用电刀的选择可以根据病变特征和内镜医师的偏好而定。根据手术部位的不同,刀分为刃型(blade type)和尖型(tip type)。刃型:尖端绝缘(insulated-tipped,IT)刀、三角形尖端(triangle-tipped,TT)刀。尖型:包括flex刀、hook刀、dual刀、fork刀、flush刀和splash刀。尖型刀用于与电刀垂直而刃型刀难以治疗的胃底、体大弯侧病变。另一方面,刃型刀用于尖型刀难于接触到的胃角病变。最重要的是,选择刀具的重要因素是内镜医师对其适应性和熟悉程度(图8.4)。

- 用电刀进行初步小切口切开后,绕标记点进行环周黏膜切开(图8.5)。通常,从内镜医师观察的病变远端部分开始切开。用于环周切开的常用电流模式是endocut mode(VIO 300D;Erbe,Tubingen,Germany)[6]。
- 将溶液重新注射到病变的黏膜下层后,再直接观察黏膜下层下进行黏膜下剥离术(图8.6)。一般来说,黏膜下剥离术是从内镜医师看到的病变近端和黏膜下层最下面进行的,以防止出血和切除不完全。黏膜下剥离术中常用的电流模式与环周切开的电流模式相同。
- 黏膜下剥离术后用止血钳或氩等离子体凝固术止血,以防止即刻或延迟出血。出血点或暴露的血管应在止血过程中电凝掉。通常用于止血的电流模式是软凝(soft coagulation)(图8.7)。

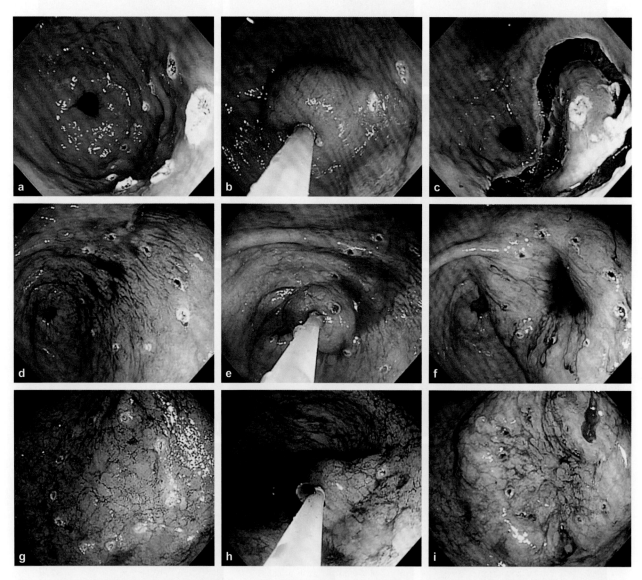

图8.3　绕标记点周围进行黏膜下注射液体。(a~c)胃窦后壁EGC,Ⅱc型,绕标记点周围进行黏膜下注射液体。(d~f)胃窦后壁EGC,Ⅱb型。(g~i)胃窦大弯EGC,Ⅱb型。(j~l)胃窦大弯EGC,Ⅱb型。(m,n)胃窦大弯EGC,Ⅱb型。(o,p)胃窦前壁EGC,Ⅱb型

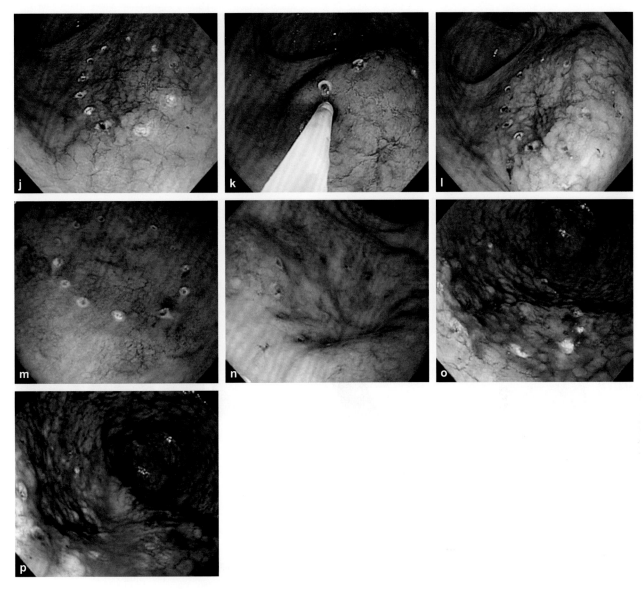

图 8.3（续）

- ESD 操作完成后，应取出并固定标本进行病理标测（pathologic mapping）。将标本展开并用大头针固定在平板上，然后用甲醛溶液固定（图 8.8）。

ESD 操作的穿孔发生率为 2%~4%。ESD 中看到的穿孔可以立即用内镜夹夹闭。如果明显的穿孔不能用内镜夹夹闭，可能需要手术修复。

8.4 并发症的处理

ESD 的主要并发症是出血和穿孔[7]。ESD 后出血率为 2%~4%，分为即刻、早期和晚期出血，出血表现为呕血、黑便或低血容量性休克（hypovolemic shock）引起的晕厥（syncope）。采用一次性热活检钳（coagrasper）、氩等离子体凝固术（argon plasma coagulation）和止血夹的内镜止血方法可用于出血控制。如果内镜止血（endoscopic hemostasis）失败，血管栓塞术（angioembolization）可能是一种替代治疗方法。

8.5 ESD 的临床效果

尽管常规 EMR 在整块完整切除术中显示出不满意的结果，但无论肿瘤的大小、形状或位置，ESD 均显示出良好的临床效果。在韩国的一项大规模回顾性研究中，整块切除和完整切除分别达到 95.3% 和 87.7%[7]。5 年无复发生存率（recurrence-free survival）和总生存率估计分别为 99% 和 95%，与外科手术相当[8]。

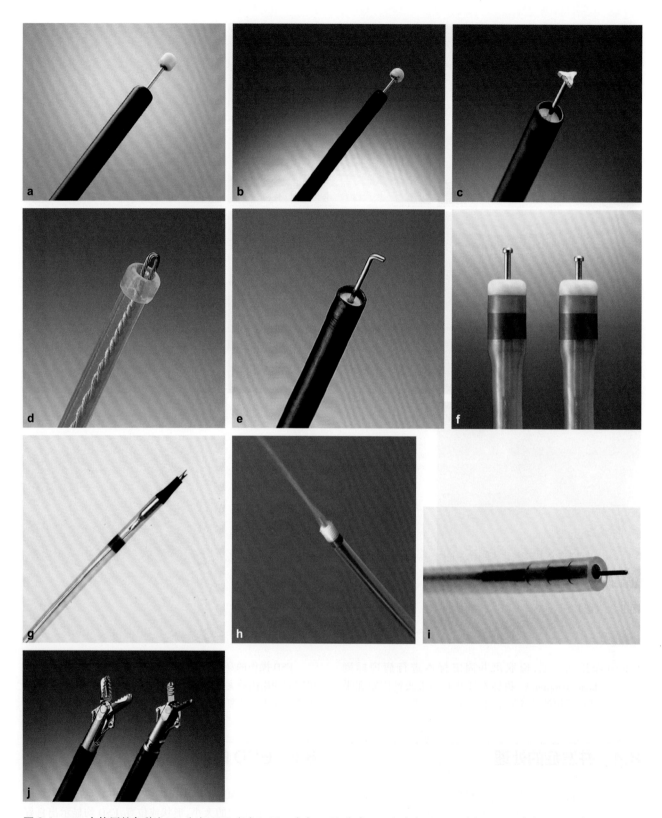

图 8.4   ESD 中使用的各种电刀。(a)IT 刀,(b)IT 刀 2,(c)TT 刀,(d)flex 刀,(e)hook 刀,(f)dual 刀,(g)fork 刀,(h)flush 刀,(i)splash 刀,(j)用于止血的一次性热活检钳

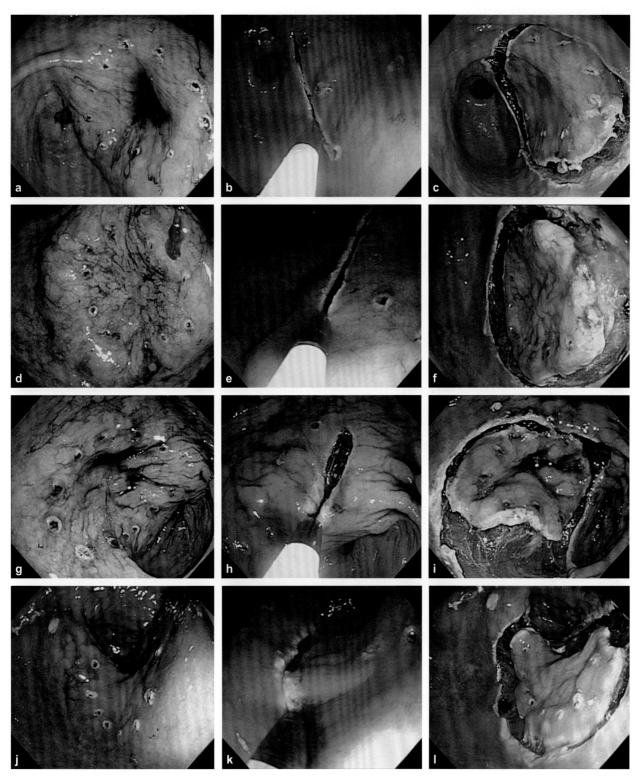

图 8.5 绕标记点环周切开。(a~c)胃窦后壁 EGC,Ⅱb 型,用 IT 刀环周切开。(d~f)胃窦后壁 EGC,Ⅱb 型。(g~i)胃窦前壁 EGC,Ⅱb 型。(j~l)胃窦大弯侧 EGC,Ⅱc 型。(m,n)胃窦小弯侧 EGC,Ⅱc 型。(o,p)胃窦小弯侧 EGC,Ⅱb 型。(q,r)胃底 EGC,Ⅱa 型。(s,t)胃体小弯侧 EGC,Ⅱc 型

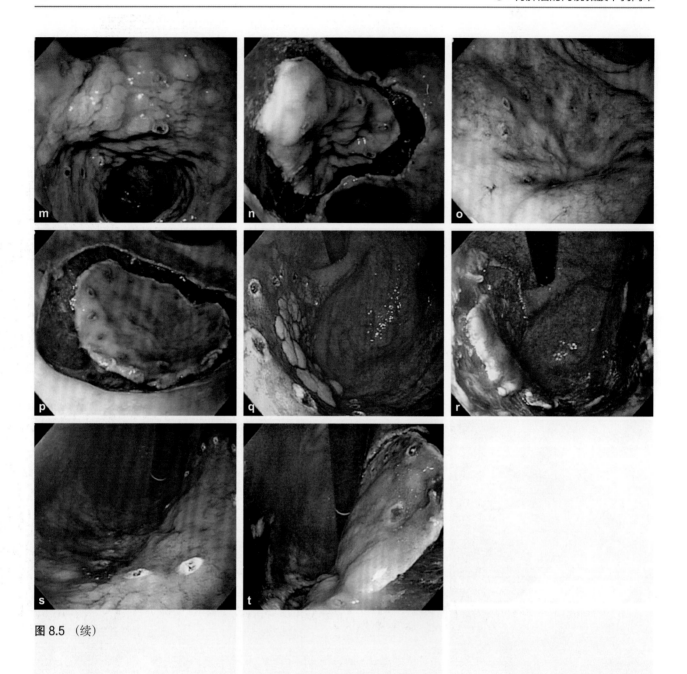

图 8.5（续）

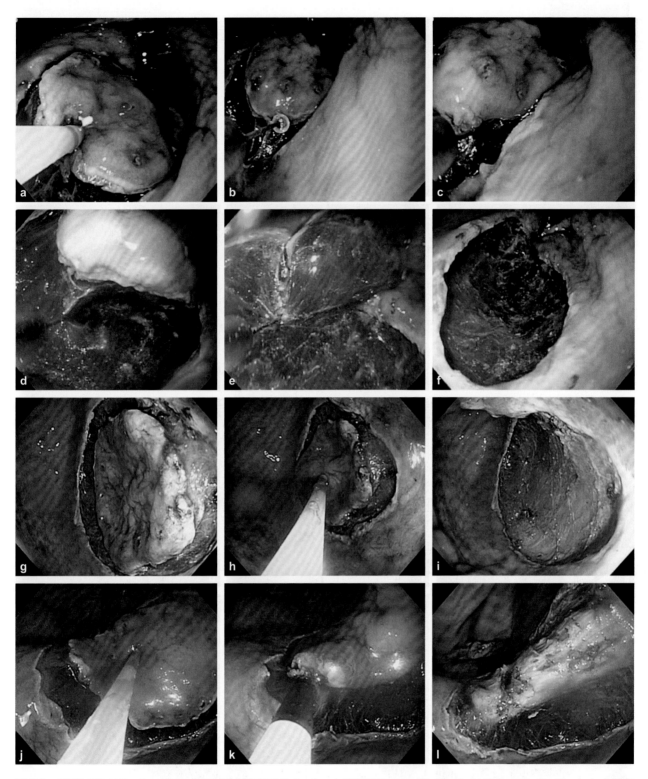

图 8.6 黏膜下剥离术。(a, f) 用 IT 刀进行黏膜下剥离术。(g~i) 胃窦后壁 EGC，Ⅱb 型。(j~l) 胃角 EGC，Ⅱb 型。(m~o) 胃窦大弯侧 EGC，Ⅱb 型。(p~r) 胃窦前壁 EGC，Ⅱc 型。(s~u) 胃窦前壁 EGC，Ⅱc 型。(v~x) 胃窦大弯侧 EGC，Ⅱc 型。(y, z) 胃窦前壁 EGC，Ⅱc 型。(a′, b′) 胃窦后壁 EGC，Ⅱb 型。(c′, d′) 胃窦大弯侧 EGC，Ⅱb 型。(e′, f′) 胃贲门 EGC，Ⅱb 型。(g′, h′) 胃体后壁 EGC，Ⅱb 型。(i′, j′) 胃体后壁 EGC，Ⅱb 型

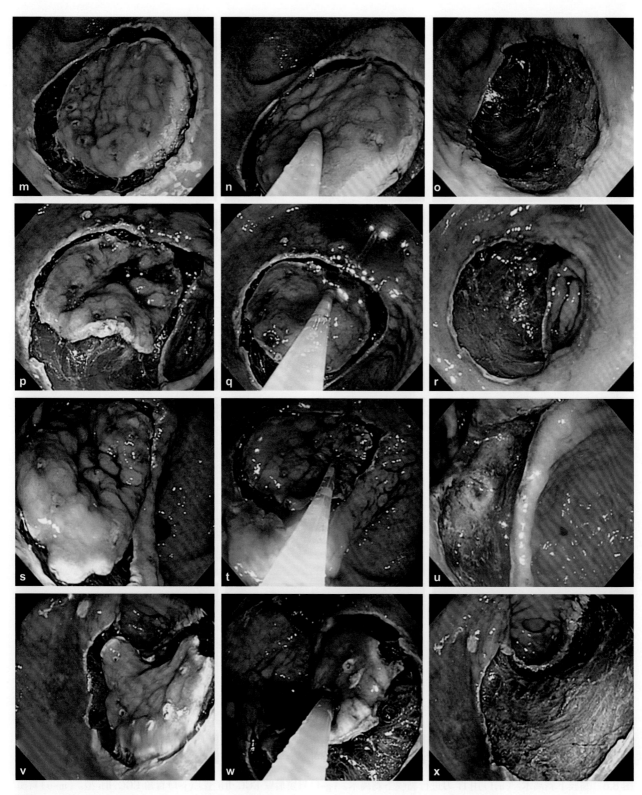

图 8.6（续）

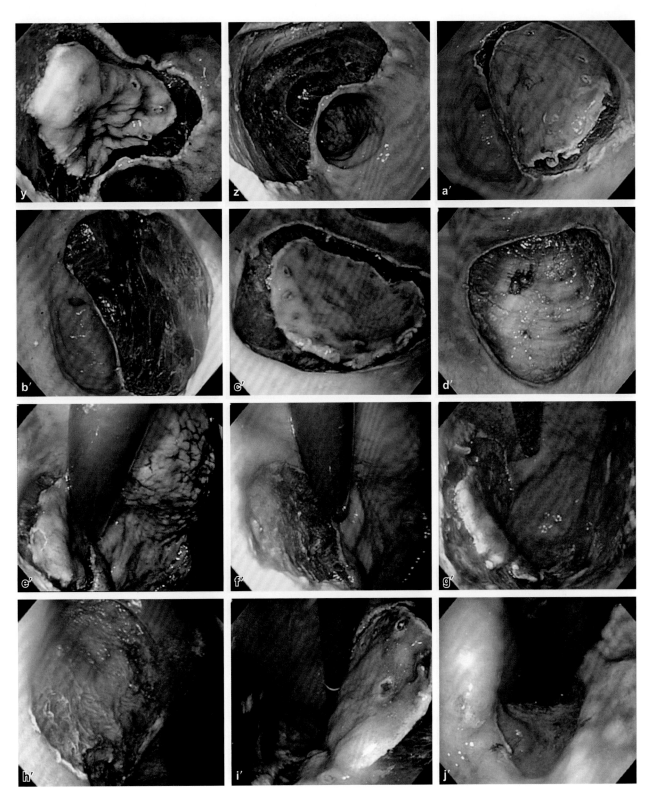

图 8.6（续）

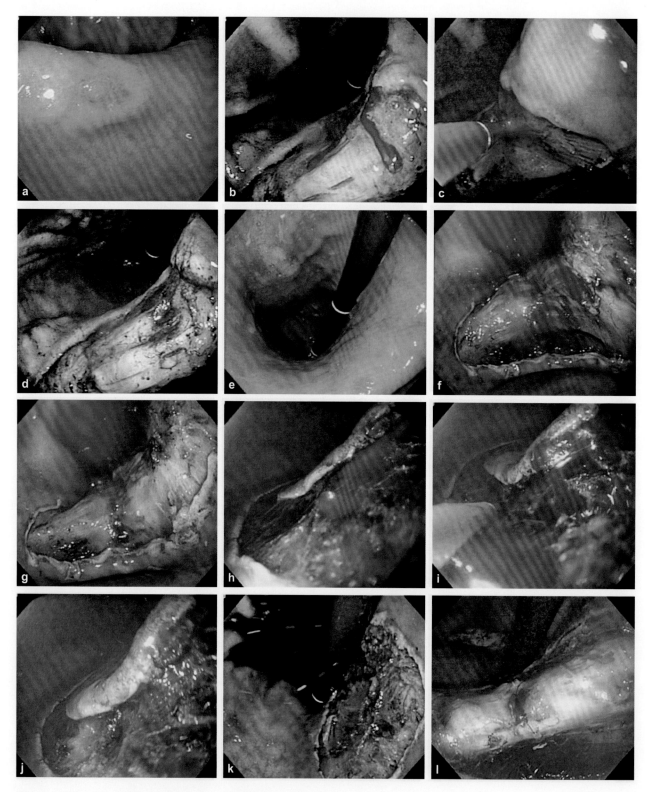

图 8.7   止血。(a~n)用止血钳对黏膜下剥离术后渗血进行止血

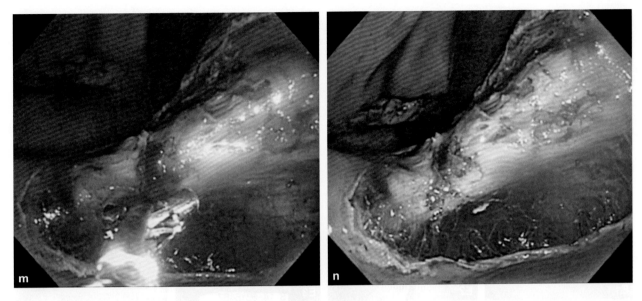

图 8.7 （续）

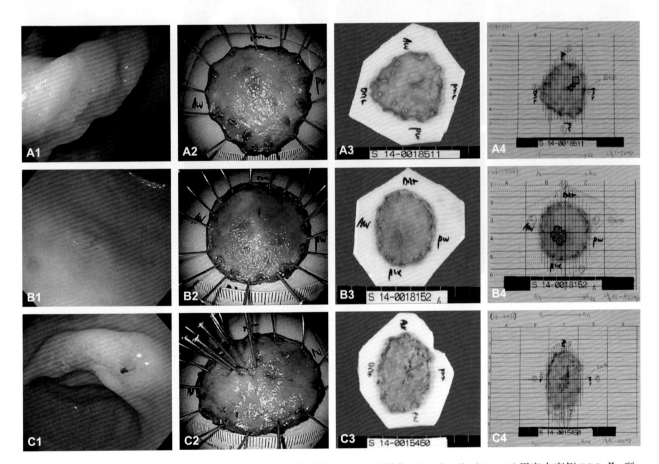

图 8.8　用大头针将切除标本固定在平板上，并进行病理标测。（A1~A4）胃角 EGC，Ⅱa 型。（B1~B4）胃窦大弯侧 EGC，Ⅱa 型。（C1~C4）胃窦小弯侧 EGC，Ⅱa 型。（D1~D4）贲门 EGC，Ⅱb 型。（E1~E4）胃体中段 EGC，Ⅱ型。（F1~F4）胃窦大弯侧 EGC，Ⅱb 型。（G1~G3）胃窦后壁 EGC，Ⅰ型

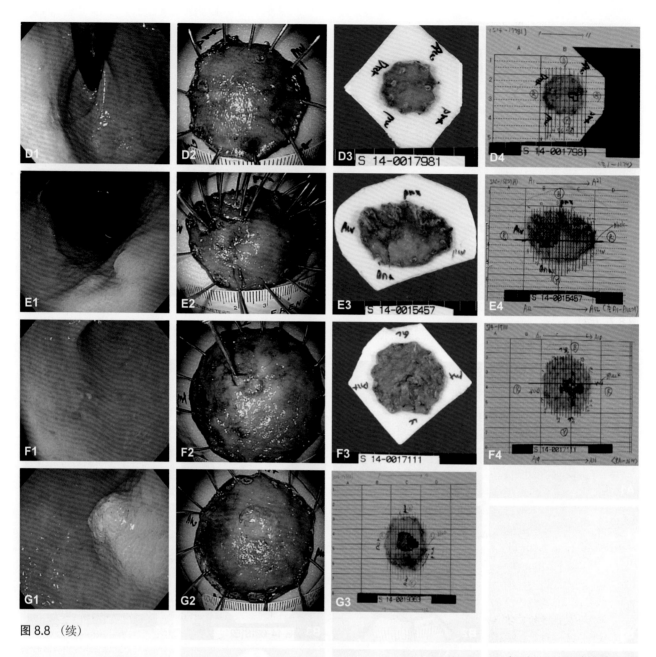

图 8.8（续）

（王晓枫 译，柴宁莉 校）

参考文献

1. Kim SG. Endoscopic treatment for early gastric cancer. J Gastric Cancer. 2011;11:146–54.
2. Gotoda T, Yanagisawa A, Sasako M, et al. Incidence of lymph node metastasis from early gastric cancer: estimation with a large number of cases at two centers. Gastric Cancer. 2000;3:219–25.
3. Soetikno R, Kaltenbach T, Yeh R, Gotoda T. Endoscopic mucosal resection for early cancer of the upper gastrointestinal tract. J Clin Oncol. 2005;23:4490–8.
4. Choi J, Kim SG, Im JP, Kim JS, Jung HC, Song IS. Endoscopic prediction of tumor invasion depth in early gastric cancer. Gastrointest Endosc. 2011;73:917–27.

5. Choi J, Kim SG, Im JP, Kim JS, Jung HC, Song IS. Comparison of endoscopic ultrasonography and conventional endoscopy for prediction of depth of tumor invasion in early gastric cancer. Endoscopy. 2010;42:705–13.
6. Kang HY, Kim SG, Kim JS, Jung HC, Song IS. Clinical outcomes of endoscopic submucosal dissection for undifferentiated early gastric cancer. Surg Endosc. 2010;24:509–16.
7. Chung IK, Lee JH, Lee SH, et al. Therapeutic outcomes in 1000 cases of endoscopic submucosal dissection for early gastric neoplasms: Korean ESD Study Group multicenter study. Gastrointest Endosc. 2009;69:1228–35.
8. Ahn JY, Jung HY, Choi KD, et al. Endoscopic and oncologic outcomes after endoscopic resection for early gastric cancer: 1370 cases of absolute and extended indications. Gastrointest Endosc. 2011;74:485–93.

非壶腹部十二指肠肿瘤的内镜治疗

9

摘要

一部分非壶腹部十二指肠肿瘤(包括腺瘤、腺癌和神经内分泌肿瘤)是内镜切除的良好对象。内镜黏膜切除术(EMR)是治疗非壶腹部十二指肠肿瘤的一种技术上安全可行的方法。但是,即使在治疗性内镜检查的专家手中,内镜黏膜下剥离术(ESD)在技术上也是一种具有挑战性的手术,并且可能会经常发生延迟出血或穿孔等严重并发症。成功的非壶腹部十二指肠肿瘤 ESD 治疗可能需要借助于各种配件或先进技能,包括小口径先端帽(small-caliber-tip cap)、隧道技术(tunneling technique)和"推-剥离技术(push and peel-off technique)"。然而,还需要更多的技术进步和临床经验积累来改善 ESD 治疗非壶腹部十二指肠肿瘤的短期和长期疗效。为了成功进行内镜切除术,医生应该熟悉手术所需的各种器械,并且能够熟练地应用。

要点
- 有少数技术高超的内镜医生在十二指肠内镜黏膜下剥离术(ESD)方面获得成功,但已发表的大量数据表明,即使在专科中心,也需要技术进步来改善其效果。
- 即使在大规模的医学中心,十二指肠 ESD 的数量也非常有限。因此,不应常规进行。
- 尽管小口径先端帽、隧道技术、优选的烙刀(cautery knife)和"推-剥离技术"可以辅助 ESD,但该技术最具挑战性和风险的部分仍然存在。
- 相比之下,内镜黏膜切除术(EMR)是一种安全可行的十二指肠肿瘤切除方法,并发症发生率较低。

9.1 概述

与位于胃肠道(gastrointestinal,GI)其他部位的类似大小的病变相比,位于十二指肠降部的原发性肿瘤因内镜切除而发生严重并发症的风险加大。十二指肠独特的解剖学特征在很大程度上是造成这种情况的原因。但尽管如此,当需要更复杂的方法时,我们却仍继续应用传统的内镜技术。与十二指肠肿瘤相关的许多其他重要临床问题仍悬而未决。

在本章中,我们旨在找出在知识库和治疗方法方面的差距,并为未来的研究提出一些解决方案和方向。

9.2 十二指肠肿瘤的内镜切除适应证

- 考虑内镜切除的十二指肠肿瘤(duodenal tumor)包括浅表肿瘤(腺瘤或腺癌)、主要是神经内分泌肿瘤(neuroendocrine tumor,NET)的上皮下肿瘤(subepithelial tumor,SET)和良性占位性病变,如 Brunner 腺错构瘤(Brunner's gland hamartomas),或脱垂或症状性脂肪瘤(lipoma)[1]。
- 十二指肠腺瘤遵循类似于来自其他胃肠道异型增生性肿瘤的腺瘤-癌序列(adenoma-to-carcinoma sequence)转化。然而,十二指肠腺瘤发生恶性转化的可能性低于其他胃肠道[2]。
- 然而,非壶腹部十二指肠瘤的内镜切除术技术上更具挑战性,并且与较高的并发症发生率相关。
- 在老年患者中,特别是在存在可能增加并发症风险的严重共病(comorbidity)的情况下,尤其是术后出血[抗凝(anticoagulation)、慢性肾脏疾病(chronic kidney disease)、专性抗血小板治疗(obligate antiplatelet therapy)的缺血性心脏病(ischemic heart disease)]-恶性转化的时程(time course)可能超过患者的合理预期寿命(life expectancy)。
- 通过内镜手术进行干预的决定必须始终与患者的年龄和共病进行仔细权衡。

9.3 内镜黏膜切除术(endoscopic mucosal resection,EMR)

- EMR通常在黏膜下注射后通过标准圈套息肉切除术(snare polypectomy)进行(图 9.1),或用尖端绝缘(insulated-tip,IT)刀进行预切开(pre-cutting),随后通过圈套器(snare)切除(图 9.2 和图 9.3)。这项技术对非壶腹部十二指肠肿瘤既安全又有效。
- 至于并发症,迟发性出血最常见,发生率为 0~30%。
- 穿孔是一种罕见的并发症,在大多数病例系列研究中发生率为 0~3%,其中大多数发生在超过 30mm 的较大病变切除后。

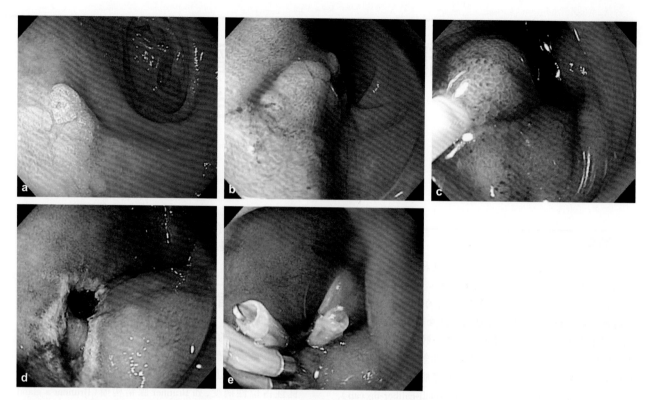

图 9.1 十二指肠腺瘤的标准 EMR。(a)十二指肠球部小弯侧大的(1.0cm)白色扁平隆起性病变。(b,c)黏膜下注射后通过标准圈套息肉切除术进行 EMR。(d)EMR 后溃疡。(e)创面预防性内镜夹夹闭,防迟发性出血或穿孔

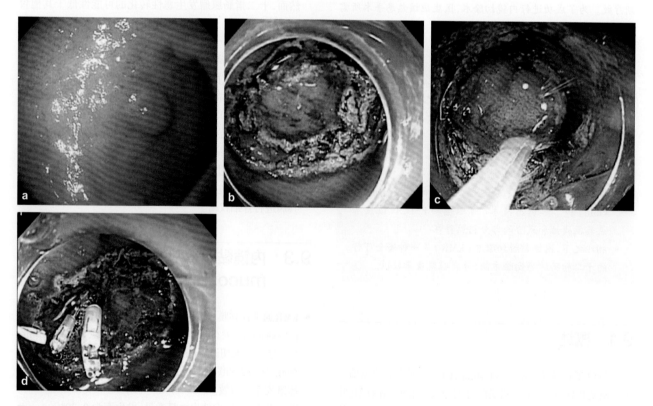

图 9.2 十二指肠腺瘤的 EMR 预切开。(a)十二指肠球部中等大小(0.8cm)的突起性病变。(b)用 IT 刀绕病变预切开。(c)用圈套器内镜切除病变。(d)EMR 后溃疡

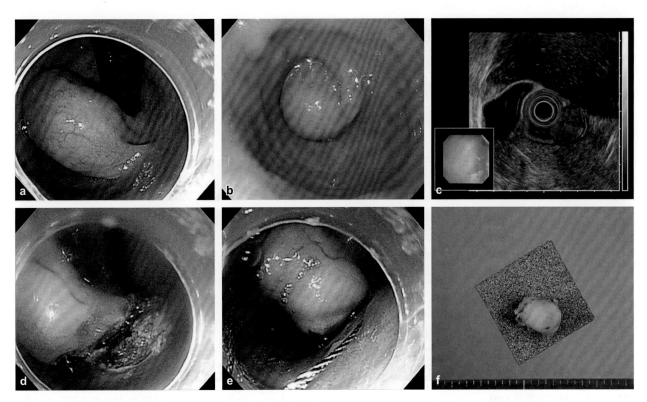

图9.3　十二指肠 SET 的 EMR 预切开。(a,b)十二指肠球部有蒂 SET,质软,较大(3.0cm),形成阻塞幽门管的片状下垂物。(c)超声内镜检查显示卵圆形、不均匀等回声病变伴数个无回声灶,来源于黏膜下层。(d,e)通过部分黏膜下剥离的 EMR,用圈套器进行最后切除。(f)切除标本,诊断为 Brunner 腺体增生

- 在日本国立癌症中心医院,共有 113 例非壶腹部十二指肠腺瘤常规采用 EMR 或息肉切除术(polypectomy)治疗[3]。在该研究中经 EMR 或息肉切除术治疗的患者无穿孔,并且迟发性出血率相对较低(12%)。尽管病变整块切除(en bloc resection)率为 63%,R0 切除率为 34%,但未发现 EMR 组有局部复发。
- 作为一种治疗方法,十二指肠 EMR 是可行的,提供了出色临床成功率,具有非常少并发症和良好的长期结果。
- 内镜医师必须特别关注穿孔,包括迟发性穿孔的可能性。

9.4　内镜黏膜下剥离术(endoscopic submucosal dissection,ESD)

9.4.1　十二指肠 ESD 的陷阱

- 成功的十二指肠 ESD 被认为是一种技术上具有挑战性的手术,即使在专家手中也是如此。
- 狭窄的管腔、内镜先端的矛盾运动、丰富的血管网络、薄的肌层和疏松的黏膜下组织一起共同使手术变得困难并具有风险。
- 疏松和非薄的黏膜下组织导致黏膜抬起不充分,十二指肠球部存在密集的黏膜下腺体,特别易引起黏膜切开后组织收缩性差。
- 难以维持黏膜下液垫和进入黏膜下间隙,因此是手术中最具挑战性和风险的部分[4]。
- 十二指肠 ESD 的陷阱总结于"要点"。

> **牢记于心:十二指肠 ESD 的陷阱**
>
> - 十二指肠广泛的二级动脉血供和壁薄,难以进行安全的 ESD。
> - 术中或术后经常发生即刻或迟发性出血,轻微热损伤可引起穿孔。

9.4.2　推荐的技术

- 在黏膜下层选择一个好的剥离平面,以最低程度损伤组织(足够深,但不要太靠近固有肌层;约在距肌层约 1/3 的黏膜下层处)很重要。
- "隧道法(tunneling method)",通过透明帽先端机械性撑开黏膜下组织。
- 在黏膜下层清晰可见的情况下进行部分黏膜切开和逐步剥离(图 9.4)。
- 对于 SET 的 ESD,在注射前使用双通道内镜进行黏膜切除有助于更容易暴露肿瘤并将其与黏膜下层分离开(图 9.5)。
- 在内镜控制不稳定的情况下,镇静不足患者的躁动使手术非常困难甚至不可能。在这种情况下,推荐全身麻醉以稳定患者。全身麻醉下也更容易控制出血,可能是由于血压的稳定控制。

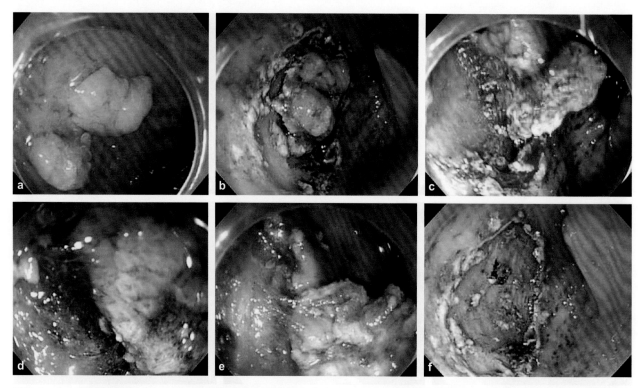

图9.4　十二指肠腺瘤的 ESD。(a)十二指肠球部两个中等大小(0.6cm、0.8cm)的隆起性病变。(b)用 IT 刀绕病变周围预切开。(c)黏膜下剥离术在某些部位具有挑战性,因为由于丰富的 Brunner 腺体,很难维持黏膜抬起。(d,e)通过使用钩刀,可以将病变安全地从肌层剥离。(f)ESD 后溃疡

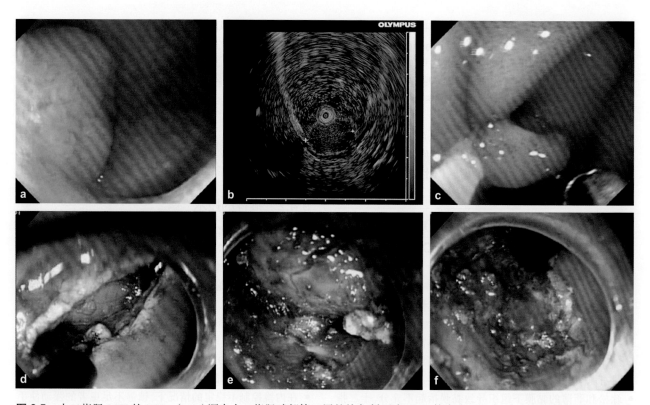

图9.5　十二指肠 NET 的 ESD。(a,b)源自十二指肠球部第三层的均匀低回声 SET,较大(1.5cm)。(c)在注射前用双通道内镜在 SET 基底进行黏膜切除术。(d,e)使用 IT 刀暴露和剥离 SET。(f)ESD 后溃疡

- 当病变位于 Vater 壶腹远端的十二指肠部分以及内镜控制变得不稳定时,双气囊内镜(double-balloon endoscope,DBE)有助于稳定内镜头端的控制。

9.4.3　"推-剥离(push and peel-off)"技术(图 9.6 和图 9.7)[5]

- 确保黏膜下进入,并制作足够的黏膜下"液垫"。
- 在病变皮瓣基底和肌层之间反复推进带有透明帽的内镜,以引起机械性撑开。
- 从肌层逐渐剥离病变,有助于避免剥离刀引起的潜在热损伤。

9.5　器械

9.5.1　电刀

- 短针型刀(short needle-type knife),如 Flush 刀或 Dual 刀,适用于十二指肠 ESD。
- 在大多数情况下,首选球状刀头(ball-tip)1.5mm 的 Flush 刀或 1.5mm 的 Dual 刀。
- 在纤维化或不易接近角度的困难情况下,推荐使用钩刀(hook knife)。使用钩刀,可选择性用刀头钩住黏膜下组织,将其从肌层拉开,避免在应用电切割时对肌肉造成伤害。

9.5.2　止血钳

- 止血是成功 ESD 的关键因素。
- 止血钳(hemostatic forcep)有助于预防黏膜下层剥离过程中大血管的大出血(图 9.8)。

9.5.3　透明膜

- 小口径先端透明帽(small-caliber-tip transparent hood,ST hood)对于十二指肠 ESD 的隧道法特别有用。
- ST 帽有一个锥形先端,帽的先端直径小,即使在十二指肠,这种结构也能更容易地打开黏膜切口(图 9.9)。

9.6　并发症

9.6.1　并发症的发病率(图 9.10)

- 至于并发症,据报道十二指肠 ESD 的并发症和急诊手术的发生率高于 EMR。
- 据报道,ESD 术中穿孔率为 6.6%~31.6%,迟发性穿孔为 0~14.3%,迟发性出血为 0~18.4%。迟发性出血主要由为治疗术中出血进行电凝而引起[6]。
- 在这种技术困难和危险的情况下,3.3%~14.3% 的 ESD 患者进行了紧急手术。
- 相比之下,EMR 被认为是一种更安全、更简单和更快速的

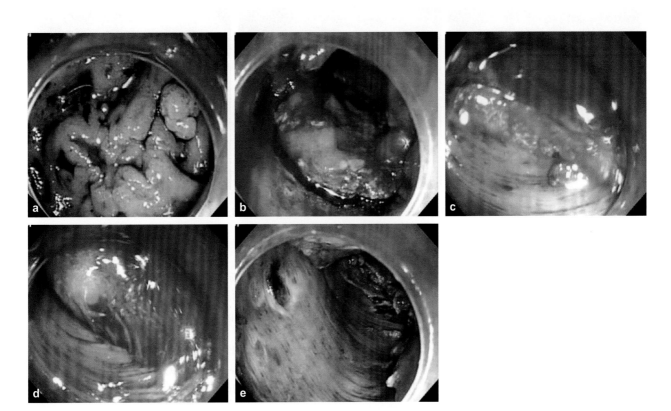

图 9.6　十二指肠腺瘤 ESD 的 "推-剥离" 技术。(a)十二指肠第二部分见中央凹陷扁平病灶,约 2.0cm 大小。(b)用 IT 刀预切开。(c,d)充分的黏膜下注射和 "推-剥离",将肿瘤与肌层分离。(e)ESD 后溃疡,无明显并发症

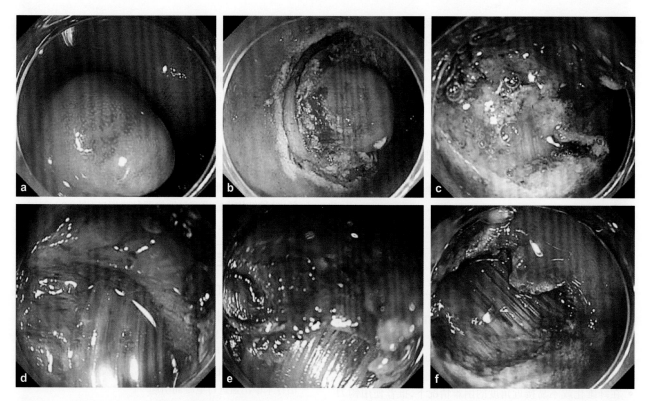

图 9.7 十二指肠 SET 的 ESD 的"推-剥离"技术。(a)十二指肠球部 SET,约 1.5cm 大小。(b,c)用 IT 刀预切开及部分黏膜下剥离术。(d,e)充分的黏膜下注射和"推-剥离",将肿瘤与肌层分离。(f)ESD 后溃疡,无明显并发症

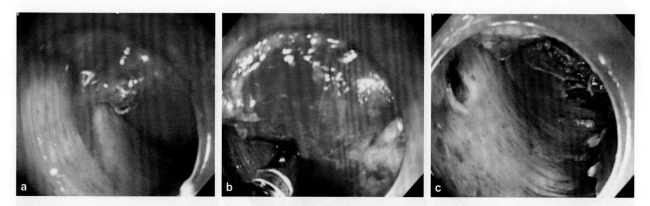

图 9.8 ESD 术中用止血钳进行大血管的预防性止血。(a)ESD 术中见穿过肌层的大血管。(b)用止血钳对血管进行电凝。(c)成功预防大出血

手术,其术中穿孔(0~2.7%)、迟发性穿孔(0~2.0%)和急诊手术(2.7%~4.0%)的风险都较低。

9.6.2 避免并发症的技巧

- 必须在电切前识别血管并对其进行电凝。
- 避免迟发性穿孔的最重要因素是在黏膜下剥离术中与肌层保持安全距离,并保持其厚度,从而防止对该较薄肌层的热损伤。

- 为避免十二指肠内容物的有害影响,采用内镜夹夹闭黏膜缺损是有效的。
- 质子泵抑制剂(proton pump inhibitor)应用于十二指肠球部 ESD。
- 合成的蛋白酶抑制剂(protease inhibitor)如甲磺酸萘莫司他(nafamostat mesylate),可以通过抑制胰酶的活性来降低十二指肠内容物的有害影响。

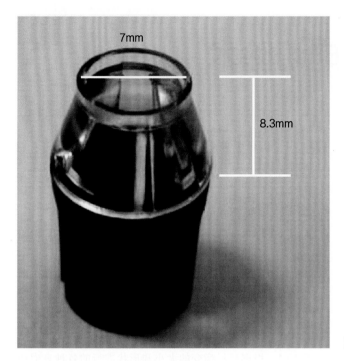

图 9.9　小口径先端透明帽

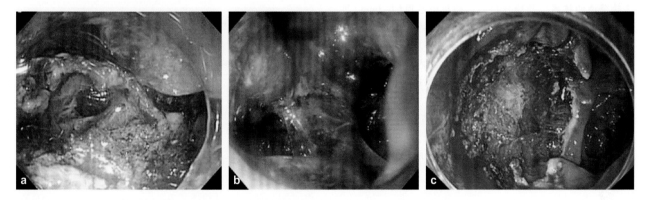

图 9.10　十二指肠肿瘤内镜切除术的并发症。（a）术中穿孔。（b）迟发性穿孔。（c）迟发性出血

（王寰　译，柴宁莉　校）

参考文献

1. Culver EL, McIntyre AS. Sporadic duodenal polyps: classification, investigation, and management. Endoscopy. 2011;43:144–55.
2. Kanthan R, Gomez D, Senger JL, et al. Endoscopic biopsies of duodenal polyp/mass lesions: a surgical pathology review. J Clin Pathol. 2010;63:921–5.
3. Nonaka S, Oda I, Tada K, et al. Clinical outcome of endoscopic resection for nonampullary duodenal tumors. Endoscopy. 2015;47:129–35.
4. Lim CH, Cho YS. Nonampullary duodenal adenoma: current understanding of its diagnosis, pathogenesis, and clinical management. World J Gastroenterol. 2016;22:853–61.
5. Yun JW, Park JJ, Kim KH, et al. Successful endoscopic submucosal dissection for triple sporadic nonampullary duodenal adenomas using a "push and peel off" technique. Endoscopy. 2012;44(Suppl 2):E25–6.
6. Yamamoto Y, Yoshizawa N, Tomida H, et al. Therapeutic outcomes of endoscopic resection for superficial non-ampullary duodenal tumor. Dig Endosc. 2014;26(Suppl 2):50–6.

10 结肠镜息肉切除术

摘要

所有肿瘤性结直肠息肉,即使是小或微小的病变,最好都能切除,因为它们的恶性潜能在充分病理学评估之前都是未知的。结肠镜息肉切除术(colonoscopic polypectomy,CPP)是结肠镜检查中最常用的治疗方法。近年来 CPP 技术有了长足的发展。现在有各种器械和技术可用于不同的临床环境。在进行 CPP 之前,内镜医师需要考虑具体病变的自然史、患者的年龄和共病性以及干预的风险,而患者应该了解 CPP 的益处和风险,包括穿孔和出血的后果。内镜医师应根据息肉的大小、形态特征和息肉在结肠内的位置选择合适的技术。结肠任何部位的极小息肉(1~3mm)可以用活检钳切除(冷钳息肉切除术)。微小息肉(5mm)不仅可以用冷钳息肉切除术,还可以用冷圈套息肉切除术。小息肉(6~9mm)最好用冷圈套、热圈套或内镜黏膜切除术(EMR)技术切除。大息肉(≥10mm)可以通过标准的热圈套切除。然而,EMR 越来越受欢迎,而且可能比热圈套息肉切除术更安全,尤其是在切除右半结肠的病变时。内镜医师的目标应该是在单次圈套时进行整块切除,但是对于≥2cm 的无蒂病变,应该考虑内镜下分片黏膜切除术或内镜黏膜下剥离术。

10.1 概述

结直肠癌(colorectal cancer,CRC)是世界上第三大最常见的恶性肿瘤,也是癌症相关死亡的第四大原因。预计到 2030 年,其负担将增加 60%,达到 220 多万新发病例和 110 万例癌症死亡[1]。研究表明,早期发现和切除结直肠腺瘤(colorectal adenoma)可以降低结直肠癌的发生率和癌症相关死亡率[2,3]。在这方面,结肠镜息肉切除术(colonoscopic polypectomy)是预防 CRC 的基本治疗方法。然而,结肠镜息肉切除术最近被认为是一种高度依赖操作者的手术。结肠镜息肉切除术的实践和手术的治疗结局在内镜医生中差异很大[4]。所有进行结肠镜检查的医生都必须接受过基本息肉切除术技术的充分培训。他们应该能够安全有效地操作该项技术。在本章中,我们将讨论结肠镜息肉切除术的先决条件、器械、基本原理、各种技术和并发症。

10.2 适应证

- 理论上,任何浅表性结直肠肿瘤都可作为结肠镜息肉切除术的适应证。
- 结肠镜息肉切除术根据采用的电烙器(electrocautery)、活检钳(forcep)和圈套器(snare)的不同包括各种技术(表10.1)。内镜医师在选择恰当的技术之前,应考虑息肉的大小、形态特征和在结肠的位置。

表 10.1 根据目标病变的大小和形状进行的各种息肉切除术

治疗目标	技术
极小(1~3mm)息肉 微小(≤5mm)息肉	冷钳息肉切除术 冷钳息肉切除术 冷圈套息肉切除术
小(6~9mm)息肉	冷圈套息肉切除术 热圈套息肉切除术 内镜黏膜切除术
大(≥10mm)息肉	热圈套息肉切除术 内镜下黏膜切除术
无蒂病变≥20mm	内镜分片黏膜切除术 内镜黏膜下剥离术
粗颈有蒂息肉	热圈套息肉切除术 内镜下黏膜切除术 可拆卸圈套器或内镜夹放置

- 活检钳可用于单片一次切除极小息肉(tiny polyp)(1~3mm)[冷活检术(cold biopsy)或冷钳息肉切除术(cold forcep polypectomy)]。
- 结肠任何部位的微小息肉(diminutive polyp)(≤5mm)可通过冷活检息肉切除术(cold biopsy polypectomy)切除。目前不推荐使用电外科装置进行热活检术来切除微小息肉,因为其完全切除率低,并担心迟发性穿孔,且对切除标本的组织学评估不足。
- 尽管冷活检息肉切除术(cold biopsy polypectomy)可用于切除极小和微小息肉,但对于微小病变(diminutive lesion),冷圈套切除术(cold snaring)比冷钳切除术(cold forcep resection)更有效[5]。

- 小息肉（small polyp）（6~9mm）最好通过冷圈套、热圈套（hot snaring）或内镜黏膜切除术（EMR）技术来切除。
- 大的无蒂息肉（sessile polyp）（≥10mm）可以通过标准的热圈套切除术（standard hot snaring）。然而，EMR 越来越受欢迎。它可能比热圈套切除术更安全，尤其是在切除右半结肠病变时。息肉切除术中黏膜下注射可预防早期出血，但其对迟发性出血的预防作用目前尚不清楚。
- 内镜医师的目标是在单次圈套切除时进行病变的整块切除。对于≥2cm 的病变，可以考虑分片切除（piecemeal resection）。
- 大的有蒂息肉（pedunculated polyp）可以通过热圈套切除。预防性处置（例如，可拆卸圈套器或内镜夹放置）有助于防止在切除粗颈的有蒂息肉（>5~10mm）时早期出血。

- 在有明确或可疑的结直肠恶性息肉病例中，应考虑进一步的治疗方案，包括内镜黏膜下剥离术（ESD）和外科手术（见第 11 章）。一般来说，无蒂息肉的非抬举征表明癌广泛浸润，这是结肠镜息肉切除术的绝对禁忌证（图 10.1）。

10.2.1 先决条件

- 息肉切除术后出血是结肠镜息肉切除术最常见的并发症。应根据专业胃肠内镜学会近期提出的实践指南，应考虑停用用于治疗心血管和脑血管疾病的抗凝剂（anticoagulant）和抗血小板药物（antiplatelet agent）[6,7]。
- 充分的肠道准备对于安全有效的结肠镜息肉切除术至关重要。肠道准备不足可能会降低结肠镜息肉切除术的技

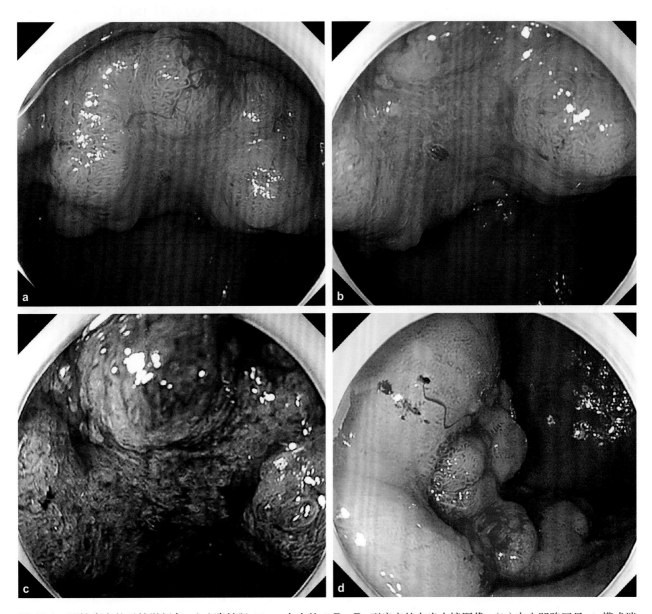

图 10.1 恶性病变的无抬举征象。（a）降结肠 25mm 大小的 0-Ⅱa+Ⅱc 型病变的白光内镜图像。（b）中央凹陷区呈 pit 模式消失的无定形结构（Kudo-Vn）。（c）NBI 确定的血管缺失区，表面模式消失。（d）黏膜下注射液体后病灶隆凸，恶性息肉的非抬举征，内镜切除术的禁忌证

术性能。随后可能会增加手术相关并发症的潜在风险。建议分剂量肠道准备用于早晨结肠镜检查,而当天准备适用于下午结肠镜检查。

10.3 器械

10.3.1 电外科装置

- 电外科装置(electrosurgical unit,ESU)将高频电流转化为热量,从而在电流作用点切割和/或凝固组织。
- 电外科波形可以设置为在电流施加部位产生切割和/或凝固组织的效应。凝固到切割效应细胞的比例会有所不同,从而产生"调和(blended)"和"混合(mixed)"效应。
    - 凝固(coagulation):细胞内温度升高,使细胞脱水和皱缩。
    - 切割(cut):细胞液的加热发生得太快以至于细胞破裂。
- 电流施加部位的组织温度升高受焦耳定律的支配:

$$Q=I^2 \times R \times t$$

- (Q,热;I,电流强度;R,组织电阻;t,时间)
    - 结肠黏膜产生的热量与电流强度的平方成正比(例如,如果电流强度增加1倍或3倍,产生的热量将分别增加4倍或9倍)。
- 电流波形:ESU产生的高频电流包括以下两种类型之一:
    - 峰值因数:峰值与均方根电压之比。
    - 纯正弦波电流波形(图10.3a):每波的峰值因数恒定为1.4。
- 电路(electrical circuit)
    - 单极模式(monopolar mode):电流从活性电极(active electrode)(附件通常内镜工作通道插入)流向置于患者皮肤上的中性电极(neutral electrode)(患者负极板)(图10.2a)。
    - 双极模式(bipolar mode):电流从活性电极流向中性电极,两者都位于单个内镜器械上的紧邻部位。电流

不会通过患者身体的其他部分。不需要患者负极板(图10.2b)。

- 电流频率:人心肌对低频电流敏感。高频电流会增加静电损失的风险。它们与烧伤风险有关。因此,ESU通常采用300~1 000kHz范围内的高频电流。
- 电流波形:ESU产生的高频电流包括以下两种类型之一:
    - 波峰因数:峰值与均方根电压之比。
    - 纯正弦波电流波形(图10.3a):每波的波峰因数恒定为1.4。较高的峰值电压提供更强烈的凝固/止血。电压峰值(voltage peak,Vp)在200V以下是软凝(soft coagulation)的理想选择,切割效应(cutting effect)最弱,而约300V的Vp可实现纯切效应,凝固效应最弱。
    - 调幅电流波形(amplitude-modulated current waveform)(图10.3b):波峰因数在1.5~8之间变化,随着波峰因数的增加,凝固效应更强。ESU提供调幅电流波形,分别称为"混切(blend cut)"或"干切(dry cut)"和"电灼(fulgurate)""强凝(forced coag)"或"喷凝(spray coag)"。
    - ESU可以在一种模式下提供组合切割和凝固波形,交替使用每种类型的波形,称为Endocut(ERBE,Tubingen,Germany)或Pulsecut(Olympus,Tokyo,Japan)模式(图10.3c)。这些设置包括切割期持续时间、切割期之间的间期和凝固效应,可以由内镜医师进行调整。
- 实际应用
    - 通过圈套器施加的电流密度因横截面积而异(图10.4)。所有其他设置都相同。息肉的基底或圈套器线圈越大,切除息肉所需的能量就越大。
    - 制造商推荐的各种应用设置见表10.2。可根据内镜医师的偏好和理想的治疗反应(即,在ERBE Endocut模式下,如果选择最低的"效应"水平,在切割周期之间不使用凝固电流,这可能有助于限制盲肠中与电凝相关的损伤),在CPP之前和术中调整设置。

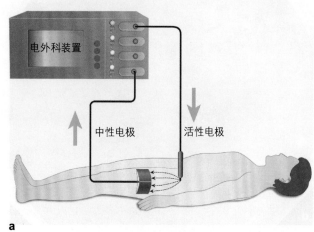

a

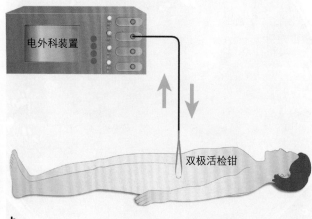

b

图10.2 电路。(a)单极模式。(b)双极模式

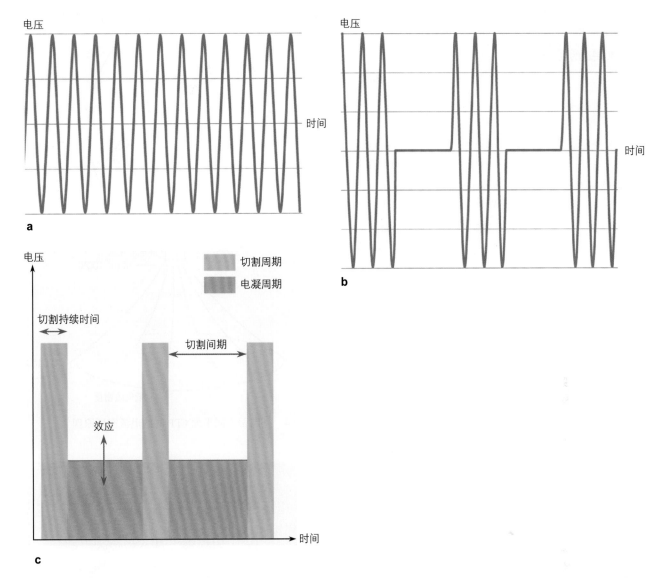

图 10.3　ESU 中使用的电流波形。(a)纯正弦电流波形(波峰因数 =1.4)。(b)调幅电流波形(波峰因数 =1.5~8)。(c)由交变切割和凝固电流组成的 Endocut 和 Pulsecut 模式

10.3.1.1　活检钳

- 活检钳已广泛用于微小息肉(diminutive polyp)(≤5mm,图 10.5)的切除。鉴于活检钳息肉切除术(forceps polypectomy)的不完全切除率高,推荐冷圈套息肉切除术(cold snare polypectomy)作为微小息肉内镜切除的首选方法。
- 冷活检钳在相对的活检杯之间可以配备针也可以不配。活检钳杯口可以是圆形、椭圆形或加长型,有侧孔或无侧孔,可以平滑或锯齿状。在具有挑战性的情况下可能提供优势的其他标准设计的变化包括"摆动口(swing-jaw)"、"旋转(rotatable)"和"成角度(angled)"活检钳。
- 由于担心热损伤和不完全切除,不再推荐热活检术用于结直肠小肠息肉的切除。

10.3.2　圈套器

- 息肉切除术圈套器(polypectomy snare)包括单极线圈电极,该电极圈推出塑料绝缘导管外,将其环绕目标组织,然后再将其回收入导管,然后通过机械作用和电外科切割横切断病变。
- 圈套器(snare)设计成具有各种大小和形状,以便于在结肠内不同部位圈套不同大小和形状的息肉。圈套器的形状为圆形、椭圆形、六角形或新月形(图 10.6a 和图 10.6b)。标准的大圈套器长约 6.0cm,宽约 3.0cm;而小圈套器长约 3.0cm,宽约 1.0cm(图 10.6b)。
- 尖头(spike-tipped)或硬圈套器可通过防止从病变滑脱来促进病变的定位和抓取(图 10.6c)。
- 临床实践中也有专门设计用于 <10mm 息肉的冷圈套息肉切除术的圈套器(图 10.6d)。不过,可以使用常规圈套器进行冷圈套息肉切除术。
- 息肉切除圈套器的类型通常取决于息肉的形态学特征和结肠镜医师的偏好。

表 10.2　制造商推荐的各种内镜干预技术的参数设置
（adopted by Rey JF et al. Endoscopy 42:764-772）[8]

ERBE 制造的电外科装置		
	ICC 200	VIO 200S/ VI0200D
息肉切除术		
蒂直径 <1cm	Endocut, Effect 2, 120W	Endocut Q, Effect 1~2
蒂直径 >1.5cm	Endocut, Effect 2 或 3, 160~180W	Endocut Q, Effect 3
标记病变	Soft Coag, 50W	Endocut, Effect 3, 50W
	Forced Coag, 20W	Forced Coag, Effect 1, 20W
黏膜切除术	Endocut, Effect 2, 120W	Endocut Q, Effect 2
止血：胃/直肠/结肠	APC, 40W	Pulsed APC, Effect 2, 20W
止血：十二指肠/右侧结肠	APC, 20W	Precise APC, Effect 4
放射性直肠炎	APC, 40W	Pulsed APC, Effect 2, 20W
肿瘤消融	APC, 60W	Forced APC, 20~60W
Olympus 制造的电外科装置		
	ESG-100 设置	
息肉的圈套器切除术		
≤5mm	Pulsecut slow, Level 120/替代模式：Forced Coag 2 Level≤20	
6~9mm	Pulsecut slow, Level 120/替代模式：Forced Coag 2 Level 20	
10~19mm	Pulsecut slow, Level 120/替代模式：Forced Coag 2 Level 20~25	
20~29mm	Pulsecut slow, Level 120/替代模式：Forced Coag 2 Level 20~30	
30~40mm	Pulsecut slow, Level 120/替代模式：Forced Coag 2 Level 30	
热活检术	Cut 2, Level 40	
标记	Forced Coag 1, Level 20/Soft Coag, Level 50	
止血（圈套器）	Forced Coag 1~2, Level 30	
止血（双极探头）	Soft Coag, Level 30	
EMR（圈套器）	Pulsecut slow, Level 120/替代模式：Forced Coag 2 Level 30	

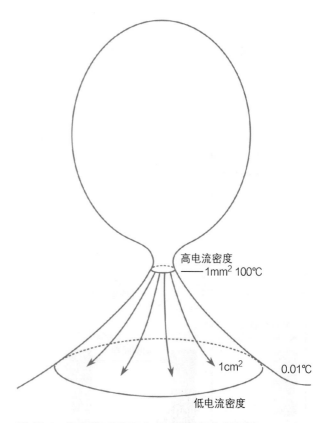

高电流密度
——1mm² 100℃

1cm²　　0.01℃

低电流密度

图 10.4　息肉蒂不同平面 CPP 时的电流密度原理

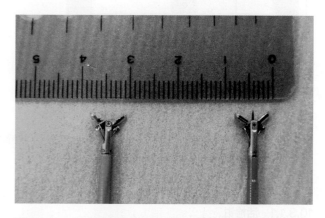

图 10.5　一次性标准活检钳示例。锯齿状杯口活检钳，头端不带针（左），头端带针扁平杯口活检钳（右）

10.3.3　黏膜下注射药物

- 可采用 23 或 25 号注射针将液体注射到结肠壁黏膜下层（图 10.7）。
- 黏膜下注射对于切除大的无蒂结肠息肉（注射辅助息肉切除术）至关重要。将液体（通常是等张生理盐水）注射到息肉下面的黏膜下层，通过抬高目标病变形成黏膜下层液垫。黏膜下液垫可促进病灶的整块抓取，减少对深层组织至固有肌和浆膜的损伤。
- 已评估等渗生理盐水（isotonic normal saline）、50% 葡萄糖（dextrose）、甘油（glycerol）和稀释透明质酸（hyaluronic

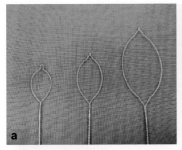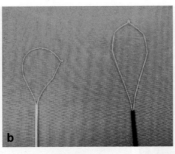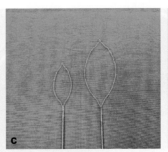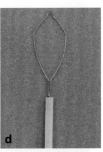

图 10.6 现有的息肉切除术圈套器。(a)标准椭圆形圈套器(从左到右依次为 10mm、15mm、25mm),(b)新月形(左)和六角形(右)圈套器。(c)尖头圈套器。(d)专门设计用于冷圈套息肉切除术的菱形圈套器

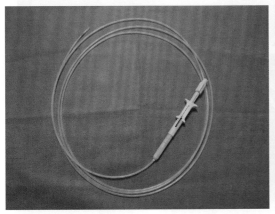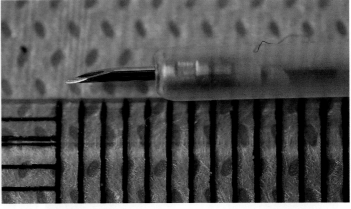

图 10.7 黏膜下注射针

acid)的易注射性和垫层效应(cushion effect)的持续时间。

- 等渗生理盐水是建立黏膜下液垫的一种流行且有效的解决方案。生理盐水的主要缺点是它会迅速扩散到周围组织,特别是直肠。
- 葡萄糖水和甘油是廉价且容易获得的高渗溶液。它们产生比生理盐水更持久的黏膜下液泡。
- 透明质酸(hyaluronic acid,HA)溶液在所有可用的注射溶液中产生最持久的黏膜下液垫。然而,由于 HA 液费用高,在 EMR 中的应用受到限制。

- 添加剂包括用于止血的肾上腺素(epinephrine)和用于清楚观察息肉边界和黏膜下层的染料[靛胭脂(indigo carmine)或亚甲蓝(methylene blue)](图 10.8 和图 10.9)。

息肉切除术中黏膜下注射有助于预防早期出血。然而,它对迟发性出血的预防作用目前尚不清楚。

10.3.4 辅助装置

- 用于执行 CPP 的辅助器械包括内镜夹(clip)、可拆卸圈套器(detachable snare)、透明帽(transparent cap)、回收器械(retrieval device)、标记(tattooing)和消融器械(ablation device)[即氩等离子体凝固术(argon plasma coagulation)设备、单极和双极探头以及激光器]。有关辅助装置的详细信息,请参阅辅助装置辅助 CPP 技术。

10.4 技术

10.4.1 结肠镜息肉切除术的基本原则

- 息肉切除术技术应根据要切除的目标病变的位置、大小和大体形态进行个体化。
- 仔细的黏膜检查对于清晰标定边界和随后完全切除结肠息肉至关重要,特别是对于非息肉样扁平肿瘤和锯齿状病变(图 10.10)。图像增强技术(Image enhancing technique),如色素内镜检查(chromoendoscopy)和窄带成像(narrow-band imaging,NBI)技术可用于此目的。
- 术中应拉直结肠镜,不能打弯或结袢。在整个手术过程中,手术野不应在视线之外。
- 在圈套前应通过旋转结肠镜将病变放在 5~6 点钟位置(图 10.11)。结肠镜位置不当是圈套不完全的一个潜在原因(图 10.12)。
- 仔细评估切除边缘,以确定是否存在残留的腺瘤组织,对于确认息肉完全切除至关重要(图 10.12)。
- 所有切除的标本应立即回收。在多发性结直肠息肉的情况下,所有回收的标本应装入单独的标本瓶中,并送去进行组织病理学评估。息肉切除后的监测结肠镜检查(surveillance colonoscopy)的间期主要取决于具体肿瘤性病变的数量、大小和组织病理学结果(图 10.13)。

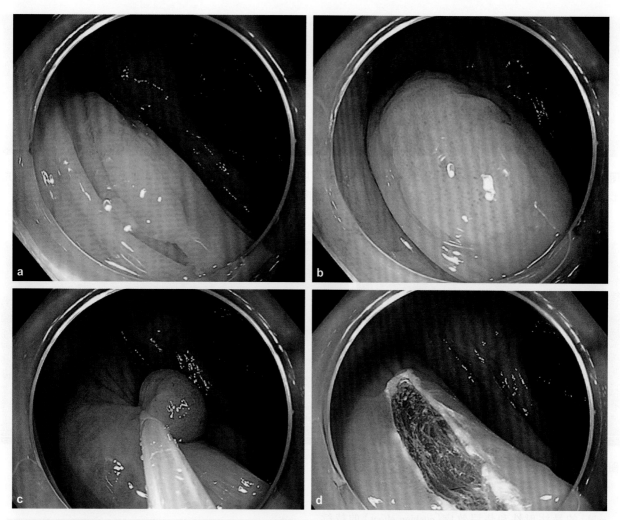

图 10.8 用靛胭脂混合生理盐水建立黏膜下液垫,用于内镜黏膜切除术。(a)升结肠 2.5cm 大小的无蒂息肉。(b)黏膜下注射靛胭脂混合生理盐水后的内镜观察。(c)圈套切除。(d)息肉切除术溃疡床,黏膜下层染色

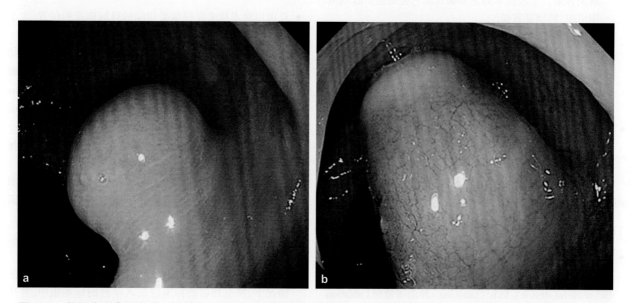

图 10.9 靛胭脂混合液黏膜下注射用于结肠上皮下肿瘤的内镜切除。(a)内镜下可见升结肠 15mm 上皮下肿瘤,表面覆盖正常黏膜。(b)黏膜下注射靛胭脂混合液后黏膜下层的分界清晰。(c)圈套切除。(d)黏膜下层染色的溃疡床。(e,f)切除标本病理证实为颗粒细胞瘤

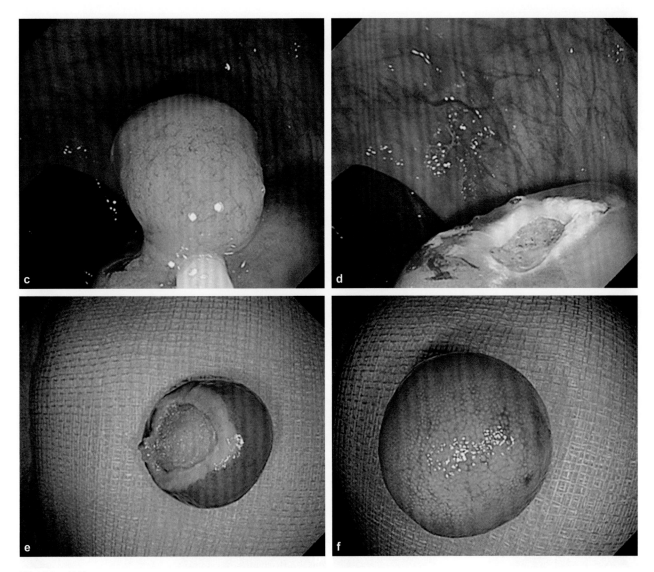

图 10.9 （续）

- 如果内镜专家可以采用白光内镜观察和/或窄带成像等虚拟色素内镜检查（virtual chromoscopy）对病变的组织病理学进行高度自信的评估,则无需回收切除的标本,对于 5mm 的微小息肉可采取"切除并丢弃（resect and discard）"策略。

10.4.2　冷钳息肉切除术

- 使用标准口径的活检钳的冷钳息肉切除术（cold forcep polypectomy）是切除微小（5mm 大小）结直肠息肉的最常用的方法[9]。
- 标准口径活检钳的两个钳口完全打开后的距离为 7mm。
- 极小息肉（1~2mm）可以用活检钳单片一次切除（图 10.14）。
- 微小息肉（3~5mm）可通过活检钳 2~3 次咬切钳除（图 10.15）。然而,据报道息肉切除不完全率相当高（图 10.16）。因此,冷钳息肉切除术后应检查是否有残留息肉。
- 配有中央针的活检钳有助于防止病变滑脱。

- 对于服用抗血小板或抗凝剂的患者,使用冷钳除术进行微小息肉切除术通常是安全的。

10.4.3　热钳息肉切除术

- 热钳息肉切除术（hot forcep polypectomy）或热活检技术（hot biopsy technique）是另一种使用热活检钳装置切除微小息肉的另一种方法。该技术可用于微小息肉的切除。
- 将息肉顶端部分抓入活检钳杯内。通过活检钳拉起息肉稍呈帐篷样隆起。施加高频电流,直至到息肉底部出现白色变。在施加电流过程中,热活检钳顶端不得与相邻正常结肠壁接触。通过机械性拔出吞没息肉的活检钳,最终根除息肉（图 10.17）。
- 有关微小息肉热活检和冷活检完全切除率的报告很有限。一项随机前瞻性对比研究报告,21% 的热活检患者和 29% 的冷活检患者在 3 周的随访检查中发现残余病灶[10]。
- 在一项回顾性调查研究中,纳入了 12 367 例热活检病例,发现显著出血率为 0.37%,穿孔率为 0.05%[11]。

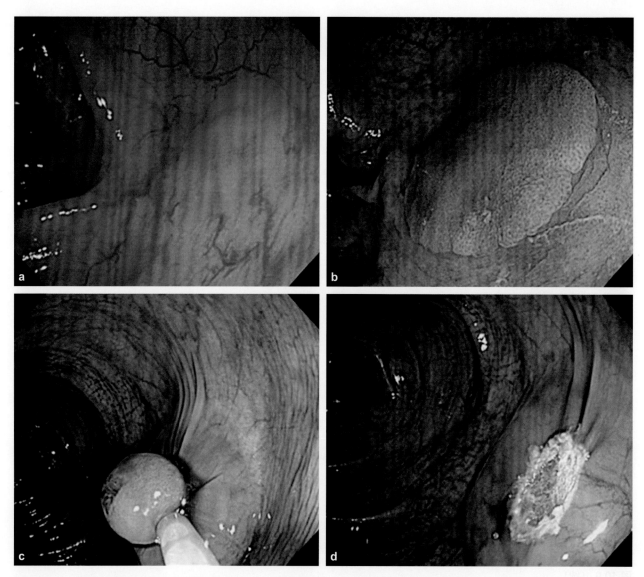

图 10.10 无蒂锯齿状腺瘤的结肠镜息肉切除术。(a)横结肠 15mm 大小的无蒂锯齿状腺瘤 0-Ⅱa 型，白光内镜图像。(b)同一病变的 NBI 图像，显示清晰边界。(c,d)病变的内镜黏膜切除术

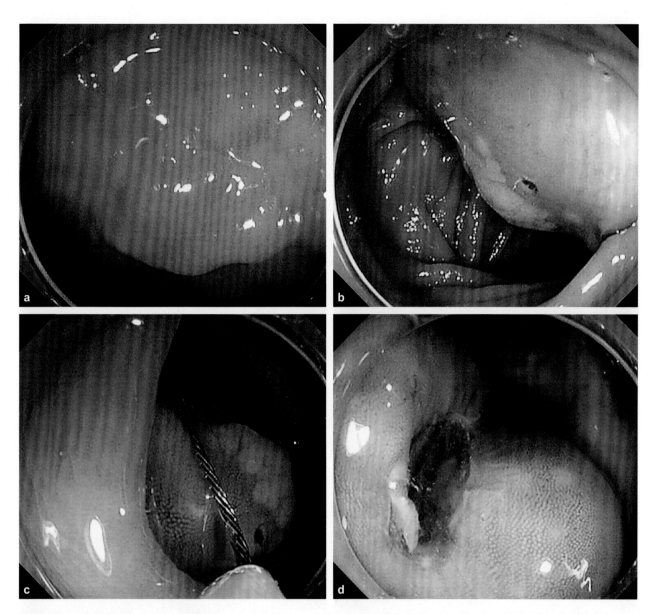

图 10.11 6 点钟位置。(a)内镜视野的 12 点钟位置见 8mm 大小无蒂锯齿状腺瘤 0-Ⅱa 型。(b~d)通过旋转结肠镜将息肉重新定位到 6 点钟位置,随后采用内镜黏膜切除术切除该病变

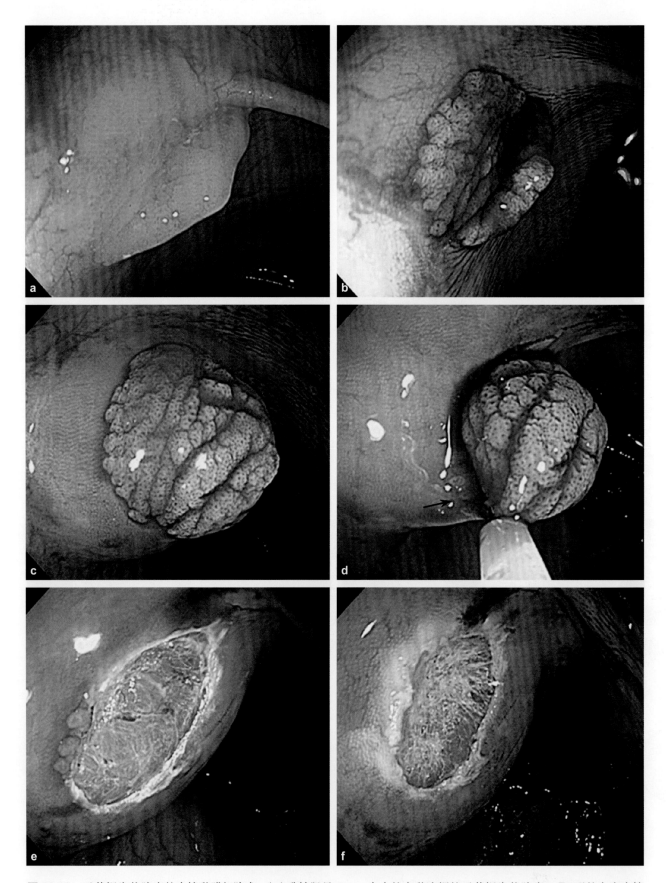

图 10.12　无蒂锯齿状腺瘤的内镜黏膜切除术。（a）升结肠见 22mm 大小的有黏液帽的无蒂锯齿状腺瘤 0-Ⅱa 型的白光内镜图像。（b）同一病变用靛胭脂染色后观察肿瘤的侧缘。（c）黏膜下注射盐水后的图像。（d）9 点钟位置病变未完全圈套住。箭头表示残留的肿瘤组织。（e）息肉切除术后侧缘残留的肿瘤组织。（f）采用氩等离子体凝固术治疗残留肿瘤

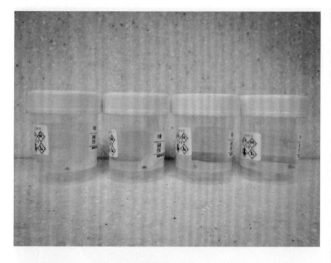

图 10.13 装息肉切除标本的容器。所有回收的标本装入单独的瓶里

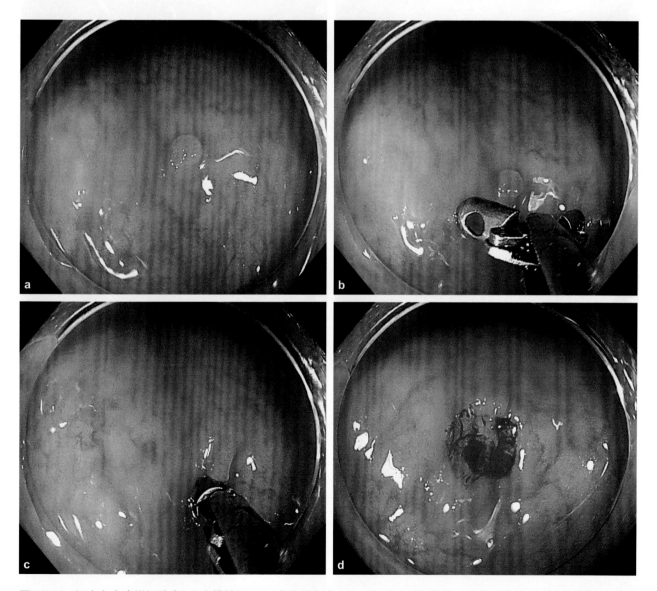

图 10.14 极小息肉冷钳切除术。(a)横结肠 2mm 大小的息肉 0-Ⅱa 型。(b)采用标准口径的活检钳一次咬除病变。(c)病灶完全被活检钳杯口吞没。(d)同一部位未发现残留肿瘤

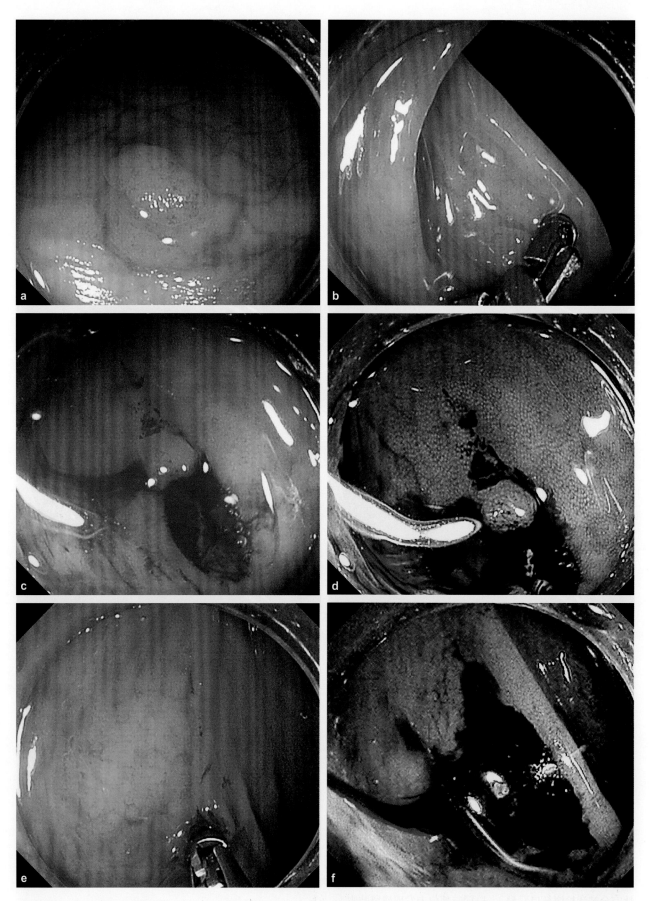

图 10.15　微小息肉冷钳切除术。(a)乙状结肠 4mm 大小的息肉 0-Ⅱa 型。(b)用活检钳切除息肉。(c,d)白光内镜和 NBI 图像显示息肉切除部位疑似残留息肉。(e,f)再次活检后 NBI 证实无残留息肉

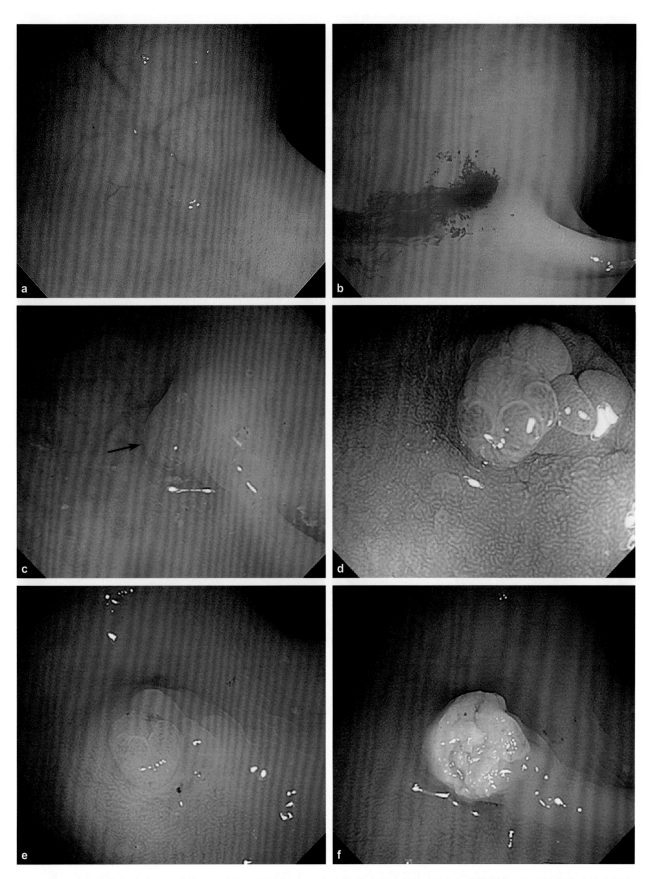

图 10.16 冷钳息肉切除术后肿瘤复发。(a)乙状结肠 2mm 大小的微小腺瘤 0-Ⅱa 的白色内镜图像。(b)单次咬除的冷钳息肉切除术后黏膜出血。(c)5 年后微小息肉切除瘢痕处肿瘤复发。(d)同一病灶的 NBI 显像观察。(e,f)盐水注射辅助息肉切除术切除复发性肿瘤

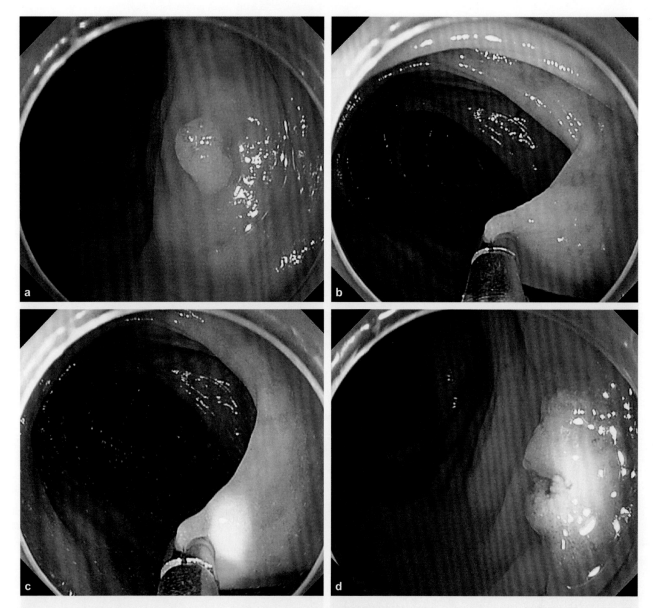

图 10.17　用热活检钳术切除微小息肉。(a)乙状结肠 5mm 大小微小腺瘤 0-Ⅰs 型。(b)用热活检钳抓取息肉。(c)息肉基底部一旦变白色,应立即停止电流。(d)微小息肉切除术后溃疡

- 在一项评估切除组织质量的随机前瞻性对比研究中,45 个热活检钳除的病变中有 39 个(86.6%),43 个冷活检钳除病变中有 42 个(97.6%)符合组织学质量指标[12]。
- 不鼓励使用热钳息肉切除术,因为其完全切除速度慢,并且存在与电灼术相关的并发症的潜在风险,包括出血、电凝综合征(coagulation syndrome)、迟发性穿孔以及对息肉切除标本的组织病理学解释不充分。

10.4.4　冷圈套息肉切除术

- 冷圈套息肉切除术(cold snare polypectomy,CSP)是一项内镜切除结直肠小(<10mm)息肉的安全有效的方法。这项技术非常适合 4~6mm 大小的无蒂息肉(sessile polyp)(图 10.18)。CSP 不存在与使用电灼术(electrocautery)相关的潜在风险,例如穿孔和组织病理学判断不充分。

- 微型卵圆形圈套器(mini-oval-type snare),完全展开时大小为 10~13mm,适用于 CSP。最近,为 CSP 专门设计的圈套器已经上市。CSP 圈套器的数个设计特征决定了其优越性能。首先,独特的开放式圈套环(open snare loop)形状。盾形开环(shield like open loop)形状(与传统的椭圆形或六角形圈套器相比,打开至最大直径时圈套器环相对接近于其套管顶端)可以更有效地抓取小和微小病变周围的正常组织。其次,与标准圈套器相比(本研究中用于比较的圈套器钢丝直径为 0.47mm),较细圈套器钢丝(0.3mm)的组织切割作用可能更强。第三,该圈套器套管(catheter)比其他圈套器更为坚固,可以防止圈套器闭合时套管扭曲变形。
- 最近一项随机研究表明,就息肉切除的完全性和操作时间而言,在微小息肉的内镜治疗中 CSP 优于冷活检息肉切除术[9]。

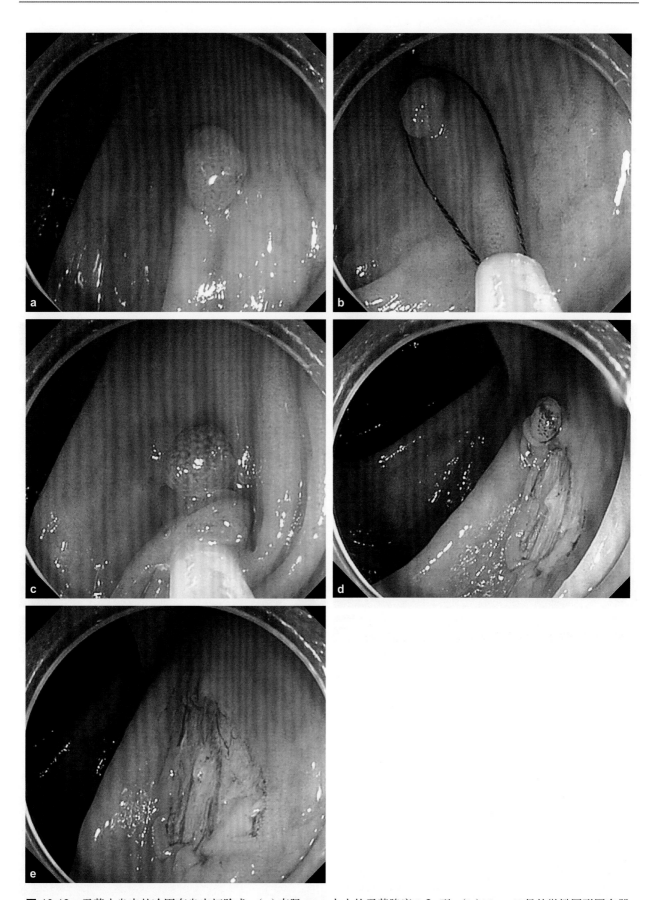

图 10.18   无蒂小息肉的冷圈套息肉切除术。(a) 直肠 5mm 大小的无蒂腺瘤 0-Ⅰs 型。(b) 10mm 口径的微椭圆形圈套器张开放置病变上。(c) 用圈套器套住病变及其周围 1~2mm 的正常黏膜后快速治疗。(d) 切除的病变标本仍留在息肉切除处。(e) 息肉回收后见息肉切除术溃疡

- 在稍微抽吸肠腔气体后,用张开的圈套器环抓取包括息肉周围1~2mm边缘正常黏膜在内的病变,随后通过收紧圈套器机械性地将其横切。病变的幕状隆起改变导致切除标本跳出内镜视野,以致息肉组织回收失败。横切速度应快,因为缓慢横切可能引起大量的黏膜下组织损伤以及随后不必要的出血。
- 随后的重要步骤是通过结肠镜钳道将息肉切除部位切除的标本抽吸到收集器中。在息肉横切术后,结肠镜的顶端应对着切除部位,随后进行抽吸。
- 对CSP技术的关切包括息肉回收失败和即刻黏膜出血。据报道,最近随机试验的息肉回收率为93.2%~96.0%。严重出血的风险极为罕见。在未服用抗血小板或抗凝剂的患者,大多数即刻黏膜出血会自发停止(图10.19)。

10.4.5   热圈套息肉切除术

- 热圈套息肉切除术(hot snare polypectomy,HSP)是无蒂或有蒂息肉内镜切除术的几种有效方法之一。
- 如果是无蒂息肉(sessile polyp),如果可行,应在不抓取正常周围黏膜的情况下抓住目标病变。在施加电流的过程中,圈套住的息肉组织应离开正常的结肠壁呈帐篷样隆起,以最大程度降低透壁灼伤的风险(图10.20)。疏忽引起的冷切可能导致黏膜出血。
- 如果是有蒂息肉(pedunculated polyp),将圈套器放置在距息肉头端1/3或1/2的部位,以留有残余的蒂(图10.21)。如果息肉切除后立即出血,用圈套器或内镜夹轻轻抓住残蒂可以有效控制出血。

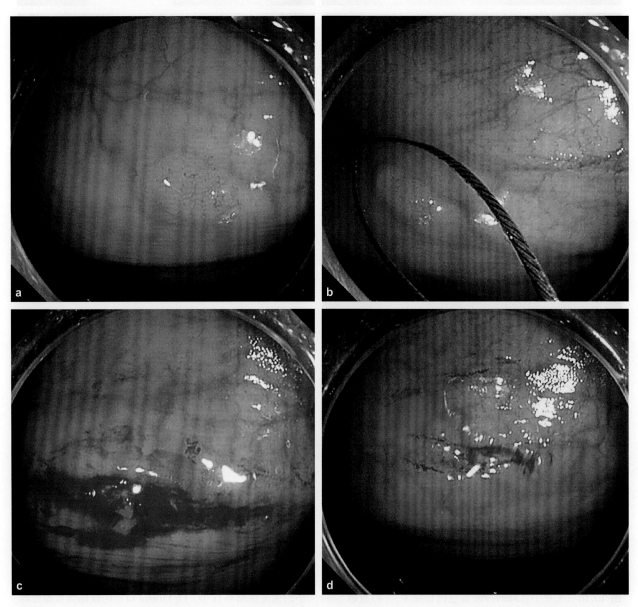

图 10.19   微小息肉的冷圈套息肉切除术。(a)横结肠4mm大小的腺瘤0-Is型。(b)把张开的微小圈套器放在病变上并套住病灶及其周围1~2mm的正常黏膜。(c)机械横断病变后,回收息肉后见黏膜出血。(d)黏膜出血自发性止血

- 由于存在穿孔或出血的潜在风险,不鼓励使用 HSP 切除宽基或粗蒂的较大无蒂息肉。息肉切除术中黏膜下注射有助于防止早期出血,尽管其对迟发性出血的预防作用目前尚不清楚[13]。

10.4.6　内镜黏膜切除术(endoscopic mucosal resection,EMR)

- EMR 的合适的适应证包括:①<2cm 的 0-IIa 型;②<1cm 的 0-IIb 型;③<1cm 的 0-IIc 型;④局限于黏膜的高分化或中分化肿瘤性病变。采用分片方式成功切除 >2cm 的病变已有充分报道。然而,它与高复发率有关。
- 禁忌证包括怀疑有淋巴结或远处转移的病变,以及抬举征(lifting sign)阴性的病变,该征定义为病变下方黏膜下

注射后病变未能升到周围黏膜之上。其他禁忌证包括有出血风险的凝血病患者或标准内镜下的任何禁忌证,如严重的心肺共病。
- 在进行 EMR 之前,内镜医师应确定病灶的边缘和范围,以避免不完全切除。
- 已经开发了几种 EMR 技术。它们都是基于将目标黏膜"抬举"起来并采用烧灼术(cautery)切除的原则(图 10.22)。
- 当使用圈套器套住病变时,应通过抽吸管腔空气来降低管壁张力,以帮助将病变拉入圈套器环中。推荐套住包括病变周围正常组织构成的边缘。应来回移动套住的病变,确保肌层不被套住。然后以通常的方式应用透热疗法(diathermy)。

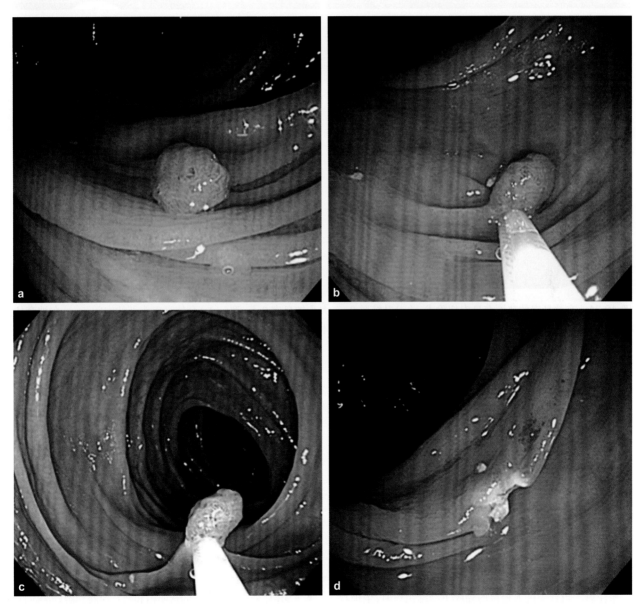

图 10.20　无蒂小息肉热圈套息肉切除术。(a)升结肠 6mm 大小的息肉 0-Is 型。(b)用圈套器抓取。(c)在被套住的息肉从正常结肠壁隆起后,应立即施加电流。(d)息肉切除术后溃疡

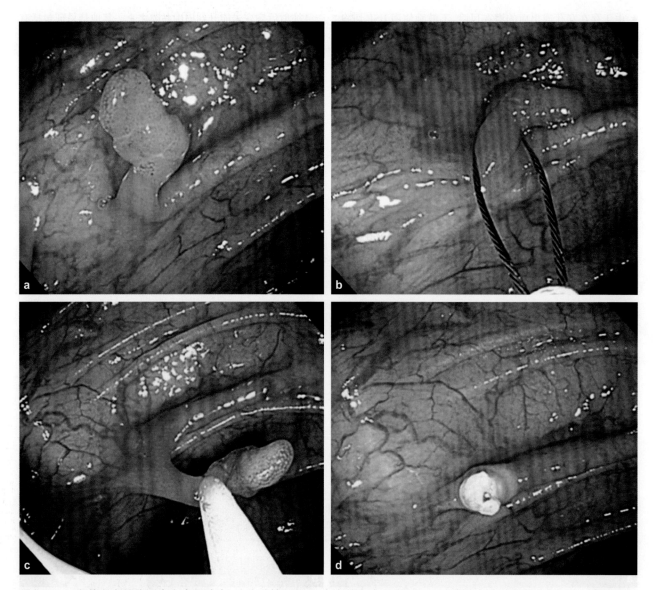

图 10.21　有蒂息肉的热圈套息肉切除术。(a)升结肠 8mm 大小的息肉 0-Ip 型。(b)套住息肉头部的中间。(c)在被套住的息肉从正常结肠壁隆起后,应立即施加电流。(d)息肉切除术后溃疡

10.4.6.1　注射辅助 EMR(injection-assisted EMR)

- 注射辅助技术(injection-assisted technique)或"注射切割(inject-and-cut)"技术包括黏膜下注射液体,然后应用圈套烧灼法(snare cautery)切除病变。
- 黏膜下注射有助于用圈套器抓取病变并将热损伤深度限制在结肠壁黏膜下层以内。
- 通常建议在病变边缘的近端注射,因为黏膜下液泡使病变向内镜倾斜,从而更易于圈套。
- 注射针尖应穿入黏膜下层的上部,与黏膜表面相切角度<30°。
- 当很难找到黏膜下层时,应在注射针仍在结肠腔内就开始注射。当针尖进入松散的黏膜下结缔组织时,生理盐水会迅速扩大空间,产生成功的水泡。
- 内镜医师可以自行决定注射剂的选择并决定注射量,以

确保病变和肌层之间的充分分离。

- 黏膜下浸润性癌,抬举征阴性,不应通过"注射切割"来切除。
- 在大的(20mm)无蒂息肉情况下,绝对需要在病变的近侧观察足够的黏膜下抬举。为此,通常需要将结肠镜推进到病变近端,并进行反转观察或再次黏膜下注射(图 10.23~图 10.25)。

10.4.6.2　透明帽辅助 EMR(cap-assisted EMR,EMR-C)

- 透明帽辅助 EMR(EMR-C)采用黏膜下注射、将组织吸入装在内镜先端部的透明软塑料帽中以及圈套切除的组合方法(图 10.26)。
- EMR-C 采用专门设计的透明帽和新月形圈套器(crescent-type snare)。首先,进行黏膜下注射以充分抬举病变。其次,将圈套器预先套成环放入透明帽先端内缘的凹槽中,

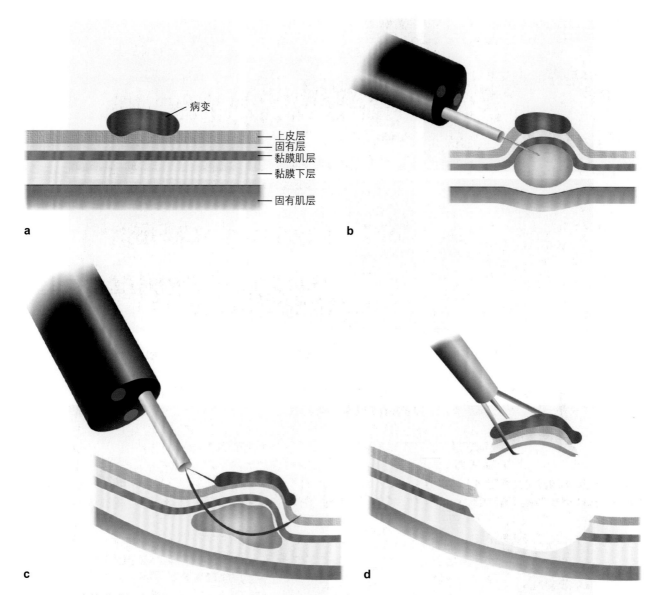

图 10.22 内镜黏膜切除术的原理。(a)确定并标记结直肠浅表病变的边界。(b)黏膜下注射。(c)圈套器套住病变。(d)用电流切割

并沿凹槽固定,同时将病变吸离周围正常黏膜。最后,病变全部吸入透明帽内,用圈套器圈套并立即切除(图 10.27 和图 10.28)。

10.4.6.3 套扎辅助 EMR(ligation-assisted EMR)

- 内镜静脉曲张结扎术(endoscopic variceal ligation,EVL)橡皮圈将黏膜层和黏膜下层吸收在内,而由于收缩力不足留下固有肌层。
- 标准的 EVL 装置用于抽吸目标病变并将橡皮圈置于病变周围。在取出套扎置后,使用单独的圈套器切除病变(图 10.29 和图 10.30)。

10.4.6.4 预切开 EMR(EMR with precutting,EMR-P)

- 圈套前用圈套尖端或 ESD 刀在病灶边缘作环形切口的 EMR,便于病变圈套,从而实现大病变的整块切除。
- 这项技术也被称为 EMR 切开技术(EMR-incision technique,

IT-EMR)或环周黏膜下切开 EMR(circumferential submucosal incision-EMR,CSI-EMR)。它可以替代 ESD,作为实现对选定病变整体切除的工具(图 10.31)。

10.4.7 内镜黏膜分片切除术(endoscopic piecemeal mucosal resection,EPMR)

- 对于直径达 2cm 的息肉,可以通过一次圈套实现整块切除。较大的息肉可能需要几次分片切除。EPMR 因其简单、快速、并发症率低而获得广泛的认可,尽管其残留病变的风险增加和局部复发的发生率高。
- EPMR 可以在黏膜下注射或不注射的情况下进行。
- EPMR 应尽可能少的分片数量进行,以重建和"复原"病变,使其尽可能接近原始的无分片状态。
- 打开的圈套器放在要切除的息肉部位。然后抽吸肠腔的

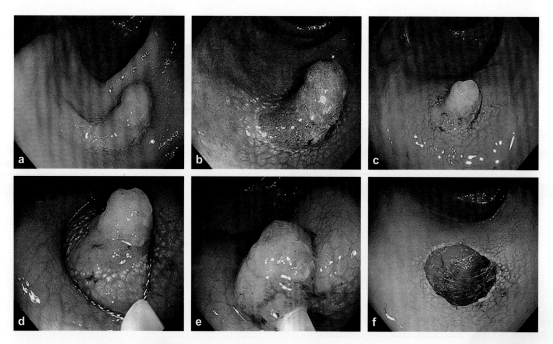

图 10.23 注射辅助 EMR(注射后切割)。(a)15mm 的无蒂息肉。(b)NBI 的特征表现。(c)注射生理盐水。(d)用标准的 15mm 椭圆形圈套器套住病变。(e)使用电流切割。(f)清楚的 EMR 后溃疡

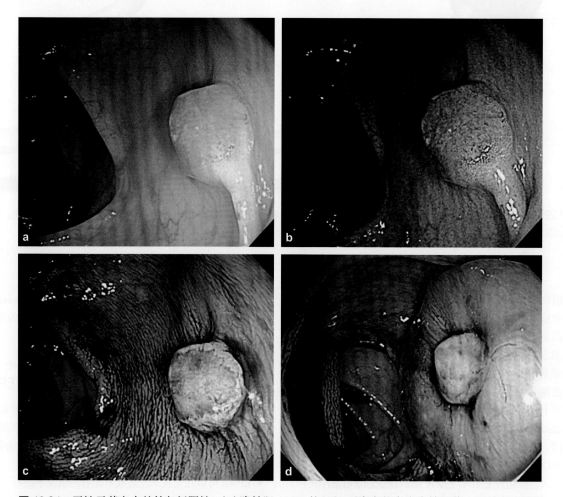

图 10.24 恶性无蒂息肉的抬起征阴性。(a)降结肠 10mm 的 0-Is 型病变的白光内镜图像。(b)同一病变的 NBI 图像。(c)靛胭脂喷洒病变后图像。(d)黏膜下液体注射后病灶有效抬起,未发现结肠镜息肉切除术的禁忌证,即恶性息肉的抬起征阴性

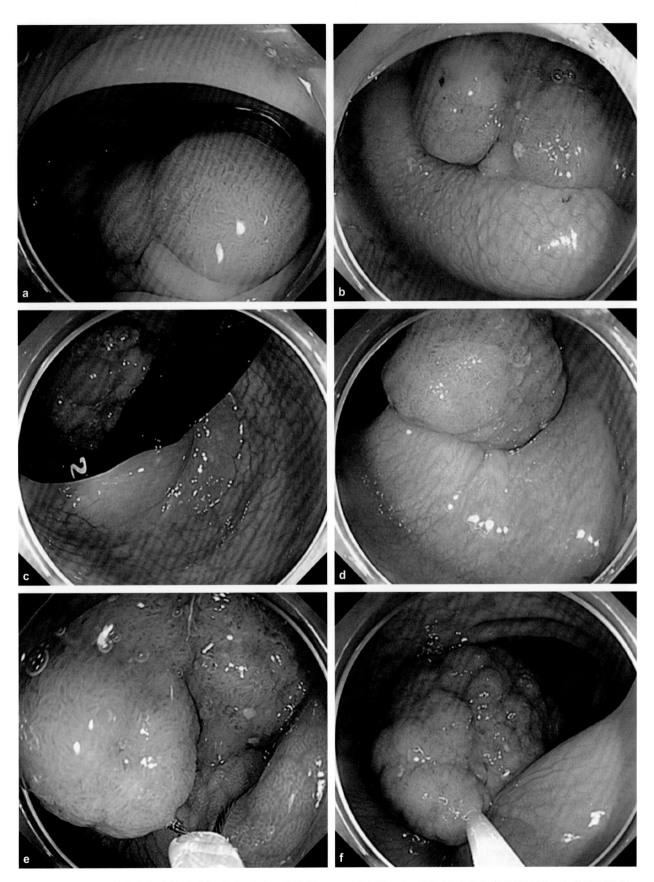

图 10.25 巨大无蒂息肉的内镜黏膜切除术。(a)乙状结肠 50mm 巨大的 0-Ⅰs 型病变。(b)在病变远端第一次黏膜下注射。(c,d)结肠镜向近端推进和反转观察,在病变近端再次黏膜下注射。(e,f)圈套器套住病变并予以切除。(g)清楚的 EMR 后溃疡。(h)大体标本

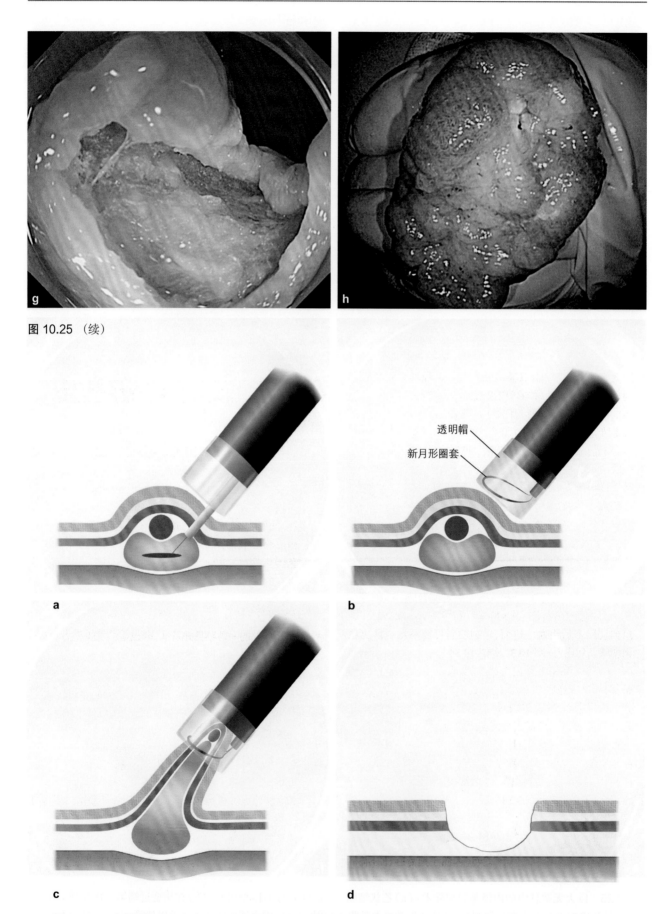

图 10.25 （续）

图 10.26 透明帽辅助 EMR（EMR-C）的原理。（a）黏膜下注射以抬举病变。（b）在透明帽远端内缘内打开圈套器。
（c）将病变吸入透明帽内并圈套。（d）用标准圈套烧灼术切除病变

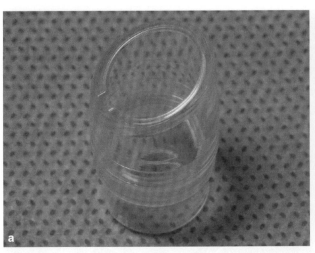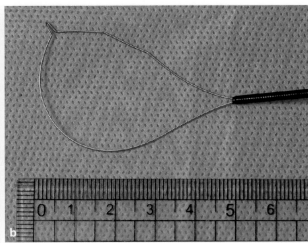

图 10.27 透明帽辅助 EMR（EMR-C）的辅助装置。（a）用于 EMR-C 的透明帽。（b）用于 EMR-C 的新月形圈套器

空气，以便将息肉组织吸入圈套器。轻轻收紧圈套器直到感觉到阻力，然后向肠腔充气以恢复良好的视野，并施加电流。每次切除的黏膜片大小在 0.5~1.5cm。

- 对于结节混合型侧向发育型肿瘤（nodular mixed type laterally spreading tumor），最大的结节或疑有恶性改变的区域应在一块切除。
- 需要仔细评估 EPMR 的边缘是否有残留病变。如有必要，氩等离子体凝固术可用于治疗 EPMR 术后溃疡基底部，以破坏任何残留的息肉（图 10.32）。

10.4.8 可拆卸圈套（endoloop）和内镜夹用于有蒂大息肉的切除

- 稀释肾上腺素注射液、内镜夹和可拆卸圈套器（detachable snare）用于预防头端大（>20mm）和蒂粗（>1mm）的有蒂息肉切除术后出血。然而，单独注射可能不足以预防息肉切除术后出血（图 10.33 和图 10.34）。
- 可拆卸的圈套是一种尼龙结扎器，可以放在有蒂息肉的蒂部，并用硅橡胶制动器收紧，以防止闭合后的套圈套打开。如果息肉蒂被成功套住，当息肉含有浸润癌时，则应将套圈放置在足够靠近结肠壁的蒂上，以允许在套圈上方横切息肉蒂，并留有足够的残蒂边缘，以确保安全性。靠近肠壁放置后，在套圈结扎上方进行息肉切除术。套圈在 4~7 天内会自动脱落。脱落后内镜检查显示残留的浅溃疡（图 10.35 和图 10.36）。

10.5 息肉切除相关不良事件的处理

10.5.1 出血

- 出血是 CPP 最常见的并发症。在最近的大规模系列研究中，高达 10% 的患者报告了该病。
- 内镜医师应准备好处理息肉切除术后术中即刻出血。
- 息肉切除术后术中出血的内镜处理包括用一次性热活检钳内镜电凝或软头电凝（soft-tip coagulation）、用内镜夹的机械治疗和/或稀释肾上腺素注射治疗。
- 圈套器头端电凝术对术中轻微出血的内镜止血很有用（图 10.37 和图 10.38）。

10.5.2 穿孔

- 穿孔是 CPP 的一种罕见并发症，据报道其发生率为 0.3%~0.5%。
- 小穿孔适合用内镜夹进行内镜闭合。
- 对于较大的缺损，需要紧急外科会诊和静脉注射广谱抗生素治疗（图 10.39）。

10.6 残留和复发性病变的处理

息肉切除术后瘢痕需要仔细评估是否有残留或复发性病变。

- 残留或复发性病变可通过标准息肉切除术、采用氩等离子体凝固术的肿瘤消融或联合治疗来处理（图 10.40）。

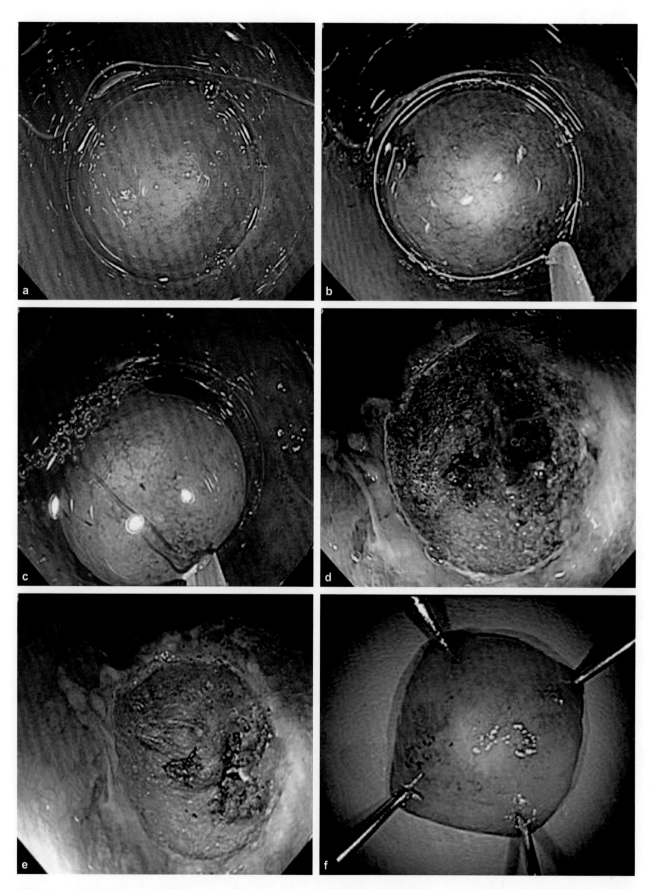

图 10.28　透明帽辅助 EMR（EMR-C）。（a）直肠 3mm 的神经内分泌瘤。（b）将病灶中心放置于透明帽内的圈套器内。（c）最大抽吸，病变的圈套和切除。（d）EMR-C 后的同一病变。（e）用一次性热活检钳止血。（f）切除的标本

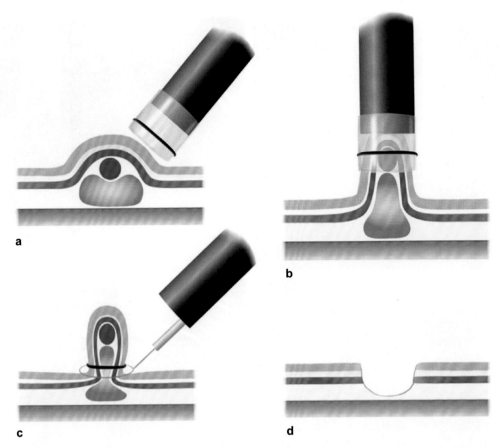

图 10.29 套扎辅助 EMR（EMR-L）的原理。（a）标定病变并进行黏膜下注射液体。（b）将病变抽吸入透明帽并将橡皮圈放置在其周围。（c）在橡皮圈的下方圈套。（d）标准圈套烧灼法切除组织

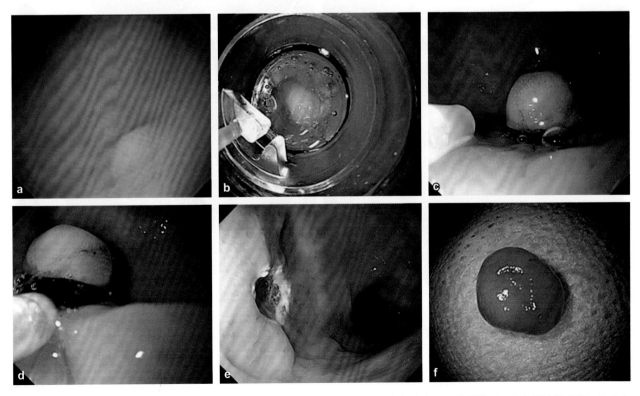

图 10.30 套扎辅助 EMR（EMR-L）。（a）直肠 3mm 的神经内分泌瘤。（b）将类癌瘤吸入套扎装置。（c）释放橡皮圈。（d）在橡皮圈下进行圈套切除。（e）成功 EMR-L 后同一病变。（f）切除的标本

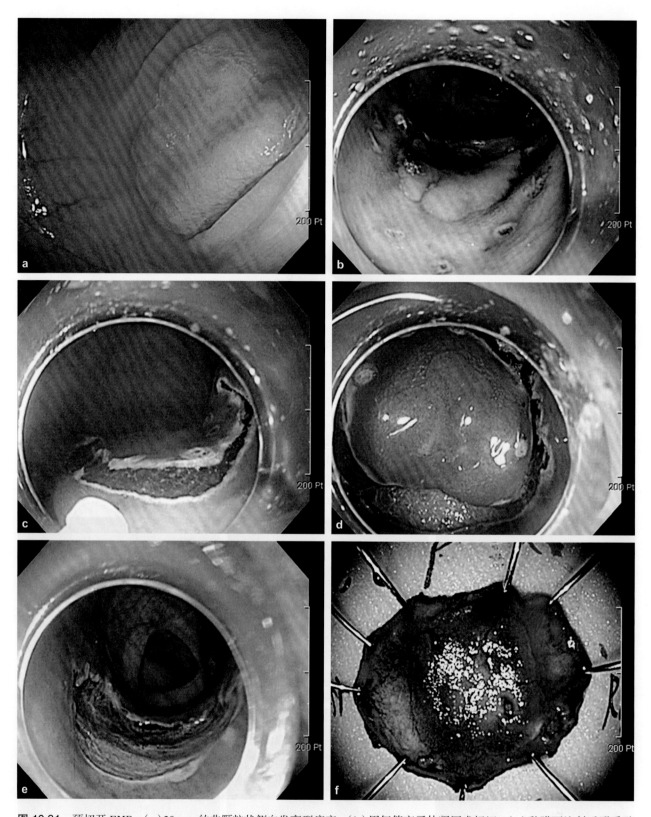

图 10.31　预切开 EMR。(a)20 mm 的非颗粒状侧向发育型病变。(b)用氩等离子体凝固术标记。(c)黏膜下注射透明质酸液后用 dual 刀切开黏膜。(d)环周黏膜切开。(e)沿着黏膜切开处圈套切除术后明显的 EMR 后溃疡。(f)切除的标本

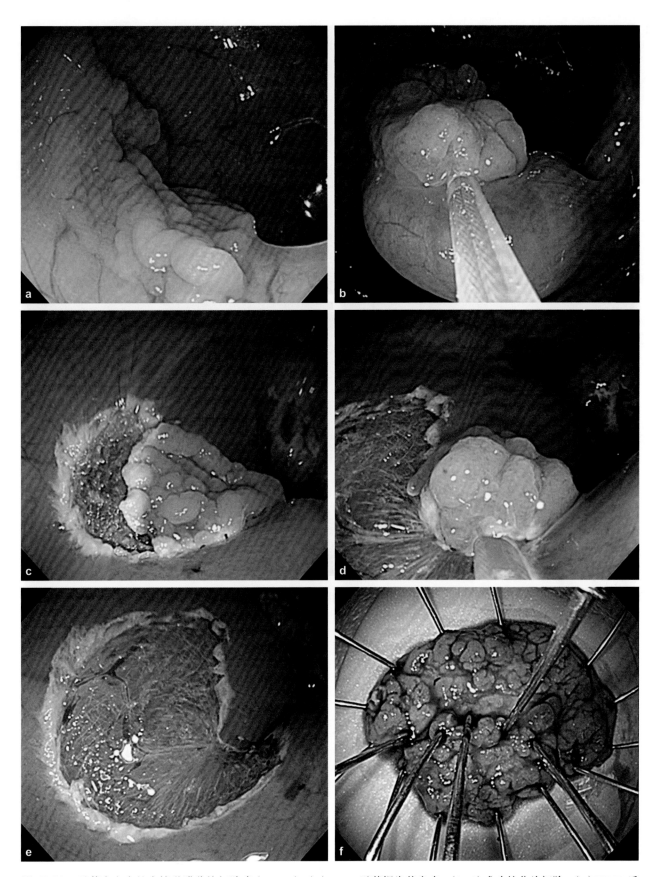

图 10.32 无蒂大息肉的内镜黏膜分块切除术（EPMR）。(a)25mm 无蒂锯齿状息肉。(b~d)成功的分片切除。(e)EPMR 后同一病变。(f)复原标本

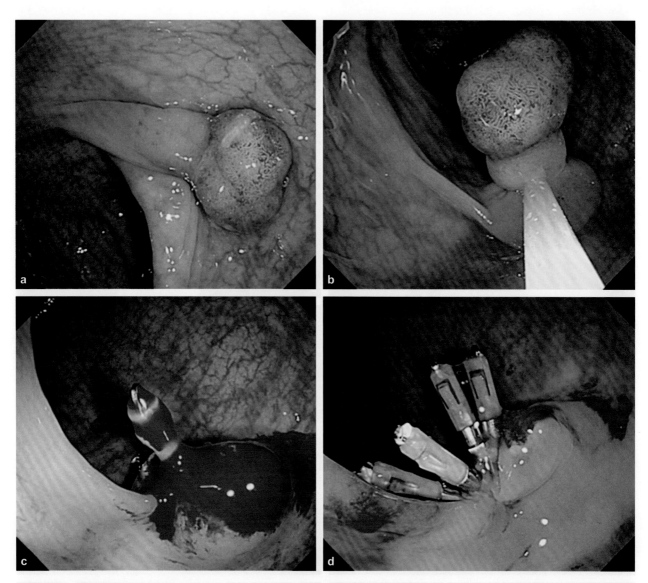

图 10.33　有蒂大息肉内镜切除术后即刻出血。(a)15mm 的粗蒂息肉。(b)蒂部注射稀释的肾上腺素后圈套切除术。(c)横切后残蒂即刻出血。(d)用止血夹止血

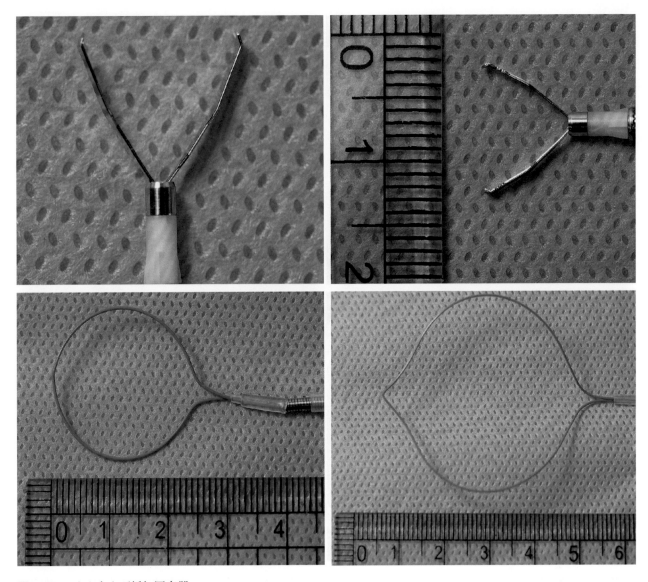

图 10.34 止血夹和可拆卸圈套器

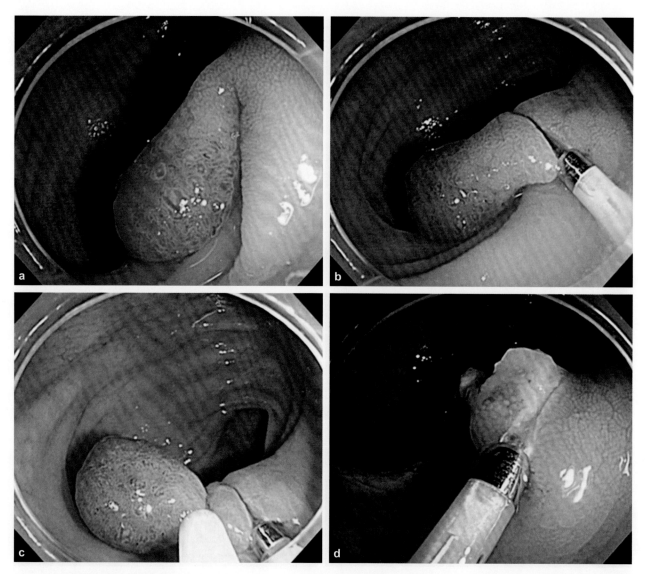

图 10.35 息肉切除术前预防性使用内镜夹。(a)10mm 大小的短粗蒂息肉。(b)在蒂基底部预防性放置内镜夹。(c)在息肉头端和内镜夹之间的圈套切除。(d)息肉切除术后同一病变

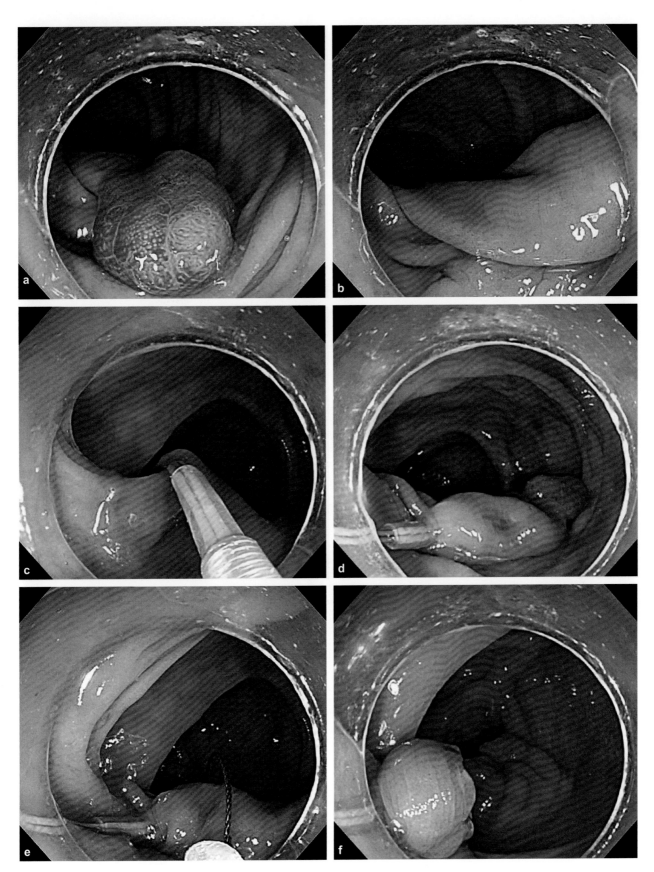

图 10.36 息肉切除术中应用的可拆卸圈套器。(a, b)升结肠粗蒂息肉。(c, d)用可拆卸圈套器扎紧蒂部远端 1/3。(e)在套扎环之上进行圈套息肉切除术。(f)息肉切除术后带可拆卸圈套器套圈的残蒂

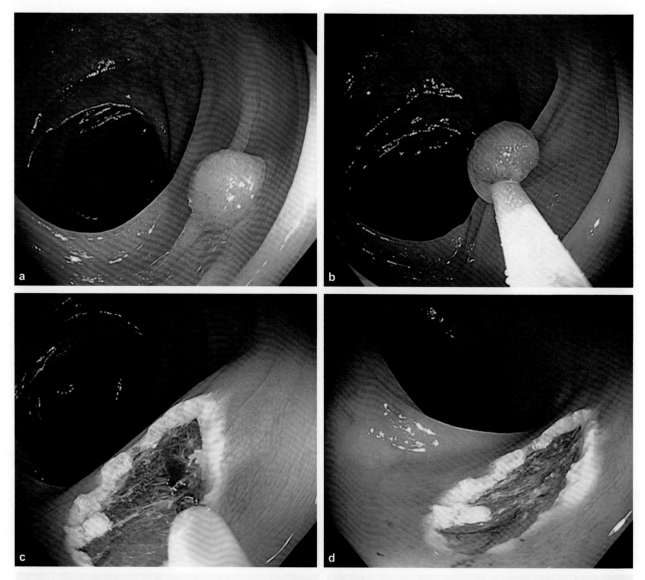

图 10.37 术中轻微出血的圈套器尖端软凝。(a)乙状结肠 7mm 的息肉 I sp 型。(b)同一病变的注射辅助息肉切除术。(c,d)成功圈套尖端电凝

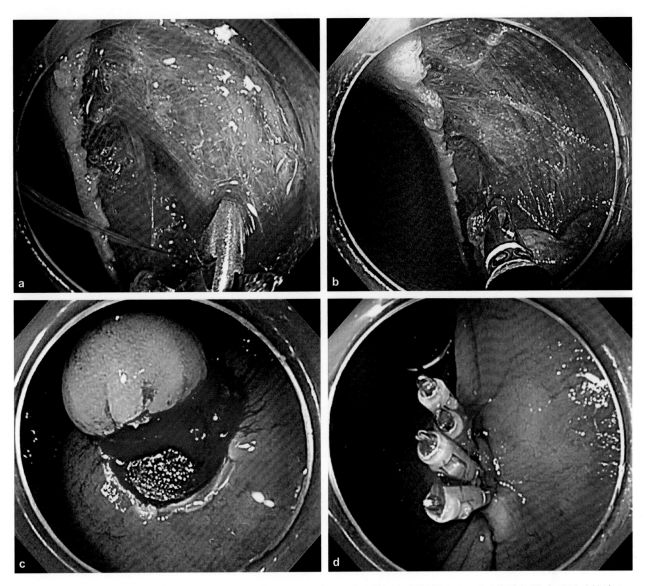

图 10.38 息肉切除术后即刻出血。(a)息肉切除术后动脉喷血。(b)使用电凝抓钳止血。(c)息肉切除术后活动性渗血。(d)用内镜夹止血

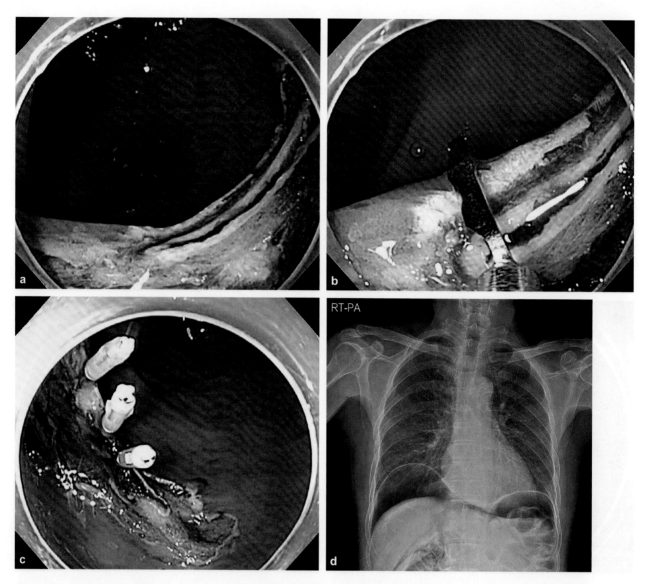

图 10.39   EMR 诱发的穿孔。(a)EPMR 后 20mm 线性明显穿孔。(b,c)用内镜夹闭合。(d)胸片显示膈下游离气体

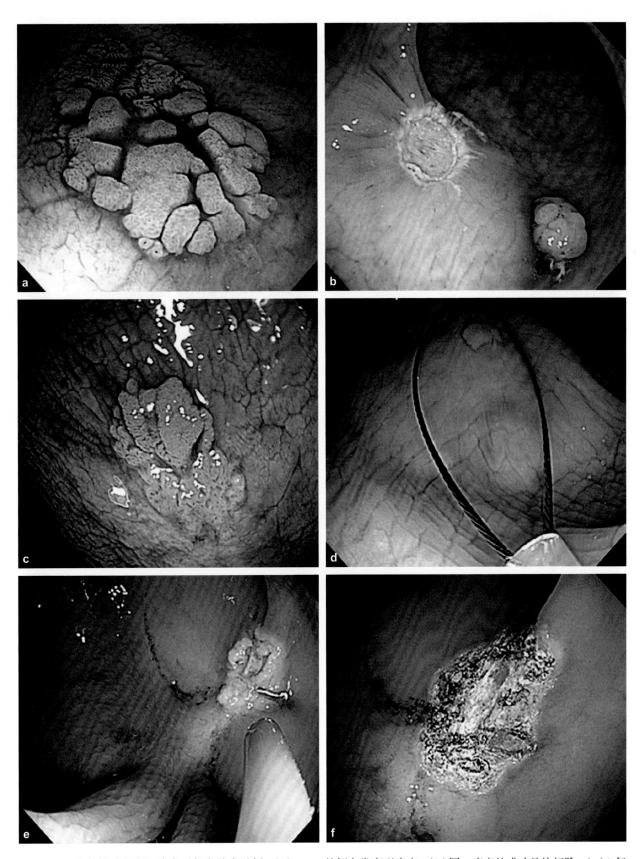

图 10.40 注射辅助息肉切除术后复发肿瘤示例。(a)15mm 的侧向发育型病变。(b)同一病变的成功整块切除。(c)3 年后息肉切除术后瘢痕处复发性肿瘤。(d,e)注射辅助息肉切除术,然后用氩等离子体凝固术对同一病灶进行消融。(f)成功补救治疗后的同一病灶

（张嘉琪 译,王寰 校）

参考文献

1. Arnold M, Sierra MS, Laversanne M, Soerjomataram I, Jemal A, Bray F. Global patterns and trends in colorectal cancer incidence and mortality. Gut. 2017;66(4):683–91.
2. Winawer SJ, Zauber AG, Ho MN, O'Brien MJ, Gottlieb LS, Sternberg SS, et al. Prevention of colorectal cancer by colonoscopic polypectomy. The National Polyp Study Workgroup. N Engl J Med. 1993;329(27):1977–81.
3. Zauber AG, Winawer SJ, O'Brien MJ, Lansdorp-Vogelaar I, van Ballegooijen M, Hankey BF, et al. Colonoscopic polypectomy and long-term prevention of colorectal-cancer deaths. N Engl J Med. 2012;366(8):687–96.
4. Pohl H, Srivastava A, Bensen SP, Anderson P, Rothstein RI, Gordon SR, et al. Incomplete polyp resection during colonoscopy-results of the complete adenoma resection (CARE) study. Gastroenterology. 2013;144(1):74–80.e1.
5. Hewett DG. Cold snare polypectomy: optimizing technique and technology (with videos). Gastrointest Endosc. 2015;82(4):693–6.
6. Chan FKL, Goh KL, Reddy N, Fujimoto K, Ho KY, Hokimoto S, et al. Management of patients on antithrombotic agents undergoing emergency and elective endoscopy: joint Asian Pacific Association of Gastroenterology (APAGE) and Asian Pacific Society for Digestive Endoscopy (APSDE) practice guidelines. Gut. 2018;67(3):405–17.
7. Acosta RD, Abraham NS, Chandrasekhara V, Chathadi KV, Early DS, Eloubeidi MA, et al. The management of antithrombotic agents for patients undergoing GI endoscopy. Gastrointest Endosc. 2016;83(1):3–16.
8. Rey JF, Beilenhoff U, Neumann CS, Dumonceau JM. European Society of Gastrointestinal Endoscopy (ESGE) guideline: the use of electrosurgical units. Endoscopy. 2010;42(9):764–72.
9. Lee CK, Shim JJ, Jang JY. Cold snare polypectomy vs. cold forceps polypectomy using double-biopsy technique for removal of diminutive colorectal polyps: a prospective randomized study. Am J Gastroenterol. 2013;108(10):1593–600.
10. Vanagunas A, Jacob P, Vakil N. Adequacy of "hot biopsy" for the treatment of diminutive polyps: a prospective randomized trial. Am J Gastroenterol. 1989;84(4):383–5.
11. Wadas DD, Sanowski RA. Complications of the hot biopsy forceps technique. Gastrointest Endosc. 1988;34(1):32–7.
12. Monkemuller KE, Fry LC, Jones BH, Wells C, Mikolaenko I, Eloubeidi M. Histological quality of polyps resected using the cold versus hot biopsy technique. Endoscopy. 2004;36(5):432–6.
13. Lee SH, Shin SJ, Park DI, Kim SE, Jeon HJ, Kim SH, et al. Korean guideline for colonoscopic polypectomy. Clin Endosc. 2012;45(1):11–24.

结直肠肿瘤的内镜黏膜下剥离术

11

摘要

结直肠内镜黏膜下剥离术（endoscopic submucosal dissection，ESD）因其即使在大的结直肠肿瘤中也有整块切除的可能性，可达到较大结直肠肿瘤的高完全切除率。由于这一优势和因为在早期结直肠癌整块切除的必要性，结肠ESD最重要的适应证认为是不能通过常规内镜切除方法整块切除的大的、疑似早期的结直肠癌。尽管结直肠ESD在大的早期结直肠癌的处理中有明确的作用，但由于技术难度大、手术时间长、穿孔等并发症发生率高，尚未被临床广泛接受。因此，自从它首次引入胃肠道内镜学会以来，已经尝试了许多更有效的结直肠ESD试验，并提出了较新的器械和技术，如口袋法。本章将讨论结直肠ESD的基本原理和先进技术及其临床应用。

要点

- 结直肠内镜黏膜剥离术（ESD）的主要优点是直径超过2cm的结直肠大病变的整块切除率和完全切除率高。因此，局部复发罕见。
- 结直肠ESD的最佳适应证是常规圈套切除术不能整块切除的组织学良好的浅表性黏膜下结直肠癌。
- 黏膜切开和黏膜下剥离是结直肠ESD的两个重要步骤。最初切开部分黏膜以避免黏膜下注射的液体渗漏。黏膜下剥离术应采用与结直肠壁平行的电刀，以尽量降低穿孔的风险。
- 杂交ESD（hybrid ESD）和口袋法（pocket creation method）是改良的结直肠ESD技术。
- 为有效进行结直肠ESD的各种辅助措施包括使用专用的内镜夹或肿瘤牵引用的重力牵引器和专用黏膜下注射液，如透明质酸。
- 虽然结直肠ESD的穿孔率为5%~10%，但大多数穿孔可以保守治疗，即采用抗生素联合或不联合内镜夹夹闭治疗。

11.1 概述

在成功应用内镜黏膜下剥离术（ESD）治疗胃部病变

后，ESD在21世纪代初尝试有效切除大的结直肠肿瘤。与胃ESD一样，结直肠ESD的整块切除（en bloc resection）率高。完全组织学切除率也很高。因此，结直肠ESD后局部复发罕见。然而，结直肠ESD后并发症并不少见。穿孔是结直肠ESD最重要的并发症，通常发生是因为结直肠壁薄。虽然大多数结直肠ESD相关穿孔可以通过保守治疗来处理，但这样的并发症不可避免地导致住院时间延长和抗生素的使用，同时较长时间的禁食（nil per os）。为了尽量降低并发症的风险和提高结直肠ESD的有效性，已经尝试了各种改良措施。在本章中，我们将讨论结直肠ESD的适应证、先决条件、器械、技术和并发症。

11.2 适应证

11.2.1 适应证的背景

- 结直肠ESD的整块切除（en bloc resection）率为89.2%~92.5%（图11.1）。完全R0切除率为80.4%~85.1%。因此，结直肠ESD R0切除后局部复发率很低，一篇荟萃分析报道为1.3%~3.0%[1]。
- 据报道，结直肠ESD的穿孔率为4.4%~6.1%[1]。结直肠ESD的手术时间通常为1~2小时。
- 结直肠病变的内镜黏膜分片切除术（endoscopic piecemeal mucosal resection）在切除片之间残留病灶的概率高，以致局部复发率高，为3%~29%（图11.2）。
- 黏膜下结直肠癌局部淋巴结转移（regional lymph node metastasis）的风险为10%。表11.1总结了与淋巴结转移和局部复发风险相关的不利组织学特征。

表11.1 提示黏膜下结直肠癌内镜切除术后诸如局部和/或转移性复发等不良临床结局的不利组织学特征[2]a

黏膜下浸润深度≥1 000μm
血管浸润阳性
低分化腺癌、印戒细胞癌或黏液性癌
2/3级肿瘤出芽
垂直切缘阳性

a Modified from Watanabe T, et al. Int J Clin Oncol 2015;20:207-239

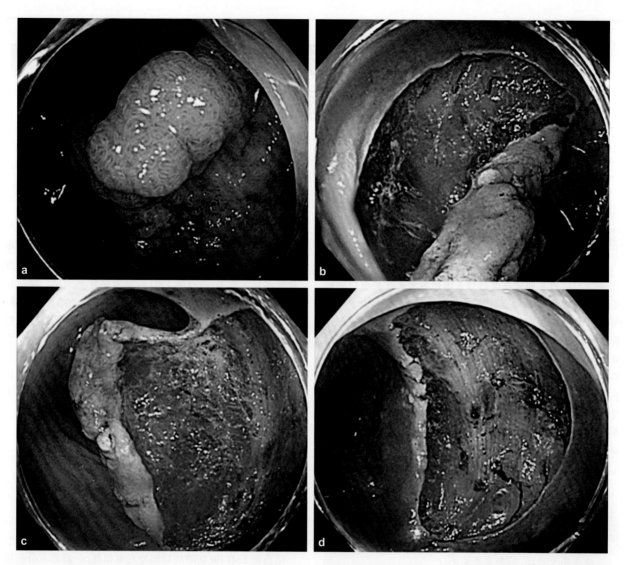

图 11.1   直肠侧向发育肿瘤（LST）的 ESD。（a）直肠 3cm 大小的颗粒混合结节型 LST。（b）黏膜预切开和绕 LST 切开。（c）为整块切除进行黏膜下剥离。（d）清晰的 ESD 后溃疡

- 为了对这些不利的组织学特征进行细致的组织学评估以及对追加结直肠外科切除和淋巴结清扫（lymph node dissection）的必要性进行恰当决策，必须有整块切除的标本（图 11.3）。

11.2.2   结直肠 ESD 的适应证

因为结直肠 ESD 不仅有整块切除和 R0 切除率高的优点，也有穿孔率高的缺点，结直肠 ESD 应选择性用于常规内镜切除术不能整块切除而又必须整块切除的较大病变。因此，早期结直肠癌，尤其是浅表性黏膜下结直肠癌，是结直肠 ESD 最重要的适应证[3,4]。结直肠 ESD 的适应证总结于"牢记于心"。

牢记于心：结肠 ESD 的适应证 [a]

1. 欧洲胃肠内镜学会（European Society of Gastrointestinal Endoscop，ESGE）临床指南

    （a）早期结直肠癌，高度怀疑黏膜下浅表浸润，但常规内镜黏膜切除术不能整块切除

---

2. 日本胃肠内镜学会（Japan Gastroenterological Endoscopy Society，JGES）指南

    （a）需要整块切除的病变

    - 非颗粒型 LST，特别是假凹陷亚型

    - 呈 V_1 型 pit 模式的病变

    - 浅 T1（黏膜下）浸润的癌

    - 较大凹陷型肿瘤

    - 疑似癌的较大隆起型病变

    （b）有黏膜下纤维化的黏膜肿瘤

    （c）慢性溃疡性结肠炎的散发性局限性肿瘤

    （d）内镜切除术后局部残留或复发的早期癌

[a] Modified from Ferlitsch M，et al. Endoscopy 2017；49：270-297 and Tanaka S，et al. Dig Endosc 2015；27：417-434.

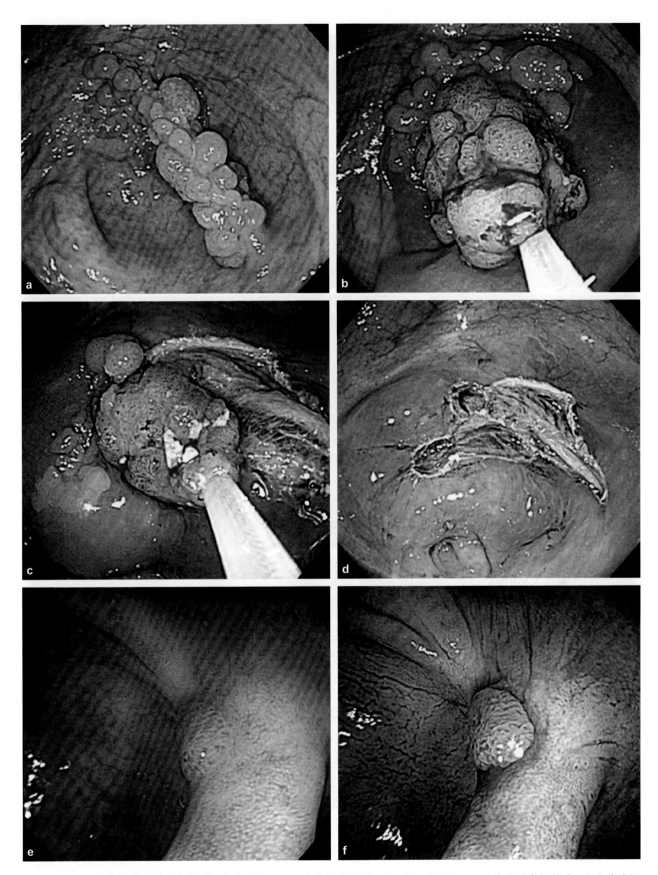

图 11.2 LST 的内镜黏膜分片切除术。(a)盲肠 35mm 大小的颗粒型 LST。(b,c)LST 的逐步分片圈套切除术。(d)分片切除术溃疡,无明显的残留病变。(e)位于先前分片切除瘢痕处的复发性肿瘤。(f)通过色素内镜检查更清晰地观察复发性肿瘤

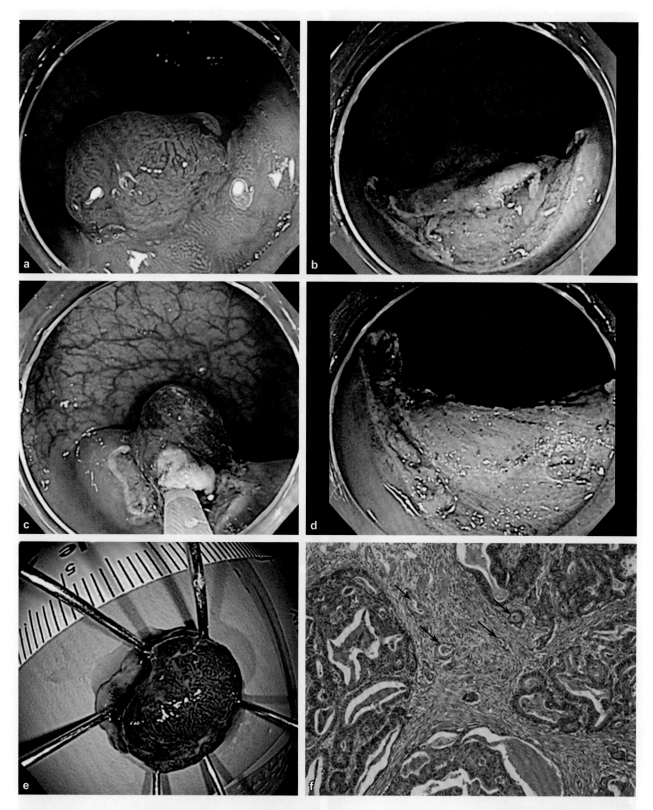

图 11.3   组织学不利的黏膜下结直肠癌。(a)乙状结肠可见 12mm 大小的息肉。尽管其较小,但表面 pit 和血管模式不规则,提示黏膜下癌的可能性。(b,c)由于存在黏膜下癌的风险,尽管较小,但仍进行部分 ESD 后圈套切除(杂合 ESD),以确保病变整块切除。(d)ESD 后溃疡基底干净,无可见的残留病变。(e)整块切除标本。(f)高倍镜下可见癌细胞的血管浸润(黑色箭头),提示局部淋巴结转移的风险。如果黑箭头周围的区域通过分片切除,显微镜观察就不能准确评估癌细胞的血管侵犯

11.2.3　ESD 术前评估

- 为了选择适当的适应证,在 ESD 之前应对疑似较大早期结直肠癌内镜切除术可治愈性进行 ESD 术前评估。

- 通过色素内镜检查进行 pit 模式分析有助于评估结直肠 ESD 的适应证。V_1 型 pit 模式是结直肠 ESD 的一个很好的适应证,因为它提示黏膜或黏膜下浅表结直肠癌(图 11.4)。

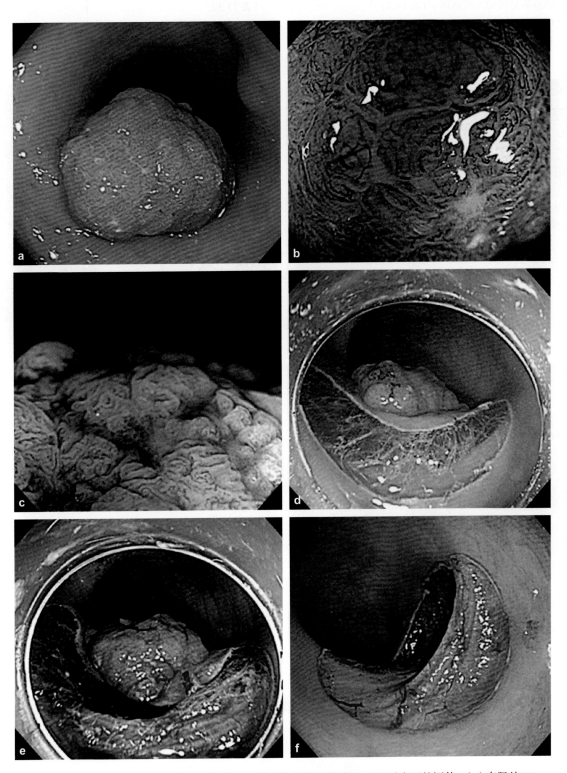

图 11.4　窄带成像(NBI)和色素内镜检查及 pit 模式分析用于结直肠 ESD 适应证的评估。(a)直肠约 28mm 大小的无蒂息肉。(b)NBI 显示稍微不规则的血管模式,提示 JNET 2B 型。(c)靛胭脂染色色素内镜检查显示基本规则的Ⅳ型 pit 模式,有局灶性稍微不规则的 V_1 型 pit 模式,提示黏膜或浅表黏膜下癌,而不是黏膜下深层癌。(d,e)ESD 治疗,实现整块切除。(f)ESD 后溃疡,无残留病变

- V_N 型 pit 模式是结直肠 ESD 的禁忌证,因为它提示黏膜下深层癌侵袭的风险(图 11.5)。对于呈现 V_N 型 pit 模式的结直肠癌,建议外科结肠切除术联合淋巴结清扫。
- 日本 NBI 专家组(Japan NBI Expert Team,JNET)分类可预测结直肠息肉的组织病理学(表 11.2)[5]。
- ESD 可能适用于 JNET 2B 型较大结直肠息肉(图 11.4),尽管在某些情况下为准确评估黏膜下深层癌的可能性,可能需要采用色素内镜检查和 pit 模式分析。对于 JNET 3 型结肠息肉,推荐外科结肠切除术。
- 超声内镜有助于选择 ESD 还是外科结肠切除术。
- 侧向发育型肿瘤(LST)亚型与黏膜下癌的可能性有关(表 11.3)。
- 假性凹陷型非颗粒型 LST 是结直肠 ESD 的一个重要适应证,因为其黏膜下癌侵袭的可能性高(图 11.6)。

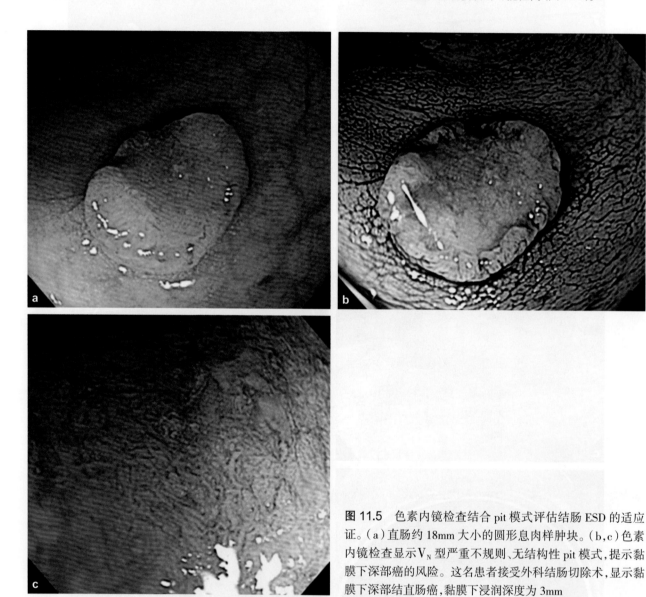

图 11.5 色素内镜检查结合 pit 模式评估结肠 ESD 的适应证。(a)直肠约 18mm 大小的圆形息肉样肿块。(b,c)色素内镜检查显示 V_N 型严重不规则、无结构性 pit 模式,提示黏膜下深部癌的风险。这名患者接受外科结肠切除术,显示黏膜下深部结直肠癌,黏膜下浸润深度为 3mm

表 11.2 日本 NBI 专家团队(JNET)分类

	1 型	2A 型	2B 型	3 型
血管模式	血管不可见	- 粗细均匀 - 分布均匀(网状/螺旋图案)	- 粗细不均 - 分布不均匀	- 稀疏的血管区域 - 增粗的血管中断
表面模式	- 规则的黑点和白点 - 与周围正常黏膜类似	规整(管状/分枝状/乳头状)	无规律或模糊	无结构区
最可能的病理	增生性息肉/无蒂锯齿状息肉	腺瘤	黏膜癌/黏膜下浅表癌	黏膜下深层癌

表 11.3 侧向发育型肿瘤（LST）的亚型及其黏膜下癌的可能性[6]

	LST 亚型	患病率	黏膜下癌的风险
颗粒型	均质型	35.4%（27.2%~43.6%）	0.5%（0.1%~1.0%）
	结节混合型	26.1%（18.5%~33.8%）	10.5%（5.9%~15.1%）
非颗粒型	扁平隆起型	33.0%（22.8%~43.2%）	4.9%（2.1%~7.8%）
	假凹陷型	5.5%（3.2%~7.8%）	31.6%（19.8%~43.4%）

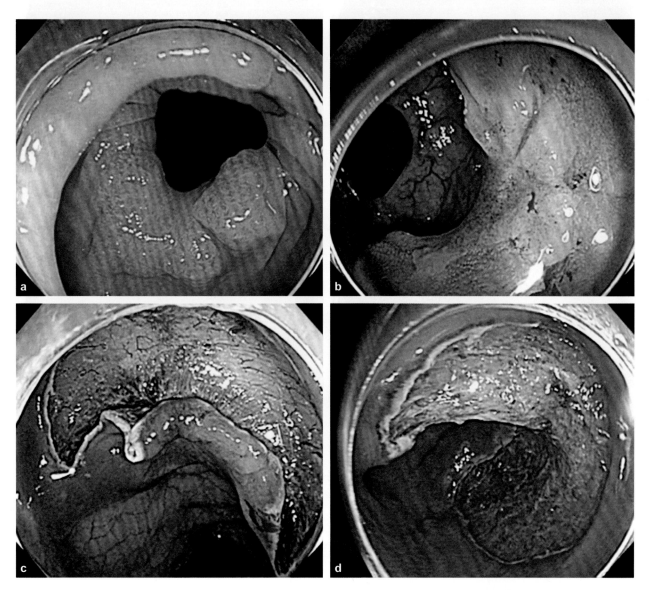

图 11.6 假性凹陷亚型非颗粒型 LST 的结直肠 ESD。（a）横结肠 25mm 大小，界限不清的假凹陷亚型非颗粒型性 LST。（b，c）为整块切除黏膜下注射术后 ESD。（d）明确的 ESD 后溃疡。切除标本的组织病理学检查显示高分化腺癌，黏膜下浸润深度为 600μm，无不利的组织学特征

- ESD 也适用于结节混合性颗粒型 LST 和隆起性非颗粒型 LST（图 11.7）。

- 内镜黏膜分片切除术通常推荐用于均质性颗粒型 LST（图 11.8）。

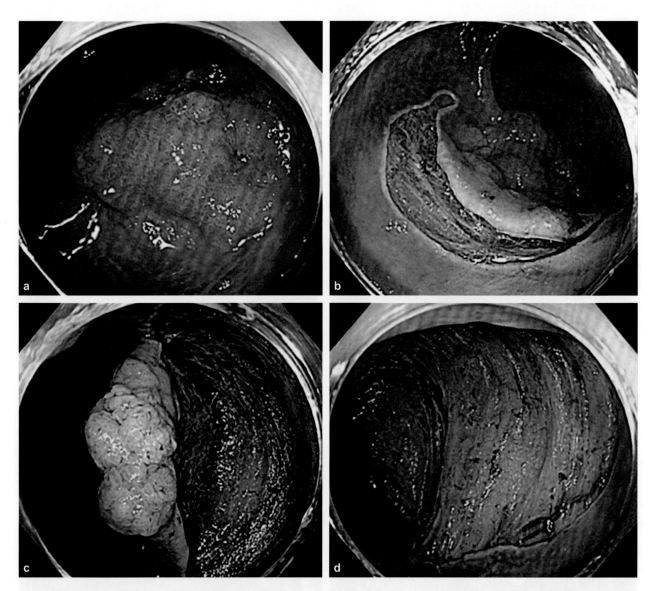

图 11.7 结节混合型颗粒型 LST 的结直肠 ESD。(a)直肠结节混合型大颗粒型 LST。(b,c)黏膜切开和黏膜下剥离的 ESD。(d)整块切除术后见明显的 ESD 后溃疡。最终的组织病理学检查是绒毛管状腺瘤背景下多灶性高分化腺癌,癌细胞浸润至黏膜层

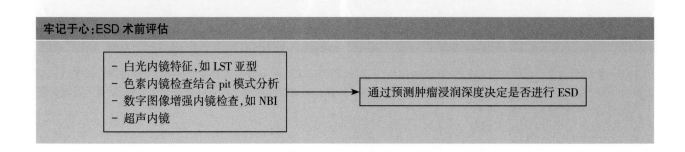

牢记于心:ESD 术前评估

- 白光内镜特征,如 LST 亚型
- 色素内镜检查结合 pit 模式分析
- 数字图像增强内镜检查,如 NBI
- 超声内镜

通过预测肿瘤浸润深度决定是否进行 ESD

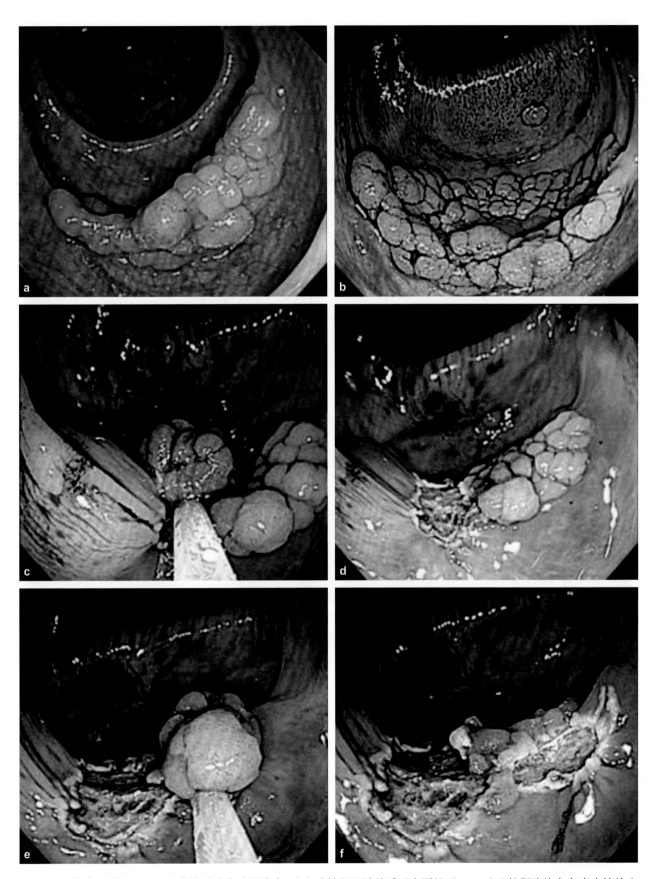

图 11.8 均质型颗粒型 LST 的内镜黏膜分片切除术。(a)升结肠远端均质型大颗粒型 LST。(b)靛胭脂染色色素内镜检查更清楚显示均质颗粒。(c~f)基于 LST 的亚型特点,因为黏膜下癌的风险很小,所以进行分片切除术。(g)观察到明显的术后溃疡。最终组织病理学检查为管状腺瘤伴低级别异型增生

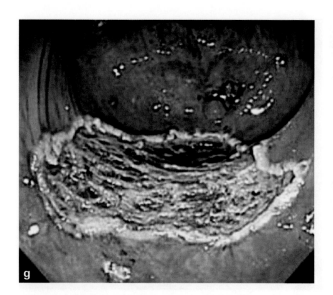

g

图 11.8 （续）

11.3 先决条件

11.3.1 ESD 培训

- 在进行结直肠 ESD 之前,充分的经验对于安全和成功的操作至关重要。
- 至少需要 20~30 例次结直肠 ESD 病例,才能获得该手术的胜任力。
- 内镜医师可以通过胃 ESD 病例或采用体内和体外动物模型获得丰富的经验。

11.3.2 精确的病理评估

- 在结直肠 ESD 后为了确定适当的监测策略,全面的病理评估很重要。此外,内镜医师应与病理学医师保持相关沟通,以便作出准确的病理诊断。
- 浸润癌患者的病理报告应包括肿瘤的浸润深度、边缘受累程度、分化程度和淋巴管浸润情况。

11.3.3 患者状况评估

- 欧洲和美国指南未详细涵盖结肠 ESD。根据 2018 年亚太消化内镜学会(Asian Pacific Society for Digestive Endoscopy, APSDE)指南,结直肠 ESD 被认为是一种超高出血风险的手术。因此,在计划进行 ESD 之前,应评估患者的病史,包括抗凝或抗血小板药物使用以及血栓形成风险。
- 结直肠 ESD 术前抗血小板药物的管理见表 11.4[7]。

表 11.4 根据血栓形成风险对结直肠 ESD 患者的抗血小板药物应用的管理[7]a

中至低血栓形成风险	
急性冠状动脉综合征或经皮冠状动脉介入术 >6 个月前	ESD 治疗前停用阿司匹林和噻吩并吡啶(thienopyridine)5 天
稳定的冠状动脉病	

续表

血栓形成风险高	
急性冠状动脉综合征或经皮冠状动脉介入术 6 周 ~6 个月前	推迟 ESD 和/或咨询心脏病专家,来讨论暂时停用噻吩并吡啶的可能性
血栓形成风险非常高	
急性冠状动脉综合征或经皮冠状动脉介入术 <6 周	推迟 ESD

aModified from Chan FKL, et al. Gut 2018;67:405-417.

11.4 手术器械

11.4.1 黏膜切开刀

- 各种用于结直肠 ESD 的黏膜切开刀(图 11.9)。
- 根据内镜医师的偏好选择黏膜切开刀。
- Flex 和 dual 刀可在直接观察下剥离黏膜下层。
- 可以采用 IT 刀快速进行黏膜下剥离。
- 因为通过钩和拉剥离黏膜下层,使用钩刀(hook knife)可将穿孔风险降到最低。因此,采用钩刀的 ESD 通常用于电刀需垂直于结肠壁接近的病变。钩刀也可用于有黏膜下纤维化的结直肠病变的 ESD。
- Flush 刀和 hybrid 刀不仅可以剥离黏膜下层,还可以将液体注入黏膜下层。
- 离合器切割器(clutch cutter)和 SB 刀均可用于有黏膜下纤维化的结直肠病变,通过剪刀式切割进行精确、安全的剥离。

11.4.2 止血钳

- 止血钳用于术中止血(图 11.10)。
- 剥离过程中遇见粗大血管时,应使用止血钳电凝这些血管,以防止出血。

11.4.3 先端帽

- 为了有效地进行黏膜下剥离,应打开切开的黏膜,并将肿瘤的剥离部分拉向对侧壁,以扩大剥离平面。
- 装在内镜头端的先端帽可以像手术钳(surgical forcep)一样通过牵引剥离的肿瘤部分打开和扩大剥离空间。有多种先端帽用于结直肠 ESD(图 11.11)。

11.4.4 电外科器械

- 为了安全有效地进行结直肠 ESD,必须采用优化结直肠 ESD 程序的合适电外科器械(electrosurgical unit, ESU)。
- 大多数市售的器械都有几种电流设置,可以相应地用于黏膜切割、黏膜下剥离和血管凝固。

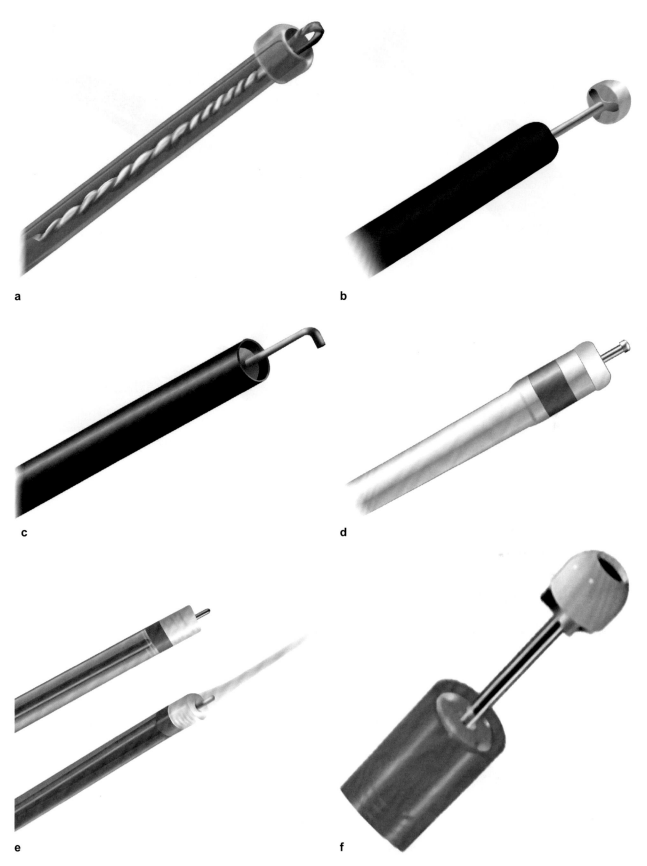

图 11.9　用于结直肠 ESD 的各种电刀示意图。（a）Flex 刀（Olympus Co，Japan）。（b）IT 刀 2（Olympus Co，Japan）。（c）Hook 刀（Olympus Co，Japan）。（d）Dual 刀（Olympus Co，Japan）。（e）Flush 刀（Fujinon Co，Japan）。（f）O 型刀（Finemedix Co，Korea）。（g）Q 型刀（Finemedix Co，Korea）。（h）固定柔性圈套器刀（Kachu Medico Co，Korea）。（i）离合器切割器（Fujinon Co，Japan）。（j）SB 刀（Olympus Co，Japan）

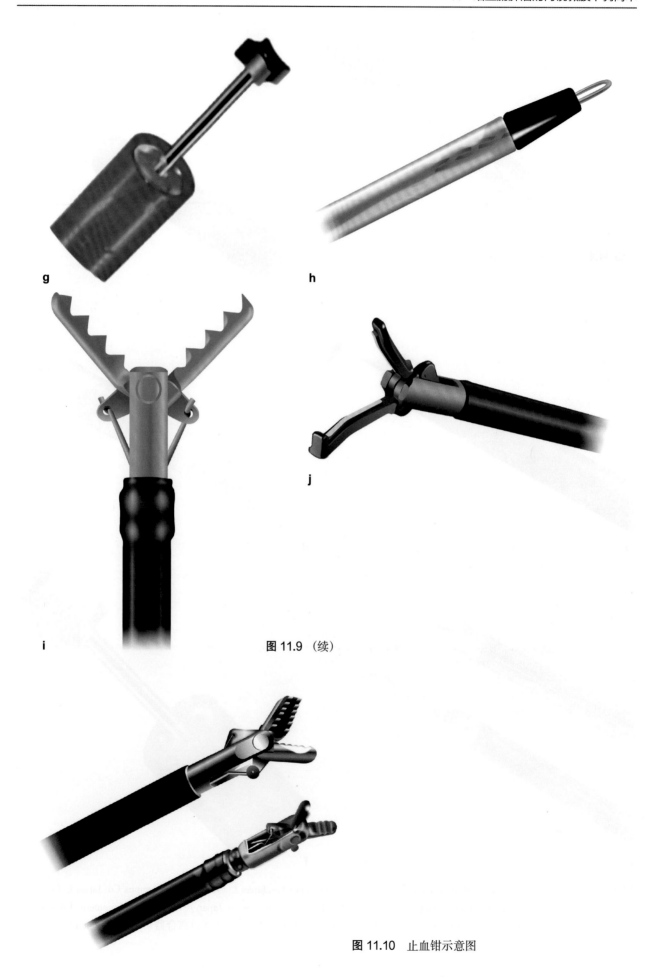

g

h

i

图 11.9 （续）

j

图 11.10 止血钳示意图

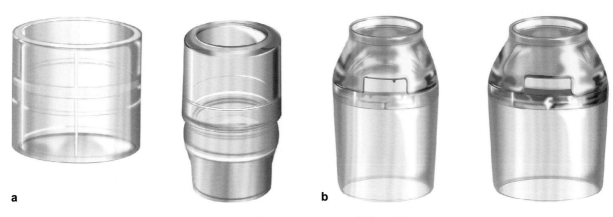

图 11.11 结直肠 ESD 所用先端帽示意图。(a)直帽。(b)小口径短先端透明帽

11.5 技术

11.5.1 ESD

ESD 是采用喷水内镜(water-jet endoscope)来完成的,内镜头端装有各种透明帽(图 11.12)。CO_2 注气系统用于减少患者在整个手术过程中的任何不适,并在穿孔时促进泄漏气体的吸收。使用各种电刀。Dual 刀是最常用的电刀之一。钩刀(Olympus KD-620LR)和 SB 刀 Jr.(Sumitomo Bakelite,Tokyo,Japan)可单用或联用于剥离可能引起肌肉损伤的情况。基本上,电刀的选择取决于内镜医师的技能和偏好。

高频发生器(high-frequency generator)(ERBE Elektro medizin GmbH,Tubingen,Germany)是黏膜切开时的常用电外科器械(ESU),参数设置为 endocut 模式,effect 2,以及快速电凝(swift coagulation)模式(30W)或强力电凝(forced coagulation)模式(表 11.5 和表 11.6)用于黏膜下剥离。止血钳(hemostatic forcep)(Coagrasper,FD-411QR;Olympus,Tokyo,Japan)以软凝(soft coagulation)模式(50W)用于 ESD 术中止血或预防 ESD 后即刻从人工溃疡中裸露血管的出血。

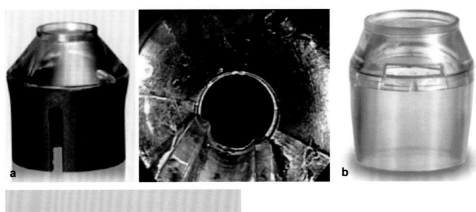

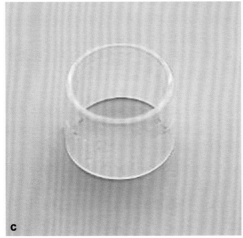

图 11.12 装在内镜上的各种透明帽。(a)ST 帽(Fuji film)的大体外观和内镜视图。(b)短型 ST 帽(Fuji film)。(c)透明黏膜吸套(远端附着体,Distal attachment)(Olympus)

表 11.5　日本研究所结直肠 ESD 所用的 ESU 参数

	Fujishiro M	Ishii N	Ishii N
ESU	VIO 300D	VIO 300D	ICC 200
电刀	Flex 刀	Flex 刀	Flex 刀
切割	Endocut I（effect1,duration 3,interval 3）	Endocut I（effect1,duration 2,interval 3）	Endocut（effect 2,60W）
剥离	快速电凝（effect 4,40W）	快速电凝（effect 3,20W）	强凝（20W）
止血	软凝（effect 5,50W）	软凝（effect 5,60W）	软凝（20W）

Modified from Fujishiro et al.[8] and Ishii et al.[9]

表 11.6　SCH 大学医院结肠直肠 ESD 所用 ESU 参数

Procedure	电刀	VIO 300D
黏膜切开	Dual 刀	干切（effect 2,30W）或 endocut（effect 2）
	Hook 刀	Endocut（effect 2,duration 2,interval 2）
黏膜下剥离	Dual 刀	快速电凝（effect 4,30W）
	Hook 刀	快速电凝（effect 4,40W）
电凝和止血	一次性热活检钳	软凝（effect 5,50W）

11.5.1.1　按部位划分的结直肠 ESD 难度

- 直肠：需要内反转（retroflexion）。因为直肠比结肠含有更多的血管，所以需要注意防止直肠出血（图 11.13）。
- 乙状结肠：由于管腔狭窄且弯曲，确保视野很重要（图 11.14）。
- 降结肠：内镜的可操作性受限有时会使操作变得困难（图 11.15）。由于呼吸运动，应特别注意脾曲。
- 横结肠：内镜在某些结肠区域显示出反常的运动。很难保证视野在横结肠和肝曲的中央（图 11.16）。
- 升结肠：由于升结肠壁薄（图 11.17），升结肠 ESD 不易。
- 盲肠：由于电刀必须垂直接近薄的盲肠壁，在盲肠进行 ESD 非常困难（图 11.18）。

11.5.1.2　黏膜下注射

- 各种黏膜液体用于制作黏膜下液垫，包括等渗盐水和肾上腺素的混合液、甘油混合液（等渗盐水溶液中加入 10% 甘油和 5% 果糖与少量靛胭脂和肾上腺素的混合液）、纤维蛋白原混合液或透明质酸（表 11.7）。用 21~25G 注射针注射这些液体。
- 0.4% 透明质酸钠（Mucoup；Johnson & Johnson,Tokyo,Japan）与少量靛胭脂染料和肾上腺素混合，是黏膜下液垫持续时间最长的液体。当透明质酸钠用作黏膜下注射液时，在注射透明质酸钠之前，通常先注射少量生理盐水，以避免将透明质酸钠注射到黏膜下层以外的错误层，因为很难从一开始就将透明质酸钠溶液注射到结肠黏膜下层。
- 用 23G 一次性注射针将数毫升上述液体注入病变周围的黏膜下层，以将其从肌层提离。

11.5.1.3　黏膜切开

- 结肠肿瘤和背景正常黏膜之间的界限通常很清楚。因此，一般来说，不需要标记来标定病变的边界。
- 可以从最口侧缘进行黏膜切开，以确定要剥离的终点线；或当从肛侧剥离看起来很容易时，从肛侧缘进行黏膜切开。黏膜切开起始点的选择取决于内镜医师的偏好。

- 最初的黏膜切开可以是完全的环周切开，也可以是部分的环周切开（图 11.19）。
- 在最初完全环周切开的情况下，很容易发生注射液渗漏，随后黏膜下抬举迅速消失。此外，将液体注入肿瘤的口侧有时会使肿瘤的位置垂直于内镜。这使得黏膜下剥离困难。但是，如果病变相对较小，环周切开可能导致整个手术的快速完成。
- 在部分环周切开的情况下，黏膜下液垫可以长时间保持良好，因为肿瘤未切开侧的完整黏膜可防止注射液渗漏。
- 根据优缺点，应根据肿瘤大小、肿瘤部位和所用电刀的类型来决定要采用的切开类型。尽管如此，但部分切开更常用于结直肠 ESD。
- 应改变患者的体位以利用重力，即肿瘤可能垂向结肠腔中心的方向（图 11.20）。

  这种体位可以使剥离更容易，并将剥离过程中穿孔的风险降到最低。
- 部分黏膜切开应在有足够的无瘤切除边缘下进行，以实现肿瘤的完全切除（图 11.21）。
- 对于水平的切开，应将电刀轻轻压在黏膜下注射后抬高的黏膜上（图 11.22）。

11.5.1.4　黏膜下剥离

　　矛盾运动被定义为即使当在患者体外推进内镜时结肠镜先端仍然回退，这是因为内镜医师施加的轴向力由于结袢而没有转换为结肠镜头端的前进运动。

　　根据注射透明质酸钠和靛胭脂后的内镜检查表现，将纤维化分为三组（F0，无纤维化；F1，轻度纤维化；F2，重度纤维化）。严重纤维化定义为黏膜下层注射透明质酸钠和靛胭脂混合液后，黏膜下层呈现为白色肌样结构而无蓝色透明层的表现。

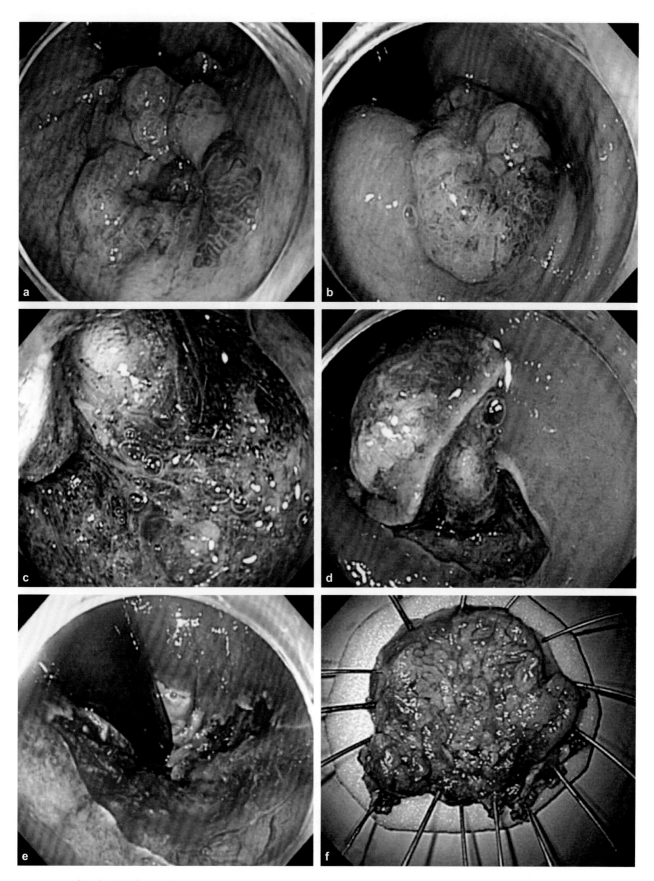

图 11.13 直肠侧向发育型肿瘤（LST）的 ESD。（a）LST 在齿状线上方。（b~d）反转内镜进行黏膜下病例。（e）形成明显的 ESD 后溃疡。（f）整块切除肿瘤

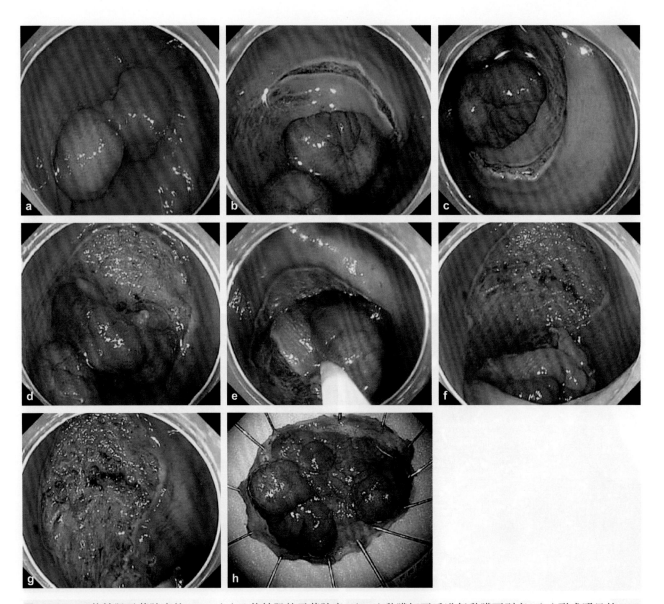

图 11.14 乙状结肠无蒂肿瘤的 ESD。(a)乙状结肠的无蒂肿瘤。(b~f)黏膜切开后进行黏膜下剥离。(g)形成明显的 ESD 后溃疡。(h)整块切除肿瘤

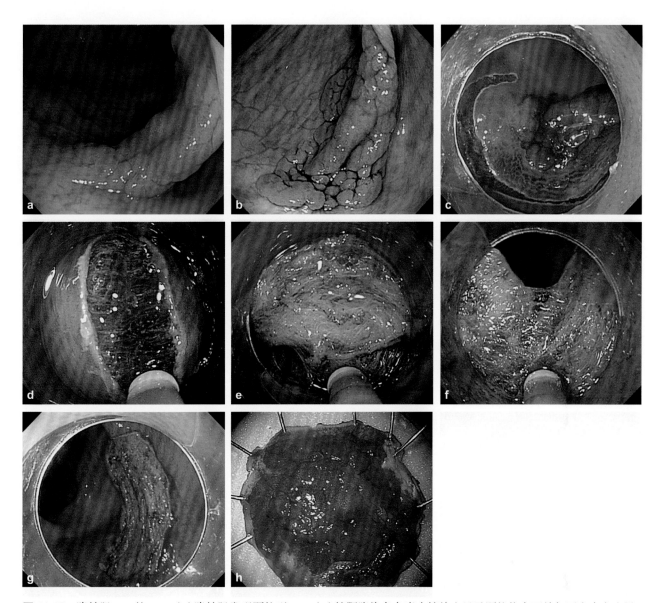

图 11.15　降结肠 LST 的 ESD。(a)降结肠发现颗粒型 LST。(b)靛胭脂染色色素内镜检查显示颗粒状表面并勾画出病变边界。(c~f)逐步进行 ESD。(g)ESD 后圆形溃疡。(h)整块切除 LST

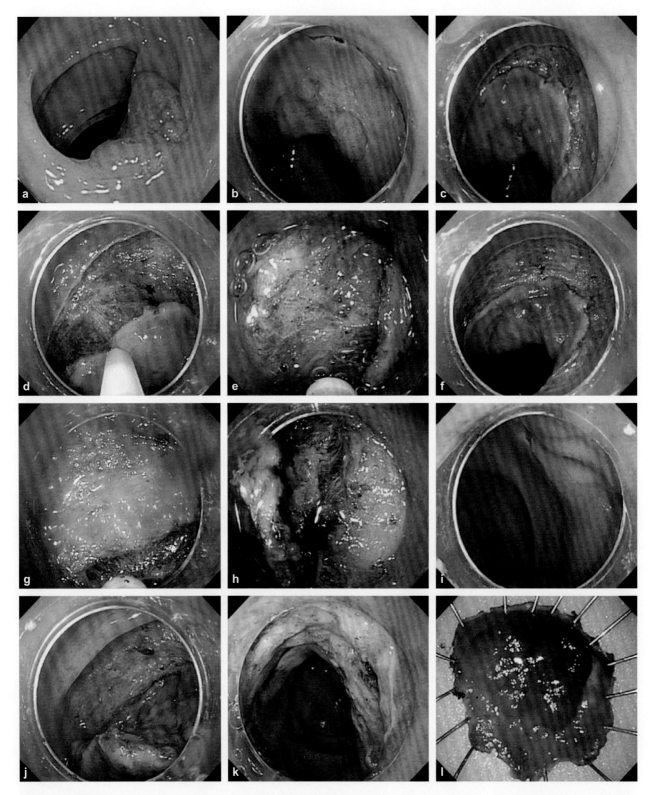

图 11.16　横结肠 LST 的 ESD。（a）横结肠见约 2cm 大小的非颗粒型 LST。（b,c）黏膜切开。（d~j）谨慎进行黏膜下剥离。（k）明显的 ESD 后溃疡。（l）整块切除 LST

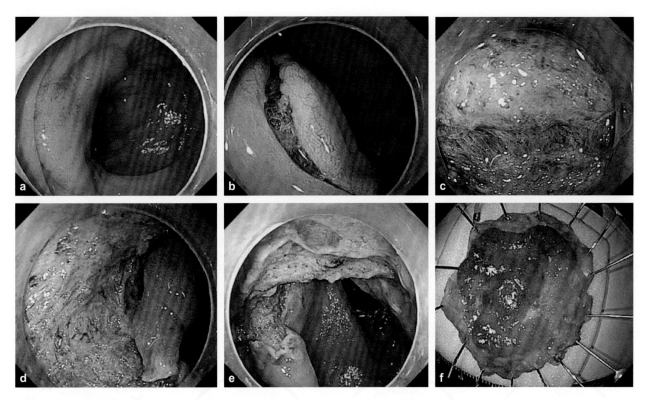

图 11.17 升结肠非颗粒型 LST 的 ESD。(a)见较大的非颗粒型 LST。(b~d)黏膜切开后黏膜下剥离。(e)形成圆形溃疡,无残留病灶。(f)整块切除肿瘤

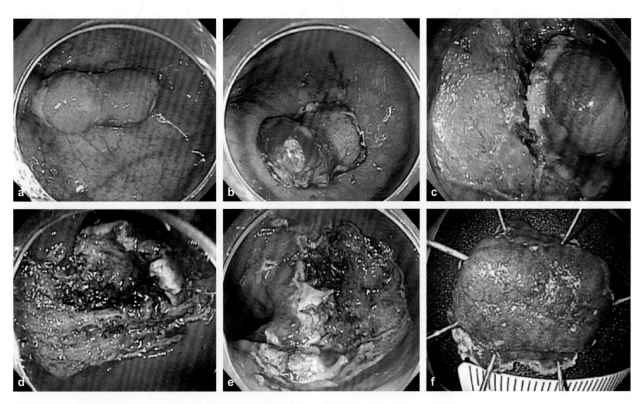

图 11.18 盲肠 ESD。(a)盲肠见 2cm 大小的无蒂肿瘤。(b~d)非常谨慎地进行 ESD 以防止穿孔。(e)ESD 后圆形溃疡基底。(f)整块切除肿瘤

表 11.7 结直肠 ESD 黏膜下注射液

	液垫持续时间	优点	缺点
生理盐水（0.9%）	+	易于注射,价格便宜,容易获得	快速消散(液垫持续时间短)
高渗盐水（3.0%）	++	易于注射,价格便宜,容易获得	注射部位的组织损伤/局部炎症
透明质酸	+++	液垫持续时间最长	价格昂贵,大多数内镜单位不可用,对存储有特殊要求,可能刺激残留肿瘤细胞生长
羟丙基甲基纤维素	+++	液垫持续时间长,相对便宜	注射部位的组织损伤/局部炎症
甘油	++		
葡萄糖（20%~50%）	++	便宜,易于获得	注射部位的组织损伤/局部炎症
白蛋白	++	容易注射,在大多数内镜室可获得	昂贵
纤维蛋白原	+++	易于注射,液垫持续时间长	价格昂贵,不易获得
自体血	+++	如果注射延迟,注射器中凝血	宗教信仰可能排除;有限的人类数据

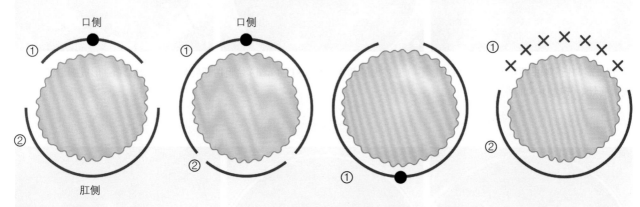

图 11.19 黏膜切开的各种方法

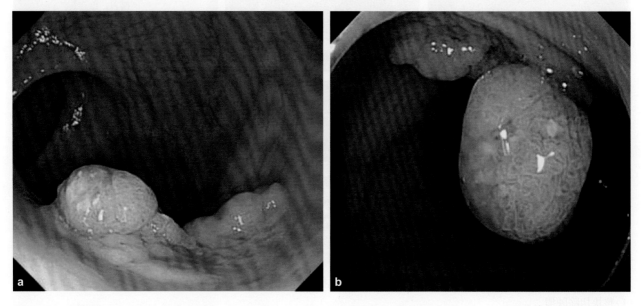

图 11.20 根据体位变化的内镜检查结果。(a)肿瘤扁平,因为在这张照片上重力的方向向下。(b)肿瘤垂向管腔中心,因为重力的方向变成了患者体位改变后的方向

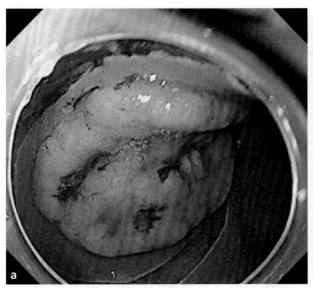
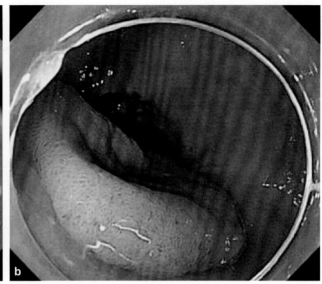

图 11.21 有足够的无瘤切缘的黏膜切开。(a,b)获得约 10mm 宽的无瘤切缘

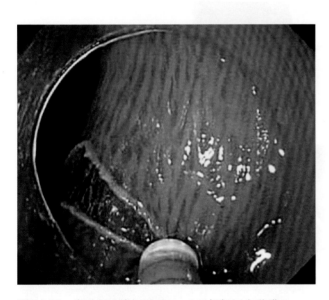

图 11.22 当进行边缘切开时,Dual 刀轻轻压在黏膜上

- 使用最新版本 ESU 的各种模式对黏膜下层进行剥离(表 11.5 和表 11.6)。
- 黏膜切开后,从黏膜切开侧(通常是肿瘤的肛侧)剥离肿瘤下方的黏膜下层。
- 手术区域内镜观察非常重要。病变必须位于管腔的顶部而不是下面。同样,内镜应尽量与结肠壁平行,以尽量减少穿孔的风险(图 11.23)。
- 局部黏膜切开后,应立即进行黏膜下剥离,找到切开区域的内缘(图 11.24)。
- 透明帽的边缘装到内镜头端,通过扩大要剥离的黏膜下空间,使黏膜下剥离更加安全和容易。由于透明帽扩大了黏膜下空间,可以直接观察黏膜下层和肌层(图 11.25)。
- 黏膜下剥离应平行于肌层进行。剥离的目标平面是黏膜下层和肌层之间黏膜下层的下 1/3(图 11.26)。在这个平

面保持剥离,可以避免穿孔,获得足够的无瘤深部切缘。
- 可重复黏膜下注射以保持黏膜下液垫,从而将穿孔风险降至最低(图 11.27)。
- 任何裸露的大血管应预先电凝,以防止剥离时出血,以致看不清手术视野(图 11.28)。
- 内镜止血可通过剥离用的电刀或止血钳(如一次性热活检钳)实现(Olympus Co.,Tokyo,Japan)(图 11.29)。
- 当由于纤维化或不可避免的电刀垂直入路导致剥离困难时,钩刀很有用。

11.5.1.5 便于 ESD 操作的特殊处理

- 患者的体位可以随时改变,以最大限度地利用重力。可以随剥离过程随时改变到最佳体位(图 11.30)。
- 夹瓣法(clip-flap method):在 ESD 过程中,结直肠 ESD 的问题是切割区域的视觉效果差和不稳定。通过内镜夹在切开的黏膜处形成人工的黏膜瓣(artificial flap by clip)确保 ESD 操作过程中的良好视野和安全性(图 11.31)。
- 口袋法(pocket-creation method):是结直肠肿瘤 ESD 的一种新策略。该方法有助于避免黏膜下注射液体的渗漏,并在剥离过程中保持理想的反牵引力。尤其是在有明显纤维化的结直肠肿瘤,这项技术使得 ESD 的操作更安全(图 11.32)。

11.5.1.6 ESD 后溃疡及切除标本的处理

- 结直肠 ESD 完成后,应仔细进行 ESD 后溃疡的内镜观察,以发现任何可能的穿孔或裸露血管。
- 如果怀疑穿孔,应立即尝试用内镜夹夹闭。
- 如果发生出血,应采用内镜夹、止血钳和/或氩等离子体凝固术进行内镜止血。
- 如果有重要血管裸露,应使用内镜夹、止血钳和/或氩等离子体凝固术进行内镜干预,以防止迟发性出血(图 11.33)。
- 切除的样本应轻轻拉伸并用小大头针固定在平板上(图 11.34)。这样病理学医师就能够制备高质量的组织切片。

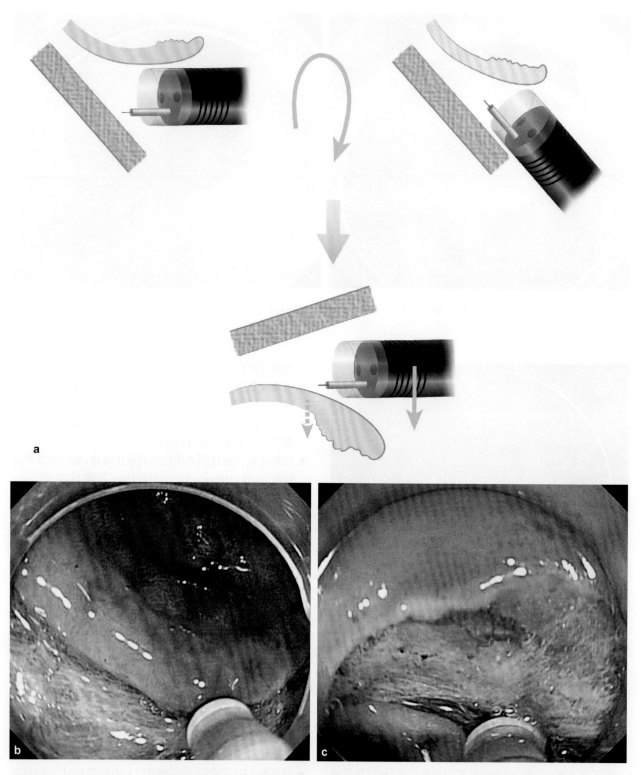

图 11.23 电刀入路方向。(a)尽量降低接触结肠壁的风险,否则穿孔风险高。(b)电刀入路应根据内镜的力矩进行调整,电刀入路可改为肿瘤位置和固有肌层。(c)电刀垂直于结肠壁的方向

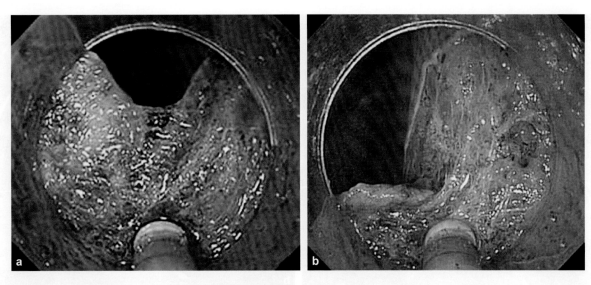

图 11.24 黏膜下剥离。(a,b)黏膜下剥离到切开区域的内缘

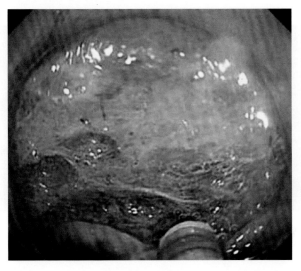

图 11.25 黏膜下剥离术中内镜观察。由于透明帽，黏膜下空间扩大，手术野清晰

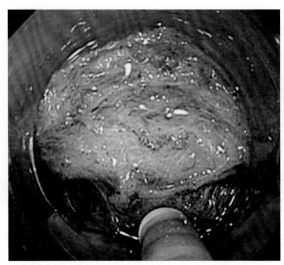

图 11.26 黏膜下剥离的目标平面。就在肌层上方进行剥离，即在黏膜下层和固有肌层之间下 1/3 层

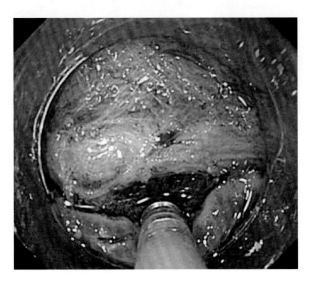

图 11.27 ESD 期间反复黏膜下注射溶液

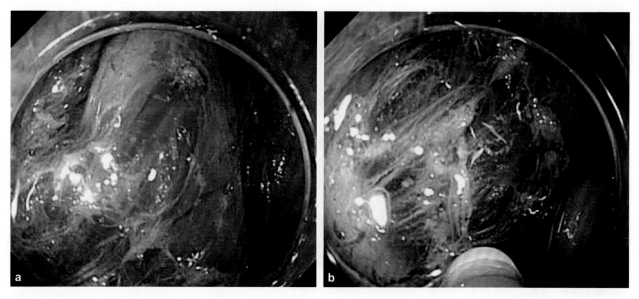

图 11.28　ESD 术中对见到的血管进行预凝。(a)黏膜下剥离时可见大血管。(b)用 dual 刀通过软凝等止血电流电凝血管

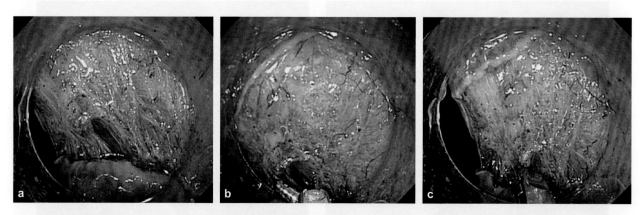

图 11.29　用止血钳进行内镜止血。(a)在 ESD 溃疡处见大血管。(b)一次性热活检钳抓住血管。(c)电凝血管

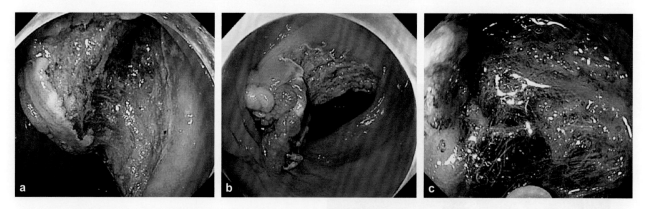

图 11.30　剥离平面大开的内镜视图。(a~c)随着患者的体位改变,利用重力作用剥离区广泛打开。因此,黏膜下剥离的最后一部分很容易

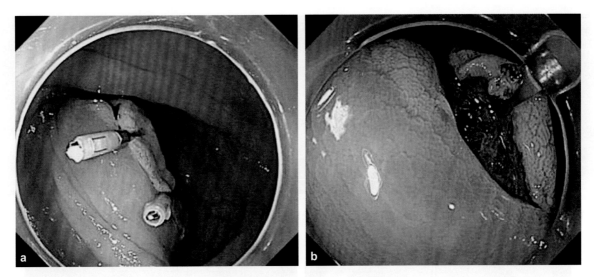

图 11.31 ESD 的夹瓣法。(a)剥离黏膜边缘用内镜夹夹住。(b)内镜附件滑入内镜夹下方,抬起切开的黏膜,并使黏膜下层清晰可见

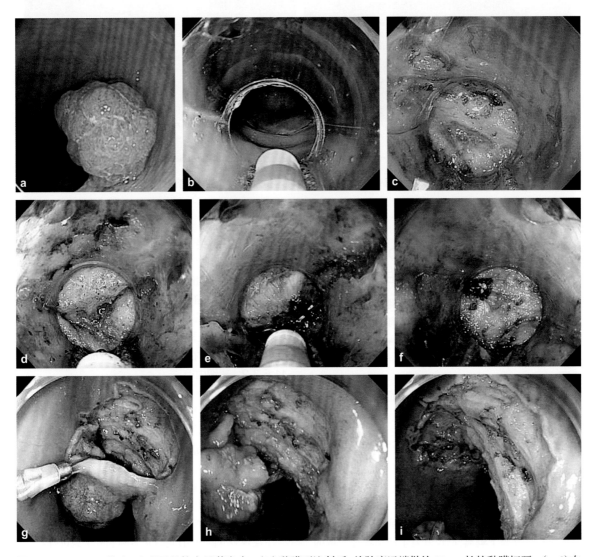

图 11.32 ESD 口袋法。(a)可见较大无蒂息肉。(b)黏膜下注射后,从肿瘤远端做约 20mm 长的黏膜切开。(c~f)在 ESD 过程中,使用 ST 帽和电刀建立口袋。(g)可见口袋形成。(h)切开口袋边缘。(i)可见 ESD 后溃疡

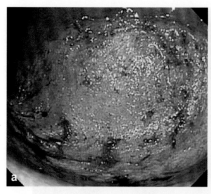
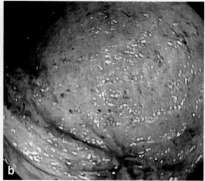
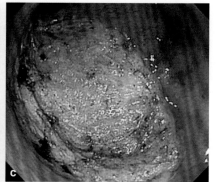

图 11.33　无出血裸露血管电凝。(a)ESD 后溃疡处发现几条血管。(b,c)用止血钳对血管进行电凝

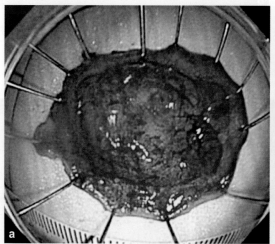
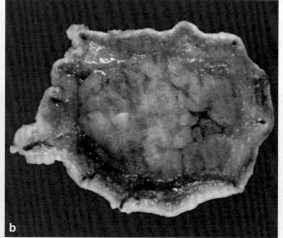

图 11.34　结直肠 ESD 的切除标本。(a)回收标本后即时内镜观察。(b)甲醛溶液固定标本的视图

11.5.2　圈套切除 ESD〔简化 ESD(simplified ESD)、杂交 ESD(hybrid ESD)〕

- 这项技是在采用电刀进行标准黏膜下剥离的最后阶段用圈套器抓住并快速切除残留的未剥离的黏膜下组织(图 11.35)。
- <3~4cm 的肿瘤是圈套切除 ESD(ESD with snaring)的最佳选择。
- 这种方法在技术难度等级和良好结果方面可能介于传统 EMR 和 ESD 之间,例如整块切除[10]。

11.5.3　器械辅助 ESD(device-assisted ESD)

- 尽管 ESD 具有整块切除和完全切除率高等优点,但由于其技术难度大、操作时间长、并发症发生率高,尚未公认为结直肠肿瘤的标准治疗方法。
- 为了克服结直肠 ESD 的这些缺点,特别是有利于 ESD 的关键步骤——黏膜下剥离,已经开发了使用各种器械的方法,如内镜夹和超细内镜[11,12]。

11.5.3.1　内镜夹

- 1.8mm 宽的弹簧或橡皮圈的一端固定在金属夹的一个臂上(图 11.36a 和图 11.36b)。
- 将肿瘤与周围正常黏膜分离后,该金属夹夹在剥离黏膜的边缘(图 11.36c)。
- 然后,通过内镜插入普通的内镜夹,并用它抓住橡皮圈或弹簧末端,固定在结肠壁上(图 11.36c)。

11.5.3.2　超细内镜

- 可以使用另外的直径为 6.5mm 或 5.2mm 的超细内镜(thin endoscope),该内镜最初用于经鼻食管胃十二指肠镜检查。
- 通过环周切开分离肿瘤和部分黏膜下层剥离后,在剥离的黏膜边缘打上内镜夹(图 11.37)。
- 然后,插入第二条超细内镜,并通过其工作通道用圈套器抓住打在黏膜上的内镜夹。
- 通过超细内镜控制将病变从肌层拉开或拉回,由于黏膜下层视野开阔,ESD 可以更容易和安全地进行。

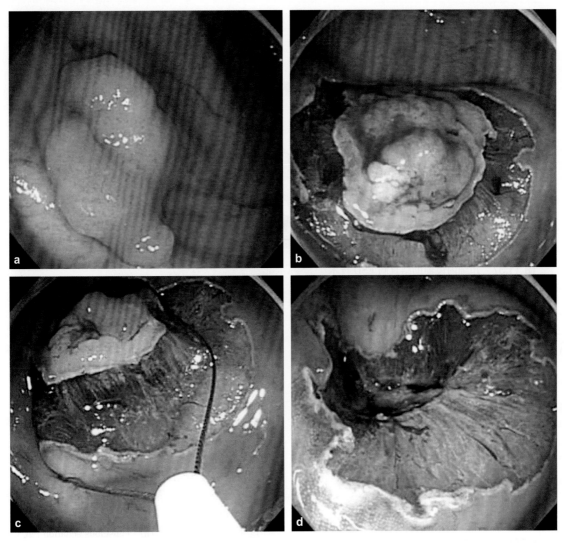

图 11.35 结直肠圈套切除 ESD（简化 ESD，杂交 ESD）。（a）乙状结肠 3cm 大小的结节混合颗粒型 LST。（b）预切和一定程度的黏膜下剥离。（c）肿瘤未剥离部分的圈套切除。（d）ESD 后溃疡

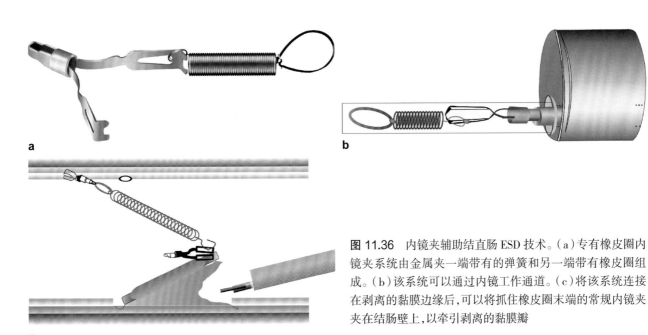

图 11.36 内镜夹辅助结直肠 ESD 技术。（a）专有橡皮圈内镜夹系统由金属夹一端带有的弹簧和另一端带有橡皮圈组成。（b）该系统可以通过内镜工作通道。（c）将该系统连接在剥离的黏膜边缘后，可以将抓住橡皮圈末端的常规内镜夹夹在结肠壁上，以牵引剥离的黏膜瓣

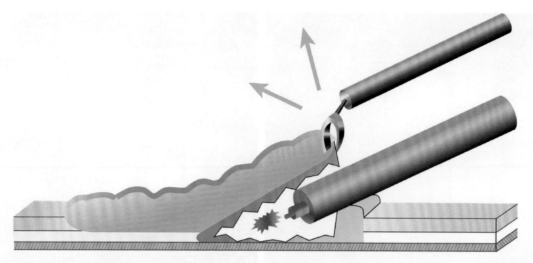

图 11.37 超细内镜辅助结直肠 ESD 技术

11.6 并发症

11.6.1 穿孔

- 结直肠 ESD 的主要并发症是穿孔,其发生率为 1.4%~20%,这取决于内镜医师的经验。
- 穿孔最常发生于进行电刀电凝时(图 11.38)。
- 一般来说,结肠 ESD 术中穿孔可通过保守治疗来处理,例如内镜夹夹闭(图 11.38)。
- 结直肠 ESD 术中穿孔的危险因素包括肿瘤较大(>30mm)和存在纤维化(图 11.39)[13]。

11.6.2 ESD 后出血

- 结直肠 ESD 后出血率为 0~12%,与常规内镜黏膜切除术

(EMR)相当。
- 多数 ESD 后出血发生在 4 天内,主要通过内镜电凝或内镜夹夹闭来治疗,而无需紧急手术或输血。

11.6.3 其他

- 电凝综合征(electrocoagulation syndrome)表现为局部腹膜炎症,如发热、局部疼痛、压痛和白细胞增多,无明确穿孔迹象,常常发生在结直肠 ESD 后。据报道,电凝综合征的发生率为 40%,其临床预后非常良好。
- 患者在 ESD 术中可能由于腹部胀满或疼痛而出现躁动不安,特别是在手术时间超过 2.5 小时的情况下。这可以通过明智地使用清醒镇静(conscious sedation)或 CO_2 注射来预防。

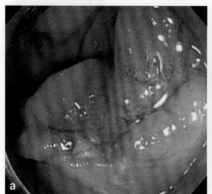
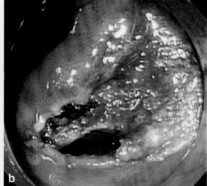
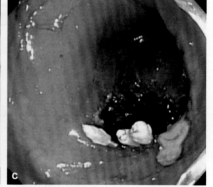

图 11.38 结直肠 ESD 术中结肠壁穿孔。(a)乙状结肠直径 40mm 的颗粒型 LST。(b)发生在钩刀剥离术中 10mm 大小的穿孔。(c)穿孔被内镜夹完全封闭

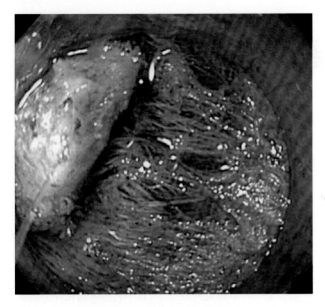

图 11.39　结直肠 ESD 术中黏膜下纤维化

（王寰　译，王伟岸　校）

参考文献

1. Fuccio L, Hassan C, Ponchon T, et al. Clinical outcomes after endoscopic submucosal dissection for colorectal neoplasia: a systematic review and meta-analysis. Gastrointest Endosc. 2017;86:74–86.
2. Watanabe T, Itabashi M, Shimada Y, et al. Japanese Society for Cancer of the Colon and Rectum (JSCCR) guidelines 2014 for the treatment of colorectal cancer. Int J Clin Oncol. 2015;20:207–39.
3. Ferlitsch M, Moss A, Hassan C, et al. Colorectal polypectomy and endoscopic mucosal resection (EMR): European Society of Gastrointestinal Endoscopy (ESGE) Clinical Guideline. Endoscopy. 2017;49:270–97.
4. Tanaka S, Kashida H, Saito Y, et al. JGES guidelines for colorectal endoscopic submucosal dissection/endoscopic mucosal resection. Dig Endosc. 2015;27:417–34.
5. Sumimoto K, Tanaka S, Shigita K, et al. Clinical impact and characteristics of the narrow-band imaging magnifying endoscopic classification of colorectal tumors proposed by the Japan NBI Expert Team. Gastrointest Endosc. 2017;85:816–21.
6. Bogie RMM, Veldman MHJ, Snijders LARS, et al. Endoscopic subtypes of colorectal laterally spreading tumors (LSTs) and the risk of submucosal invasion: a meta-analysis. Endoscopy. 2018;50:263–82.
7. Chan FKL, Goh KL, Reddy N, et al. Management of patients on antithrombotic agents undergoing emergency and elective endoscopy: joint Asian Pacific Association of Gastroenterology (APAGE) and Asian Pacific Society for Digestive Endoscopy (APSDE) practice guidelines. Gut. 2018;67:405–17.
8. Fujishiro M, Yahagi N, Kakushima N, et al. Outcomes of endoscopic submucosal dissection for colorectal epithelial neoplasms in 200 consecutive cases. Clin Gastroenterol Hepatol. 2007;5:678–83.
9. Ishii N, Itoh T, Horiki N, et al. Endoscopic submucosal dissection with a combination of small-caliber-tip transparent hood and flex knife for large superficial colorectal neoplasias including ileocecal lesions. Surg Endosc. 2010;24:1941–7.
10. Kim YJ, Kim ES, Cho KB, et al. Comparison of clinical outcomes among different endoscopic resection methods for treating colorectal neoplasia. Dig Dis Sci. 2013;58:1727–36.
11. Ritsuno H, Sakamoto N, Osada T, et al. Prospective clinical trial of traction device-assisted endoscopic submucosal dissection of large superficial colorectal tumors using the S-O clip. Surg Endosc. 2014;28:3143–9.
12. Uraoka T, Kato J, Ishikawa S, et al. Thin endoscope-assisted endoscopic submucosal dissection for large colorectal tumors. Gastrointest Endosc. 2007;66:836–9.
13. Kim ES, Cho KB, Park KS, et al. Factors predictive of perforation during endoscopic submucosal dissection for the treatment of colorectal tumors. Endoscopy. 2011;43:573–8.

12 胃肠道肿瘤的消融治疗

摘要

内镜消融治疗方法是早期癌症和癌前病变的非切除性毁损方法。氩等离子体凝固术和光动力疗法是广泛应用的消融治疗方法。虽然无法进行组织学评估，但根据患者的情况和病变特点，可能是有用的。

要点

- 由于绝大多数消融疗法都是将热或冷冻损伤应用于病变部位，因此存在深度损伤的风险和病理学评估的局限性。
- 内镜消融疗法是治疗由于各种因素不适合外科或内镜切除的癌前病变和早期癌症的一种替代疗法。
- 由于消融治疗的完整性只能通过后续内镜活检来确定，因此应考虑其优缺点来选择。
- 氩等离子体凝固术和光动力疗法是内镜消融疗法的常用方法。

12.1 概述

消融术（ablation）的字面意思是用机械方法切除病变，但通常用于"非切除性"去除。光动力治疗（photodynamic therapy，PDT）、多极电灼探针（multipolar electrocautery probe，MPEC）和氩等离子体凝固术（argon plasma coagulation，APC）是经典的消融方法，而射频消融（radiofrequency ablation，RFA）和冷冻疗法（cryotherapy）是新兴技术。除冷冻疗法外，所有的消融方法都会引起热效应（thermal effect）。这些内镜消融疗法（endoscopic ablation therapy）在出血控制、肿瘤根治性治疗和诸如肿瘤减积术和管腔再通等姑息治疗（palliative therapy）发挥着重要作用。内镜或外科切除术是治疗胃肠道肿瘤的理想方法，这使得在完全切除术后可以进行病理学评价。然而，内镜消融疗法是不适合内镜黏膜切除术（EMR）或内镜黏膜下剥离术（ESD）治疗的病变的一种替代疗法。

APC是一种非接触式组织凝固技术，它通过电离氩气传输高频电流。PDT是一种光化学过程（photochemical process），通过激光激活光敏剂（photosensitizer）释放能量诱发光暴露病变的细胞损伤。本章将介绍胃肠道肿瘤性病变的内镜消融治疗，特别是APC和PDT。

12.2 氩等离子体凝固术

12.2.1 背景

- APC是一种单极电外科手术，其中利用电离化导电的氩气将电能转移到目标组织，而电极不与组织直接接触。
- 组织效应是通过在施加电流期间对目标病变进行内源性加热产生的。温度升高可能是热损伤（thermal insult）（图12.1）、温热疗法（hyperthermia）、失活（devitalization）、凝固（coagulation）、脱水（desiccation）、碳化（carbonization）和汽化（vaporization）的决定因素[1]。
- 热效应的程度取决于几个因素。三个最重要的因素是应用时间、功率设置和探头到目标的距离（图12.1）。
- 凝固组织损伤（coagulation tissue damage）增加电阻抗，进而降低电流，并自动停止照射。大多数热效应仅限于黏膜和黏膜下层（图12.2）。
- 随着暴露时间的延长，APC诱导的损伤可扩展至固有肌层，从而导致狭窄或变形或迟发性穿孔。APC术前黏膜下盐水注射可预防深部组织损伤和穿孔。

12.2.2 适应证[3]

- APC可用于治疗不能接受内镜或外科手术切除的患者的早期食管癌和早期胃癌（early gastric cancer，EGC）（图12.3和图12.4）。
- 伴低级别异型增生的小胃腺瘤可能是黏膜下注射盐水的APC的很好选择对象（图12.5）。
- EMR/ESD后复发性肿瘤和邻近内镜切除或手术吻合部位的异时性病变难以进行内镜切除。它们可以用APC一次或反复照射（图12.6和图12.7）。
- 结直肠息肉或侧向发育型肿瘤分片切除后溃疡底部或边缘的残留病变可以用APC轻松治疗。

牢记于心：内镜消融疗法的适应证和优点

- 最常见的适应证是不适合手术或内镜切除的肿瘤病变。
- APC是相对简单和安全的方法，它将热效应限制在黏膜和黏膜下层。
- PDT对周长超过2/3的广泛浅表性食管癌和位于颈段食管的浅表性癌尤其有效。

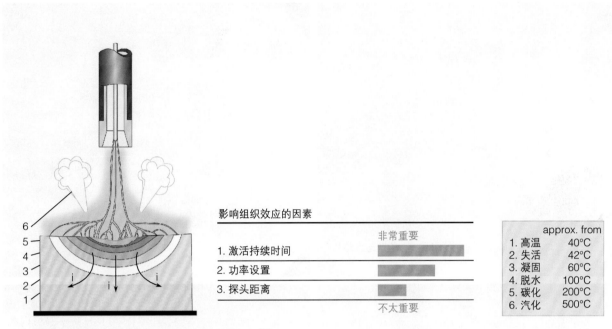

影响组织效应的因素

	非常重要
1. 激活持续时间	
2. 功率设置	
3. 探头距离	
	不太重要

		approx. from
1.	高温	40°C
2.	失活	42°C
3.	凝固	60°C
4.	脱水	100°C
5.	碳化	200°C
6.	汽化	500°C

图 12.1 根据温度及其决定因素的 APC 热效应[2]

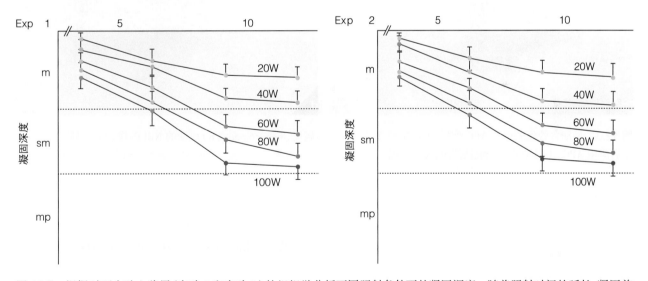

图 12.2 根据对两个独立猪胃（实验 1 和实验 2）的组织学分析不同照射条件下的凝固深度。随着照射时间的延长,凝固前沿变深,每个功率设置照射 15s 后达到平台期

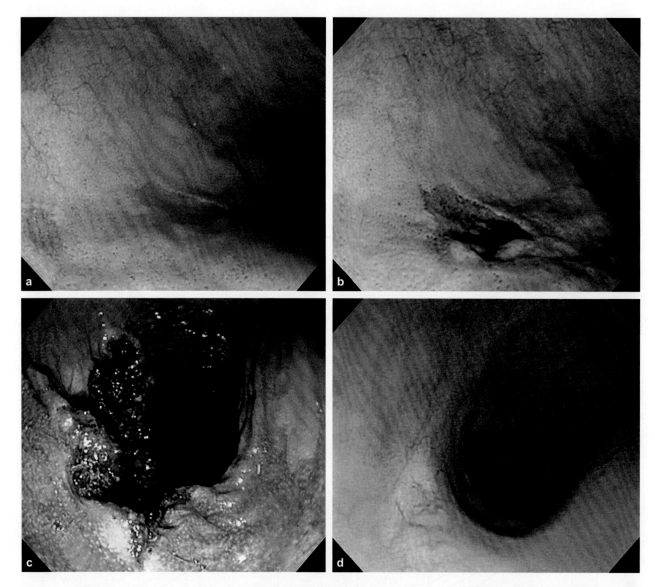

图 12.3 早期食管癌的内镜 APC 治疗。(a)中段食管的浅凹陷病变,8mm×6mm。(b)病变的 NBI 图像。(c)黏膜下注射盐水后应用 APC。(d)APC 后瘢痕性溃疡,无残留癌

12.2.3　器械和设备

- 电外科器械。
- APC 探针——远端尖端设计将确定氩气流动方向,并在很大程度上确定等离子体方向(图 12.8),这将产生各种等离子体(plasma)和组织效应。

12.2.4　技术

　　在靛胭脂喷洒或 NBI 检查后,用 APC 绕病变周围标记。用注射针将生理盐水注入病变下方的黏膜下层。标记内的

病变及其邻近的黏膜组织最终采用适当的 APC 喷洒模式来治疗,直至病变完全凝固破坏。

12.2.5　并发症

　　APC 的热效应可引起腹痛和不适,通常通过保守治疗加以控制,因为 APC 可导致部分患者迟发性穿孔和出血,需要仔细进行临床观察。在手术过程中,氩气以 0.8~1.5L/min 的流速注入腔内。它可能引起气压伤(barotraumas),如马洛里-韦斯撕裂(Mallory-Weiss tearing)、腹部膨胀或气腹(pneumoperitoneum)。

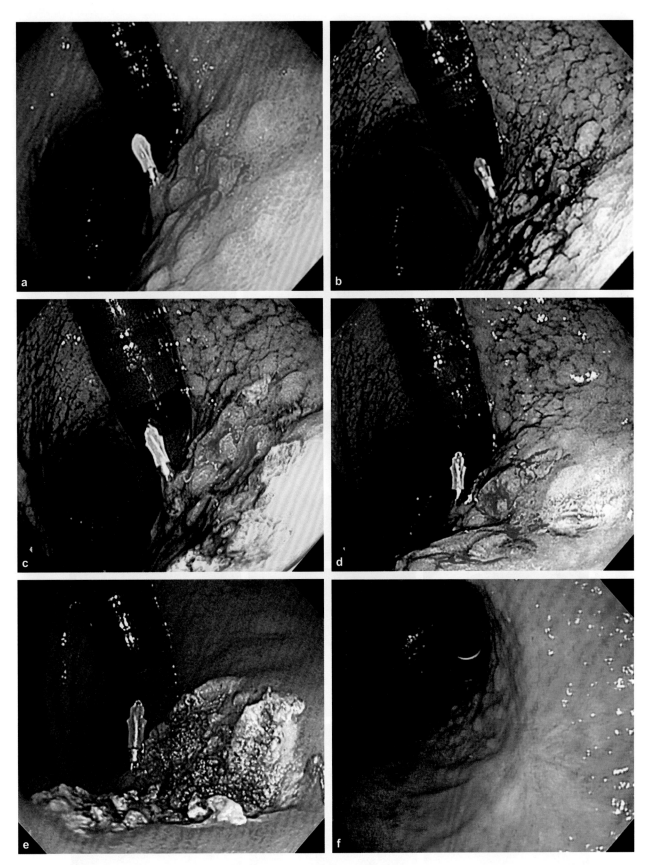

图12.4　严重心力衰竭患者 EGC 的内镜 APC 治疗。(a) 胃体中段小弯侧 EGC Ⅱa+Ⅱc 型,12mm×10mm。(b~e) 经靛胭脂喷洒后、外周标记、黏膜下注射盐水和 APC 治疗后的内镜所见。(f) 3 个月后见到的瘢痕化变形,并且无残留癌

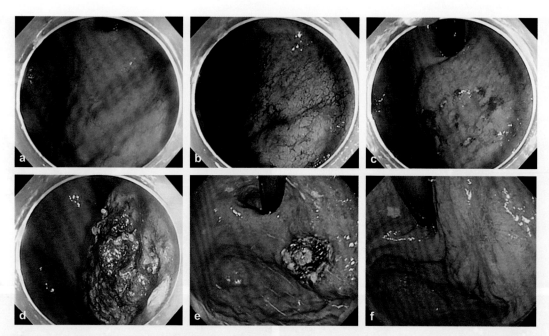

图 12.5 内镜入路困难部位小腺瘤的 APC 治疗。(a,b)胃体上部前壁扁平隆起性病变,伴有变色的浅凹陷,10mm×8mm。(c)侧缘用多次 APC 标记,黏膜下注射盐水。(d)标记点内的病变区被 APC 完全凝固。(e,f)治疗后第 1 天和 3 个月后内镜检查所见。病理检查无残留腺瘤

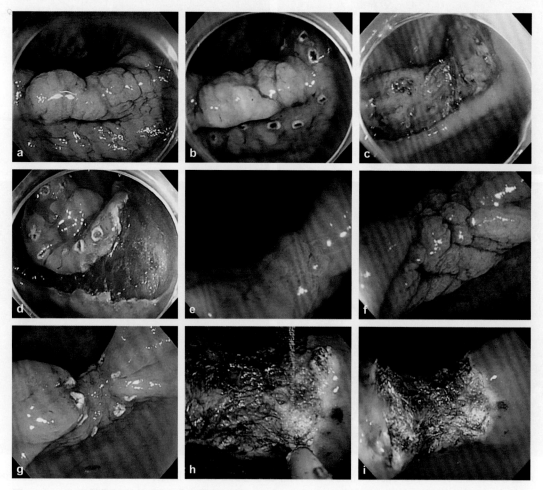

图 12.6 APC 治疗 EGC 的 ESD 后残留的腺癌。(a~d)EGC 的 ESD 过程中内镜所见。病理学评价中病变完全切除。(e,f)然而,在 ESD 诱发的瘢痕化病变处见结节状表面隆起性病变。活检结果为分化良好的腺癌。(g~i)采用边际和凝固效应进行 APC 治疗

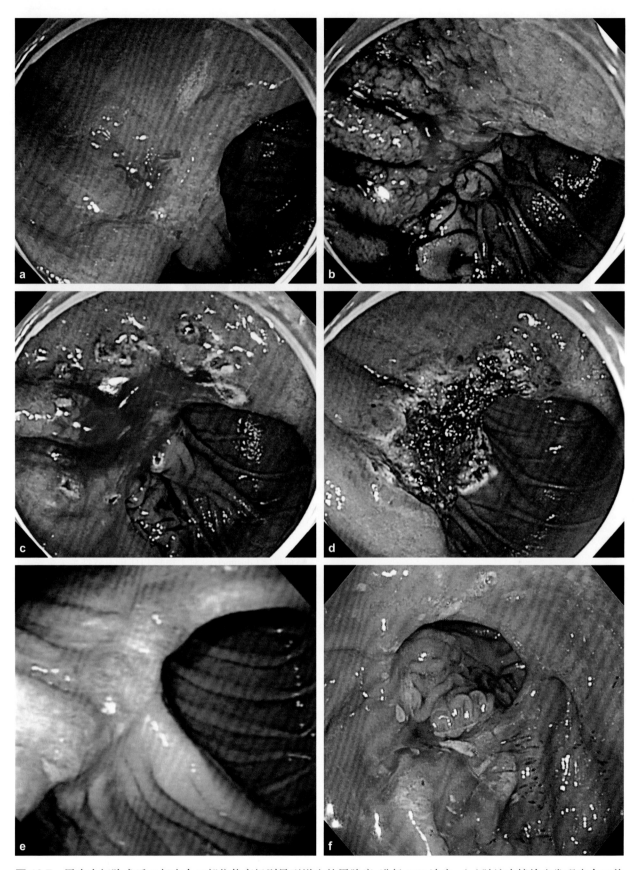

图 12.7 胃次全切除术后 7 年吻合口部位伴高级别异型增生的胃腺瘤,进行 APC 治疗。(a)随访内镜检查发现吻合口前方有不规则形状的浅凹性病变,轻度充血改变。(b)靛胭脂喷洒后内镜检查发现病变边界较清楚,有黏膜形态改变。(c,d)在病变周围标记及黏膜下注射盐水后,用 APC 完全凝固病变。(e,f)治疗 9 个月后内镜检查显示先前的病变消失。病理检查未发现残留病变

探针开口

| 轴向 | 侧向辐射 | 环周 |
| A | S | C |

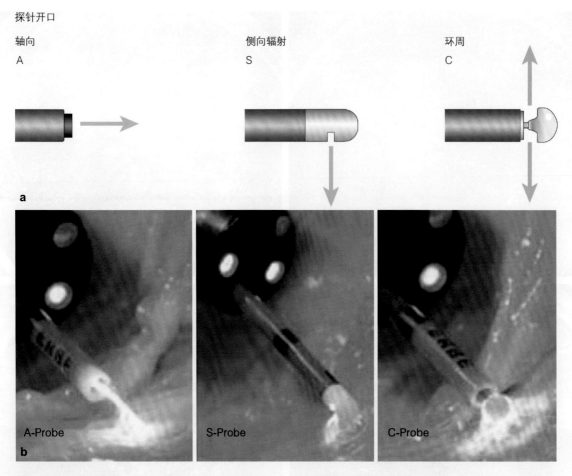

A-Probe   S-Probe   C-Probe

图 12.8 探针头端设计。(a)氩气流动方向(箭头)取决于头端设计和开口方向。有 3 种探头可供选择:轴向探头、侧向探头和环周探头。(b)根据头端设计确定等离子体形状和组织效应

12.3 光动力疗法(photodynamic therapy,PDT)

12.3.1 背景

- PDT 的原理是通过特定的光激活光敏剂。光敏剂、光和氧是 PDT 的三个主要成分。
- 当光敏剂暴露在特定波长的光时,它会从基态(ground state)变为激发态(excited state)。当它返回到基态时,会释放出能量。这些能量被转移到组织氧中,产生单线态氧(singlet oxygen)和其他引起细胞损伤的化学自由基(chemical radical)。
- 光卟啉(photofrin)是迄今为止胃肠道肿瘤中最受欢迎的光敏剂,由 630nm 红光激光所激活。

- 剂量学(dosimetry)对于预测 PDT 的有效性至关重要。它可表示为:光剂量(light dose)(J/cm)=[漫射光纤的功率输出(power output from diffuser fiber)(W)× 治疗时间(s)]/漫射器长度(cm)。

12.3.2 适应证

- 内镜切除术,如 EMR 和 ESD,目前是浅表食管癌的标准治疗方法,尤其是局限于黏膜内的癌。
- 通常不推荐内镜切除术用于占圆周 2/3 以上的广泛病变和位于颈段食管的浅表癌。
- PDT 也被证明对早期腺癌(early adenocarcinoma)有效(图 12.9 和图 12.10)或巴雷特食管(Barrett's esophagus)中的高级别上皮内瘤变(high-grade intraepithelial neoplasia)有效[4]。

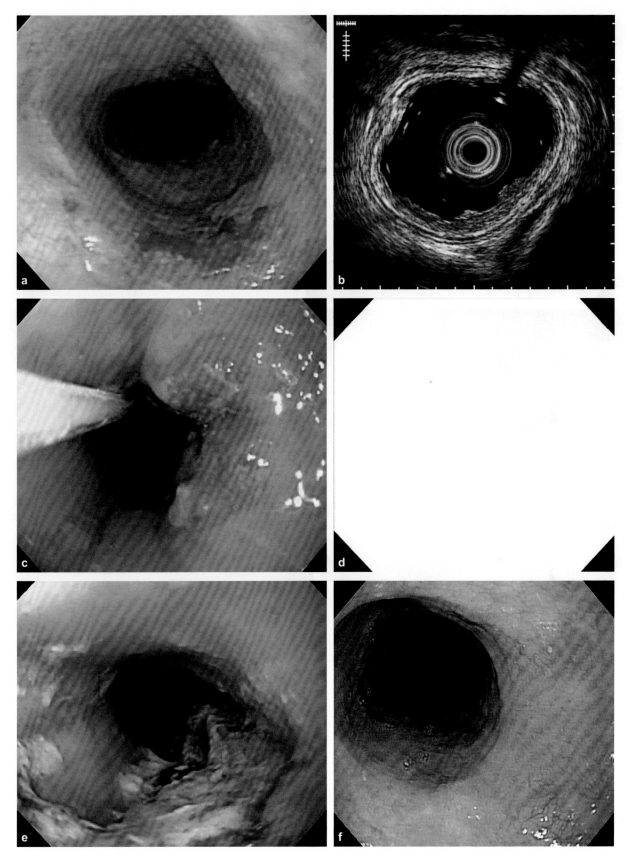

图 12.9 食管括约肌下颈段早期食管癌的内镜下 PDT。(a)可见充血的不规则形稍隆起性病变。(b)EUS 显示累及 2/3 的环周,限于黏膜层的不规则增厚的低回声病变．黏膜下层不增厚。(c)通过内镜通道把激光光纤探针插入到病灶附近。(d)在 PDT 术中,因强激光内镜视野白化。(e)术后 1 天内镜检查发现坏死溃疡性病变伴白色肿胀的黏膜改变,尝试第 2 次 PDT。(f)1 个月后内镜检查发现白色瘢痕化改变,轻微变形;显微镜检查显示棘皮症,无残留癌

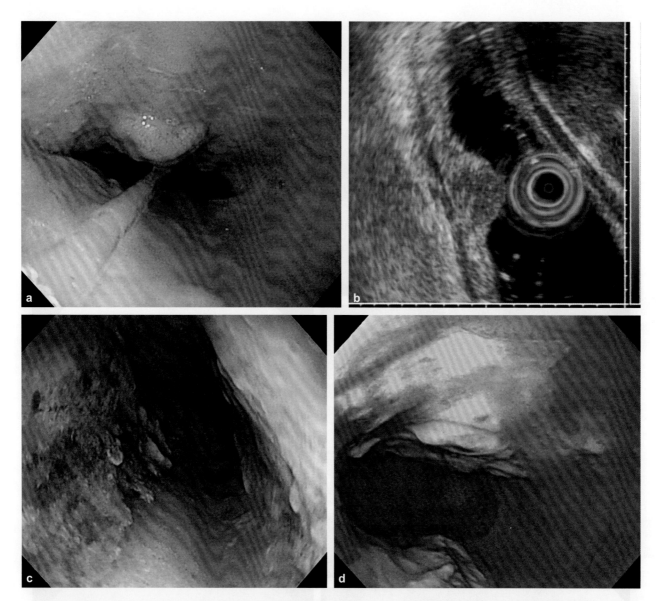

图 12.10 内镜 PDT 治疗因心、肺问题不能进行食管切除的早期食管癌患者。(a)食管中段见较小的结节状表浅食管癌。(b)EUS 显示黏膜和黏膜下层低回声增厚。该病变为 T1sm 癌。(c)PDT 后第 2 天内镜发现两处溃疡,底部有坏死物质。中间的黏膜未受破坏。(d)治疗后 2 周内镜显示 2 处愈合期溃疡,基底清洁。溃疡明显缩小。(e,f)随访内镜显示复方碘液不染色的小结节性病变。活检结果为鳞状细胞癌。认为是癌复发,尝试第 2 次 PDT。(g,h)第 2 次 PDT 治疗后即刻,内镜显示激光暴露的食管黏膜出现深色变和局灶性剥脱

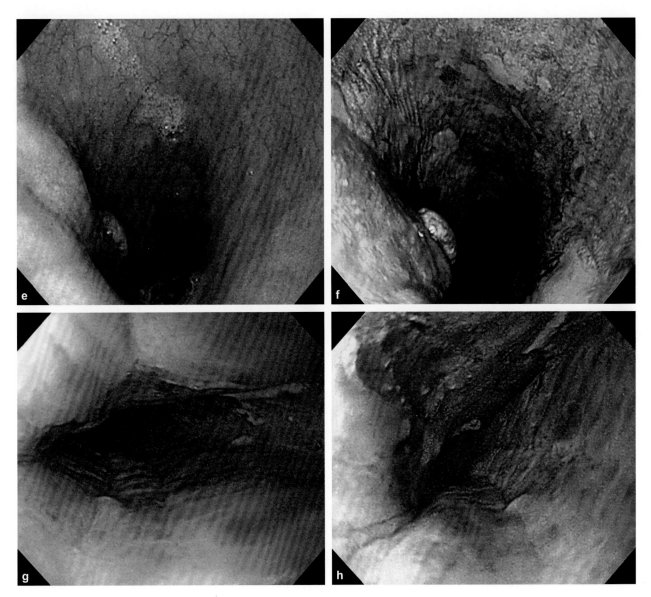

图 12.10（续）

12.3.3 技术

- 患者在光照前 48 小时静脉注射光卟啉 2mg/kg。激光探针通过内镜通道插入到病灶。
- 对于食管癌，推荐的激光剂量为 300J/cm。如有必要，初次照射 96~120 小时后可重复治疗。
- 对于巴雷特食管的高级别异型增生（high-grade dysplasia），推荐为 130J/cm。如果需要，可重复治疗，光剂量用 50J/cm。
- 给予光卟啉后，患者在出院前应遮光居住。由于光卟啉可以被正常细胞吸收，建议患者应避免强烈的阳光照射 1 个月。

12.3.4 并发症及预防

- PDT 的并发症和毒性与光敏剂的急性炎症效应有关——局部剧痛、不适、溃疡形成和结疤效应。
- 约 30% 的光敏剂受试者出现皮肤光毒性（phototoxicity）。接受光敏剂的患者应该戴太阳镜，戴宽帽，四肢全覆盖至少 30 天。

（张嘉琪 译，王伟岸 校）

参考文献

1. Watson J, Bennett M, Griffin M, et al. The tissue effect of argon plasma coagulation on esophageal and gastric mucosa. Gastrointest Endosc. 2000;52:342–5.
2. Sagawa T, Takayama T, Oku T, et al. Argon plasma coagulation for successful treatment of early gastric cancer with intramucosal invasion. Gut. 2003;52:334–9.
3. Lee KM, Kim YB, Sin SJ, et al. Argon plasma coagulation with submucosal saline injection for gastric adenoma on outpatient basis. Dig Dis Sci. 2009;54:2623–8.
4. Toshiaki T, Satoru D, Takeshi N, et al. Photodynamic therapy for large superficial squamous cell carcinoma of the esophagus. Gastrointest Endosc. 2011;73:1–6.

胃肠道上皮下肿瘤的内镜治疗 **13**

摘要

胃肠道上皮下肿瘤（subepithelial tumor, SET）常在内镜检查中偶然发现，并且 SET 的发病率逐渐增高。超声内镜检查（EUS）是鉴别诊断 SET 的良好诊断方式，但在某些情况下，仅凭 EUS 特征无法作出明确诊断。定期随访内镜检查和 EUS 仍是推荐的管理策略；然而，这种策略涉及患者的依从性、成本效益和与重复内镜检查和恶性肿瘤延迟诊断相关的风险问题。SET 的内镜切除是其治疗的另一种方法，也是获得组织标本以进行准确组织学诊断的另一种方法。在此，将总结各种内镜技术，从标准内镜黏膜下切除术到内镜全层切除术。

要点

- 胃肠道上皮下肿瘤的内镜切除术可用作治疗方法以及获取组织进行组织学诊断的方法。
- 各种内镜技术，从标准内镜黏膜下切除术到内镜全层切除术，已经用于上皮下肿瘤的治疗。
- 随着内镜黏膜下切除术的技术进步和经验丰富的操作人员数量的增加，上皮下肿瘤的内镜切除术的适应证已经扩大。
- 如果在适当的时间和地点使用，上皮下肿瘤的内镜切除术似乎是有用和安全的。

13.1 概述

上皮下肿瘤（SET）常常在内镜筛查或因不相关的指征进行内镜检查时在胃肠道（GI）发现。SET 可能源自黏膜深层到浆膜层，取决于其组织学类型。SET 多为无症状性病变，上覆正常黏膜，常在内镜或放射影像学检查中偶然发现。超声内镜检查（EUS）已明显改善了对 SET 的鉴别诊断，但在某些情况下，仅凭 EUS 特征无法作出明确的诊断，尤其是位于黏膜下层和/或固有肌层的低回声病变。此外，尽管大多数 SET 过去曾被认为是良性的，但有些有恶性潜能，特别是当它们起源于固有肌层时，例如胃肠道间质瘤（gastrointestinal stromal tumor, GIST）。

一般来说，对于需要手术治疗的较大（直径 >3cm）和/或有症状的病变，无论组织学如何，都不需要进行组织学诊断。目前，对于起源于固有肌层的无症状、较小（直径 <3cm，怀疑 GIST 时 <2cm）SET 的治疗尚无确切的指南。定期的内镜和 EUS 随访检查仍然是推荐的处理策略。然而，这种方法涉及与患者依从性、成本效益、重复内镜检查和延迟诊断恶性肿瘤相关风险的问题。

越来越多的证据表明，对于 EUS 上起源于固有肌层的无症状、较小（<3cm）的低回声 SET，病理诊断是必要的。有几种组织活检技术，如 EUS 引导的细针抽吸（fine-needle aspiration）/活检或单切口针刀活检术（single-incision needle knife biopsy），但这些技术仅提供诊断信息。内镜黏膜下切除术（endoscopic submucosal resection, ESMR）或内镜黏膜下剥离术（endoscopic submucosal dissection, ESD）切除上皮下病变，可获得完整的组织标本，有助于准确的组织学诊断和根治性治疗。在此，将总结各种用于 SET 处理的内镜技术，从标准 ESMR 到内镜全层切除术（endoscopic full-thickness resection, EFTR）。

牢记于心：每种胃肠道上皮下肿瘤内镜切除术的特点和适应证

- 胃肠道（GI）上皮下肿瘤的内镜切除术可用作治疗方法以及获取组织进行组织学诊断的方法。
- 各种内镜技术，从标准内镜黏膜下切除术到内镜全层切除术，都被用于胃肠道上皮下肿瘤的治疗。
- 内镜黏膜下剥离术的最新技术进展使位于固有肌层的胃肠道上皮下肿瘤得以成功和完全切除。因此，胃肠道上皮下肿瘤内镜切除术的适应证一直在扩展。

13.2 标准内镜黏膜下切除术

对于基底部 <1~2cm 的有蒂或无蒂的 SET，可以使用圈套器切除，可用注射针将稀释的肾上腺素盐水（1∶100 000）和靛胭脂混合液注入黏膜下层（图 13.1~图 13.3）进行辅助，也可不用。

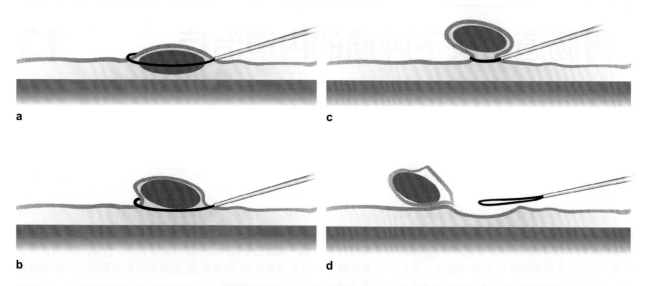

图 13.1 内镜黏膜下切除术示意图。（a）将圈套器放在上皮下肿瘤周围。（b）用圈套器的绝缘套管推动肿瘤的近侧，以形成半蒂（semi-pedunculation）。（c）逐渐收紧圈套器，将整个肿瘤套住。（d）肿瘤被完全切除

13.3 套扎装置辅助内镜黏膜下切除术（endoscopic submuosal resection with a ligation device，ESMR-L）

这项技术用于治疗较小的 SET 在技术上简单，微创和安全，特别是在食管。ESMR-L 程序如下：将含少量肾上腺素和靛胭脂染料的生理盐水注射到黏膜下层以抬举病变。然后将病灶吸入套扎装置（ligation device），然后释放橡皮圈（elastic band）。采用混合性高频电流进行圈套切除，将切除的标本吸入先端帽或通过网篮取出（图 13.4~图 13.6）。由于套扎装置的直径通常在 9~11mm 之间，因此可切除 SET 的最大尺寸受限（<13mm）。

13.4 透明帽辅助内镜黏膜下切除术（endoscopic submucosal resection with a transparent cap，ESMR-C）

ESMR-C 的使用方式与 ESMR-L 类似。透明帽连接到内镜的先端部。

新月形圈套器置入透明帽内的远端脊中。将隆起的病灶吸进透明帽内，从而形成一个假息肉，立即用预置的圈套器套住并收紧。最后，用电凝法切除病变。据报道，ESMR-C 对源自黏膜肌层的较小食管 SET（直径 <2cm）是一种安全、有效、创伤小的手术方法。

13.5 去顶技术（unroofing technique）

在最小通气条件下，采用电外科圈套器通电切除 SET 的上覆黏膜，以充分暴露肿瘤（"去顶"）。接下来，圈套器套住暴露的目标病变的上半部分并进行切割（图 13.7 和图 13.8）。这种技术有时称为次全切除术（subtotal resection）。这项技术是切除较大脂肪瘤（lipoma）或囊性 SET 如淋巴管瘤（lymphangioma）最简单的方法，是基于脂肪或液体内容物可以通过黏膜中的人工开口排入胃肠道腔的理论。

13.6 内镜黏膜下剥离术（ESD）

最近，使用特殊电刀对起源于固有肌层的 SET 进行 ESD 有所增加。必须强调的是，在进行内镜切除术前，必须采用 EUS 确定起源层的特征，因为手术的风险，特别是穿孔，与食管、胃和结肠壁内肿瘤的深度直接相关。如果腔内 SET 松散地附着在固有肌层上，则无论大小和形状，都可以采用电刀实现肿瘤完全剥离。图 13.9~图 13.12 总结了 SET 的 ESD 步骤。

为了暴露 SET，可以采用几种方法，例如用圈套器（图 13.13）切除覆盖的黏膜或用电刀切开覆盖的黏膜（图 13.14）。在这些情况下，有时使用"内镜剜除术（endoscopic enucleation）"术语来替代 ESD。ESD 适用于 >2cm、起源于固有肌层的 SET，但对于基底宽、粘连严重、包膜不良的肿瘤（poorly encapsulated tumor），通常禁用 ESD。

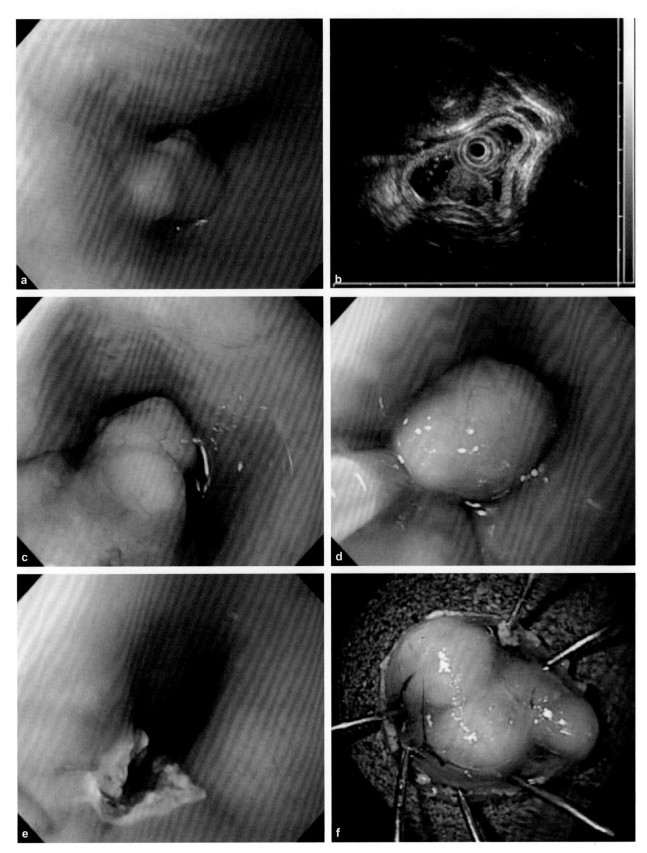

图 13.2 食管平滑肌瘤的标准内镜黏膜下切除术。(a)食管中段见上皮下肿瘤。(b)EUS肿瘤呈低回声,位于黏膜层深部。(c)进行黏膜下注射,将病变抬离固有肌层。(d)采用圈套器切除肿瘤。(e)病变完全切除。(f)切除标本的内侧面

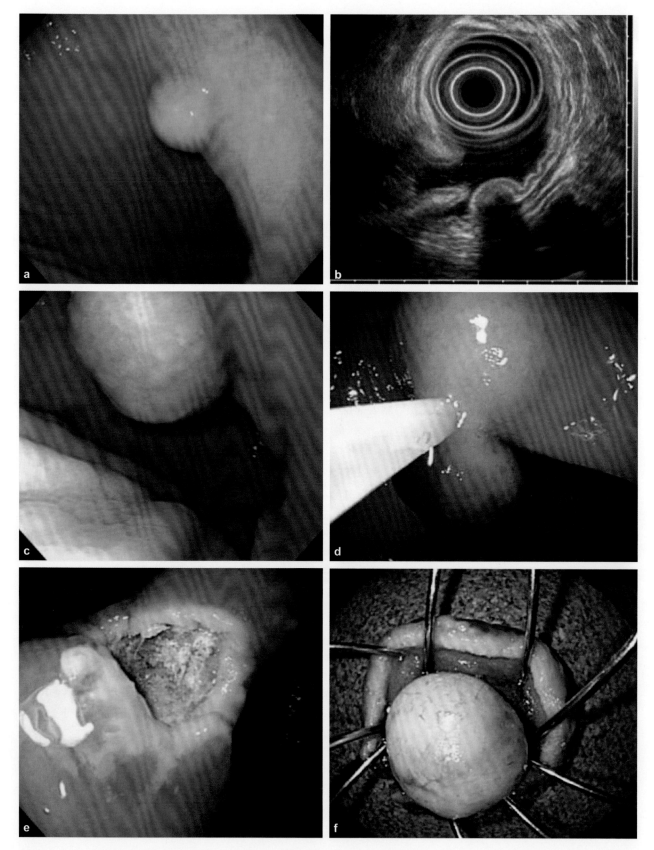

图 13.3　胃炎性纤维蛋白样息肉的标准内镜黏膜下切除术。(a)胃角见上皮下肿瘤。(b)EUS 肿瘤呈低回声,位于黏膜下层。(c)进行黏膜下注射,将病变抬离固有肌层。(d)采用圈套器切除肿瘤。(e)病变完全切除。(f)切除标本的内侧面

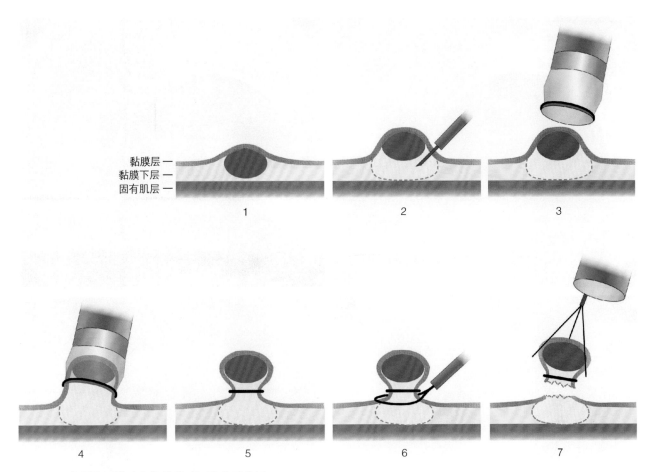

黏膜层 —
黏膜下层 —
固有肌层 —

图 13.4　套扎装置辅助内镜黏膜下切除术示意图

13.7　内镜黏膜下隧道剥离术（ESTD）

ESTD（endoscopic submucosal tunnel dissection）是一种采用黏膜下隧道（submucosal tunnel）的新型内镜黏膜下肿瘤切除技术，它基于食管贲门失弛缓症（esophageal achalasia）的经口内镜肌切开术（peroral endoscopic myotomy，POEM）（图 13.15）。在离 SET 边缘约 5cm 处的初始黏膜切开后，注入生理盐水和靛胭脂，以产生黏膜垫。通过剥离黏膜下纤维建立黏膜下隧道，然后将黏膜下剥离向前推进肿瘤远端缘之外。将 SET 从肌层剥离出来。所有连接到 SET 的肌束都是用电刀切割掉。然后通过黏膜切口从黏膜下间隙取出完全活动的肿瘤。最后，用止血夹严格封闭黏膜入口（图 13.16）。由于覆盖的黏膜层保持完整，这项技术可有效预防纵隔炎（mediastinitis）和腹膜炎（peritonitis）。ESTD 的最佳适应证是食管和贲门的 SET，其最大可达 4cm。

13.8　内镜全层切除术（endoscopic full-Thickness resection，EFTR）

EFTR 技术源自标准的 ESD，可以用或不用腹腔镜辅助。无腹腔镜辅助的 EFTR 包括四个主要步骤（图 13.17）：①绕病变环周切开，深达固有肌层；②切开病变周围的浆膜层，建立主动性穿孔（active perforation）；③用圈套切除肿瘤，包括其周围的固有肌层和浆膜层；④用多个金属夹或外置内镜吻合夹（over-the-scope clip）封闭胃壁缺损。

腹腔镜辅助的 EFTR 包括四个主要步骤：①采用 ESD 在病变周围做深达黏膜下层的环周切开；②腹腔镜直视下在黏膜下切开环周进行 3/4 或 2/3 环周的内镜全层切开（从肌肉层到浆膜层）；③从腹腔内腹腔镜全层切开瘤体周围剩余的 1/4 或 1/3 环周组织；④胃壁缺损的封闭。腹腔镜辅助 EFTR 的最佳适应证可能是起源于固有肌层的腔内生长型胃 SET。

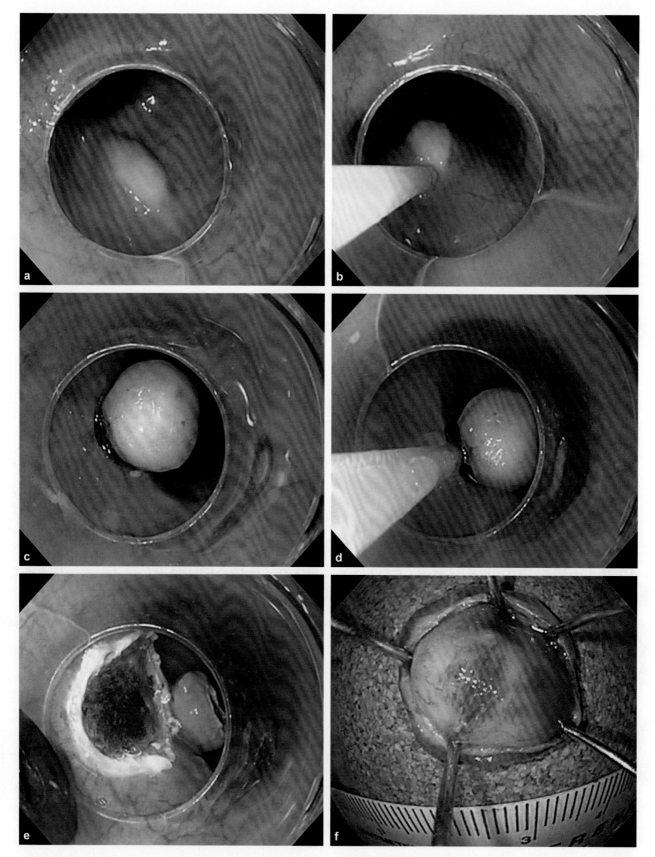

图 13.5 食管颗粒细胞瘤的套扎装置辅助内镜黏膜下切除术。（a）食管下段见上皮下肿瘤。（b）病变下方注射含少量肾上腺素和靛胭脂染料的生理盐水，抬举病变。（c）将病变吸入套扎装置，然后释放橡皮圈。（d）采用混合高频电流进行圈套切除。（e）病灶完全切除。（f）切除标本内表面

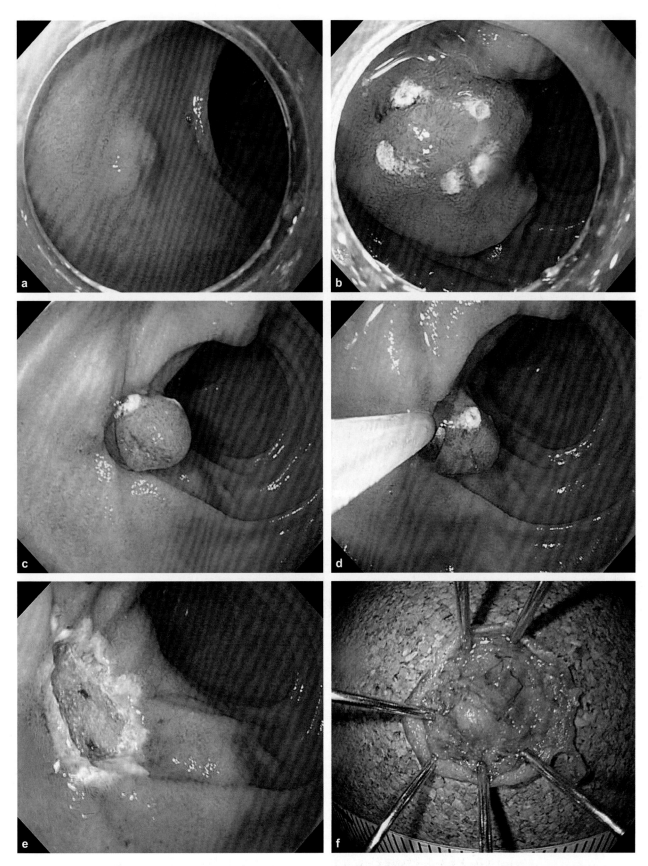

图 13.6 十二指肠类癌的套扎装置辅助内镜黏膜下切除术。(a)十二指肠球部见上皮下肿瘤。(b)病变下方注射含少量肾上腺素和靛胭脂染料的生理盐水,抬举病变。(c)将病变吸入套扎装置,然后释放橡皮圈。(d)采用混合高频电流进行圈套切除。(e)病灶完全切除。(f)切除标本的内侧面

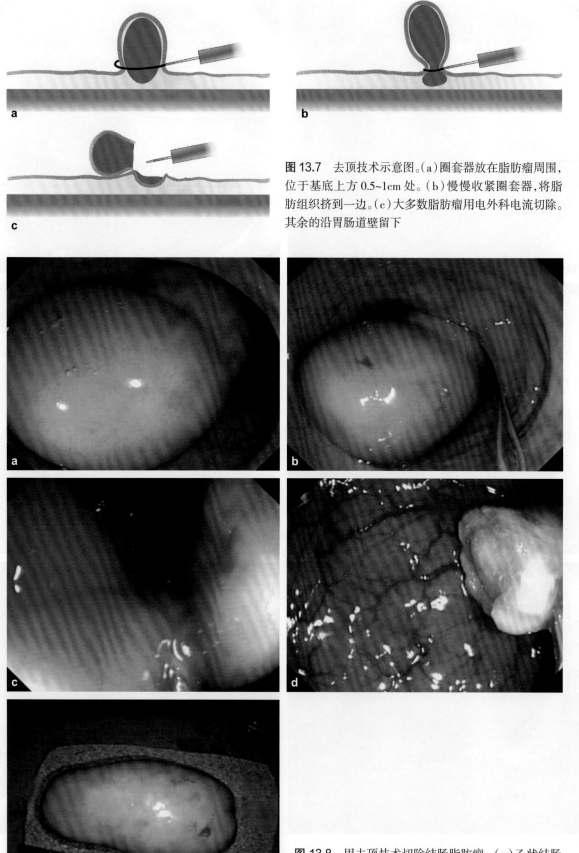

图 13.7 去顶技术示意图。(a)圈套器放在脂肪瘤周围,位于基底上方 0.5~1cm 处。(b)慢慢收紧圈套器,将脂肪组织挤到一边。(c)大多数脂肪瘤用电外科电流切除。其余的沿胃肠道壁留下

图 13.8 用去顶技术切除结肠脂肪瘤。(a)乙状结肠见较大上皮下肿瘤。(b)在病变底部放置圈套器防止出血。(c)对大部分暴露的病变进行圈套切除。(d)在病变基底可见残留的脂肪组织。(e)切除的标本

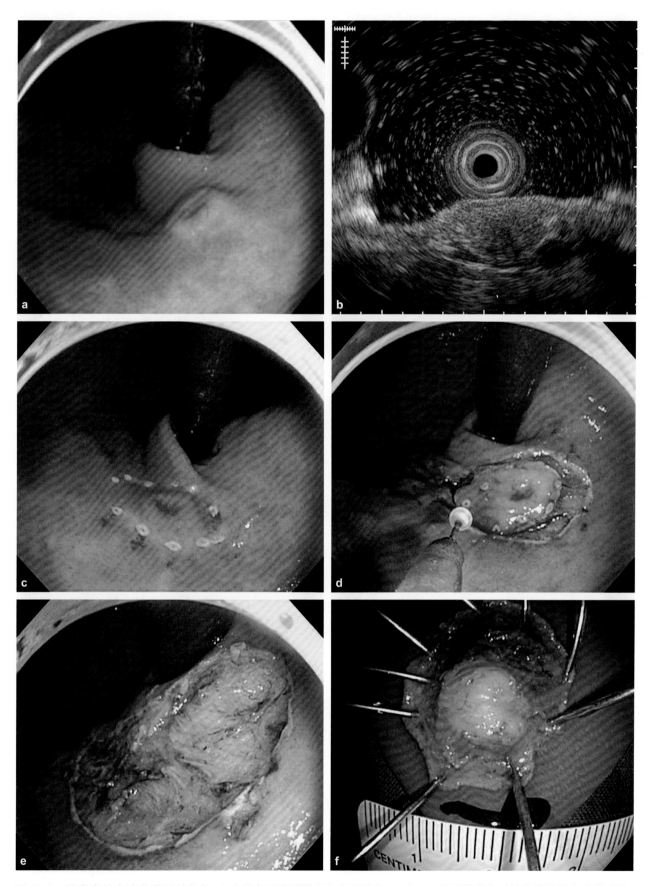

图 13.9 胃类癌的内镜黏膜下剥离术。(a)胃贲门附近发现上皮下肿瘤。(b)EUS 显示肿瘤位于的黏膜深层和黏膜下层。(c)在病变周围做标记。(d)黏膜下注射少量肾上腺素和靛胭脂染料的盐水后,用 IT 刀进行环周预切开。(e)病变完全切除。(f)切除标本的内侧面

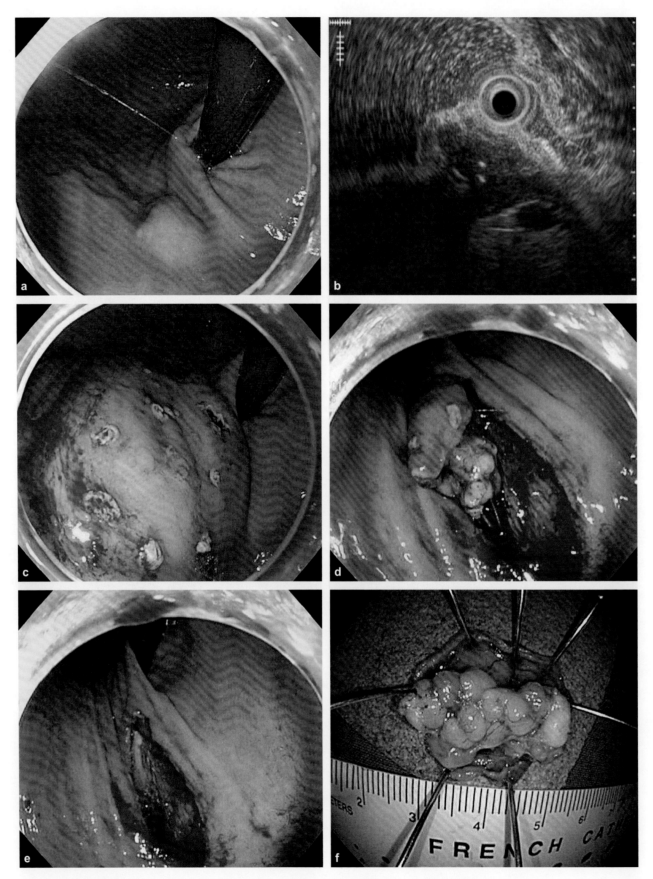

图 13.10　胃平滑肌瘤的内镜黏膜下剥离术。(a)邻近贲门见上皮下肿瘤。(b)EUS 显示肿瘤位于内环肌层。(c)标记后,开始环周预切开。(d)用 IT 刀对肿瘤进行黏膜下剥离术。(e)病变完全切除。(f)切除标本的内侧面

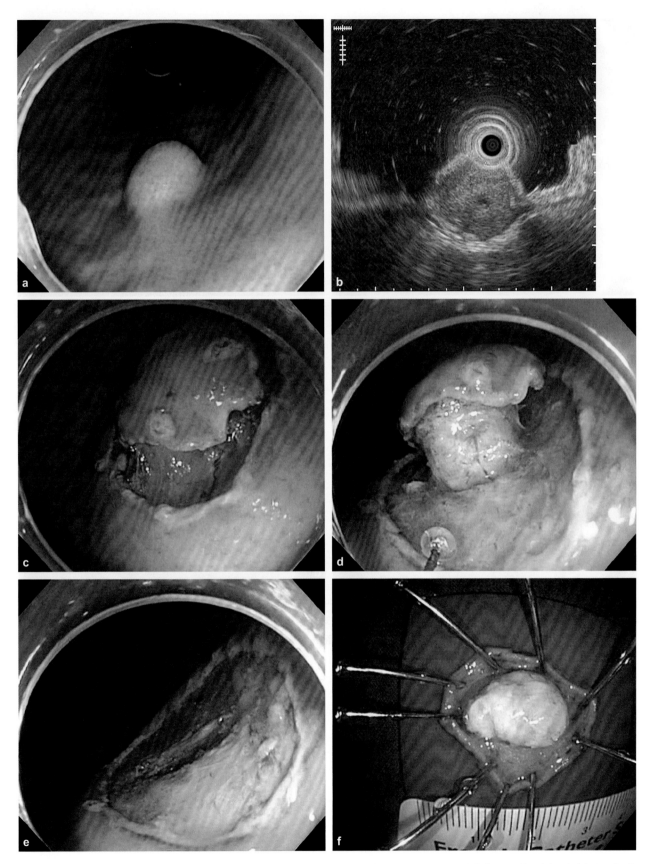

图 13.11 胃 GIST 的胃黏膜下剥离术。(a)胃体下部后壁见上皮下肿瘤。(b)EUS 显示肿瘤位于固有肌层。(c)标记后,进行周向预切。(d)使用 IT 刀对肿瘤进行黏膜下剥离。(e)病变完全切除。(f)切除标本的内侧面

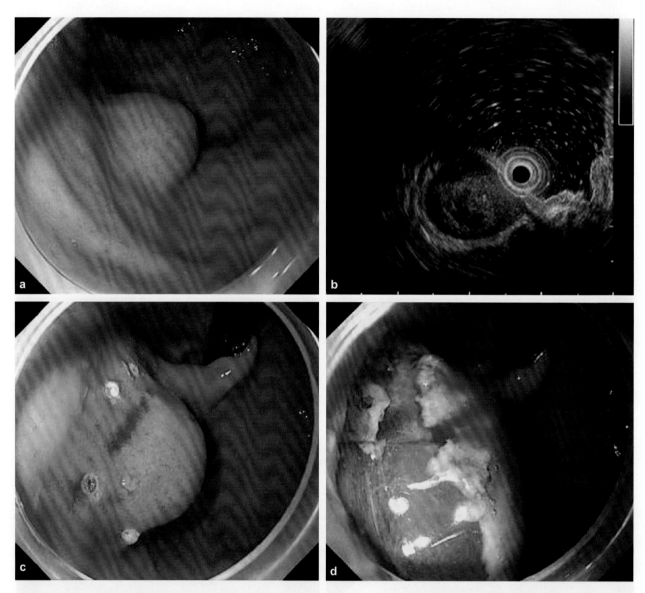

图13.12　胃GIST的黏膜下剥离术。(a)胃底后壁见上皮下肿瘤。(b)EUS显示肿瘤位于固有肌层。(c)绕病变周围做标记。(d)标记后,环周预切开。(e)黏膜下剥离术中,见肿瘤位于内环肌束下方。(f)切断内环肌纤维后,暴露肿瘤,然后继续进行肿瘤的黏膜下剥离。(g)病变完全切除。(h)切除标本的内侧面

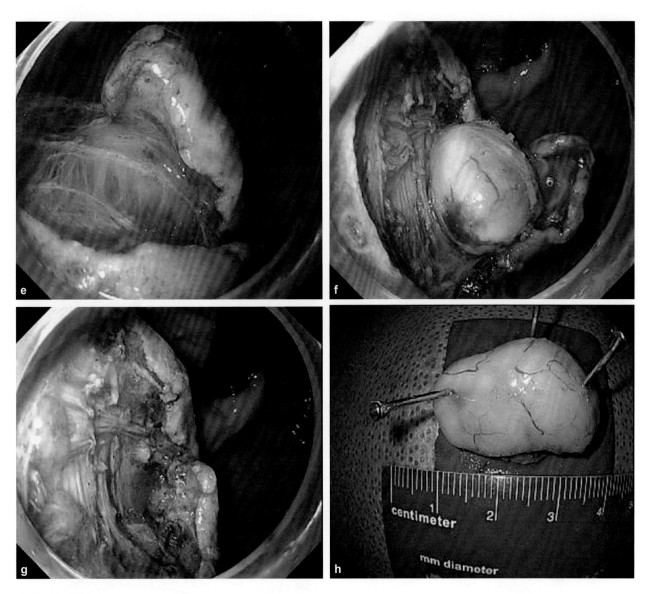

图 13.12 （续）

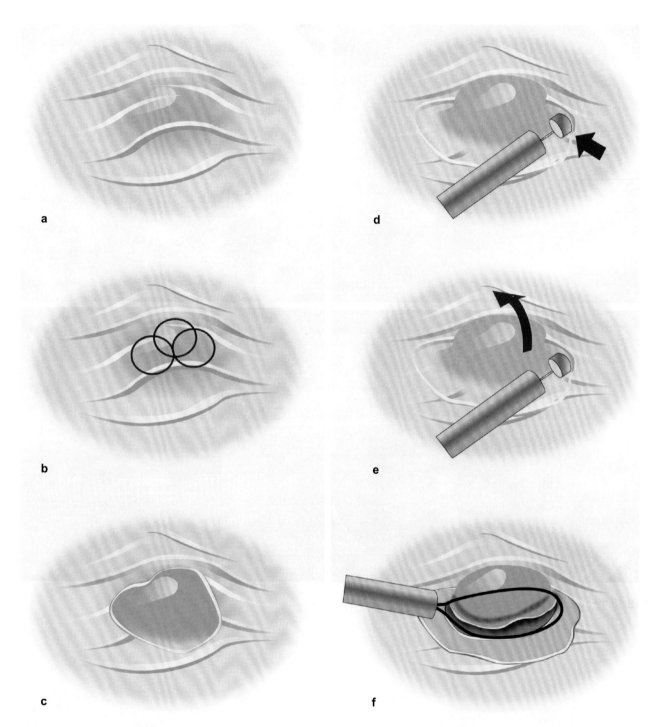

图 13.13 内镜剜除术示意图。(a)确定上皮下肿瘤。(b)采用内镜黏膜切除术切除上覆的黏膜。(c)暴露肿瘤。(d,e)用 IT 刀剥离肿瘤。(f)最后用圈套切除肿瘤

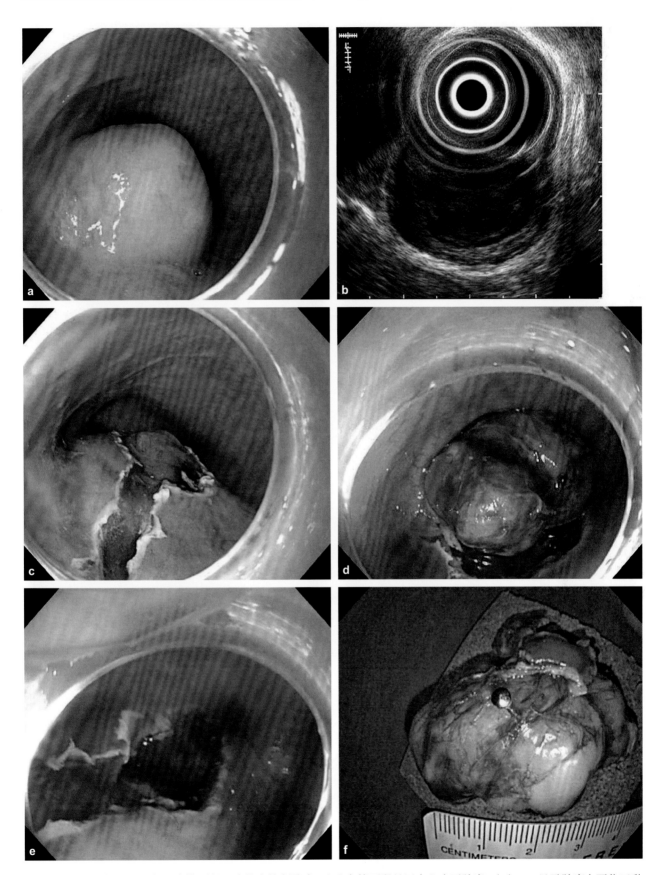

图 13.14 用电外科刀进行的食管平滑肌瘤的内镜剜除术。(a)食管下段见巨大上皮下肿瘤。(b)EUS 显示肿瘤主要位于黏膜下层。(c)中线切开上覆的正常黏膜后,暴露上皮下肿瘤。(d)用 IT 刀对肿瘤进行黏膜下剥离术。(e)病变完全切除。(f)切除的标本

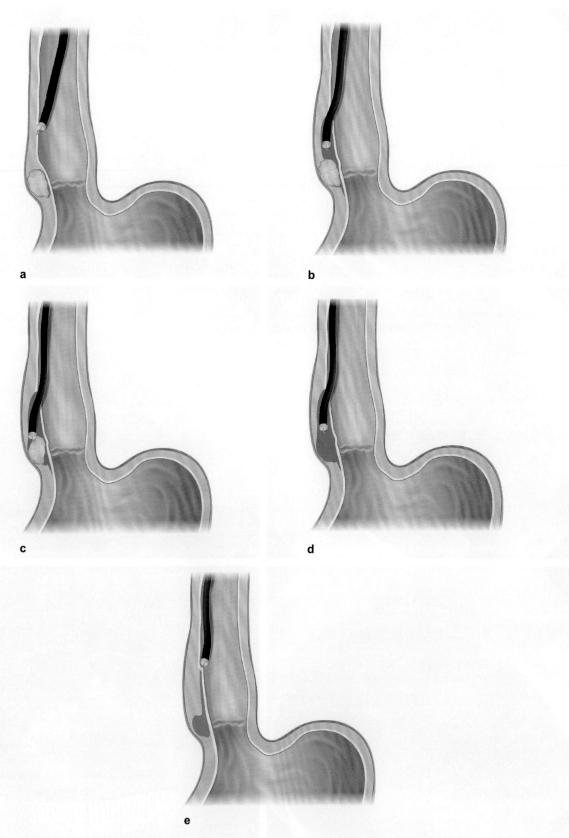

图 13.15　内镜黏膜下隧道剥离术示意图。(a)黏膜切口。(b)黏膜下隧道。(c)肿瘤切除术。(d)完全切除和止血。(e)封闭黏膜切口

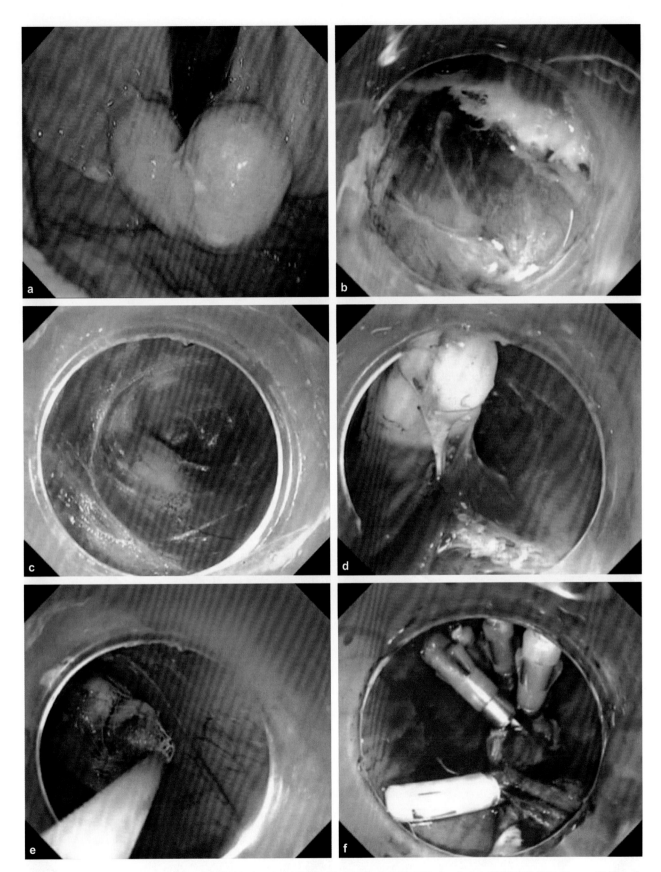

图 13.16 胃平滑肌瘤内镜黏膜下隧道剥离术。(a)胃贲门附近见较大黏膜下肿瘤。(b)在黏膜下肿瘤近端 5cm 处做一个 2cm 的纵向黏膜切口。(c)在肿瘤近端 5cm 处和远端 1~2cm 处建立黏膜下隧道。(d)内镜直接观察下切除肿瘤。(e)完全切除后,通过黏膜切口用网篮把切除的肿瘤从黏膜下空间取出。(f)使用止血夹闭合黏膜切口部位

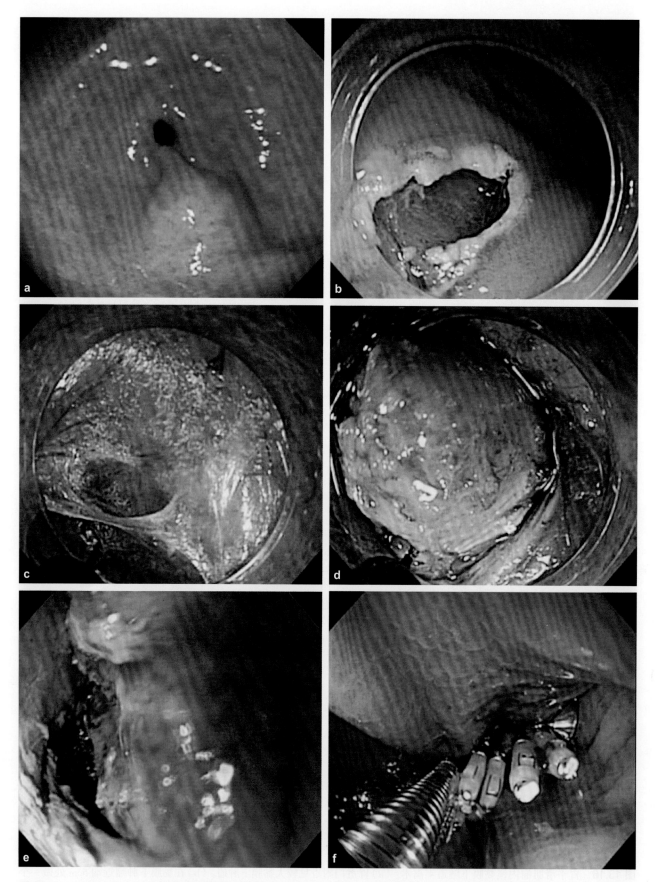

图 13.17　胃神经鞘瘤的内镜黏膜下隧道剥离术。（a）幽门前区见上皮下肿瘤。（b）在上皮下肿瘤近端 5cm 处做一个 2cm 长的纵向黏膜切口。（c）建立直达肿瘤的黏膜下隧道。（d）内镜直视下切除肿瘤。（e）全层切开进入浆膜层以完全切除肿瘤。（f）用止血夹封闭黏膜切口部位

13.9 总结

表 13.1 和图 13.18 总结了各种内镜切除术的适应证、禁忌证、不良反应、优缺点。最近，随着 ESD 技术的进步和经验丰富的操作人员数量的增加，已开发了几种由 ESD 衍生的内镜手术方式，有时是内镜和腹腔镜的融合技术，在胃肠道 SET 的治疗中得到了发展。随着 SET 内镜切除术的报道不断增多，各种内镜手术的疗效和安全性在一定程度上已经确立。然而，应强调的是，需要进一步长期随访研究来评估 SET 内镜切除术的可行性，特别是关于 GIST 的安全和完全切除的可行性。

表 13.1　胃肠上皮下肿瘤的各种内镜治疗术的特点

	适应证	禁忌证	不良事件	优点	缺点
标准 ESMR	• SET<2cm • 息肉样/有蒂 • 无蒂且基底<1~2cm • 腔内和源自黏膜肌层或黏膜下层	• SET>2cm • 源自固有肌层 • 壁内 SET • 腔外 SET	• 不完全切除 • 轻微出血 • 穿孔（SET>2.5cm 时） • 不完全切除 • 轻微出血 • 穿孔（SET>2.5cm 时）	• 并发症少 • 安全、快速和简便的方法 • 并发症很少 • 安全、快速、简便的方法	• 如果将生理盐水注射到周围组织中，则 SET 变成无蒂，因此更难切除
ESMR-L	• SET≤1.3cm	• SET>1.3cm • 源自固有肌层	• 无严重并发症	• 不受 SET 部位的限制 • 实现比 ESMR 更深的切除，因此根治性切除率更高	• 该技术只能应用于较小的 SET
ESMR-C	• SET≤2cm	• SET>2cm • 源自固有肌层	• 轻微出血	• 较简单更容易	• 该技术可应用于较小的 SET
去顶技术	• 简单和多囊 SET（例如，脂肪瘤和囊性淋巴管瘤）	• 血管肿瘤	• 出血	• 降低穿孔风险，因为仅切除上半部分 • 可应用于较大肿瘤	• 仅适用于脂肪瘤和囊性淋巴管瘤病例
ESD	• 较大 SET • 可切除固有肌层的 SET	• SET>4~5cm	• 穿孔 • 出血	• 不受病变大小、无蒂形式或与固有肌层关联的限制	• 需要高技能和较长的学习曲线 • 穿孔率高
ESTD	• 食管和贲门 SET，最大尺寸达 4cm • 可切除固有肌层的 SET	• SET>4~5cm • 位于胃体和胃底	• 穿孔 • 出血	• 穿孔无关紧要	• 需要高技能和长学习曲线 • 受限于 SET 的部位
EFTR	• 较大 SET • 可切除固有肌层的 SET	• SET>4~5cm • 在腹腔镜辅助情况下不受病变大小的限制	• 穿孔 • 出血	• 穿孔无关紧要 • 可用于邻近贲门的较大 SET	• 需要高技能和长学习曲线 • 在腹腔镜辅助的情况下需要外科医生参与

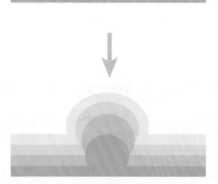

EMR-C/EMR-L

内镜黏膜下剥离术

内镜肌层剥离和剜除术

内镜黏膜下隧道剥离术

内镜全层切除术

图 13.18　根据胃肠道上皮下肿瘤的部位选择内镜治疗术式

（王寰　译，张晔　校）

进一步阅读

1. Kim GH. Endoscopic resection of subepithelial tumors. Clin Endosc. 2012;45:240–4.
2. Lee DG, Kim GH, Park DY, et al. Endoscopic submucosal resection of esophageal subepithelial lesions using band ligation. Endoscopy. 2011;43:822–5.
3. Lee KJ, Kim GH, Park DY, et al. Endoscopic resection of gastrointestinal lipomas: a single-center experience. Surg Endosc. 2014;28:185–92.
4. Lee JS, Kim GH, Park DY, et al. Endoscopic submucosal dissection for gastric subepithelial tumors: a single-center experience. Gastroenterol Res Pract. 2015;2015:425469.
5. Białek A, Wiechowska-Kozłowska A, Pertkiewicz J, et al. Endoscopic submucosal dissection for treatment of gastric subepithelial tumors (with video). Gastrointest Endosc. 2012;75:276–86.
6. Li QL, Yao LQ, Zhou PH, et al. Submucosal tumors of the esophagogastric junction originating from the muscularis propria layer: a large study of endoscopic submucosal dissection (with video). Gastrointest Endosc. 2012;75:1153–8.
7. Lee SH, Kim SJ, Lee TH, et al. Human applications of submucosal endoscopy under conscious sedation for pure natural orifice transluminal endoscopic surgery. Surg Endosc. 2013;27:3616–20.

良性食管狭窄的内镜扩张治疗

14

要点
- 良性食管狭窄的主要治疗方法是扩张术,但确实会出现复发性狭窄。
- 为了预测最有可能复发的狭窄类型,区分单纯性食管狭窄和更复杂的食管狭窄很重要。复杂性狭窄更常复发。
- 对于复发性或难治性狭窄,病灶注射皮质类固醇联合扩张术治疗是一种辅助方法。
- 难治性狭窄的其他治疗方法包括临时性支架置入术、采用电灼术的切开治疗、氩等离子体凝固术联合电灼术和内镜电刀/剪刀切开术。

14.1 概述

良性食管狭窄(benign esophageal stricture)的主要治疗方法是扩张术(dilation)。虽然扩张术通常会导致症状缓解,但确实会出现复发性狭窄(recurrent stricture)。为了预测最有可能复发的狭窄类型,区分单纯性食管狭窄和较复杂的食管狭窄非常重要。单纯性狭窄的常见病因包括消化性损伤(peptic injury)(60%~70%)或 Schatzki 环或蹼(Schatzki's ring or web)[1]。复杂性狭窄最常见的原因包括腐蚀剂摄入(caustic ingestion)、放射性损伤(radiation injury)、吻合口狭窄(astomatic stricture)、光动力疗法(photodynamic therapy)相关的狭窄和严重的消化性损伤[1]。最近,内镜黏膜下剥离术(ESD)后的狭窄越来越多。食管狭窄发生在约 6% 的患者中,但在切除 >75% 的环周患者中发生率将近 20%[2,3]。在这一章中,我们将讨论良性食管狭窄扩张术的适应证、器械、技术和并发症。

14.2 适应证

14.2.1 单纯性狭窄

- 单纯性食管狭窄(simple esophageal stricture)定义为局限性和直筒性狭窄,大多数食管狭窄的直径足以通过正常直径的内镜。
- 这些狭窄适用于标准的探条(bougie)(图 14.1)或球囊扩张术(balloon dilation)来治疗(图 14.2)。

- 常见的病因包括消化性损伤(60%~70% 的病例)或 Schatzki 环或蹼。
- 在大多数单纯食管狭窄患者,需要扩张来缓解症状,另外 25%~35% 的患者需要反复扩张治疗[4]。

14.2.2 复杂性狭窄

- 较长(>2cm)、扭曲或与妨碍正常直径内镜通过的相关狭窄被定义为复杂食管狭窄(complex esophageal stricture)。
- 最常见的原因包括腐蚀剂摄入、放射性损伤、吻合口狭窄、光动力疗法相关的狭窄以及严重的消化性损伤。
- 复杂性食管狭窄比单纯性食管狭窄更难治疗,至少需要 3 次扩张才能缓解症状,并且复发率高。
- 如果复杂性狭窄不能扩张到允许固体食物通过的足够直径,在 2~4 周的时间间隔内复发,或需要持续(超过 7~10 次)扩张,则认为是难治性狭窄(refractory stricture)[1]。
- 病变内注射皮质类固醇(corticosteroid)是治疗难治性狭窄的辅助方法[1]。病变内注射类固醇(steroid)有助于实现到需要下一次扩张时更长的无症状间期,或增加最大的扩张直径。
- 其他难治性狭窄的治疗方法包括临时放置支架(图 14.3 和图 14.4)、采用电灼术(electrocautery)的切开治疗(incisional therapy)、采用电刀、联合电灼术或内镜电刀/剪刀(绝缘头、针刀、钩刀)的氩等离子体凝固术(图 14.5)。良性难治性食管狭窄的诊疗程序总结于 "牢记于心"[5,6]。

14.3 先决条件

- 在进行任何干预之前,必须确定狭窄的范围和类型。
- 这些患者的诊断性评估通常从食管钡剂造影和/或内镜开始。
- 根据病变的位置、大小和复杂性,以及可能影响所用治疗方式类型的相关异常,钡剂食管造影结果可指导进一步的内镜评估和干预。
- 内镜评估是病情检查的重要组成部分。结构性病变易于确定,狭窄易于识别和随后可以对其进行表征。上消化道内镜检查可确立或确认诊断,显示食管炎的证据,并提供排除恶性肿瘤的方法。如有指征,随后可进行扩张治疗。
- "三法则"(rule of three)普遍被接受并应用于食管狭窄的扩张。特别是,如果在用 Savary 型扩张器进行扩张治疗时遇到中度阻力,则在一次治疗中不应超过三个逐级扩

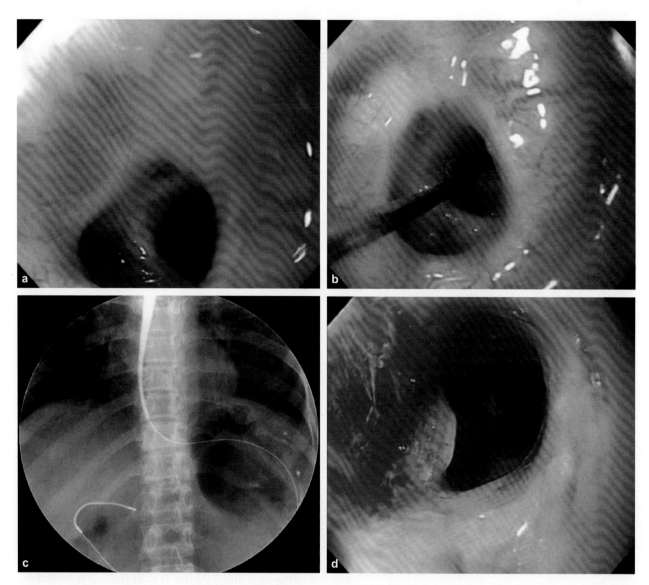

图 14.1　食管探条扩张术。(a)通过内镜检查狭窄。(b)内镜或透视引导下插入导丝。透视用于监测导丝的位置,最好放在胃窦。(c)将适当直径的探条沿导丝轻轻插入。(d)进行内镜检查观察扩张效果和撕裂情况

张器。这种方法的推论也适用于球囊扩张术。"三法则"总结于"牢记于心"。

- 根据需要反复扩张,目标是达到 12mm 或更大的管腔直径,这通常足以缓解固体吞咽困难的症状。

> **牢记于心:三法则**
>
> - 在一次治疗中,每次使用的逐级增量为 1mm 的扩张器不得超过 3 个。
>
> - 目标应该是将管腔直径增加 2mm。
>
> - 在慢性腐蚀性食管炎或严重疼痛或出血的患者,扩张狭窄的逐级扩张器不超过 2 个。
>
> - 根据需要反复扩张治疗,目标是达到 12mm 或更大的管腔直径,这通常能缓解固体食物吞咽困难的症状。

14.4　器械

14.4.1　探条式扩张器

- Savary Gilliard 探条式扩张器(bougie),直径 5~20mm (图 14.6)。
- 美式扩张器(American dilator)。
- Eder Puestow 橄榄状扩张器(Eder-Puestow olive dilator)。
- Maloney 扩张器。

14.4.2　球囊扩张术

- 各种设计的球囊导管(图 14.7)。
- 导丝。

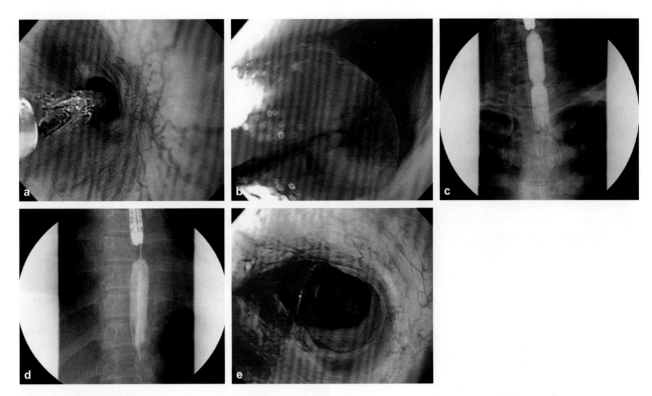

图 14.2 食管球囊扩张术。(a)通过内镜,球囊导管扩张器通过内镜工作通道。(b)将球囊扩张器放置在狭窄处,完成扩张治疗,最好将球囊中部放在最狭窄部。(c)球囊扩张器通常用水(如采用透视,则选用对比剂)充盈。(d)随着成功扩张,球囊腰部消失。(e)进行内镜检查以寻找效果和撕裂伤

牢记于心:良性难治性食管狭窄的程序

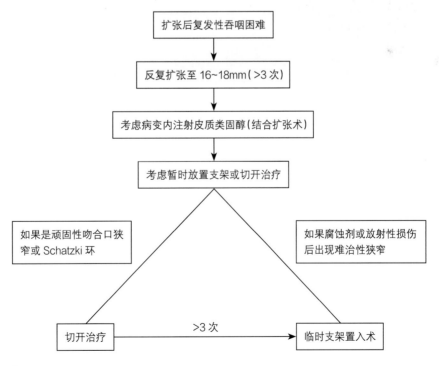

ª Modified from[5,6]

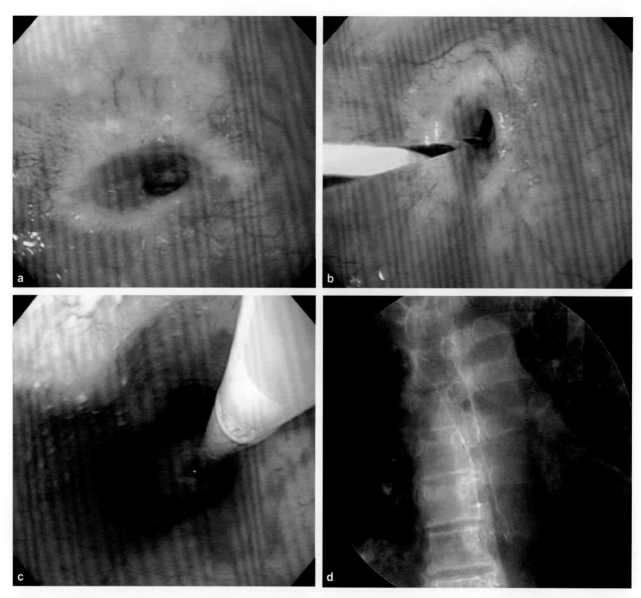

图 14.3　食管临时支架置入术。(a)食管内镜切除术后狭窄。(b)通过内镜插入导丝并穿过狭窄处。确认病变的近端和远端边缘。退出内镜。(c)支架输送系统沿导丝插入。(d)释放支架

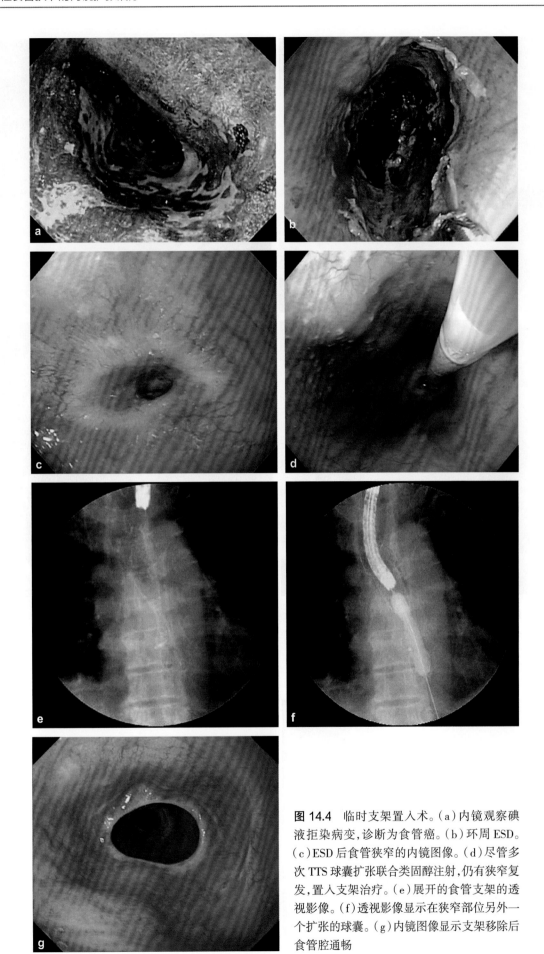

图 14.4 临时支架置入术。(a)内镜观察碘液拒染病变,诊断为食管癌。(b)环周 ESD。(c)ESD 后食管狭窄的内镜图像。(d)尽管多次 TTS 球囊扩张联合类固醇注射,仍有狭窄复发,置入支架治疗。(e)展开的食管支架的透视影像。(f)透视影像显示在狭窄部位另外一个扩张的球囊。(g)内镜图像显示支架移除后食管腔通畅

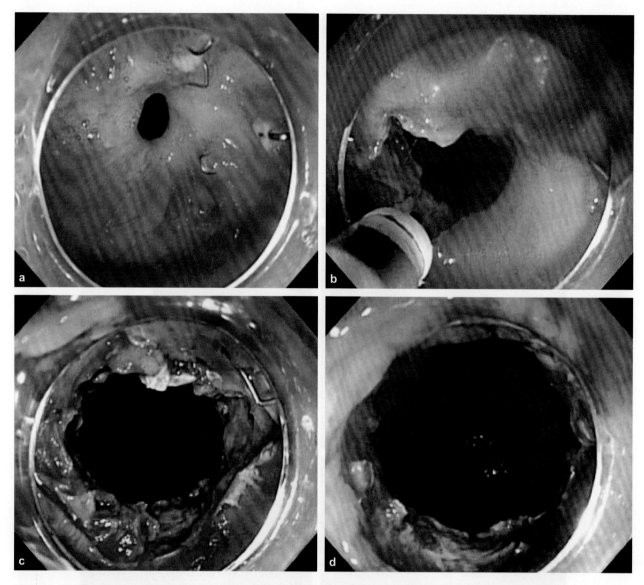

图 14.5 切开治疗术。(a)切开治疗前,内镜观察良性食管吻合口狭窄,显示透明帽。(b)在切开治疗中,显示平行于食管纵轴的 Dual 刀和径向切口的位置,用 Dual 刀小心操作。(c)然后用电刀将切开线之间的狭窄部位切掉。(d)一旦内镜可以轻易通过狭窄段,通常就可结束手术

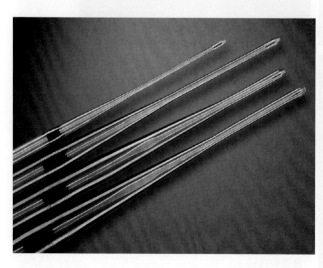

图 14.6 探条式扩张器。Savary-Gilliard 探条式扩张器

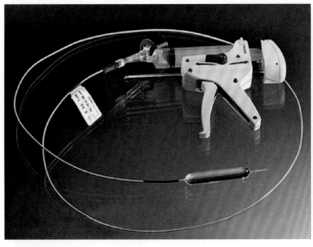

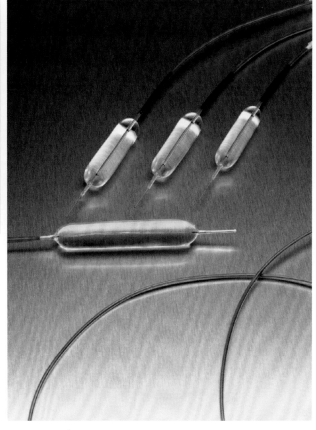

图 14.7 各种设计的球囊导管

14.4.3 支架置入术

见第 15 章(恶性食管梗阻的支架置入术)。

14.4.4 切开治疗

- 针刀(needle knife)、绝缘头端刀(insulated-tip knife)、钩刀(hook knife)、内镜手术剪(endoscopic surgical scissor)。
- 电烙器(Electrocautery device)。
- 透明帽(Transparent hood)。

14.5 技术

14.5.1 探条扩张器(图 14.8,图解)

- 首先将导丝头端放置在狭窄的远侧,最好在胃窦。如果狭窄允许内镜通过,手术则可在直视下通过内镜完成。然而,如果内镜不能穿过狭窄段,透视检查可能有助于将弹性头端(spring tip)安全引导入胃。
- 导丝定位满意后,退出内镜,同时以平行交换的方式推进导丝;这一过程可用内镜和透视辅助进行监测。
- 当内镜完全退到患者体外时,将导丝固定在患者口部,并记录患者体内导丝的长度。借助导丝上 20cm 的刻度标记进行评估。
- 选择合适的扩张器,并将其加装到导丝上,推进到患者口部。

- 然后在扩张器送入之前,将润滑剂涂在扩张器的锥形部分。
- 应注意将患者置于左侧卧位,头部少后仰,便于扩张器通过。
- 采用手指抓握完成扩张器的通过,内镜医师用另一只手固定导丝位置,并特别注意遇到的任何阻力。如果使用透视,可以观察到扩张器通过狭窄部位。
- 当完成一个级别的扩张器扩张后,退出该扩张器,同时以平行交换方式推进导丝;如有指征,可行逐级扩张。操作结束时,将导丝轻轻地紧贴扩张器末端,并同时将两者退出。

14.5.2 球囊扩张术(图 14.9,图解)

- 通过内镜钳道(through-the-scope,TTS)的球囊导管扩张器(balloon catheter dilator)可以很容易地通过标准内镜工作通道,提供了一种简便的直视下扩张狭窄的方法,无须通过导丝。
- 球囊扩张器通常用水(如果使用透视,则用对比剂)充盈至具体压力值,这将转化为具体的扩张器直径值。
- 可充气到几种直径的扩张器的优点是,避免要通过多个扩张器来获得较大扩张直径的相关问题。
- 最近的一项改进是在球囊扩张器的中央腔中加入 0.889mm 导丝,允许在需要时可选择导丝辅助(例如,受控径向扩张导丝引导的球囊扩张器)。
- 通过将球囊扩张器放置在狭窄处来完成扩张治疗,最好

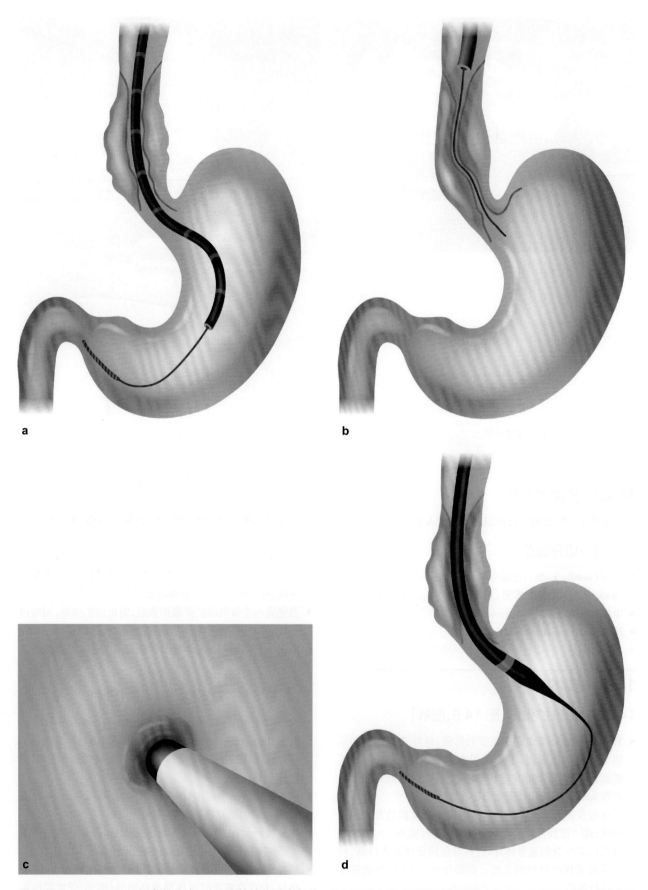

图 14.8 Savary Gilliard 探条扩张术。（a）内镜检查狭窄部位。（b）通过内镜或透视引导下穿入导丝。透视用于监测导丝的
位置，最好置于胃窦。（c）适当直径的探条扩张器沿导丝轻轻插入。（d）进行内镜检查观察效果和撕裂伤

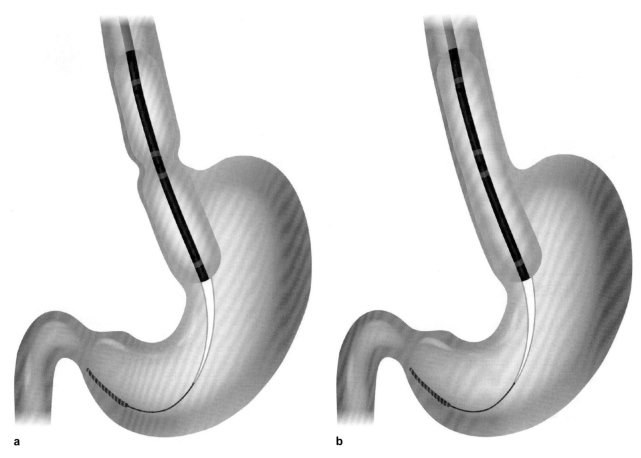

a   **b**

图 14.9   经内镜钳道(TTS)球囊扩张术。(a)球囊导管扩张器通过内镜工作通道插入。扩张治疗是通过将球囊扩张器放置在狭窄处来完成,最好将球囊中间部位放在最狭窄处。通常用水(如采用透视引导,则用对比剂)充盈球囊。(b)随着扩张成功,球囊腰部消失

是将球囊中间部位放在最狭窄处。这可以在直视下完成,也可以在透视、导丝或两者的支持下完成,特别是在复杂或严重性狭窄的情况下。

- 充气前,球囊的近端缘位于内镜头端,内镜医师用手指将球囊导管固定在活检口,以防止充气过程中导管移动。
- 然后内镜医生用另一只手在牙垫处紧握内镜,也是防止充气期间移动。
- 如果可能,将内镜推进狭窄以远,进入胃,允许内镜医师直视下完全展开扩张的球囊。
- 然后可将内镜退入食管,球囊恰当定位。
- 内镜医师助手将球囊充气至所需压力,以达到所需的扩张直径。
- 在直视和透视下(如可行)监测球囊充气。同时,内镜医师通过对内镜位置进行小幅调整以应对扩张器的移动,确保扩张器在充气期间不会向远端或近端移动。
- 尚未确定关于实现有效扩张的最佳充气持续时间的标准。持续充气 30~60s 似乎已足够。文献综述得出宽泛的结果。
- 显然扩张到等于或大于内镜直径是必要的。应注意避免在插入过程中损伤狭窄远侧的管腔。
- 最后,内镜穿过狭窄区后,在继续内镜检查之前,应将球囊放气并退回工作通道。

14.5.3　支架置入术:见下一章(第 15 章:恶性食管梗阻支架置入术)

- 用于良性食管狭窄的支架类型包括部分覆膜和全覆膜金属支架(fully covered metal stent)、全覆膜塑料支架(fully covered plastic stent),以及最近使用的可生物降解支架(biodegradable stent)。
- 对于腐蚀性狭窄患者,应考虑在慢性早期(摄入腐蚀剂后3 周 ~6 个月)临时放置支架,因为这些患者在扩张后极易复发和食管破裂。
- 大多数专家同意放置支架 6~8 周,尽管全覆膜支架在原位放置的时间要长得多。如果穿孔很大,建议 6 周后用新的支架替换[7]。

14.5.4　切开治疗(图 14.10,图解)[8,9]

- 通过内镜检查观察食管狭窄及其位置。钡剂食管造影有助于在干预治疗前测量食管狭窄的长度。
- 连接到内镜上的透明帽头端,直视下就放置在狭窄近端。
- 针刀或 IT 刀(或其他电刀,内镜剪刀)通过工作通道送入。
- 在通过透明帽的直视下,为确保安全裕度,用电刀小心地进行平行于食管纵轴的径向切开。

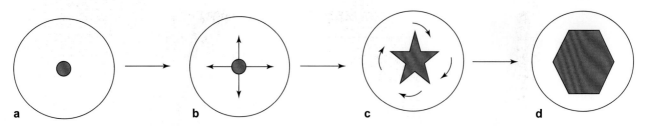

图 14.10   切开治疗。(a~d)狭窄部位的前视示意图。(b)箭头表示切口的径向方向。(c)弧形箭头表示中间区域的切开。(d)
手术结束时的最终效果(插图,World J Gastroist Endosc2015;7:1318-1326)

- 进行了 8~12 个径向切开,当内镜可以在没有阻力的情况下轻易通过狭窄时,手术终止。

14.6   并发症[5]

- 扩张术的目的是破坏组织,这可能导致黏膜撕裂和轻微出血。食管穿孔是食管扩张术临床上最重要的并发症。
- 据报道,穿孔率在 0.1%~0.4% 之间。一般来说,单纯性狭窄的穿孔风险比复杂性狭窄低。没有明确的证据表明机械扩张器和球囊扩张器的穿孔率的差异。
- 扩张后轻度出血常有报道,通常是由于狭窄的适当黏膜破坏所致。
- 内镜狭窄扩张的其他并发症包括胸痛和菌血症。细菌性心内膜炎高危患者应给予抗生素预防。
- 支架置换术(stent replacement)后并发症为新发狭窄形成(41%)、支架移位(31%)、反流疼痛(21%)和瘘形成(6%)。

（赵智　译,王寰　校）

参考文献

1. Lew RJ, Kochman ML. A review of endoscopic methods of esophageal dilation. J Clin Gastroenterol. 2002;35:117–26.
2. Katada C, Muto M, Manabe T, Boku N, Ohtsu A, Yoshida S. Esophageal stenosis after endoscopic mucosal resection of superficial esophageal lesions. Gastrointest Endosc. 2003;57:165–9.
3. Ravich WJ. Endoscopic management of benign esophageal strictures. Curr Gastroenterol Rep. 2017;19:50.
4. Pereira-Lima JC, Ramires RP, Zamin I Jr, Cassal AP, Marroni CA, Mattos AA. Endoscopic dilation of benign esophageal strictures: report on 1043 procedures. Am J Gastroenterol. 1999;94:1497–501.
5. Ferguson DD. Evaluation and management of benign esophageal strictures. Dis Esophagus. 2005;18:359–64.
6. Siersema PD. Treatment options for esophageal strictures. Nat Clin Pract Gastroenterol Hepatol. 2008;5:142–52.
7. Hourneaux de Moura EG, Toma K, Goh KL, et al. Stents for benign and malignant esophageal strictures. Ann N Y Acad Sci. 2013;1300:119–43.
8. Lee TH, Lee SH, Park JY, et al. Primary incisional therapy with a modified method for patients with benign anastomotic esophageal stricture. Gastrointest Endosc. 2009;69:1029–33.
9. Samanta J, Dhaka N, Sinha SK, Kochhar R. Endoscopic incisional therapy for benign esophageal strictures: technique and results. World J Gastrointest Endosc. 2015;7:1318–26.

恶性食管梗阻的支架置入术 15

摘要

采用自膨胀金属支架（self-expandable metal stent，SEMS）的食管支架置入术应用日益增多，是目前世界上恶性吞咽困难姑息治疗的最常用方法。虽然大多数支架都放置在中、远段食管，但如果支架的近端和食管上括约肌之间至少有2cm的距离，则在颈段食管内置入支架同样有效。SEMS放置对缓解食管外恶性肿瘤引起的吞咽困难也有效。

要点

- 采用自膨胀金属支架（SEMS）的食管支架置入术的使用已越来越多，是目前世界上最常用的缓解恶性吞咽困难的治疗方法。
- SEMS可改善超过90%的中远段食管癌患者的吞咽困难。
- 以前的回顾性研究已经证明支架置入治疗颈段食管癌的可行性，可有效缓解其吞咽困难。其并发症和复发性吞咽困难的发生率与接受支架置入治疗中、远段食管癌患者相当。
- 食管外恶性肿瘤引起的吞咽困难可采用部分覆膜或全覆膜SEMS进行安全有效的治疗。
- 在大多数系列研究中，恶性食管梗阻支架置入术相关的并发症发生率为30%~50%。置入第二根支架可有效缓解支架移位或闭塞引起的复发性吞咽困难。

15.1 概述

食管狭窄（esophageal stricture）是胃肠病专家经常遇到的问题，可分为恶性狭窄和良性狭窄。恶性食管狭窄主要由原发性食管癌（esophageal carcinoma）引起，也可由压迫食管的食管外恶性肿瘤引起。超过50%的食管癌患者因肿瘤转移、局部进展期疾病或身体状况不佳而在就诊时已无法根治。这类患者姑息治疗（palliative therapy）的主要目标之一是缓解吞咽困难（dysphagia）。各种疗法已用于缓解食管癌患者的吞咽困难，包括食管支架置入术（esophageal stenting）、食管扩张术（esophageal dilation）、放射治疗（radiationtherapy）、化疗（chemotherapy）、激光消融（laser ablation）和光动力疗法（photodynamic therapy）。在这些治疗方法中，采用自膨胀金属支架（SEMS）或自膨胀塑料支架（self-expandable plastic stent，SEPS）的食管支架置入术的应用日益增多，是目前世界上最常用的缓解恶性吞咽困难的治疗方法。

15.2 支架的类型

- 自膨胀金属支架（SEMS）由编织或激光切割成的金属网格圆柱体（metal mesh cylinder）制成，能发挥自膨胀力，直到达到最大固定直径。SEMS由不锈钢或合金制成，如镍钛诺（镍和钛）和埃尔吉洛伊非磁性合金（elgiloy）（钴、镍和铬），具有较高的柔韧性，能够产生较高的径向力（radial force），以保持支架的通畅性和位置固定。大多数SEMS近端和/或远端都有喇叭口（flare）以防止移位[1]。
- 自膨胀塑料支架（SEPS）具有编织的聚酯骨架（polyester skeleton），并完全由硅胶膜（silicone membrane）覆盖。硅酮（silicone）可阻止组织通过网孔向支架内生长，外表面的聚酯编织层将支架固定在黏膜上，以限制其移位。
- 吞咽困难的缓解在SEPS和SEMS之间具有可比性。然而，与SEMS相比，SEPS并发症（包括移位）发生率较高，目前很少使用。
- 为了防止肿瘤向内生长，食管SEMS的金属网格之间的缝隙可以全部或部分用塑料膜或硅胶覆盖。
- 覆膜SEMS在缓解恶性吞咽困难方面优于无覆膜SEMS，因为无覆膜SEMS置入后肿瘤向支架内生长率较高，随之而来的复发性吞咽困难发生率增加[2]。表15.1总结了不同支架类型的优缺点[3,4]。
- 各种市售SEMS在疗效和不良事件发生率方面仅有些许差异[2]。因此，支架的选择除应根据支架的具体特征外，还应根据恶性狭窄的部位和解剖结构特点来决定。表15.2总结了目前市售的SEMS和SEPS的特点。

15.3 支架置入技术

- 首先通过内镜确定要置入支架的病变狭窄程度。狭窄的长度和梗阻程度可以通过内镜进行评估，对于内镜不能穿过的狭窄，可以通过透视引导进行评估[1]。
- 导丝穿过狭窄段，并引导支架跨越狭窄放置，然后在X线透视和/或内镜直视引导下通过释放约束机制（constraining mechanism）释放支架。有两种支架输送方法：通过内镜

表 15.1   恶性食管梗阻不同类型支架的比较[3,4]

支架类型	临床环境	优点	缺点
部分覆膜 SEMS	• 为降低移位风险在其他方面适合全覆膜支架的患者	• 移位风险低	• 在支架两端组织向内生长或过度生长 • 取出可能困难
全覆膜 SEMS	• 临时性措施:可能对新辅助化疗有效的恶性狭窄 • 预期因组织/肿瘤向内生长支架阻塞的可能性高	• 安全并易于取出 • 组织向内生长的风险低	• 移位风险高
SEPS	• 临时性措施:可能对新辅助化疗有效的恶性狭窄	• 安全并易于取出 • 无组织向内生长 • 组织在支架两端增生的风险低	• 移位风险高 • 复杂而僵硬的支架导引器系统

SEMS,自膨胀金属支架;SEPS,自膨胀塑料支架。

表 15.2   上市的食管支架特征

支架	制造者	成分	长度/cm	直径 shaft/flare	覆膜情况	抗反流瓣
Ultraflex	Boston Scientific	镍钛诺	10/12/15	18/23,23/28	UC/PC	无
Wallflex	Boston Scientific	镍钛诺	10/12/15	18/23,23/28	PC/覆膜	无
Esophageal Z	Cook	不锈钢	8/10/12/14	18/25	PC	有(Dua variant)
Gianturco Z	Cook	不锈钢	8/10/12/14	18/25	PC	有
Evolution	Cook	镍钛诺	8/10/12.5/15	20/25	PC/覆膜	无
Alimaxx-E	Alveolus	镍钛诺	7/10/12	18/22	覆膜	无
Niti-S	Taewoong	医用镍钛诺	8/10/12/14	16/20,18/23,20/25	覆膜	无
Dostent	MI Tech	镍钛诺	6/9/12	18/30	覆膜	有/无
Bonastent	Standard SciTech	镍钛诺	6/8/10/12/14	18/24	覆膜	有/无
Polyflex	Boston Scientific	聚酯	9/12/15	16/20,18/23,21/28	覆膜	无

UC,无覆膜;PC,部分覆膜。

和通过导丝。大多数收放控制系统(deployment system)在导管远端释放支架(图 15.1)。

牢记于心:支架置入技术

• 在从压缩状态到完全展开状态的过渡过程中,大多数 SEMS 和 SEPS 都经历不同程度的透视缩短(foreshortening)。约束支架(constrained stent)长度至多是完全展开长度的 40%。内镜医师必须预见并考虑到这种透视缩短,以确保恰当的支架置入。

• 在支架选择过程中,重要的是选择一个长度比要置入支架的狭窄长 4cm 的支架。这样可以在狭窄的两端外各有 2cm 的支架,以降低支架移位的风险[3]。

15.4   支架置入术治疗中、下段食管癌

• SEMS 可改善 90% 以上中下段食管癌患者的吞咽困难(图 15.2)。

• 与近距离放射治疗(brachytherapy)相比,SEMS 更能迅速改善吞咽困难,但近距离放射治疗能更好地长期控制吞咽困难,并发症较少[5]。

• 吞咽困难缓解率在 SEPS 和 SEMS 之间相当。然而,与 SEMS 相比,SEPS 与较高的并发症发生率相关,包括支架移位。

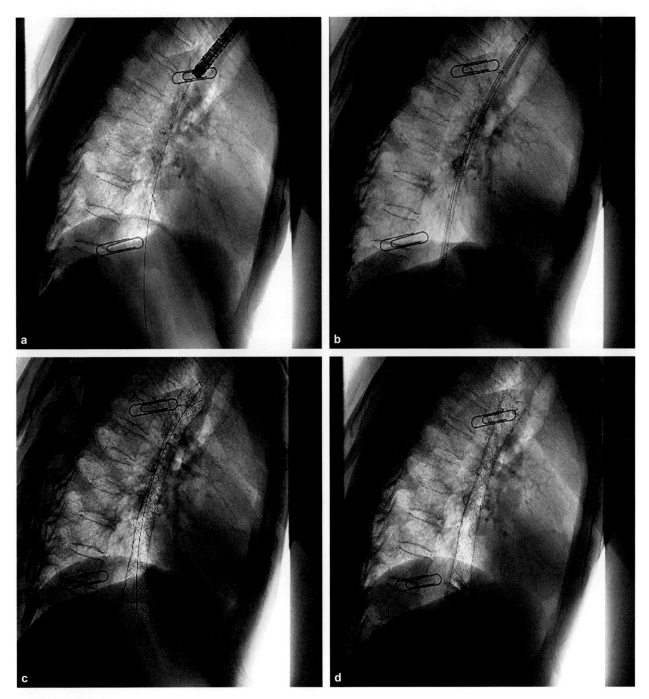

图 15.1 食管支架置入过程。(a)导丝穿过狭窄处。狭窄的两端用固定在患者皮肤上的金属夹标记。(b)在 X 线透视引导下支架沿导丝插入并跨越狭窄处。(c)支架随后展开。(d)透视图像显示展开的支架

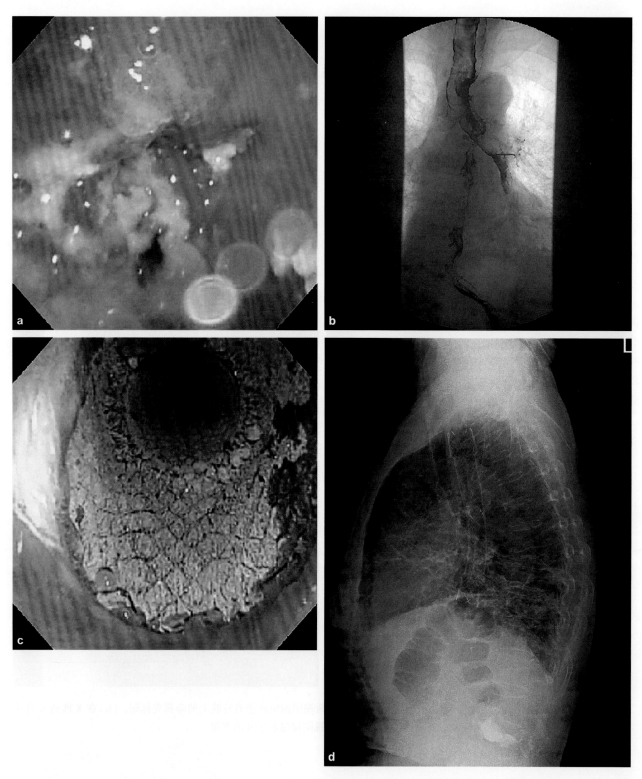

图 15.2   食管中段癌患者的食管 SEMS 置入。(a)内镜图像显示食管中段癌引起的管腔阻塞。(b)透视图像显示食管管腔变窄和气管食管瘘。(c)内镜图像显示展开的食管 SEMS 覆盖狭窄的两端及瘘口。(d)透视图像显示展开的支架

15.5 跨越胃食管交界处的支架置入术

- 与中、远段食管癌支架置入术相比，跨越胃食管交界处的支架置入术与更高的移位率相关。这可能是由于支架远端不受限制地突出于胃腔，因此未固定在胃壁上[4]。

- Windsock 抗反流支架使用超出支架金属部分以外 8cm 的聚氨酯膜，以防止胃食管反流（图 15.3）。
- 根据反流相关症状和 24 小时 pH 监测，专门设计的带抗反流阀的支架在预防食管酸反流方面产生了相互矛盾的结果。

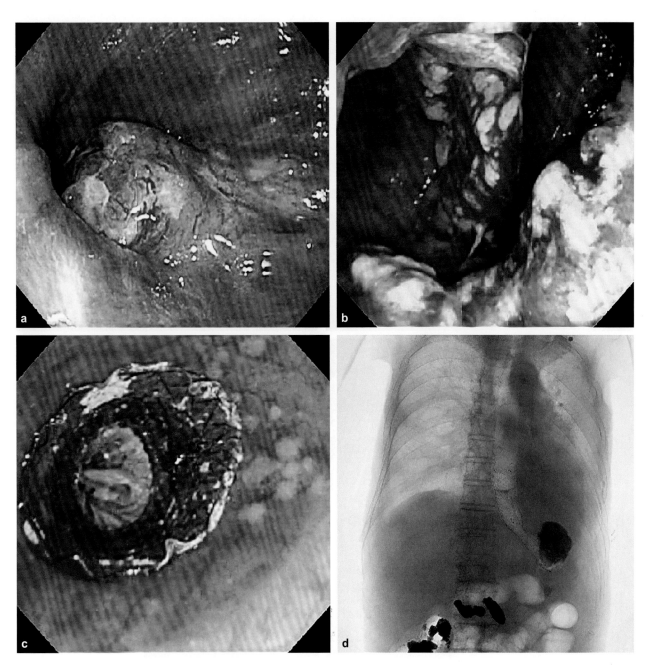

图 15.3 累及胃食管交界处的腺癌患者的食管 SEMS 置入。(a,b)内镜图像显示食管癌引起的食管远端和胃食管交界处管腔狭窄。(c)带有抗反流阀的食管 SEMS 展开的内镜图像。(d)透视图像显示展开的支架

15.6 支架置入术治疗颈段食管癌

- 对于颈段食管癌患者(占所有食管癌的 7%~10%),靠近食管上括约肌的支架置入可能受限于疼痛和癔球感觉引起的患者不能耐受以及并发症的风险增加,如穿孔、吸入性肺炎(aspiration pneumonia)和气管食管瘘(tracheoesophageal fistula)[2]。

- 以前的回顾性研究已经证明支架置入术治疗颈段食管癌的可行性,可有效缓解吞咽困难。并发症和复发性吞咽困难的发生率与接受支架置入术治疗中、远段食管癌的患者相当(图 15.4)[6]。

- 为了避免不良事件,如持续性癔球感觉(globus sensation)和支架向近端移位,支架置入期间,支架的近端和食管上括约肌之间至少应有 2cm 的距离[7]。

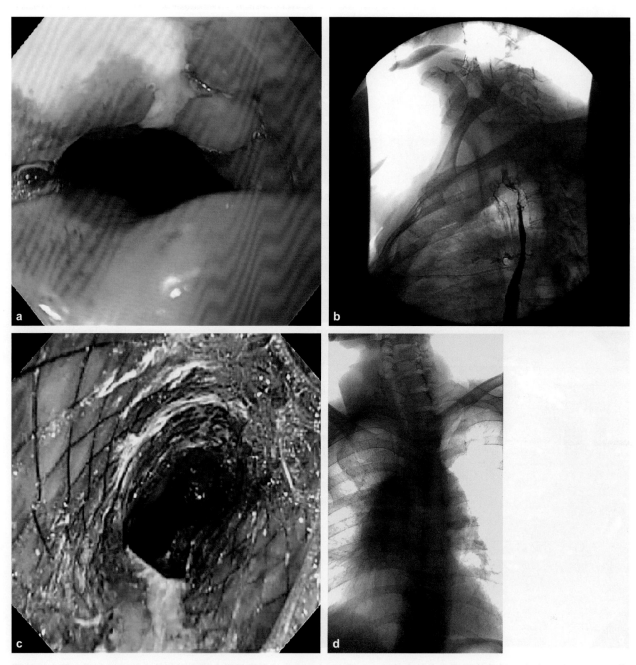

图 15.4 颈段食管癌患者的食管 SEMS 置入术。(a)内镜图像显示食管癌导致颈段食管腔狭窄。(b)透视图像显示颈段食管管腔变窄。(c)展开的食管 SEMS 的内镜图像。(d)透视图像显示展开的支架

15.7 支架置入术治疗恶性肿瘤引起的食管腔受压

- 吞咽困难除了由原发性食管癌引起外,还可由压迫食管

腔的恶性肿瘤引起,如肺癌或转移性纵隔淋巴结增大。

- 由食管外恶性肿瘤引起的吞咽困难可以用部分覆膜或全覆膜 SEMS 安全有效地治疗(图 15.5)。
- 复发性吞咽困难和并发症的发生,包括支架置入后的移位,与原发性食管癌患者观察到的结果相似。

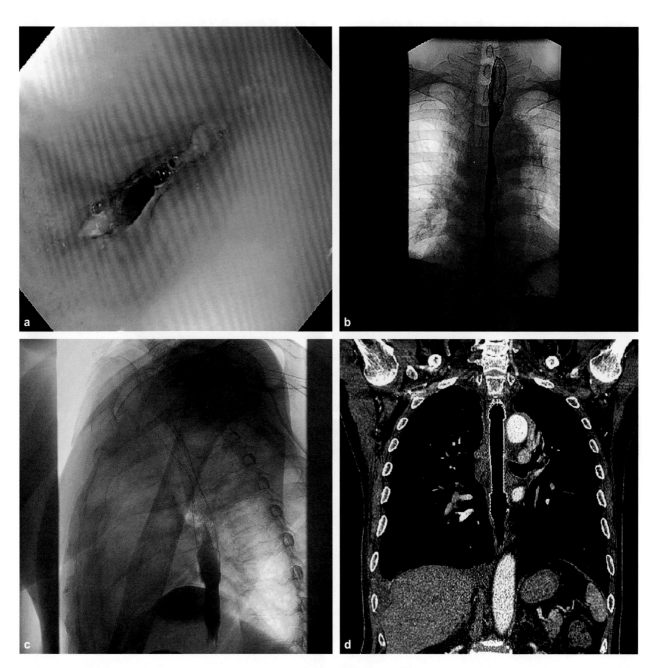

图 15.5 压迫食管腔的肺癌患者食管 SEMS 置入术。(a)内镜图像显示食管腔因外源性压迫而变狭窄。(b)透视图像显示食管腔因外源性压迫而变狭窄。(c,d)透视和计算机断层图像显示展开的支架

15.8 与食管支架置入术相关的不良事件

15.8.1 概述

- 在大多数研究系列中,恶性食管梗阻支架置入术相关的并发症发生率为 30%~50%[2]。
- 恶性食管梗阻的支架置入术与严重的危及生命的并发症有关,包括压迫气道、穿孔和出血。
- 食管支架置入术的其他并发症包括支架移位、组织向内生长和过度生长引起的支架闭塞(stent occlusion)、胸痛、胃食管反流、吸入性肺炎和压力性坏死(pressure necrosis)引起的迟发性气管食管瘘。

15.8.2 压迫气道

- 压迫气道(airway compression)是与食管支架置入术相关的立即危及生命的并发症(图 15.6)。
- 对于累及或压迫气道的食管上段占位性病变,有专家主张在食管支架置入之前或同时支气管镜检查并且如有可能置入气管支架[1]。

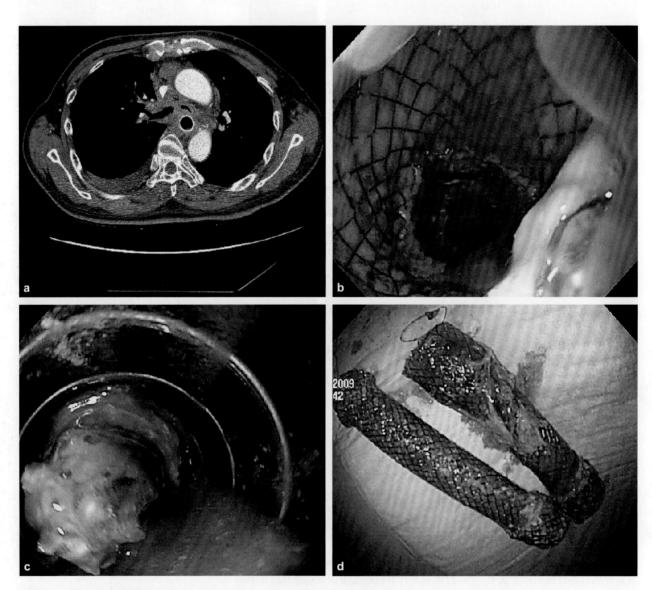

图 15.6 胸腺癌患者因气道受压,内镜取出食管 SEMS。(a)计算机断层影像显示因扩张的食管支架引起的左主支气管管腔狭窄。(b)内镜图像显示系在支架上的蓝色回收线。(c)内镜图像显示用活检钳拉动系在支架上的回收线移除食管支架。(d)两个先前置入的食管支架通过内镜成功取出的图像

- 采用直径较小的支架治疗食管上段病变可能有助于避免对管壁的过度挤压力,这种挤压力可能导致气道受压或压力性坏死,伴随瘘形成。

15.8.3　支架移位

- 部分覆膜 SEMS 的支架移位率为 4%~23%,全覆膜 SEMS 和 SEPS 的移位率更高。无覆膜支架两端嵌入食管壁,支架可更好地固定在食管壁上。
- 通过用活检钳拉动回收线并使支架顶端回缩,可以很容易地移除移位的支架。

- 支架移位后最常用的再次干预治疗方法是放置第二个支架。

15.8.4　肿瘤向内生长或过度生长

- 支架闭塞(stent occlusion)是由于组织通过无覆膜的支架上网格向内生长或在支架两端过度生长(图 15.7)。
- 部分覆膜 SEMS 置入后支架闭塞率为 10%~14%。
- 在大多数情况下,通过闭塞的原有支架(支架内支架置入)置入第二个支架(支架中置入支架)可有效缓解肿瘤向内生长或过度生长引起的复发性吞咽困难[6,8]。

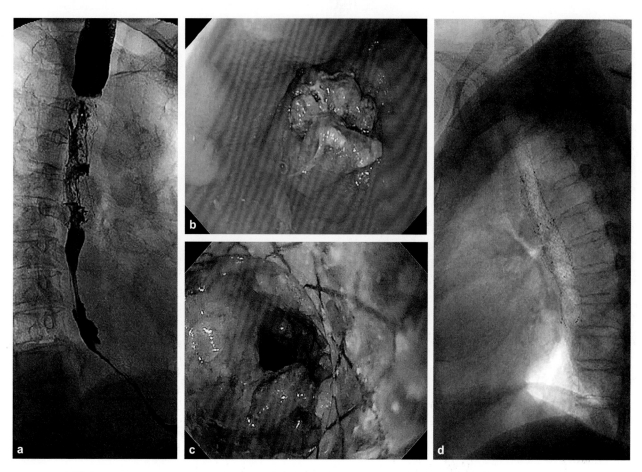

图 15.7　食管癌患者因肿瘤向支架内生长和过度生长而导致的食管 SEMS 闭塞。(a)透视图像显示肿瘤向先前置入的食管支架内生长。(b)内镜图像显示在支架近端肿瘤过度生长。(c)内镜图像显示肿瘤向支架内生长。(d)采用支架内置入支架方法放置第二个支架后的透视图像

(李隆松　译,柴宁莉　校)

参考文献

1. ASGE Technology Committee. Enteral stents. Gastrointest Endosc. 2011;74:455–64.
2. Sharma P, Kozarek R, the Practice Parameters Committee of the American College of Gastroenterology. Role of esophageal stents in benign and malignant diseases. Am J Gastroenterol. 2010;105:258–73.
3. Kim S. Enteral stents: from esophagus to colon. Gastrointest Endosc. 2013;78:913–8.
4. Vleggaar FP, Siersema PD. Expandable stents for malignant esophageal disease. Gastrointest Endosc Clin N Am. 2011;21:377–88.
5. Homs MY, Steyerberg EW, Eijkenboom WM, et al. Single-dose brachytherapy versus metal stent placement for the palliation of dysphagia from oesophageal cancer: multicentre randomised trial. Lancet. 2004;364:1497–504.
6. Siersema PD. Treatment options for esophageal strictures. Nat Clin Pract Gastroenterol Hepatol. 2008;5:142–52.
7. Adler DG, Siddiqui AA. Endoscopic management of esophageal strictures. Gastrointest Endosc. 2017;86:35–43.
8. Spaander MCW, Baron TH, Siersema PD, et al. Esophageal stenting for benign and malignant disease: European Society of Gastrointestinal Endoscopy (ESGE) clinical guideline. Endoscopy. 2016;48:939–48.

幽门狭窄和胃出口梗阻的内镜 治疗：扩张和支架置入术

16

摘要

幽门狭窄和胃出口梗阻可由多种良恶性疾病引起。在许多情况下，这些狭窄和梗阻很难保守治疗，通常需要干预来治疗狭窄相关的并发症。虽然手术是根治性切除的首选策略，但它们与显著的发病率和死亡率相关。在过去的 10 年中，各种内镜疗法已成为治疗幽门狭窄和胃出口梗阻的新选择。这些手术包括球囊扩张和支架置入术。本章综述了幽门狭窄内镜下扩张和支架置入术治疗的适应证、先决条件、器械、技术、并发症和效果。

要点

- 消化性溃疡病是良性胃出口梗阻的最常见原因。
- 内镜下球囊扩张术治疗良性幽门狭窄和胃出口梗阻通常有效，可缓解大多数患者的症状。
- 为了避免手术，可能需要每 1~2 周重复扩张一次，目的是消除出口梗阻症状。
- 自膨胀金属支架（self-expanding metal stent, SEMS）现在越来越多地用于治疗恶性胃十二指肠梗阻。
- 与无覆膜 SEMS 相比，覆膜 SEMS 的支架移位明显更为常见。如果支架重新定位失败，则再额外放置一枚 SEMS 通常有效。

16.1 概述

随着 20 世纪 90 年代初无覆膜自膨胀金属支架（SEMS）的引入，它们主要用于缓解无法手术切除的胃肠道癌患者的恶性梗阻症状。目前，支架已成为治疗恶性胃肠道梗阻的一种有效、安全且微创的替代方法。有关支架放置术（stent placement）的临床决策应基于对患者病情的准确了解。本文旨在就幽门狭窄（pyloric stricture）和胃出口梗阻（gastric outlet obstruction）的内镜治疗进行综述，包括适应证、可用支架的模型和球囊扩张术（balloon dilation）和支架置入术（stent insertion）的技术、并发症和临床效果。

16.2 适应证

16.2.1 幽门狭窄和胃出口梗阻的原因

- 消化性溃疡病（peptic ulcer disease）是幽门良性狭窄（benign pyloric stricture）的最常见病因，不过最近消化性溃疡病的减少降低了临床上明显的消化性狭窄的发生率（表 16.1）[1]。
- 最常导致胃出口梗阻的肿瘤包括胃癌和胰腺癌[2]。在西方国家，恶性胃出口梗阻最常见的原因是胰腺癌引起的

表 16.1 幽门狭窄和胃出口梗阻的病因

分类	病因
良性	消化性溃疡病（非甾体抗炎药、幽门螺杆菌） 术后 克罗恩病 放射治疗 良性息肉（如胃窦息肉、增生、炎性假瘤、错构瘤、Peutz-Jeghers 综合征） 嗜酸细胞性胃肠炎 外源性压迫（如环状胰腺、伴/不伴假性囊肿的慢性胰腺炎） 胃轻瘫 系统性淀粉样变性
恶性	胃十二指肠癌，胃淋巴瘤（如 MALT 淋巴瘤），胰腺癌，胰腺囊性肿瘤，胆囊和胆管癌，类癌，腹膜后淋巴结病（如转移瘤，淋巴瘤），腹膜后肉瘤，平滑肌肉瘤，胃肠间质瘤

MALT，黏膜相关淋巴样组织。

梗阻，而在包括韩国在内的亚洲国家，晚期胃癌是胃出口梗阻的最常见原因。

- 这些狭窄和梗阻可能导致长时间呕吐（prolonged vomiting）、营养缺乏、腹胀、早饱和/或腹部不适、体重减轻和生活质量低下[3]。
- 关于治疗方案的决定取决于狭窄的病因和这些手术的远期疗效。
- 考虑置入支架的患者的预期寿命应较短（<2~6 个月）。幽门支架置入术不适用于无症状的胃出口梗阻且能耐受正常饮食的患者。支架置入术的其他禁忌证是存在多个小肠梗阻部位，因为支架置入近端狭窄不太可能缓解症状，并且存在游离穿孔（free perforation）。此外，由于存在多个梗阻部位的风险，腹膜转移癌（peritoneal carcinomatosis）患者可能对支架置入术反应不佳。

16.2.2　良恶性幽门狭窄和胃出口梗阻的内镜治疗选择

- 良性机械性梗阻（benign mechanical obstruction）的治疗选择包括球囊扩张术和 SEMS 放置。
- 球囊扩张术已广泛应用于治疗消化性溃疡相关的胃出口梗阻患者。虽然技术上的成功与症状立即改善很常见，但往往需要多次扩张。
- 对于良性胃出口梗阻，包括胃轻瘫（gastroparesis）和幽门狭窄（pyloric stenosis），内镜肌切开术（endoscopic myotomy）显示出希望（见第 17 章）。
- 十二指肠支架不用于良性疾病。
- SEMS 现在越来越多地用于治疗上消化道恶性梗阻[3]。
- 与姑息性手术（palliative surgery）相比，姑息性支架置入术（palliative stent placement）治疗不可切除的肿瘤更为有效、更具成本效益，且并发症发病率和死亡率更低[2]。
- 已有几篇关于胃十二指肠支架置入术治疗有手术风险的胃十二指肠良性梗阻患者的报道。然而，由于经常发生支架移位，考虑将支架置入术作为手术或内镜球囊扩张的替代治疗方式似乎为时过早（表 16.2）[4]。尽管有支架移位的缺点，但最近在一项对少数患者进行的研究中，部分覆膜 SEMS 在治疗新发幽门良性梗阻和球囊扩张术失

败后的补救治疗中有着安全和良好的效果[5]（图 16.1）。良性疾病支架置入术的最佳适应证、方法和持续时间应在未来的研究中确定。

> **牢记于心：幽门狭窄的扩张术和支架置入术的适应证**
> - 球囊扩张术已广泛用于治疗消化性溃疡相关的胃出口梗阻患者。
> - 恶性胃出口梗阻和预期寿命短的患者最好采用内镜支架术进行治疗。
>   - 覆膜 SEMS 可抵抗肿瘤向内生长，可以取出，并且具有较高的移位率。
>   - 无覆膜 SEMS 不能取出，往往移位率较低，常常发生肿瘤向支架内生长。

16.3　先决条件

- 如果怀疑完全性肠梗阻，应在内镜检查前进行放射影像学检查的初步评估。CT 是疑似肠梗阻的首选影像学检查。
- 胃减压后的内镜检查通常可以确定梗阻的性质和确切部位，但狭窄程度往往与症状无关。
- 内镜检查还提供组织活检和内镜治疗的能力（如有指征）。
- 球囊扩张术的禁忌证包括狭窄处的深度溃疡或无法纠正的凝血病（coagulopathy）。SEMS 放置的禁忌证包括那些通常妨碍内镜检查的情况（例如，严重的心肺疾病、内脏穿孔）[1]。

16.4　器械

16.4.1　球囊

- 球囊仅施加径向力（radial force），并且该力同时施加到整个狭窄全长。
- 幽门球囊的长度比食管球囊短，通常长度为 5.5cm。
- 带球囊扩张器（balloon dilator）的球囊和充气装置如图 16.2 所示。

表 16.2　不同类型支架的适应证、优点和缺点的比较

类型	适应证	优点	缺点
非覆膜 SEMS	预期生存期短 移位的风险高 胃十二指肠梗阻，以避免胆汁引流受阻	移位的风险低	肿瘤向内生长的风险高 难以取出
部分覆膜 SEMS	在其他方面适合全覆膜 SEMS 而移位风险高的患者	移位和肿瘤向内生长的中度风险	肿瘤向内生长的中等风险 难以取出 移位风险高
全覆膜 SEMS	肿瘤向内生长的风险高 临时性措施：良性狭窄	肿瘤向内生长的风险低 容易取出	移位的风险高

SEMS，自膨胀金属支架。

16.4.2 自膨胀金属支架

上消化道(gastrointestinal,GI)支架最初设计为刚性圆柱体,导致疗效差,并发症发生率高。近几十年来,已经开发了几种柔性自膨胀支架(self-expandable stent)。金属支架(metal stent)由不锈钢(stainless steel)和合金(alloy)制成,合金如镍钛诺(nitinol)和埃尔吉洛伊非磁性合金(Elgiloy)(Elgiloy Specialty Metals,Elgin,IL,USA),具有较高的径向力,以保持支架的通畅性和位置。镍钛诺是镍和钛的合金,通常用作 SEMS 的材料。它具有良好的形状记忆性能和柔韧性。可用的 SEMS 为无覆膜、部分覆膜或全覆膜涂层支架,涂层通常是塑料膜或有机硅。

临床上,每种类型的支架都有其固有的最佳适应证、优点和缺点(表16.2)。

- 覆膜 SEMS 可抵抗肿瘤向内生长,可移除,但移位率较高。无覆膜 SEMS 不能移除,很少移位,但经常发生肿瘤向内生长。根据病变的特征,可使用不同的 SEMS(图 16.3)。
- FDA 批准的胃十二指肠膨胀性支架均为无覆膜支架,以降低移位风险(表 16.3)。
- 随着时间的推移,无覆膜 SEMS 有望融入周围组织。这些支架在放置后不久就成为永久性置入了,一旦通过其网格有明显的组织向内生长,就需要手术切除才能移除。
- 目前无覆膜 SEMS 尚未被 FDA 批准用于良性疾病[3]。

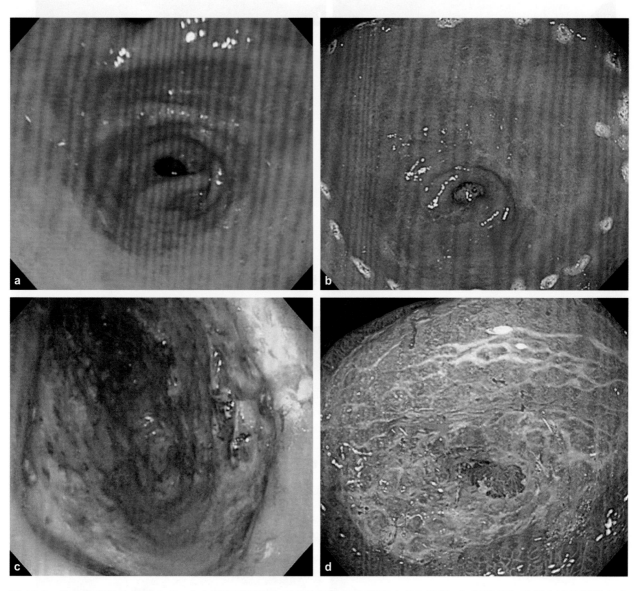

图 16.1 良性狭窄的支架置入术。(a)观察到环绕幽门的弥漫性红色黏膜改变和糜烂。(b)标记后,进行内镜黏膜剥离术(endoscopic mucosal dissection,ESD)。(c)第 2 天,内镜检查显示幽门周围有巨大溃疡。(d)ESD 后 1 个月,发现幽门狭窄。(e)将覆膜支架插入狭窄区。(f)支架置入术后 8 周,用圈套器取出支架。(g)支架取出后 3 个月时,管腔仍保持通畅

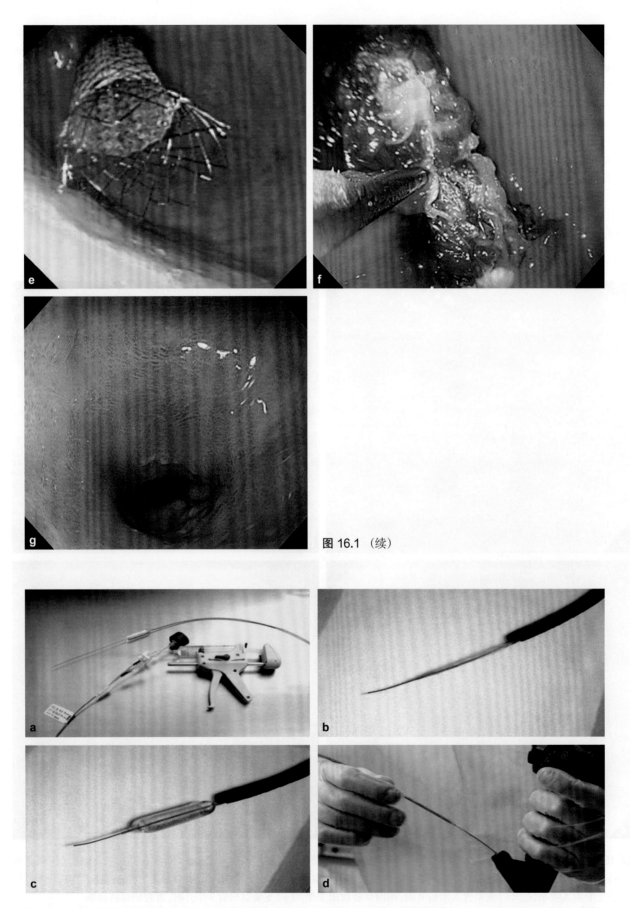

图 16.1 （续）

图 16.2 球囊扩张器和充气装置。(a)充气装置、压力计和球囊。(b)通过内镜钳道(through-the-scope，TTS)球囊。(c)充气后。(d)TTS 球囊插入操作通道

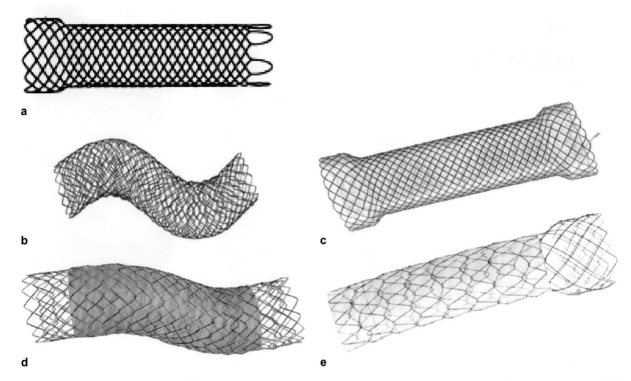

图 16.3 幽门支架。（a）WallFlex™ 十二指肠支架（Boston Scientific）。（b）无覆膜幽门/十二指肠支架（Taewoong Niti-S™ 幽门/十二指肠支架，D 型支架）。采用编织结构的非固定单元最大限度地提高舒适性，防止移位和穿孔风险。径向和轴向力的最佳组合维持了在扭曲解剖结构中支架的通畅性。（c）覆膜幽门/十二指肠支架（Taewoong Niti-S™ 幽门/十二指肠支架，S 型支架）。采用编织结构的固定单元具有很高的柔韧性和最佳的径向力。硅胶涂层和柔软的圆端减少了组织向内生长和增生反应，可见的绿色回收线使支架取出变得容易。（d）改良型覆膜金属支架（Taewoong Niti-S™ 幽门/十二指肠 COMVI 支架）。三层结构由内网格和外网格之间的生物相容性 PTFE 膜管制成。非固定单元结构使支架顺应病变扭曲的解剖结构，PTFE 膜可防止组织侵入的风险，而外部金属丝网格阻止移位的风险。并观察到精确放置支架的最小透视缩短。（e）幽门/十二指肠扩张支架（TaewoongNiti-S™ 幽门/十二指肠 COMVI 支架）。有 PTFE 膜的三层结构，直径大（高达 26mm）和透视缩短最小。无覆膜的近端扩口端（狭窄的近端）降低移位，有粗金属丝的支架体部粗大单元结构降低支架断裂风险，并提高径向力

表 16.3 胃十二指肠自膨胀支架

名称	成分	展开机制	自由外径（体部/开口）/mm	自由长度/cm	透视缩短/%	FDA批准
Niti-S 幽门/十二指肠 D- 型支架（Taewoong Medical）	镍钛诺	TTS	20	8,10,12	25	未批准
Niti-S 幽门/十二指肠覆膜支架（Taewoong Medical）	镍钛诺/硅	TTS	18/26	6,8,10,12	35	未批准
Niti-S 幽门/十二指肠 COMVI 支架（Taewoong Medical）	镍钛诺/PTFE	TTS	20	6,8,10,12	25	未批准
幽门/十二指肠扩张支架（Taewoong Medical）	镍钛诺/PTFE	TTS	18/23（体部/开口）	6,8,10,12	26	未批准
Wall Flex 十二指肠支架（Boston Scientific）	镍钛诺	TTS/OTW	22/27（体部/开口）	6,9,12	35	批准

TTS，提高内镜钳道。

16.5　技术

16.5.1　幽门扩张技术（图16.4和图16.5）

- 幽门或十二指肠狭窄的狭窄程度可根据参照内镜外径测量其管腔直径和内镜，并通过狭窄推进至十二指肠远端的能力来评估[6]。
- 初始扩张器大小应根据估计的狭窄直径进行选择。
- 球囊导管可以通过导丝推进，用于在内镜直接观察或在X线透视引导下提高严重狭窄和扭曲管腔内放置成功率。
- 一旦定位到狭窄处，用盐水将球囊充盈至制造商推荐的压力强度，以达到所需的球囊直径。
- 在X线透视引导下进行扩张时，可使用与对比剂混合的生理盐水或单独使用对比剂。可通过对比剂充满的球囊的透视成像实时监测狭窄扩张。不使用X线透视时，在直接内镜观察下进行扩张。
- 在一次治疗过程中可以采用一系列直径不断增大的球囊。
- 技术变量，如球囊充气的持续时间、扩张的频率和充分性以及所用球囊的大小尚未标准化。这些参数可以根据狭窄的特征和内镜医师的经验来确定。通常，可以通过直

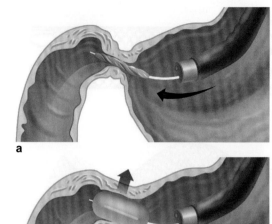
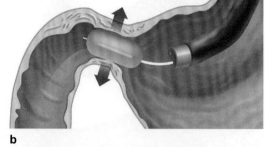

图16.4　胃出口狭窄的球囊扩张。（a）充分润滑的球囊通过内镜钳道插入，并小心地定位到狭窄处。（b）用对比剂、水或空气充盈球囊，并在所需的时间内保持球囊内压力

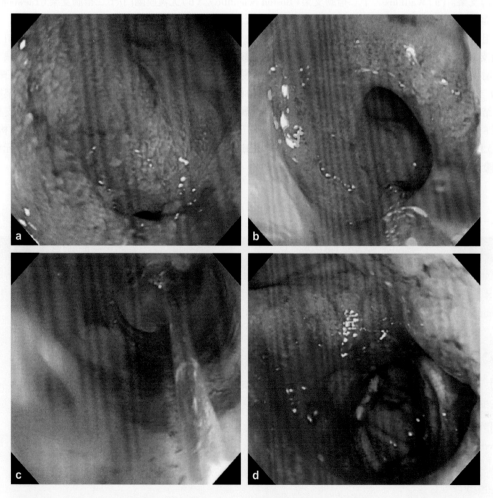

图16.5　球囊扩张幽门狭窄。（a）幽门狭窄。（b）球囊导管通过狭窄管腔。（c）球囊扩张术中狭窄的内镜图像。（d）球囊扩张后，幽门管腔扩开，见轻微出血

径 15~18mm 的球囊进行 1min 的初始扩张，并密切监测患者生命体征。

- 为了避免手术，可能需要每 1~2 周重复扩张一次，目的是消除出口梗阻症状[6]。
- 如果内镜不能穿过幽门狭窄，并且狭窄很长并延伸到十二指肠 C 环，则在 X 线透视引导下，将导丝穿过狭窄，内镜头端刚好放在狭窄上方。

牢记于心：幽门狭窄成功扩张的技巧

- 确保将球囊的中心放在狭窄处。
- 控制幽门的蠕动，因为蠕动会干扰球囊的定位。
- 在手术过程中，内镜医师将球囊位置保持在狭窄处很重要。

16.5.2　支架置入技术

在幽门梗阻（pyloric obstruction）的支架选择中，应考虑梗阻的特点、支架的长度和支架的类型。使用阿片类制剂（opiate）和苯二氮䓬类药物（benzodiazepine）的标准程序镇静（standard procedural sedation）通常就足够了。监测血压和血氧饱和度很重要，患者应取左侧卧位或俯卧位，以减少因胃内容物滞留而引起的误吸风险。俯卧位可在透视下获

得更好的解剖视图。应避免仰卧位，除非患者因吸入危险而气管内插管。

- 置入支架前，应通过内镜或计算机断层成像估计狭窄的长度。当无法估计狭窄的长度时，应选择一个足够长的支架来完全覆盖整个狭窄。
- SEMS 设计允许在内镜和透视下放置支架，即使在内镜不能穿过狭窄的情况下，前提是导丝和支架释放系统可以推进到正确的位置。
- 导丝在有或没有透视引导下穿过狭窄处，可通过使用标准的内镜逆行胰胆管造影（endoscopic retrograde cholangiopancreatography，ERCP）导管或多腔胆管取石球囊导管（multilumen biliary extraction balloon catheter）（足够长到梗阻远端）来协助。
- 对比剂注射和透视有助于勾勒解剖结构。
- 将导丝留在原位，并将初始导管更换为适当尺寸的 SEMS 系统。支架和鞘管装置可以沿导丝推进，通过双通道内镜［通过内镜通道（through-the-scope，TTS）技术］而无需取出内镜。一旦支架跨越狭窄处正确定位，在内镜医师小心保持支架的位置时，助手释放支架，距梗阻性病变近端最多约 2 cm[3]（图 16.6~图 16.8）。为了帮助支架充分展开，支架的近端和远端用不透射线的标记进行相应的标记。

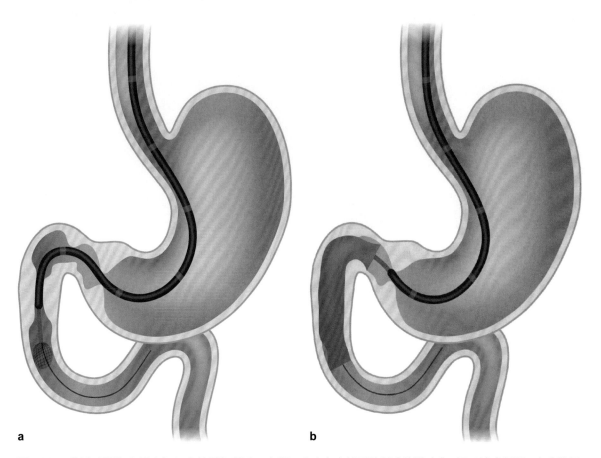

a　　　　　　　　　　　　　　b

图 16.6　采用可膨胀金属支架经内镜缓解胃出口梗阻。（a）在内镜下放置自膨胀支架，用于治疗梗阻。（b）放置支架

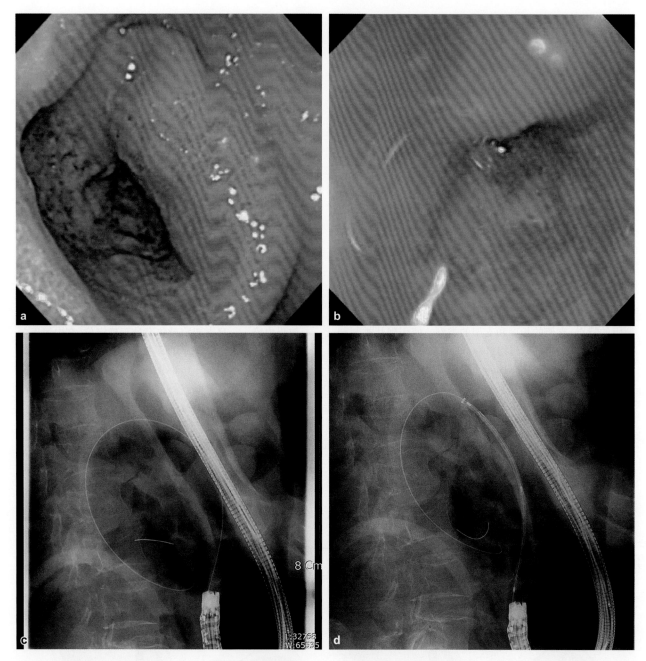

图 16.7 胃出口支架置入术。(a)晚期胃癌引起的幽门梗阻（advanced gastric cancer, AGC）。(b, c)在内镜检查和透视结合的协助下导管用于将导丝穿过狭窄。(d)支架导管沿以胃出口梗阻为中心的导丝插入。(e, f)将支架导管沿导丝推进，并居中跨越狭窄，然后释放覆膜支架。(g)是支架插入后完全扩张前的狭窄支架，而(h)显示的是同一部位完全扩张的支架。(i)腹部 X 线显示扩张开的支架

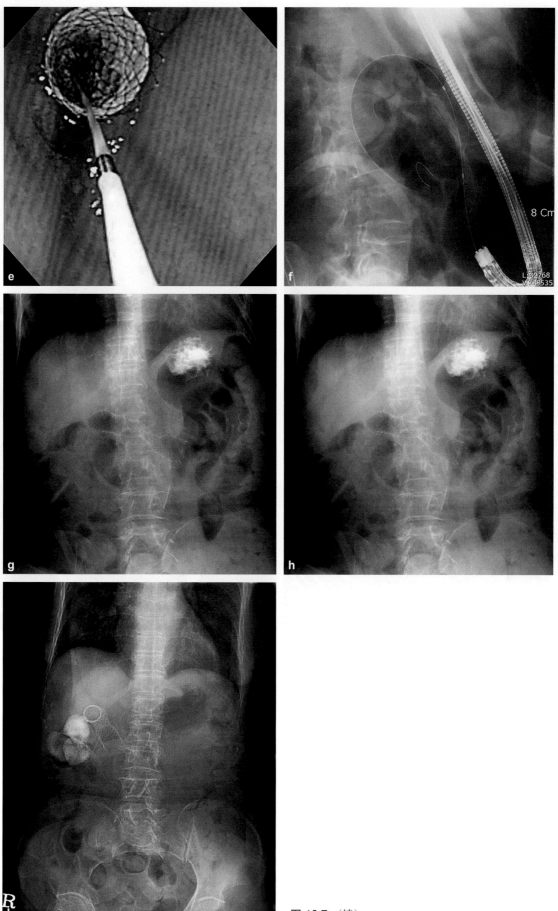

图 16.7 （续）

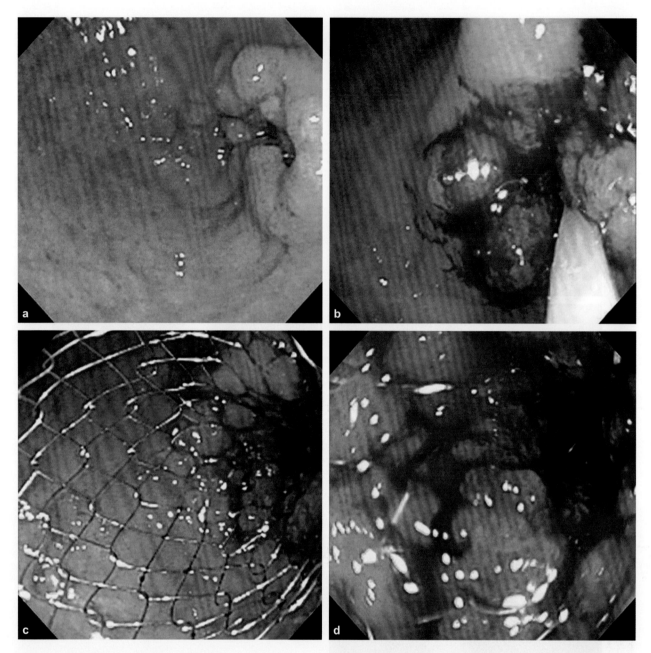

图 16.8 在内镜室无 X 线透视引导的胃出口支架置入术。(a)观察到晚期胃癌引起的幽门梗阻。(b)内镜直接观察下采用 ERCP 导管将导丝穿过狭窄。(c)以狭窄为中心,将支架导管沿导丝插入,无覆膜支架(Taewoong Medical,Niti-S™ 幽门支架)展开。(d)由于肿瘤负担过重,管腔未完全扩张。插入第 2 根支架导管,成功地插入覆膜支架。(e)插入第 2 根支架导管,并且(f)成功插入覆膜支架。(g)简单的腹部 X 线检查显示插入的支架正好在幽门管支架之后。(h)简单的腹部 X 线检查显示完全扩张的支架

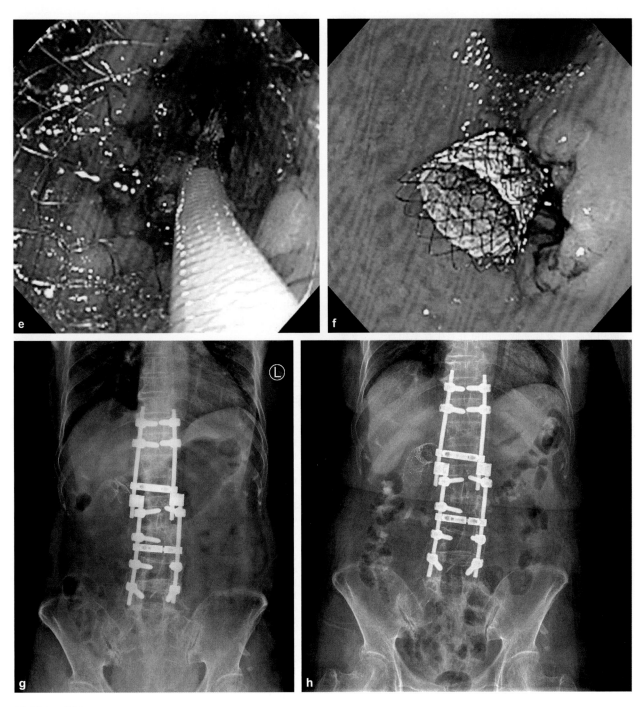

图 16.8（续）

- 恶性十二指肠梗阻（malignant duodenal obstruction）患者常有或处于胆管梗阻（biliary obstruction）的风险之中。考虑在放置十二指肠 SEMS 之前预防性放置胆管 SEMS。
- 支架完全扩张通常在几天内发生，不过非常紧的狭窄可能导致更长的时间或不完全的扩张。允许患者在术后摄入液体，随后谨慎地过渡到低渣饮食。之后，应采用简单的 X 线照相来确认支架的正确位置和扩张程度。

16.6 结局和并发症

16.6.1 幽门扩张的结局和并发症

- 所有患者症状立即缓解，但只有 16% 的患者持续缓解。胃出口梗阻的症状在 84% 的患者中复发。
- 球囊扩张术的长期效果差异很大，从 16%~100% 不等[7]。
- 据小规模系列研究报道，幽门狭窄的球囊扩张术穿孔率为 4%~7%。经常报告的不良结局是溃疡和狭窄复发。

- 胃或十二指肠狭窄内镜下扩张的另一个可能的不良结局是恶性梗阻的误诊，导致治疗延误[8]。

16.6.2   支架置入术的效果和并发症

- 肠内支架置入术的技术成功率和临床有效率分别为97%和87%[3]。失败与严重梗阻、支架定位和输送系统有关[9]。在大多数研究中，支架类型是否覆膜并不影响技术或临床成功率。
- 覆膜支架和无覆膜支架比较：覆膜支架和无覆膜支架在技术成功率、支架通畅率和总生存率方面没有显著差异。
  - 在并发症中，覆膜支架中支架移位常见（10%~25% 对无覆膜支架的 2%~6%），无覆膜支架中再狭窄常见（10%~42% 对覆膜支架的 3%~15%）[10]。
  - 虽然新开发的双层型支架可能比覆膜型的移位率低，但需要进一步的大规模试验来证实这一点。
- 支架置入术与外科旁路术：内镜支架置入术是外科手术旁路术缓解恶性胃出口梗阻的可行替代方法，具有临床成功率高、并发症率低、费用低并且生存率相当[10]。支架组早期症状改善较好，手术旁路组的远期缓解较好。
- 并发症：在胃十二指肠支架置入期间或之后可能会发生多种并发症[11]。术中并发症包括与镇静相关并发症、肺部并发症、支架错位、穿孔和出血有关的并发症。晚期并发症包括支架移位、支架闭塞、瘘形成、穿孔、出血和胆管支架闭塞。
  - 穿孔发生率为 0.7%，出血发生率为 0.5%[12]。这些都是潜在的危及生命的并发症。手术相关的胃肠道穿孔可能是由导丝和导管的操作、输送系统的推进以及 SEMS 展开前后过度的球囊扩张所引起。SEMS 相关的胃肠穿孔可能是由于与 SEMS 边缘的接触、第 2 枚 SEMS 的放置、SEMS 的移位或其断裂、在一次治疗中放置多个 SEMS 等。
  - 5% 和 18% 的患者因肿瘤向无覆膜 SEMS 的网格之间内生长或肉芽组织增生导致支架移位和再狭窄。支架移位和再狭窄通常可以通过放置额外的内支架来处理。
  - 在少数情况下，肠内支架已适当展开，但无法完全扩展跨越狭窄，因为径向力不足以推挤产生梗阻的肿瘤。
  - 如果尽管手术技术上成功，但症状仍然存在，采用泛影葡胺溶液（如果还怀疑有穿孔）或钡剂的上消化道造影可以明确支架的管腔直径和支架扩展程度[3]。
  - 胃十二指肠支架置入术的另一个并发症是乳头压迫所诱发的胆管炎或胆囊炎[8]。因此，对于主乳头的十二指肠肿瘤患者，在肠内支架置入前，应考虑内镜逆行胰胆管造影（endoscopic retrograde cholangiopancreatography）和胆道 SEMS 置入[9]。因胆管梗阻置入 SEMS 随后又置入十二指肠支架置入的患者发生胆管功能障碍的风险增加。在 410 例胆管支架置入术患者的系列研究中，33 例接受了十二指肠支架置入术，17 例患者（52%）发生胆管支架功能障碍，表明该手术是胆管支架功能障碍的危险因素[13]。

牢记于心：幽门扩张术和支架置入术的效果和并发症

幽门球囊扩张术

- 所有患者症状立即缓解，但只有 16% 的患者持续缓解。胃出口梗阻症状在 84% 的患者中复发。
- 球囊扩张术的长期效果差异很大，从 16%~100% 不等。
- 并发症：穿孔、幽门溃疡、狭窄复发、恶性梗阻的误诊。

支架置入术

- 肠内支架置入术的技术成功率和临床反应率分别为 97% 和 87%。
- 覆膜支架和无覆膜支架之间在技术成功率、支架通畅率和总生存率方面无显著差异。
- 内镜支架置入术是缓解恶性胃出口梗阻的外科手术旁路治疗的可行性替代方法，临床成功率高，并发症率低，费用低，生存率相当比。
- 并发症：穿孔、出血、支架移位、再狭窄、胆管梗阻和未能完全扩展。

（王伟岸 译，张晔 校）

参考文献

1. Fukami N, Anderson MA, et al. The role of endoscopy in gastroduodenal obstruction and gastroparesis. Gastrointest Endosc. 2011;74:13–21.
2. Canard JM, Letard JC, Palazzo L, Penman I, Lennon AM. Interventional endoscopy. In: Gastrointestinal endoscopy in practice, vol. 1. 1st ed. Edinburgh: Elsevier/Churchill Livingstone; 2011.
3. Ginsberg GG, Gostout CJ, Kochman ML, Norton ID. Gastroduodenal and colonic endoprostheses. In: Clinical gastrointestinal endoscopy. 2nd ed. St. Louis, MO: Saunders/Elsevier; 2012.
4. Choi WJ, Park JJ, Park J, et al. Effects of the temporary placement of a self-expandable metallic stent in benign pyloric stenosis. Gut Liver. 2013;7:417–22.
5. Heo J, Jung MK. Safety and efficacy of a partially covered self-expandable metal stent in benign pyloric obstruction. World J Gastroenterol. 2014;20:16721–5.
6. Yusuf TE, Brugge WR. Endoscopic therapy of benign pyloric stenosis and gastric outlet obstruction. Curr Opin Gastroenterol. 2006;22:570–3.
7. Kim JH, Shin JH, Song HY. Benign strictures of the esophagus and gastric outlet: interventional management. Korean J Radiol. 2010;11:497–506.
8. Ginsberg GG, Gostout CJ, Kochman ML, Norton ID. Benign strictures. In: Clinical gastrointestinal endoscopy. 2nd ed. St. Louis, MO: Saunders/Elsevier; 2012.
9. Chopita N, Landoni N, Ross A, et al. Malignant gastroenteric obstruction: therapeutic options. Gastrointest Endosc Clin N Am. 2007;17:533–44.
10. Jee SR, Cho JY, Kim KH, Kim SG, Cho JH, Stent Study Group of the Korean Society of Gastrointestinal Endoscopy. Evidence-based recommendations on upper gastrointestinal tract stenting: a report from the stent study group of the Korean society of gastrointestinal endoscopy. Clin Endosc. 2013;46:342–54.
11. Kang HW, Kim SG. Upper gastrointestinal stent insertion in malignant and benign disorders. Clin Endosc. 2015;48:187–93.
12. Weaver DW, Wincke RG, Bouwman DL, et al. Gastrojejunostomy: is it helpful for patients with pancreatic cancer? Surgery. 1987;102:608–13.
13. Hamada T, Nakai Y, Isayama H, et al. Duodenal metal stent placement is a risk factor for biliary metal stent dysfunction: an analysis using a time-dependent covariate. Surg Endosc. 2013;27:1243–8.

胃轻瘫的内镜治疗：
幽门肌切开术

17

摘要

最近，经口内镜肌切开术（peroral endoscopic myotomy, POEM）的概念也被用于胃幽门来治疗胃轻瘫（gastroparesis, GP），这种手术被称为胃-POEM（gastric POEM, G-POEM）、内镜幽门肌切开术（endoscopic pyloromyotomy）或经口幽门肌切开术（endoscopic pyloromyotomy, POP）（Chung Andkhasab, Clin Endosc 51:28-32, 2018）。本章介绍 G-POEM 治疗难治性 GP 的当前应用和临床效果。

17.1 概述

- 胃轻瘫（gastroparesis）是一种定义为在没有胃或近端小肠机械性梗阻情况下发生的胃排空延迟的疾病。
- 症状包括恶心、干呕（retching）、呕吐、餐后饱胀感、上腹不适和疼痛、食欲不振（loss of appetite）、腹胀和腹部膨胀（abdominal distention）。
- 约90%的胃轻瘫患者有糖尿病、术后或特发性胃轻瘫[1]。胃间置食管切除术（esophagectomy with gastric interposition）后15%~50%的患者发生迷走神经切断术后 GP（post-vagotomy GP），导致吸入性肺炎（aspiration pneumonia）、口服不耐受、体重减轻、生活质量差，甚至死亡。
- 2013年，报道了首例难治性糖尿病 GP 和难治性术后 GP 的人类 G-POEM 病例[2,3]。此后，文献中有几篇报道表明，G-POEM 技术既安全又有效，有时对症状和胃排空都影响。

17.2 适应证

- 目前 G-POEM 的适应证为对其他治疗方式无效的术后、特发性或糖尿病性 GP 伴幽门痉挛。

17.3 器械

G-POEM 的概念几乎与 POEM 相同。因此，从技术上讲，G-POEM 的原理与 POEM 相似，包括黏膜下注射、黏膜切开、黏膜下隧道、肌切开和黏膜入口封闭[4,5]（另见第18章：

贲门失弛缓症的内镜治疗）。

- 手术可在全身麻醉或清醒镇静（conscious sedation）下进行。
- 必须灌注二氧化碳（carbon dioxide, CO_2）气体，以尽量降低可能需要经皮或外科减压的张力性气腹（tension pneumoperitoneum）的风险。
- 患者可以取侧卧位或仰卧位。
- 如果胃内有食物残渣，应通过冲洗、抽吸或灌洗来清洁胃。
- 可以使用普通胃镜，但首选集成了附送水装置的胃镜。
- 还建议使用透明帽以增强图像稳定性。
- 通常用于注射的液体为混合有亚甲蓝或靛胭脂的高渗盐水。

17.4 操作程序（图17.1，视频1）

17.4.1 创建黏膜入口（图17.2）

- 在距离幽门环（pyloric ring）5cm 的胃窦大弯侧或前壁黏膜下注射 3~5ml 混合有亚甲蓝或靛胭脂的高渗盐水。
- 使用针刀或 Dual 刀等针状内镜刀（needle-type endoscopic knife）在最初黏膜下注射后隆起部位（submucosal bleb），创建长度为 1.5~2cm 的黏膜入口（mucosal entry）。
- 首选纵向切口（longitudinal incision），因为用内镜夹封闭更容易；然而，也有采用横向切口的报道。
- 对于电外科单元设置，首选混合电流（blended current）（例 如 ERBE VIO 300D EndoCut I 2∶3∶3 或 2∶3∶2，或 EndoCut Q 3∶1∶1）。

17.4.2 黏膜下隧道（图17.3）

- 切开后，需要将内镜轻轻插入黏膜下层。这样的开始进入并不容易，因此不应仓促行事，以免过早出血或肌肉损伤，妨碍下一步的工作。
- 插入内镜后，使用相同的混合电流（blended current）或喷射电凝（spray coagulation）（effect 2, 50W）向幽门方向建黏膜下隧道。
- 注射足够量的注射液对于进行安全、快速的隧道掘进并避免像 POEM 一样的黏膜侧损伤非常重要。
- 与食管的隧道不同，确定通往幽门的正确方向并不容易；因此可能需要多次进出隧道。
- 小血管可以使用喷射电凝法（spray coagulation）电凝；但是，大血管需要使用电凝钳（coagulation forcep）[一次性热

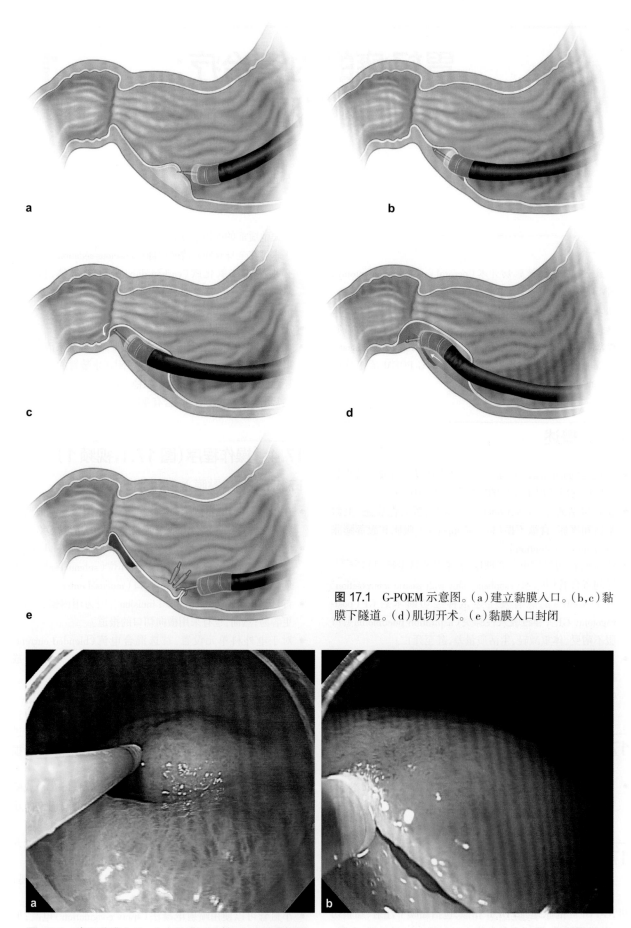

a

b

c

d

e

图 17.1   G-POEM 示意图。(a)建立黏膜入口。(b,c)黏膜下隧道。(d)肌切开术。(e)黏膜入口封闭

a

b

图 17.2   建立黏膜入口。(a)黏膜下注射。(b)黏膜切开

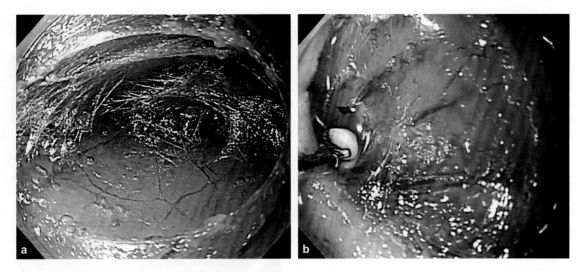

图 17.3 （a）黏膜下隧道。（b）通往幽门的隧道

活检钳（Coagrasper），FD-410LR，Olympus，Tokyo，Japan〕和
软凝（soft coagulation）装置（Soft Coag 30~50W）进行预凝。

● 当内镜到达幽门时，幽门括约肌可被识别为白色圆形
肌束。

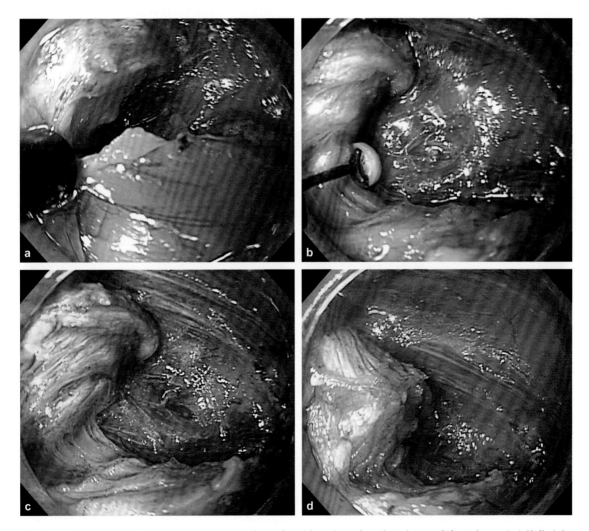

图 17.4 可使用绝缘尖刀从远端（幽门）到近端（胃窦）进行肌切开术。在整个过程中都要小心。（a）钩住幽门
肌肉并切开。（b，c）继续缓慢渐进地进行肌切开术。（d）楔形切开后完成切开

17.4.3 肌切开术(图17.4)

- 在大多数报告中,肌切除术的长度在1.5~3cm之间。
- 考虑到幽门环的厚度一般<1cm,再加上胃窦肌切开约为1~2cm。
- 肌切除术的方向可以是顺行或逆行。
- 建议只切除幽门和胃窦的内环肌(inner circular muscle),而不进行全层肌切开术(full-thickness myotomy)。

17.4.4 黏膜入口的封闭(图17.5)

- 与POEM一样,入口部位的黏膜切口用内镜夹或内镜缝线封闭。通常要用4~8枚内镜夹,并且做全层肌切除术时需要小心封闭。

17.5 临床结果和不良事件

五项研究报道了约130名患者的临床结果[4]。

所有研究均为回顾性设计,没有包括随机对照试验在内的前瞻性研究(表17.1和图17.6)。

17.6 局限性

- 尽管短期和中期临床结局良好,闪烁显像结果有显著改

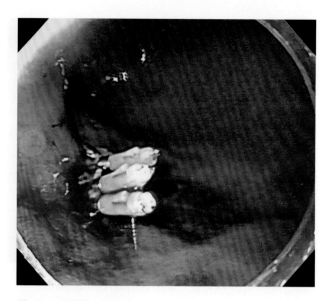

图17.5 黏膜入口闭合

善,但证据水平仍然不够。

- 考虑到GP病理生理学的复杂性,G-POEM可能是对幽门痉挛和/或胃窦十二指肠不协调患者有帮助的治疗,因为它直接针对幽门环和远端胃窦。
- 约60%的糖尿GP患者观察到幽门痉挛。
- 因此,危险因素评估和幽门功能评价似乎对于从G-POEM中获得最佳结果很重要。

表17.1 G-POEM主要出版系列文献综述

作者(年)	N	随访/月	GP病因	技术成功	操作时间/min	临床成功	GES改善	不良事件
Shlomovitz(2015)	7	6.5	糖尿病:0 特发性:71% 术后:29%	100%	90	80%(6/7)	80%(4/5)	1例出血(内镜夹)
Khashab(2017)	30	5.5	糖尿病:37% 特发性:23% 术后:40%	100%	72(35~223)	86%(26/30)	78%(14/17)	1例溃疡 1例腹腔内二氧化碳注入
Gonzalez(2017)	29	5	糖尿病:24% 特发性:52% 术后:17%	100%	47(32~105)	3个月内79% 6个月内69% (18/26)	69%(18/23)	2例出血 1例脓肿 1例狭窄
Dacha(2017)	16	7.7	糖尿病:56% 特发性:31% 术后:6%	100%	49.7	81%(13/16)	100%(12/12)	无
Rodriguez(2017)	47	3	糖尿病:26% 特发性:57% 术后:17%	100%	41.2	n/a	n/a	1例,30天内无关死亡
总体	129		糖尿病:30% 特发性:46% 术后:22%	100%	53.4	80.5%(63/79)	84.2%(48/57)	5.4%(7/129)

Adopted from Chung H, Khashab MA. Gastric Peroral Endoscopic Myotomy. *Clin Endosc* 2018;51(1):28-32

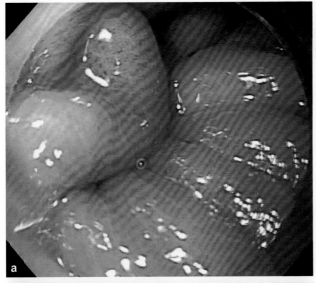
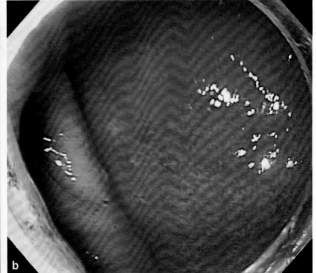
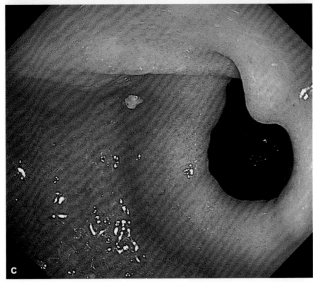

图 17.6   G-POEM 术前、术后即刻和术后 6 个月幽门的内镜检查结果。(a)在 G-POEM 之前,观察到幽门收缩。(b)G-POEM 后,幽门收缩即刻消失。(c)G-POEM 后 6 个月里,幽门仍然开放

17.7   结论

　就治疗难治性 GP 伴幽门痉挛的中期临床结局而言,G-POEM 是一种安全、有效且微创的治疗方式。

（王寰 译,王伟岸 校）

参考文献

1. Soykan I, Lin Z, Sarosiek I, et al. Gastric myoelectrical activity, gastric emptying, and correlations with symptoms and fasting blood glucose levels in diabetic patients. Am J Med Sci. 1999;317(4):226–31.

2. Khashab MA, Stein E, Clarke JO, et al. Gastric peroral endoscopic myotomy for refractory gastroparesis: first human endoscopic pyloromyotomy (with video). Gastrointest Endosc. 2013;78(5):764–8.

3. Chung H, Dallemagne B, Perretta S, et al. Endoscopic pyloromyotomy for postesophagectomy gastric outlet obstruction. Endoscopy. 2014;46. Suppl 1 UCTN:E345–6.

4. Chung H, Khashab MA. Gastric peroral endoscopic myotomy. Clin Endosc. 2018;51(1):28–32.

5. Cho YK, Kim SH. Current status of peroral endoscopic myotomy. Clin Endosc. 2018;51(1):13–8.

18   贲门失弛缓症的内镜治疗

摘要

贲门失弛缓症是由食管下部抑制神经元的功能紊乱发展而来。兴奋性神经元和抑制性神经元之间的失衡导致食管下括约肌（lower esophageal sphincter，LES）松弛功能受损。根据芝加哥分类3.0版，贲门失弛缓症可分为三个亚型。内镜治疗贲门失弛缓症的主要治疗方法包括气动球囊扩张术（pneumatic balloon dilation，PBD）和经口内镜肌切开术（peroral endoscopic myotomy，POEM）。研究显示POEM在Ⅲ型贲门失弛缓症的治疗中取得了较好的效果。自POEM问世以来，已有多家中心可以为贲门失弛缓症患者进行POEM治疗。本章将介绍贲门失弛缓症的内镜治疗技术。

要点

- 贲门失弛缓症是一种原发性食管运动障碍，其特征是缺乏蠕动和食管下括约肌（LES）松弛功能受损。食管的这些功能紊乱导致随后摄入的食物停滞。
- 内镜治疗贲门失弛缓症仅限于对LES的药理学或机械性破坏。贲门失弛缓症的内镜治疗方法有气动球囊扩张术、经口内镜肌切开术（POEM）和LES的肉毒杆菌毒素A注射。
- 与腹腔镜Heller肌切开术（laparoscopic Heller myotomy，LHM）相比，经口内镜肌切开术是治疗贲门失弛缓症的一种新型微创治疗方法。

18.1   概述

贲门失弛缓症（achalasia）患者通常表现为固体和液体的吞咽困难、未消化食物反流、体重减轻、胸骨后疼痛和呼吸症状，包括夜间咳嗽、反复误吸和肺炎（图18.1~图18.3）。吞咽后食管下括约肌（lower esophageal sphincter，LES）的蠕动停止（aperistalsis）和不完全松弛是高分辨率测压（high-resolution manometry，HRM）中贲门失弛缓症的标志。HRM的使用将贲门失弛缓症分为3种类型：Ⅰ型（典型贲门失弛缓症）、Ⅱ型（伴食管内高压贲门失弛缓症）和Ⅲ型［蠕动中断（peristaltic fragment）或痉挛型］（图18.2）。治疗反应因贲门失弛缓症类型而异。

肉毒杆菌毒素（botulinum toxin）是一种神经毒素，可阻断乙酰胆碱（acetylcholine）从神经末梢释放。在上消化道内镜检查中，它通过注射针直接注射到LES中。肉毒杆菌毒素注射法（botulinum toxin injection）是一种相对安全有效的方法，副作用少。但给药后治疗反应迅速下降。因此，对于手术风险高的多种合并症患者，它可以用作其他治疗方法之前的桥接治疗。

气动球囊扩张术（pneumatic balloon dilation，PBD）通过充气球囊的强力撑大导致LES撕裂。PBD应在X线透视指导下进行。PBD的治疗效果在近1/3的患者中持续4~6年。贲门失弛缓症手术后5~10年内最经济有效的治疗方法是PBD。

经口内镜肌切开术（peroral endoscopic myotomy，POEM）是最近发展起来的一种用于治疗贲门失弛缓症的内镜技术。黏膜下注射后，可选用各种高频电刀在食管近端做一个2cm长的纵向黏膜切口，以在胃食管交界处（gastroesophageal junction，GEJ）远端形成长达3cm的黏膜下长隧道。内镜肌切开术（endoscopic myotomy）在黏膜入口点（mucosal entry point）远端约2~3cm处开始，并以从近端到远端方向进行。肌切开术的预期终点是GEJ远侧2cm。最后，采用止血夹（hemostatic clip）闭合黏膜切口。据报道，短期随访中POEM成功率高（89%~100%）。比较POEM与PBD或LHM的随机研究目前正在进行中。

18.2   适应证

18.2.1   治疗目标

- 缓解患者症状
- 改善食管排空
- 防止食管管腔进行性扩张
- 降低肺误吸的风险
- 预防食管癌

18.2.2   内镜治疗的候选对象

- 有症状性GEJ梗阻的贲门失弛缓症患者。

18.2.3   禁忌证

- 严重心肺疾病。
- 严重凝血病。
- 服用抗凝药物。

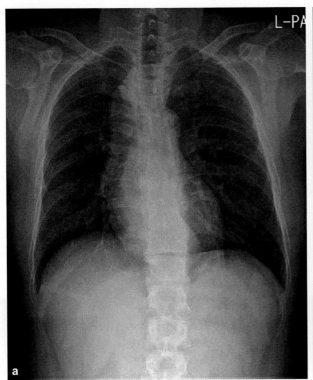

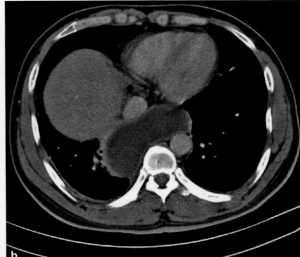

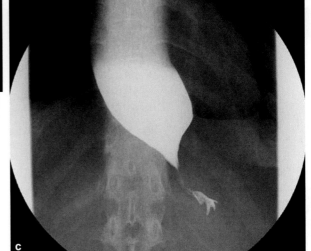

图 18.1 贲门失弛缓症患者的放射照片。(a)胸部 X 线检查显示由食管扩张引起的纵隔增宽和胃内无气体。(b)胸部计算机断层成像扫描显示食管明显扩张，并伴有食物残渣。(c)食管造影显示食管扩张和鸟嘴样外观，伴食管无蠕动

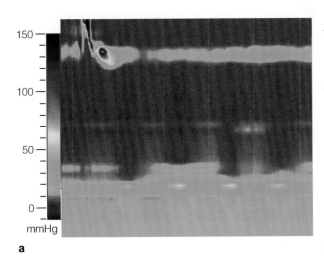

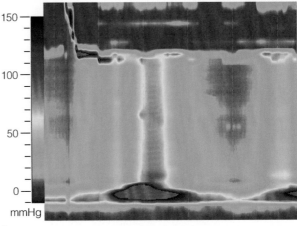

图 18.2 芝加哥分类中贲门失弛缓症的分类[1]:(a)I型，(b)II型，和(c)III型

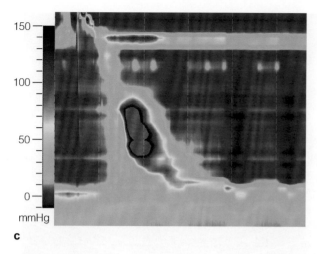

c

图 18.2 （续）

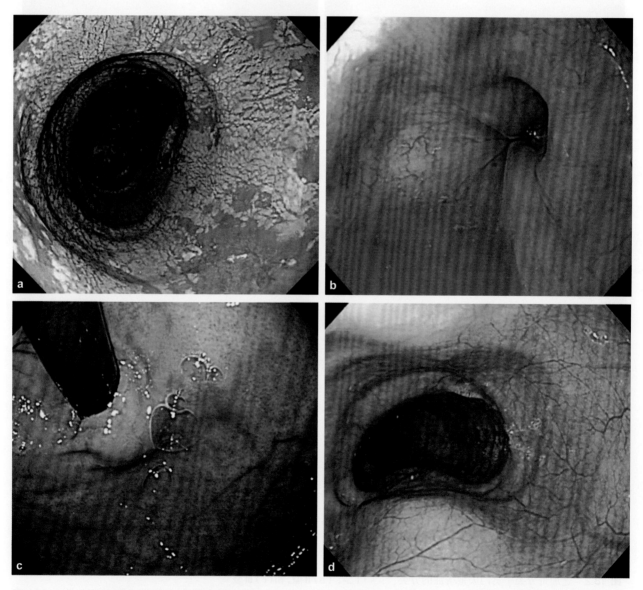

图 18.3 贲门失弛缓症患者食管的内镜表现。（a）管腔扩张，黏膜表面呈白色。（b）食管下括约肌（lower esophageal sphincter，LES）强烈收缩导致的胃食管交界处（gastroesophageal junction，EJ）功能性梗阻，（c）反转镜身所见 GEJ，和（d）食管扩张伴第三收缩波

18.3 内镜治疗的准备工作

18.3.1 治疗前检查

- 细致评估食管梗阻的病因。
- 完善检查,如内镜检查和食管造影。
- 解剖结构细节评估。
- 为黏膜病变组织学分析的活检。

18.3.2 患者准备

- 停用抗凝剂。
- 检查凝血酶原时间。
- 对心脏病风险较高的患者(人工心脏瓣膜、既往心内膜炎、扩张后 12 个月内置入人造血管移植物和体循环肺分流术)和中性粒细胞减少患者给予抗生素治疗。
- 术前禁食 24~48 小时。

> **牢记于心:治疗前评估**
>
> - 排除假性贲门失弛缓症:计算机体层成像(computed tomography, CT)扫描和超声内镜检查。
> - 识别贲门失弛缓症的类型:高分辨率测压法。
> - 解剖学信息:食管造影、CT 扫描和内镜检查。
> - 测量肌厚度:超声内镜检查。
> - 黏膜状况信息:内镜检查。

18.4 肉毒杆菌毒素的内镜下注射

18.4.1 作用机制

贲门失弛缓症的病理生理学表现为食管下段肌间神经丛—氧化氮抑制性节后神经元的选择性缺失。兴奋性神经元仍然完整,导致兴奋性神经元和抑制性神经元之间的失衡。肉毒杆菌毒素 A(botulinum toxin A)可防止兴奋性神经末梢释放乙酰胆碱,从而降低 LES 的平滑肌张力。

18.4.2 操作程序

市售的肉毒杆菌毒素 A 以瓶装冻干粉末的形式供应。在注射前立即复溶,通常浓度为 20U/ml。对于贲门失弛缓症患者,最常用的剂量为 80~100U。采用硬化治疗注射针(sclerotherapy needle)通过内镜通道在 Z 线上方约 1cm 或内镜下看到的 LES 玫瑰花结处(LES rosette)的四个象限各注射 1ml 等份溶液(20~25U 肉毒杆菌毒素 A/ml)(图 18.4 和图 18.5)。另一种技术是"2×4"技术,包括在 LES 区域内两个不同平面的 8 个点注射。超声内镜和测压可作为更精确注射的指引。然而,没有证据表明这会提高疗效,而且可能不是必需的,因为毒素能够在组织中扩散的距离有限。术后并发症主要包括一过性胸痛、食管壁损伤和食管旁炎症。症状逐渐改善,通常在 1~3 天后达到高峰[2]。

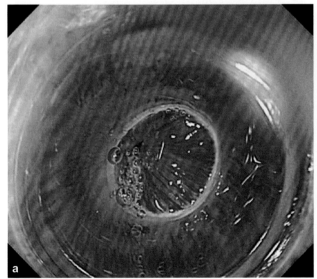 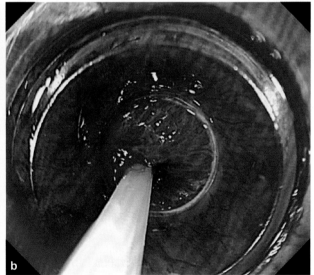

图 18.4 内镜注射肉毒杆菌毒素 A 进贲门失弛缓症患者的食管。(a)胃食管交界处(GEJ)强烈收缩。(b)采用硬化治疗注射针通过内镜通道将肉毒杆菌毒素注射进食管下括约肌(LES)的肌层

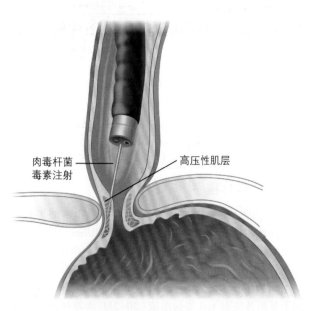

图 18.5　肉毒杆菌毒素注射示意图。使用硬化治疗注射针通过内镜通道将肉毒杆菌毒素 A 注射到食管下括约肌（LES）的高压性肌层

18.4.3　临床结果

一项荟萃分析显示,接受 PBD 治疗的患者在一次干预治疗后症状改善的平均百分比为 67.6%,而接受肉毒杆菌毒素 A 治疗的患者为 24%（*P*<0.01）,另一项荟萃分析发现 PBD 的缓解率为 65.8%,而注射肉毒杆菌毒素 A 的患者为 36%（缓解率,2.20;95% 可信区间:1.51~3.20）。此外,与接受 PBD 的患者相比,接受肉毒杆菌毒素 A 的患者在第一次干预后复发的时间更短[2]。

18.4.4　优势

- 耐受性良好的治疗方法,安全性出色
- 罕有全身副作用
- 高危患者的桥接治疗（bridge treatment）

18.4.5　缺点

- 有效率低。
- 长期疗效差。

18.4.6　预后较好的因素

- 根据传统测压法分类的严重贲门失弛缓症。
- 基于 HRM 的芝加哥分类的贲门失弛缓症Ⅱ型。
- 老年患者。
- LES 压力不超过正常值上限 50% 的患者。

18.4.7　预后不良的因素

- 初始 LES 压力高。
- 注射肉毒杆菌毒素 A 后 LES 残余压 >18mmHg。
- 缺乏初步反应。

18.5　气动球囊扩张术（pneumatic balloon dilation,PBD）

18.5.1　治疗的基础

球囊扩张术（balloon dilation）的目的是破坏 LES 纤维,从而降低 LES 压力。然而,一项动物研究显示没有肌肉损伤的组织学证据。

18.5.2　操作程序（图 18.6）

PBD 仍是贲门失弛缓症最有效的一线治疗方法之一。聚乙烯气球有 3 种尺寸,分别膨胀到 30mm、35mm 和 40mm 的固定直径。第一次治疗以 30mm 气球为起点,在透视室进行,患者清醒镇静。禁食是安全操作的必要条件。将导丝插入远端胃,把内镜退到 GEJ。胃镜医师在放置气球前将胃完全减压。胃的过度扩张和膨胀的球囊会导致紧闭的胃食管反流,因此,可能存在相关的食管气压伤风险。

气囊在恰当放置后充分充气。所需压力为 8~15psi。可将少量稀释的放射造影剂注入球囊,以协助观察。在 X 线透视引导下,使用连接到压力计的气动泵或注射器逐渐给气囊充气。气囊保持充气 15~60s,然后气囊迅速放气。气囊腰部突然消失,应怀疑食管破裂。第二次扩张再进行 60s。如果达到有效扩张,在同一时段进行第二次扩张时,腰部应不再明显。从患者身上取出导丝和内镜是手术的最后一步（图 18.7）。

牢记于心:PBD 并发症
- 穿孔:3%~4%,死亡率 <1%。
- 肺误吸。
- 出血。

牢记于心:安全 PBD 实用指南
- 禁食必不可少。
- 在第一次治疗中从 30mm 球囊开始逐步扩张。
- 在气囊定位之前,胃应完全减压。
- 气囊的适当定位和扩张。

18.5.3　临床结果[3]

几项研究表明,使用分级扩张方法（graded dilation approach）后,50%~93% 的患者症状得到了很好的缓解。分别采用直径为 3.0cm、3.5cm、4.0cm 的球囊进行扩张,平均随访 1.6 年（0.1~6 年）,相应地分别有 74%、86% 和 90% 的患者症状得到了良好的缓解。此外,连续球囊扩张方法的穿孔率可能较低。内镜医师的专业知识和后备人员的存在对穿孔的外科治疗很重要。单次 PBD 在 6 个月和 6 年的成功率分别为 62% 和 28%;而连续球囊扩张的患者中症状改善在 6 个月时为 90%,6 年时为 44%。对 PBD 有良好临床反应的预测因素包括大龄患者（>45 岁）、女性、扩张前食管狭窄、扩张后 LES 压力 <10mmHg 和 HRM 呈Ⅱ型模式。在年轻男性（<45 岁）中，连续扩张可能没有那么有效，可能是因为 LES 肌肉组织较厚。采用 3.5cm 球囊的 PBD、POEM 或外科肌切开术可能是最好的初始方法，与 PBD 相关的最严重并发症是食管穿孔，经验丰富的内镜医师的总体中位数为 1.9%（0~16%）。早期发现和处理穿孔对改善患者预后非常重要。目前还没有确定穿孔的扩张前预测因素。然而，大多数穿孔发生在第一次扩张过程中，可能是由于不当的球囊位置和扩张所致。通过开胸手术（thoracotomy）进行外科修复是预防大面积纵隔污染的最佳方法。15%~35% 的患者在 PBD 后可能发生胃食管反流病（gastroesophageal reflux disease, GERD），但吞咽困难的复发应排除与 GERD 相关的食管远端狭窄（作为潜在的并发症）。质子泵抑制剂（proton pump inhibitor）治疗适用于 PBD 后患有 GERD 的患者。PBD 也可用于那些肌切开术失败的患者，但这组患者的有效率并不高，除非他们有较高的 LES 静息压。

18.5.4　优势

- 耐受性良好，反应率相对较高。
- 具有成本效益的疗法。

18.5.5　缺点

- 与 LHM 相比，长期疗效较差。
- 术中穿孔的可能性。

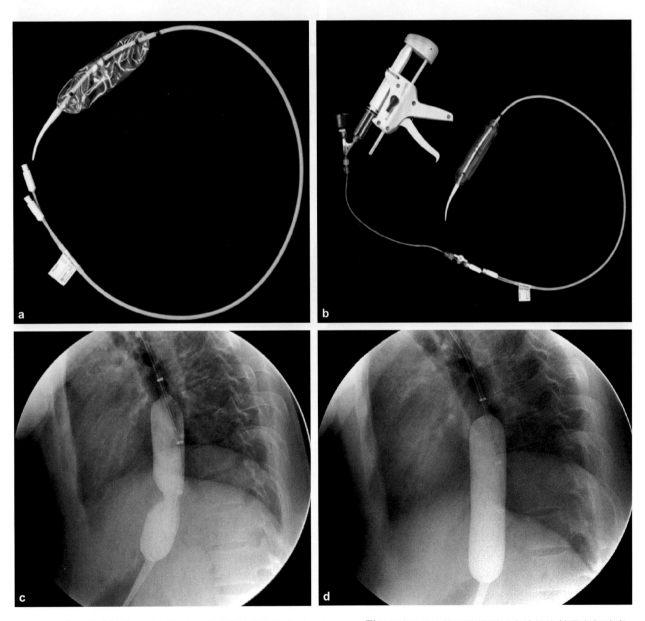

图 18.6　贲门失弛缓症患者食管的气动球囊扩张术（PBD）。（a）Rigiflex™ Ⅱ球囊和（b）使用连接到压力计的注射器充气球囊。（c）在获得满意的位置后，用空气或稀释的染料对球囊进行充气。在透视引导下，狭窄的中心点应位于球囊的中心部位。球囊的"腰部"在胃食管交界处。（d）观察到完全扩张的球囊。（e,f）内镜检查观察球囊扩张前后的 GEJ 改变。（g,h）食管造影显示球囊扩张前后的钡排出

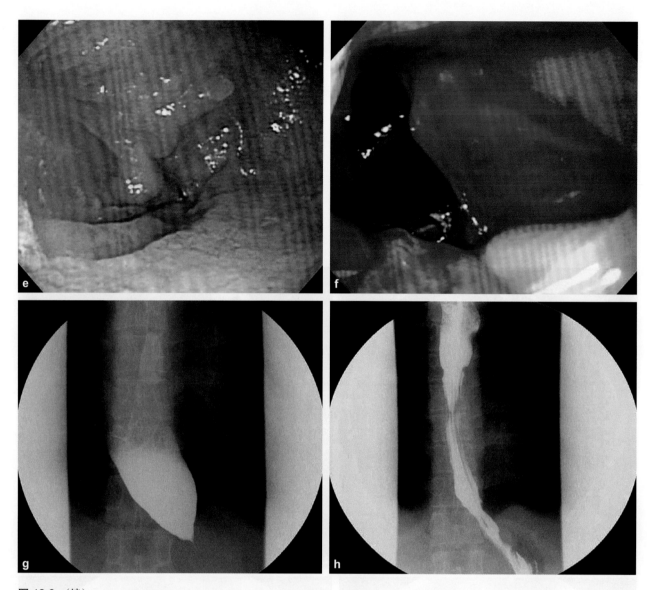

图 18.6 （续）

18.5.6　预后较好的因素

- 年龄较大（>45 岁）。
- 女性。
- 食管狭窄。
- 扩张后 LES 压力 <10mmHg。
- 基于 HRM 的芝加哥分类贲门失弛缓症Ⅱ型。

18.6　经口内镜肌切开术

　　经口内镜肌切开术（peroral endoscopic myotomy，POEM）见图 18.8。

18.6.1　POEM 的基础

　　POEM 的原理是采用内镜肌切开术破坏食管体部和 LES 的肌纤维。这样做可降低 LES 压力，改善食管排空，减轻胸痛。这种内镜技术是食管贲门失弛缓症患者的一种新型微创治疗方法，无需皮肤切口[4]。

18.6.2　POEM 器械

- 前视内镜
- 先端透明帽
- 高频电刀
- 注射针
- 电凝钳
- 止血夹
- 电外科能量发生器：VIO®300D 或 VIO®3 电外科工作站（ERBE Inc.）
- 二氧化碳灌注装置
- 外套管（可选）（图 18.9~图 18.11）

18.6.3　患者准备

　　患者通常在 POEM 前 24~48 小时保持清流质饮食，一些医学中心给予经验性抗真菌治疗（antifungal therapy）。预防性抗生素（prophylactic antibiotic）通常在手术当天开始使

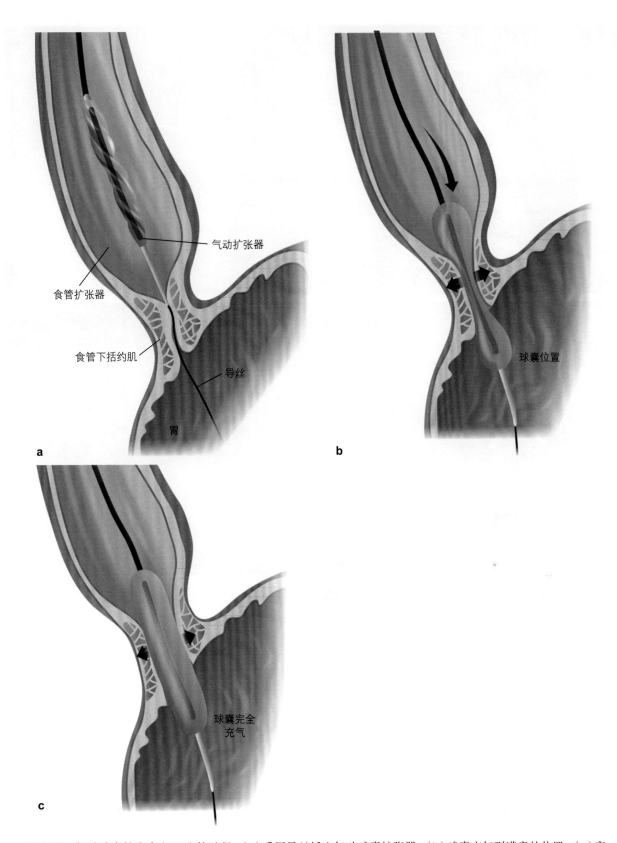

图 18.7 气动球囊扩张术（PBD）的过程。(a)采用导丝插入气动球囊扩张器。(b)球囊充气到满意的位置。(c)完全充气的球囊保持充气 60s

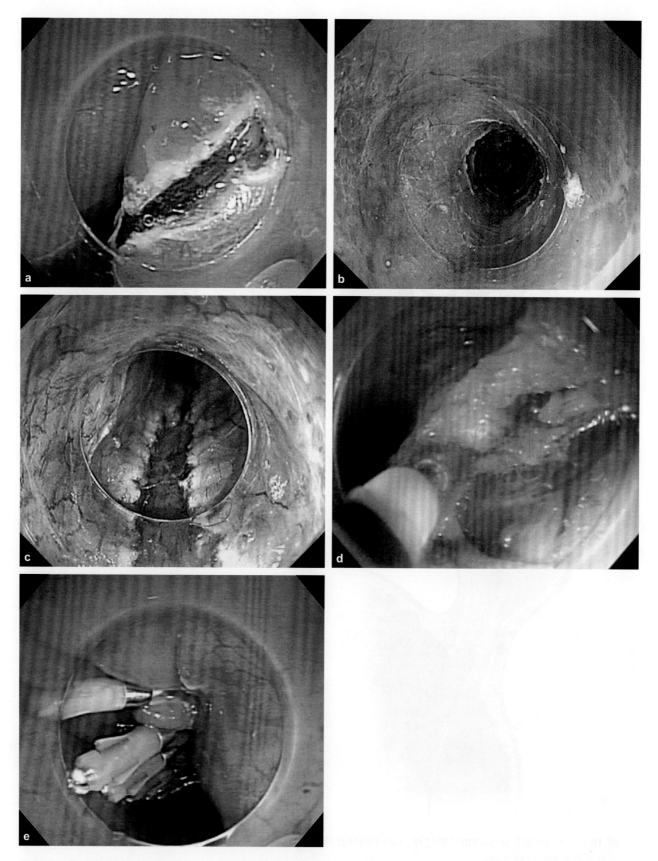

图18.8 贲门失弛缓症患者食管的经口内镜肌切开术（POEM）。（a）黏膜表面2cm长的纵向切开作为进入黏膜下空间的入口。（b）黏膜下隧道。（c）环状肌肌切开术。（d）环形和纵行肌的全层肌切开术。（e）采用内镜夹闭黏膜入口

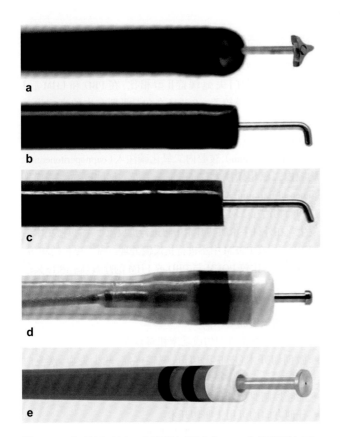

图 18.9 各种用于经口内镜肌切开术（POEM）的高频电刀。（a）三角刀（Olympus Co.，Japan）。（b）钩刀（Hook knife，Olympus Co.，Japan）。（c）L 型刀（Finemedix Co.，Korea）。（d）Dual 刀（Olympus Co.，Japan）。（e）T 型混合刀（海博刀，ERBE Inc.，Germany）

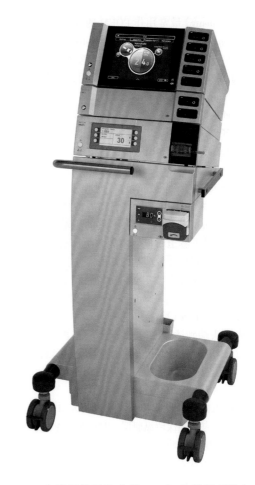

图 18.10 电外科能量发生器:VIO®3 电外科系统（ERBE，Tübingen，Germany）

用，在住院期间继续使用。

18.6.4 操作程序

　　该手术是在手术室全身麻醉气管插管下进行。注入 CO_2 可降低空气栓塞、气胸或皮下气肿的风险。没有证据表明患者的最适合 POEM 的体位。在乙状结肠样食管的贲门失弛缓症患者，首选仰卧位，因为这样更容易进行 POEM 操作。开始手术前应清洁食管腔。透明帽安装在内镜头端，以便于插入黏膜下空间。

　　黏膜下注射 0.2% 靛胭脂溶液以打开黏膜表面。在内镜管腔视野中，1~2 点钟位置代表食管最前侧，右前外侧食管的 1~2 点钟位置是黏膜切口的有利位置，以降低 POEM 后反流的风险。His 角位于 8 点钟方向。前侧肌切开术（anterior myotomy）可以避免对悬吊肌（sling muscle）的损伤，最终，His 角保持其原始角度。然而，由于胃左动脉和膈左动脉的分支位于 GEJ 的前部，因此前侧肌切开术显示出更多出血的风险。相比之下，食管后部的 5 点钟位置相对安全，不存在出血风险。许多医师希望黏膜切口位于 5 点方向的后侧部位，这通常被认为是先前外科手术肌切除术患者的首选部位，因为 POEM 可以在前侧平面留下瘢痕组织。

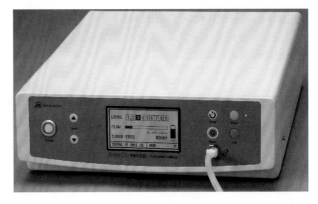

图 18.11 EndoCO$_2$ PRO-600 型 CO_2 送气装置（Mirae Medics，Seongnam，Korea）

　　POEM 最重要的好处之一就是医师可以选择肌切开的长度。黏膜下注射在大多数患者是在距 GEJ 近端 12~15cm 的食管中段水平进行。

　　当黏膜入口位于这个水平时，估计黏膜下隧道的长度为 15~18cm。这样的肌切开长度足以剥离引起异常收缩的肌纤维。然而，一些Ⅲ型贲门失弛缓症或明显胸痛患者必须接受更长的肌切开。ERBE-VIO 300D 装置（ERBE，

Tübingen,Germany）最常用作 POEM 的电外科发生器。对于最初的黏膜切口，推荐采用干切（dry cut）模式（50W，effect 2~3）或 Endocut I（effect 2~4，切割持续时间 1~3ms，切割间期 1~3ms）。黏膜下剥离术采用无接触技术（anotouch technique），利用的是喷凝（spray coagulation）模式（30~50W,effect 1~2）。对于肌切开术和轻微止血，也采用喷凝（30~50W,effect 1~2）。大血管的止血采用具有软凝（soft coagulation）模式（80W,effect 5）的电凝钳（coagulation grasper）进行[5]。

做一个 2cm 的纵行黏膜切口，创造进入黏膜下间隙的黏膜入口点。采用类似于黏膜下剥离的技术向下建立黏膜下隧道（submucosal tunnel）。隧道的远端至少超过 GEJ 3cm。建立黏膜下隧道时应使用无菌生理盐水。由于黏膜瓣的损坏或损伤可能导致严重的并发症，应仔细剥离。当接近 GEJ 时，隧道变得明显变窄。在胃黏膜下隧道中可看到黏膜瓣侧的栅栏血管（palisade vessel）和肌层侧的梭形静脉（spindle vein）（图 18.12）。

当内镜头端到达胃区时，黏膜下隧道再次变宽。黏膜下隧道的远端边缘由于黏膜下有蓝色染色，可以很容易通过从贲门反转镜身进行观察。对较大的血管进行预防性电凝对于防止明显出血至关重要。

环行肌束的选择性肌切开术从黏膜入口部位远端 2cm 处开始。术中应小心保留纵肌层，以减少纵隔结构受损的风险。对于纵肌层非常薄的患者，保留纵肌可能很困难。任何横向的肌束都不应留下。内镜以最小的阻力顺利通过 GEJ 是肌切除术成功的良好证据。

腔内功能性管腔成像系统（endoluminal functional lumen imaging system）和探针（EndoFLIP,EF-325N;Crospon USA, Carlsbad,CA）正越来越多地用于测量 GEJ 扩张性，以预测 POEM 术后效果或胃食管反流（图 18.13）。

最后一步是关闭黏膜入口部位。通常采用约 5~8 枚止血夹封闭黏膜入口部位。

18.6.5   临床结果

贲门失弛缓症患者治疗失败的最重要危险因素是测压亚型。与贲门失弛缓症 II 型相比，在 PBD 和 LHM 后 I 型和 III 型的结局较差。POEM 在包括 III 型在内的贲门失弛缓症患者有很高的成功率，即使之前经历过几次 PBD 和 LHM（图 18.14）[6-8]。术中可能会出现纵隔内二氧化碳注入（capnomediastinum）、腹腔内二氧化碳注入（capnoperitoneum）、胸腔内二氧化碳注入（capnothorax）、皮下气肿或黏膜瓣损伤（mucosal flap injury）。然而，大多数不良事件可以通过保守治疗和药物治疗。对 POEM 的另一个必须考虑的事是 GERD 的发生。在外科手术肌切开术中将进行抗反流手术，以避免术后 GERD。但在 POEM 中不进行抗反流处理。需要更长的随访、随机研究来比较 POEM 与 PBD 或 LHM 的疗效（图 18.15）。

18.6.6   优势

- 中短期随访成功率高。
- 贲门失弛缓症 III 型的成功率相对较高。
- 微创切开术（皮肤无切口，减轻疼痛，减少失血，恢复时间短）。
- 能够控制肌切开长度。
- 任何方向均可用于肌切开术。
- 有可能在不同部位重复肌切开术。
- PBD 和 LHM 后有效的补救治疗。

18.6.7   缺点

- 没有关于结果的长期数据。
- 非常熟练的操作者必不可少。
- 在 POEM 中未进行抗反流处理。
- 无法在既往治疗过的食管进行操作：放射治疗、内镜黏膜切除术（endoscopic mucosal resection，EMR）、内镜黏膜下剥离术（endoscopic submucosal dissection，ESD）和射频消融。

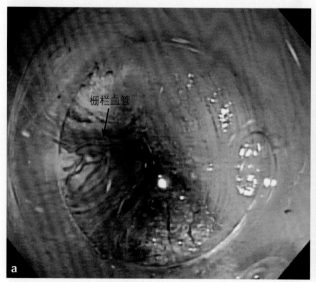
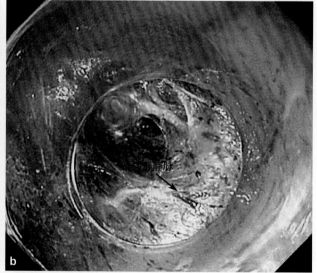

图 18.12   黏膜下隧道内 GEJ 的标志：（a）黏膜下隧道内空间突然变窄，黏膜瓣侧出现栅栏血管。（b）肌层侧梭形静脉

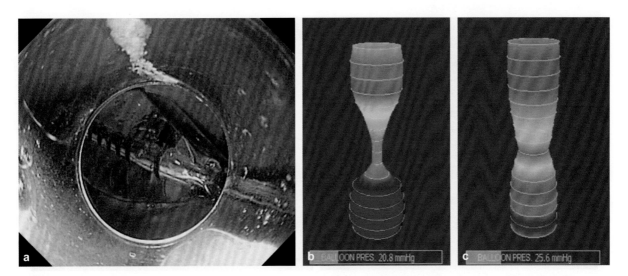

图 18.13 经口内镜肌切开术（POEM）期间胃食管交界处（GEJ）扩张性的测量。（a）腔内功能性管腔成像探头（EndoFLIP，EF-325N；Crospon USA，Carlsbad，CA）置于胃食管交界处（GEJ）。（b）POEM 前的扩张性。（c）POEM 后的扩张性

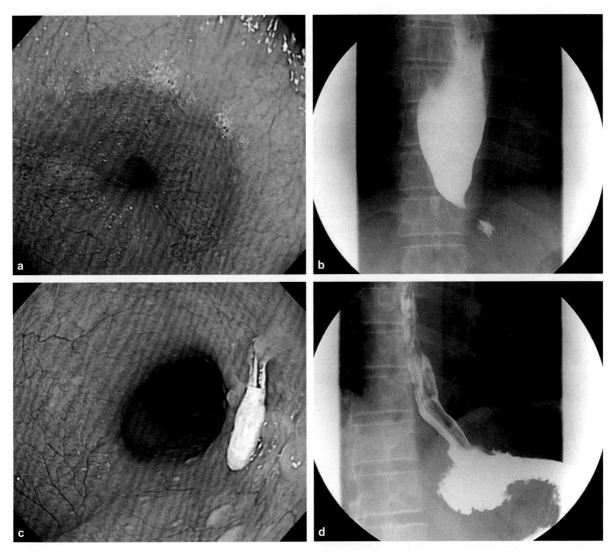

图 18.14 接受经口内镜肌切开术（POEM）的贲门失弛缓症患者。（a）术前内镜检查显示胃食管交界处（GEJ）狭窄。（b）术前食管造影显示 GEJ 有鸟嘴样外观。（c）术后内镜检查显示黏膜入口处残留内镜夹。（d）术后食管造影显示 GEJ 增宽，钡剂迅速进入胃腔

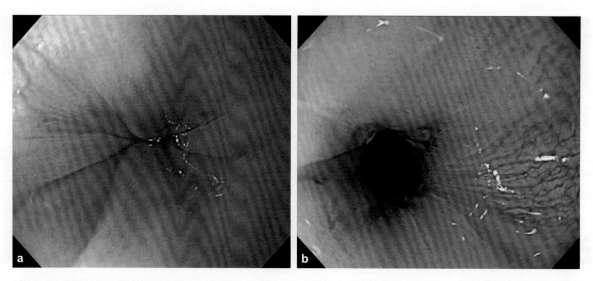

图 18.15 贲门失弛缓症患者胃食管交界处（GEJ）的内镜表现。（a）经口内镜肌切开术（POEM）前 GEJ 变窄。（b）POEM 后出现反流性食管炎

附录：测验

贲门失弛缓症的胸痛和呼吸困难

问题：男性患者，45 岁，因胸痛和呼吸困难被送到急诊科。该患者 15 年前已诊断为贲门失弛缓症。接受两次气动球囊扩张术（pneumatic balloon dilation，PBD）。但每次 PBD 后 1 年内吞咽困难复发。经检查，生命体征正常。白细胞计数为 12.19×10⁹/L，C 反应蛋白和血沉升高。他接受了胸部计算机断层扫描（图 18.16a～图 18.16c）。

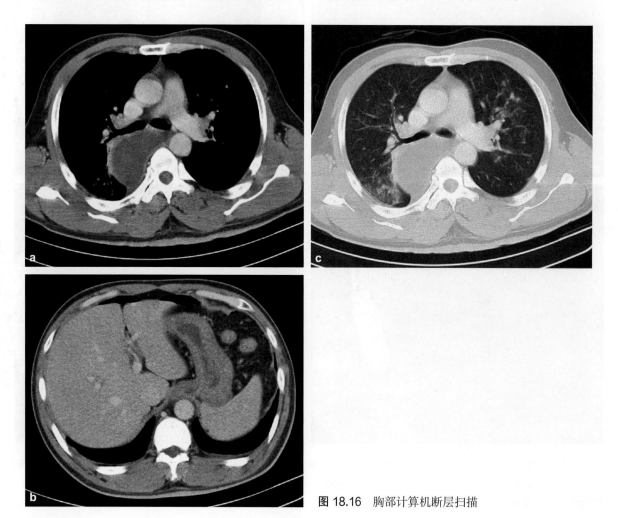

图 18.16 胸部计算机断层扫描

问题:诊断是什么?

答案:贲门失弛缓症的吸入性肺炎

胸部计算机断层扫描显示食管广泛扩张,GEJ 突然变窄,支气管周围多发性实变和毛玻璃样影(ground-glass opacity,GGO)。

(王晓枫 译,黎君 校)

参考文献

1. Kahrilas PJ, Bredenoord AJ, Fox M, et al. The Chicago Classification of esophageal motility disorders, v3.0. Neurogastroenterol Motil. 2015;27:160–74.

2. Ramzan Z, Nassri AB. The role of Botulinum toxin infection in the management of achalasia. Curr Opin Gastroenterol. 2013;29:468–73.

3. Vaezi MF, Pandolfino JE, Vela MF. ACG clinical guideline: diagnosis and management of achalasia. Am J Gastroenterol. 2013;108:1238–49.

4. Inoue H, Minami H, Kobayashi Y, et al. Peroral endoscopic myotomy (POEM) for esophageal achalasia. Endoscopy. 2010;42:265–71.

5. ASGE Technology Committee, Pannala R, Abu Dayyeh BK, et al. Per-oral endoscopic myotomy (with vide). Gastrointest Endosc. 2016;83:1051–60.

6. Lee BH, Shim KY, Hong SJ, et al. Peroral endoscopic myotomy for treatment of achalasia: initial results of a Korean study. Clin Endosc. 2013;46:161–7.

7. Zhou PH, Li QL, Yao LQ, et al. Peroral endoscopic remyotomy for failed Heller myotomy: a prospective single-center study. Endoscopy. 2013;45:161–6.

8. Kim WH, Cho JY, Ko WJ, et al. Comparison of the outcomes of peroral endoscopic myotomy for achalasia according to manometric subtype. Gut Liver. 2017;11:642–7.

19 恶性结直肠梗阻的支架置入术

摘要

急性结直肠梗阻是临床上重要的并发症,可由包括结直肠癌和腹腔恶性肿瘤在内的恶性疾病引起,有时甚至危及患者的生命。有两种选择可以处理这种临床危险状况:紧急外科手术和支架置入术。自1991年首次报道用于缓解恶性结肠梗阻以来,自膨胀金属支架(self-expandable metallic stent,SEMS)一直很受欢迎。众所周知,手术切除梗阻性病变或造口仍然是治疗的主要手段,但急诊手术比择期手术有更高的发病率和死亡率。此外,如果患者不符合手术条件,SEMS是解决这种危险状况的较好替代方法。用于结肠支架置入术的SEMS的主要适应证是术前减压和恶性结肠梗阻的姑息治疗。尽管SEMS置入安全有效,并且比外科手术更具优势,但其短期和长期临床效果一直存在争议。在本章中,我们将探讨结直肠恶性梗阻支架置入术的概述、适应证、先决条件、技术、术后医疗和并发症。

要点

- 结直肠癌患者急性结直肠梗阻的发生率为7%~29%。
- 对于可切除的结直肠癌梗阻患者,自膨胀性金属支架(SEMS)置入是缓解结直肠梗阻并提供避免紧急外科手术机会的有效方法。
- 对于不能切除的结直肠癌梗阻患者,推荐将SEMS置入作为姑息治疗手段。
- 建议在结肠支架置入术中联合使用内镜检查和X线透视检查。
- 插管和导丝引导是确保SEMS顺利插入的重要方法。
- 选择比梗阻性病变总长度至少长4cm(两侧各2cm)的SEMS进行支架放置。
- 需要仔细和熟练地操作内镜、导丝和支架输送装置,以确保安全可靠的支架放置。
- 与结直肠支架置入相关的重要并发症是穿孔、再梗阻和支架移位。

19.1 概述

急性恶性结直肠梗阻(acute malignant colorectal obstruction)可发生在7%~29%的结直肠癌(colorectal cancer)患者[1]。这是一种危及生命的疾病,需要及时评估和治疗。结直肠梗阻可引起肠扩张、细菌移位(bacterial translocation)、电解质和体液失衡,进而引起结肠坏死和穿孔。大肠梗阻的其他原因包括子宫、卵巢、胃和其他腹腔内恶性肿瘤。

关于梗阻性结肠恶性肿瘤的位置,大多数位于左侧结肠。据一项研究报道,76%的梗阻发生在直肠乙状结肠,24%的梗阻发生在降结肠[2]。这使得大多数结肠梗阻性病变适合于内镜干预。

恶性结直肠梗阻的理想治疗方法有两个主要目的:肠道减压和肿瘤切除。对于可切除的结直肠癌患者,一期减压、切除、吻合手术是较好的治疗策略。然而,一期手术(single-stage operation)在技术上比简单的减压手术更为困难,尤其是在左侧结肠癌和直肠癌患者以及紧急情况下。因此,一期切除肿瘤、闭合直肠残端(rectal stump)和近端结肠造口术(Hartmann手术),然后再行结肠造口逆转术(reversal of colostomy)的两阶段手术(two-stage operation)已成为治疗左半结直肠癌伴梗阻的流行术式。尽管如此,结直肠癌急诊手术的死亡率和发病率仍然很高。

对于可切除的结直肠癌梗阻患者,自膨胀金属支架(SEMS)置入术是缓解结直肠梗阻的一种替代方法,并有机会避免与发病率和死亡率高的相关紧急手术。尽管在应用SEMS作为外科手术的桥梁方面一直存在争议,但在实践中,结肠直肠支架置入术是一种容易解决梗阻的有用方法,让我们有时间在术前做好准备,包括疾病分期和手术优化。同时性结肠肿瘤(synchronous colonic tumor)存在于3%~4%的结肠癌患者,这可能会改变结肠癌的确定性治疗(definitive treatment)方式。然而,在急性肠梗阻(acute bowel obstruction)中,常规CT结肠成像(CT colonography)或结肠镜观察以发现这些同步病变是不可行的。如果患者成功接受结肠支架,通过支架进行结肠镜检查或CT结肠成像可视为评估任何同时性病变的安全检查。

同时,将SEMS用于不能切除的恶性结直肠梗阻患者通常公认为姑息治疗(palliation)。这将允许足够的时间进行病变分期,并达到新辅助化疗(neoadjuvant chemotherapy)或放化疗(chemoradiotherapy)等治疗所需的最佳的健康状态,因为成功的SEMS放置可以更快地恢复饮食,降低造口率,减少住院时间,改善生活质量。

众所周知,恶性梗阻性病变的长度为3~7cm,短段梗阻治疗的成功率高,但如果梗阻性病变的长度超过4cm,则与较高的技术和临床失败有关。另一方面,尽管完全性梗阻和即将发生的梗阻(impending obstruction)的临床和技术成功率相似,但完全性梗阻的并发症,尤其是穿孔的发生率更高。

19.2 适应证

恶性结直肠梗阻支架置入的两个主要适应证是：①择期手术前的结直肠减压（手术的桥接方法）；②不可切除结直肠癌的梗阻缓解。在实际应用中，对于有梗阻症状的结直肠癌患者，应考虑术前支架置入，因为 SEMS 置入可以缓解结直肠癌梗阻，稳定急性疾病，并能在术前做好肠道准备。

通过 SEMS 置入，可以将恶性梗阻引起的紧急手术转为择期手术，与急诊手术患者相比，可以获得更安全的手术方式和更好的围手术期结局，即永久性造口（permanent stoma）率更低，一期吻合（primary anastomosis）率更高，总体并发症较低，伤口感染率更低。然而，术前应用 SEMS 治疗恶性肠梗阻的有效性和效率却存在着矛盾的结果。一些研究没有发现手术组和支架组在术后死亡率和发病率上有任何显著的差异，并且他们认为结肠支架不能推荐作为急性恶性肠梗阻手术的桥接方法。因此，有观点认为，只有在 70 岁以上、存在多种合并症并且 ASA（美国麻醉师协会）评分超过 3 分的手术风险较高的患者，才可以考虑将支架置入作为一种替代选择的适应证。

推荐将 SEMS 放置作为不能切除的结直肠癌梗阻患者的姑息治疗。在这些患者中，支架置入术的明显优势是术后死亡率低，住院时间短，化疗（chemotherapy）开始时间早。但是，在随后的治疗中，支架置入患者报告的晚期并发症，包括结肠穿孔、支架移位和再次梗阻。特别是，对于正在接受治疗或将要接受抗血管生成药物（antiangiogenic agent）治疗的患者，如贝伐单抗（bevacizumab）、瑞格菲尼（regorafenib）和阿柏西普（aflibercept），应避免支架置入，以免增加支架相关的肠穿孔风险[3]。

有时，在姑息治疗期间会发生支架内再狭窄。在这种情况下，SEMS 可以重新插入先前的支架内。因此，我们需要记住，在姑息治疗环境下，长期结果会因过渡到手术的策略而异，需要根据实际情况修改治疗计划。

由于假设的并发症，如疼痛、里急后重和大便失禁，有排除直肠支架置入的倾向。但是，如果从肛缘有足够长的距离可以容纳 SEMS 的远端，则熟练的专家可以进行直肠支架置入。

最近，临床指南被推荐为基于现有证据的共识[3]。根据指南：

- 结肠支架置入术仅适用于既有梗阻症状又有怀疑结直肠癌梗阻的影像学或内镜检查结果的患者，作为术后死亡率增加的患者紧急手术的替代方法。
- 不建议对无梗阻症状的结肠癌患者预防性放置结肠支架。
- 对于位于脾曲近端结肠的恶性狭窄患者，建议将外科手术切除作为首选方法。
- 结肠支架置入术的唯一一绝对禁忌证是穿孔。

这些指南的应用应基于临床考虑，可能需要进一步的对照临床研究来阐明结肠支架置入的适应证。

19.3 先决条件

建议进行影像学检查，以评估结直肠癌的状况和恶性梗阻近端的肠扩张程度。腹部 X 线检查显示梗阻部位近端肠区有肠扩张、气体滞留，因此可以估计病变的位置。此外，所有患者在置入 SEMS 前均接受 CT 扫描，可以鉴别梗阻性病变的准确部位和狭窄程度，敏感性和特异性高，并能评价病变及其周围的特征，包括局部淋巴血管受累和癌的远处转移。

鉴于患者的症状与影像学检查结果相符，随后应进行结肠镜检查以确认病变、获取活检和插入 SEMS。建议采用灌肠剂对梗阻患者进行肠道准备，以清洁狭窄远端的结肠，以便清楚地看到结肠管腔及其病变，因为有症状的肠梗阻患者禁止口服药物清洁肠道。据认为，由于肠蠕动运动，梗阻远端的结肠是空的，但实际上，有粪便，有时相当多的粪便会干扰支架置入操作，因此，如有可能，应在支架置入前使用灌肠剂来改善视野。由于菌血症（bacteremia）的临床表现发生率较低，因此不需要在支架置入术中常规抗生素预防。然而，对于因完全梗阻而明显结肠扩张和术中有发生微穿孔（microperforation）危险的患者，应予以考虑。

要求具备结肠镜插入技术的能力。特别是，结肠内的粪便使结肠镜检查插入困难，并且需要一些操作技巧来将内镜先端恰当地固定在梗阻性病变处，以巧妙地插入和调整导丝并释放 SEMS，即所谓的高手（experienced hand）。内镜医师必须掌握支架插入程序和技术，包括导丝插入、置入支架输送装置并控制释放。此外，还需要在透视成像方面进行适当的培训和经验积累。内镜医师应熟悉不同类型的 SEMS 的大小、长度、形状、覆膜或非覆膜以及放射标记物的位置，以便内镜医师能够为每位患者选择最合适的 SEMS 类型。

在支架置入术中，应进行内镜活检以确认恶性肿瘤，但有时活检部位出血会妨碍观察。如果担心活检相关出血，应在支架置入完成后进行活检。

从每位患者获得知情同意书，并充分解释支架插入和可能出现的并发症。

19.4 器械

19.4.1 内镜

结直肠癌梗阻的 SEMS 插入是采用经内镜钳道（through-the-scope，TTS）方法。因此，内镜应具有足够大的工作通道，以便通过 SEMS 输送装置。通常采用双通道的治疗内镜或具有较大工作通道的常规结肠镜。如果梗阻性病变位于食管胃十二指肠镜（esophagogastroduodenoscope，EGD）能触及的范围内，双通道 EGD 可以替代结肠镜。

19.4.2 导管和导丝

需要用不透射线的聚四氟乙烯（teflon）制成的通用导管（universal catheter）来了解狭窄（stenosis）的特征。将导管尖端置于狭窄的开口处,然后在透视(fluoroscopy)下通过导管注入放射造影剂(radiocontrast agent),可以观察狭窄的长度和形状。有多种导丝(guidewire)可供选择,并且导丝尖端的形状(如直形、弯曲形)和弹性(flexibility)存在差异。内镜医师应根据病情和自身经验选择要使用的导丝类型。

19.4.3　X 线透视检查

如果内镜可以穿过狭窄处,则无需 X 线透视检查(fluoroscopy)进行支架置入。然而,在大多数有梗阻症状的患者,狭窄的宽度不足以通过内镜。我们无法在内镜图像中看到狭窄以远的情况,因此有必要进行透视检查显示狭窄的状态,以查看术中发生的情况,并为狭窄以远的恰当和安全操作提供帮助。在支架置入过程中,X 线透视检查的作用是:①测量狭窄的长度,以确定要使用的 SEMS 的适当尺寸;②确定在狭窄中调整导丝的位置;③确认 SEMS 是否位于正确的位置和恰当释放。当有横结肠和升结肠梗阻时,X 线透视检查有助于结肠镜的插入。因此,在 X 线透视下插入 SEMS 已成为支架置入术的流行方法。

19.4.4　SEMS

有许多类型的 SEMS,正被用于治疗结直肠癌梗阻,其中大多数是为 TTS 法设计的。制造商生产各种类型的 SEMS,其形状、长度和直径各不相同。此外,SEMS 可分为无覆膜支架(uncovered stent)和覆膜支架(covered stent)两大类。尽管用硅或塑料膜覆盖的覆膜支架设计旨在防止肿瘤向内生长,但到目前为止,与无覆膜支架相比,没有足够的证据表明覆膜支架在显著延长支架通畅性(stent patency)方面的优势。此外,在覆膜和无覆膜 SEMS 之间或不同设计的支架之间,其技术成功率和临床成功率没有差异。然而,发现无覆膜支架有较高的肿瘤向内生长率,但移位率较低。支架直径越大(24mm),支架内再狭窄(in-stent restenosis)和支架移位的发生率就越低,与 SEMS 的长度无关[3]。为了安全地覆盖梗阻性病变,除了阻塞的长度外,应准备足够覆盖病变两端至少各 2cm 长的 SEMS。

19.5　技术

19.5.1　用于支架置入的结肠镜检查插入

结肠镜可推进到由腹部盆腔 CT 检查所提示的梗阻性病变处。基本上,拉直结肠镜而不结袢是最好的结肠镜检查操作方法。内镜医师可以在透视下查看结肠镜的形状,并加以调整使其拉直。然而,偶尔很难将结肠镜放置在梗阻性病变的前部并面对狭窄的开口,这是 SEMS 放置前应用导管和导丝的重要条件。在这种情况下,结肠镜结袢将导致支架置入的恰当位置被占据。也可以通过改变患者体位和腹部压迫,将结肠镜调整到合适的位置。

19.5.2　置入导管和导丝

首先,重要的是找到狭窄的开口并确定支架在狭窄内

插入的通道,因为支架插入应通过导丝进行。因此,导丝的正确放置是成功和安全操作的关键。如果结直肠癌病灶呈同心状,且开口相对较宽,则识别、插管和插入导丝并不十分困难。更重要的是,如果内镜能以某种方式穿过狭窄,内镜医师可以观察狭窄的近端,并在内镜引导下置入导丝,这样做可使操作更安全和自信。当病变位于直肠乙状结肠区域时,超细内镜,如 EGD 或小儿内镜,可以替代穿过狭窄的导丝。然而,在大多数有症状的梗阻患者中,内镜不能穿过狭窄,因此插管和插入导丝是确保 SEMS 插入通道的常用方法。

如果没有明确的开口征象,例如非常小或针孔或偏心性恶性狭窄,在临床中很难找到开口。内镜医师必须识别梗阻性病变的整个形状,例如,在有狭窄的同心性病变中,开口应靠近病变的中心。但是,如果病变偏心,内镜医师应该将内镜抵近病变,通过彻底检查病变的起源部位和病变的生长模式,尝试找到开口。

在插管过程中,导管不必通过狭窄处。插管的主要目的是:①使用造影剂了解狭窄的特征;②便于复杂性狭窄的导丝插入。因此,导管通常插入到造影剂可以通过导管有效地注入的部位。此外,插管和导丝插入不需要按序进行,但其应用取决于临床状况。

一旦找到狭窄的开口,通过导管注入造影剂,以了解狭窄的方向、长度、直径、角度和弯曲度。在确定染料进入狭窄的近端后,通过导管插入导丝,并在 X 线透视引导下穿过狭窄。

有时,可以在内镜和 X 线透视引导下,尝试在没有插管的情况下置入导丝。内镜观察下将导丝插进狭窄开口时,应在 X 线透视下观察导丝在狭窄中的状态,使导丝顺利穿越狭窄并达狭窄的近端。

在长而复杂的狭窄情况下,有必要通过反复来回移动导丝来通过狭窄。在导丝插入过程中,可以通过透视成像估计向狭窄近端的插入方向,透视成像可以显示狭窄近端结肠管腔气体或插管注入造影剂的分布模式。狭窄入路角度对于成功插管和导丝插入非常重要,可以通过操作内镜或改变患者体位来调整。有时成角的导管或导丝尖端有助于通过偏心狭窄。

牢记于心:如何根据狭窄开口形状放置支架治疗结肠癌狭窄?

1. 当结肠直肠癌狭窄的开口宽的足以通过内镜时,并且病变在直肠乙状结肠区域内,可以使用各种类型的内镜进行支架置入。

2. 当结直肠癌狭窄的开口不够宽,内镜无法通过,但开口可以识别时,在 X 线透视引导下进行放射造影剂灌注以了解狭窄和导丝插入。在某些情况下,可以先行插入导丝。

3. 当结直肠癌狭窄的开口不确定时,应根据病变的整体形状、解剖位置和结肠腔内气体的分布模式寻找,以确保成功插入导丝。

19.5.3 支架置入

一旦用导丝建立了通路,就沿导丝插入装有 SEMS 的支架输送装置。根据造影剂 CT 和/或 X 线透视的检查结果评估狭窄的长度。通常,考虑到 SEMS 释放后的缩变程度,选择比病变总长度至少长 4cm(每侧 2cm)的支架。根据制造商的不同,释放前后 SEMS 的长度存在差异。一般情况下,加载到输送装置中的 SEMS 长度比释放后的要长。因此,应将导丝插入足够远,以确保支架输送装置安全地通过癌变部位。

当支架输送装置通过工作通道插入时,同时抽出导丝,以便输送装置沿结肠腔顺利插入。当支架输送装置进入病变开口时,内镜医师应通过 X 透视观察其位置和弯曲度。在结肠弯曲部位,支架输送装置的顶端应对着结肠壁。因此,有必要通过适当地回拉导丝来控制向结肠腔推进的方向。

有一些定位标记可以将 SEMS 置于合适的位置。这些标记是 SEMS 上的不透射线的标记,可以在透视影像上看到。通常情况下,这些标记都放置在 SEMS 的两端和中心部位,但其数量和位置可能因制造商而异。因此,在开始手术前,最好了解位置标记的信息,它在透视影像中的特征,以获得最佳的支架置入效果。考虑到病变的长度,通过控制支架输送装置的插入,SEMS 的定位标记物放置在包括整个梗阻性病变的部位。在 SEMS 释放过程中,支架输送装置在透视观察下同时逐渐退出,以保持 SEMS 在恰当的部位,否则支架在释放时会向近端外移。

在 SEMS 释放完成后,内镜医师应在 X 线透析下检查 SEMS 是否位于预期的放置部位。通过内镜注入造影剂,以评估狭窄扩大的程度。最后,粪便从病变的近端流下来是支架成功置入的明确证据(图 19.1~图 19.9)。

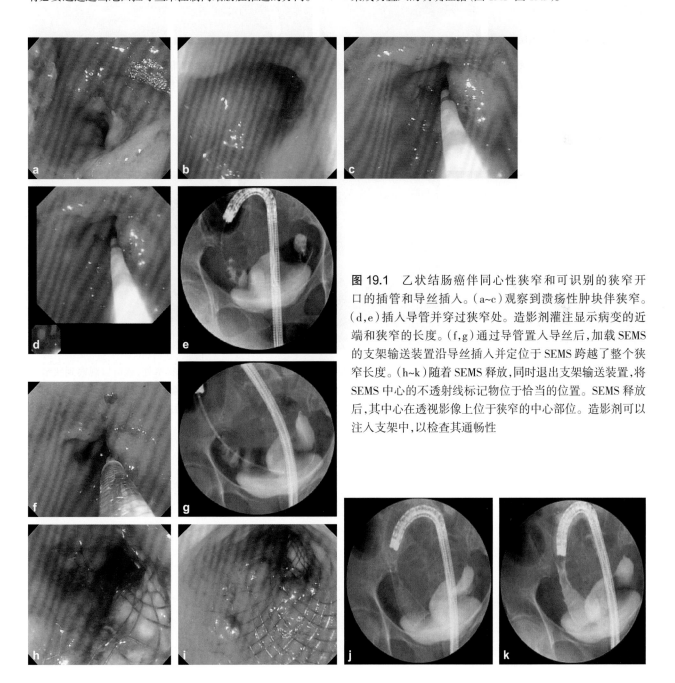

图 19.1 乙状结肠癌伴同心性狭窄和可识别的狭窄开口的插管和导丝插入。(a~c)观察到溃疡性肿块伴狭窄。(d,e)插入导管并穿过狭窄处。造影剂灌注显示病变的近端和狭窄的长度。(f,g)通过导管置入导丝后,加载 SEMS 的支架输送装置沿导丝插入并定位于 SEMS 跨越了整个狭窄长度。(h~k)随着 SEMS 释放,同时退出支架输送装置,将 SEMS 中心的不透射线标记物位于恰当的位置。SEMS 释放后,其中心在透视影像上位于狭窄的中心部位。造影剂可以注入支架中,以检查其通畅性

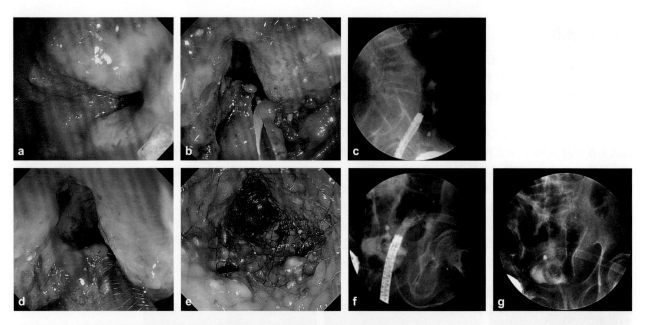

图 19.2　乙状结肠癌伴同心性狭窄,有可识别的开口,直接导丝插入而未插管。(a~c)观察到溃疡性肿块伴狭窄。尝试直接插入导丝,导丝通过狭窄处插得足够深。(d~g)考虑到 SEMS 的不透射线标记,支架输送装置定位在合适的部位,释放 SEMS。采用造影剂透视下检查其通畅性

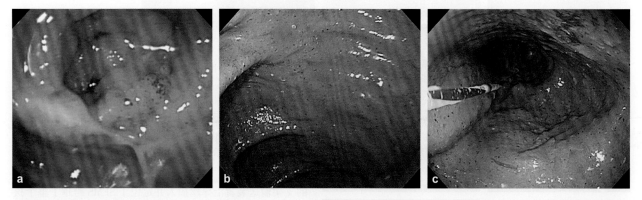

图 19.3　乙状结肠癌伴同心性狭窄的内镜插入和直视下插入导丝。(a~c)如果内镜可以通过狭窄处,就可以观察到狭窄的近端。直视下可以安全地把导丝插得结肠近端。(d~f)随着导丝的推进,内镜退回至狭窄的远端。退出内镜时估计狭窄的长度,并选择可嫁接的 SEMS。(g,h)控制支架输送装置,将加载的 SEMS 远端定位在 SEMS 释放后能跨越整个狭窄的位置。然后在保持 SEMS 远端位置的同时释放 SEMS

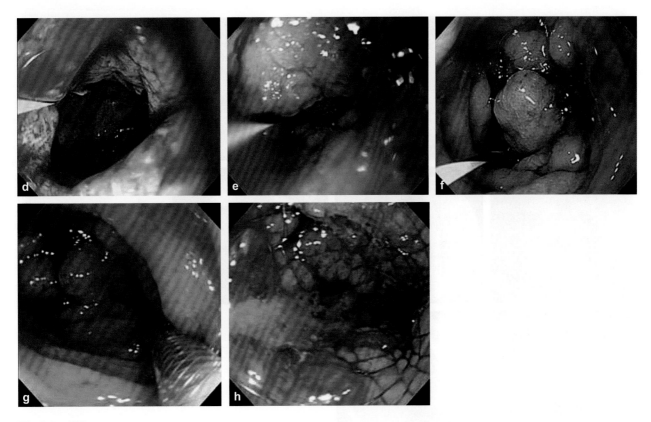

图 19.3 （续）

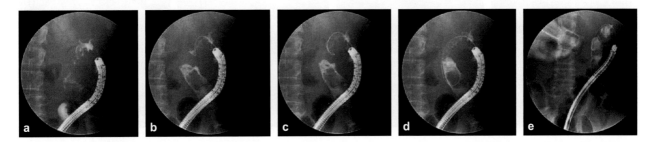

图 19.4 使用导丝穿过狭窄。（a）经导管注入放射造影剂，观察狭窄的方向、长度、直径、角度和迂曲度。造影剂进入狭窄的近端后，透视引导下插入导丝。利用透视影像可以估计导丝安全穿过狭窄时应置入的方向。（b~e）将导丝插入狭窄开口，通过透视可以观察狭窄处导丝的状态。有必要通过反复来回移动导丝来穿过狭窄

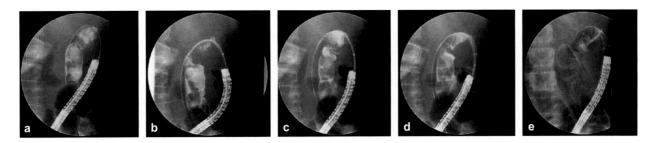

图 19.5 在结肠弯曲处支架输送装置的推进。（a,b）当支架输送装置沿导丝进入狭窄开口时，需要在结肠弯曲处谨慎推进，此处输送装置先端对着结肠壁。当通过工作通道插入支架输送装置时，同时抽出导丝，以便输送装置沿结肠腔顺利插入；否则，可能损伤结肠壁，甚至导致穿孔。（c~e）如果支架输送装置放在合适的部位，则释放 SEMS

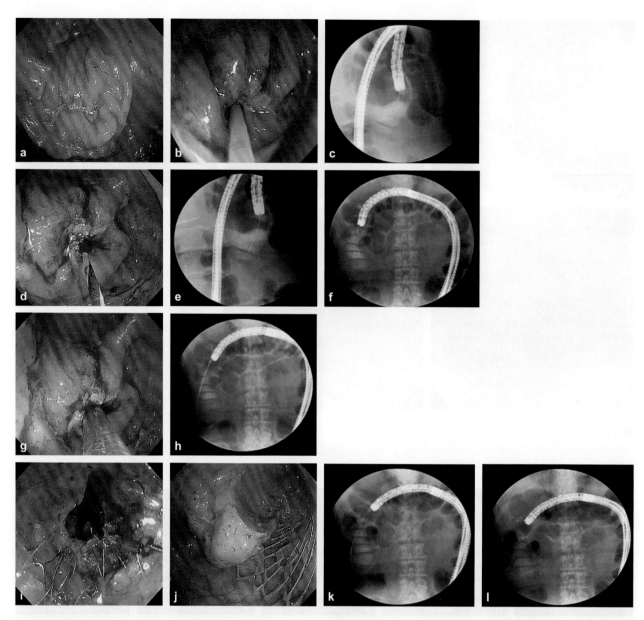

图 19.6 开口非常小的远端升结肠癌梗阻的支架置入术。(a~c)可见染有粪便的同心性狭窄。实施插管,并采用造影剂灌注对狭窄特征进行评估。(d~f)导丝通过导管插入。在确认导丝进入近侧端后,移除导管。有时,需要改变患者的体位,才能更容易识别解剖位置信息。图像(d)和(e)分别显示左侧卧位和仰卧位视图。(g,h)考虑到 SEMS 的不透射线标记物,将装有 SEMS 的支架输送装置放在导丝上。(i~l)狭窄开口被 SEMS 撑宽,粪便从近端流出,这意味着完成功能上成功的支架置入。从 X 线透视中确定支架置入术的技术成功

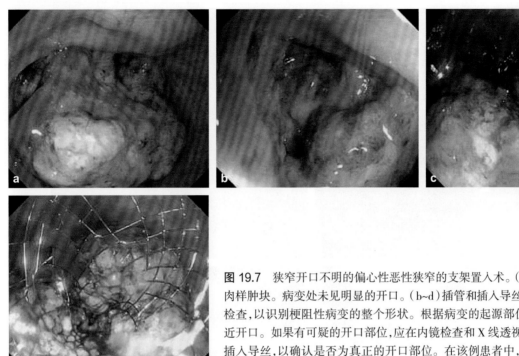

图 19.7 狭窄开口不明的偏心性恶性狭窄的支架置入术。(a)可见黏液覆盖的息肉样肿块。病变处未见明显的开口。(b~d)插管和插入导丝前应进行全面的内镜检查,以识别梗阻性病变的整个形状。根据病变的起源部位及其生长模式,可抵近开口。如果有可疑的开口部位,应在内镜检查和X线透视下进行仔细的插管和插入导丝,以确认是否为真正的开口部位。在该例患者中,息肉样肿块源于肠腔下侧,因此我们试图从病变上侧找到开口。开口在上侧,成功支架置入

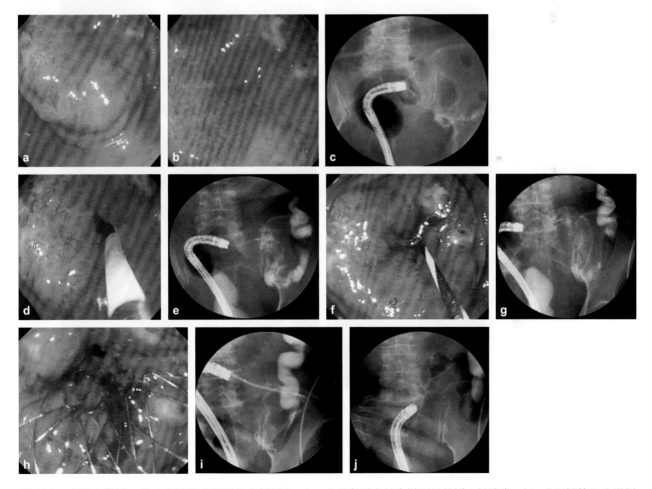

图 19.8 有针尖样开口的乙状结肠癌梗阻的支架置入。(a~c)观察到有针尖样开口的同心性狭窄。(d~g)经插管和造影剂灌注,发现狭长的通道,X线透视下病变看起来像"苹果核"。在狭窄处放置导丝。(h~j)考虑到 SEMS 的不透射线标记,将加载 SEMS 的支架输送装置放置在导丝上。成功释放 SEMS

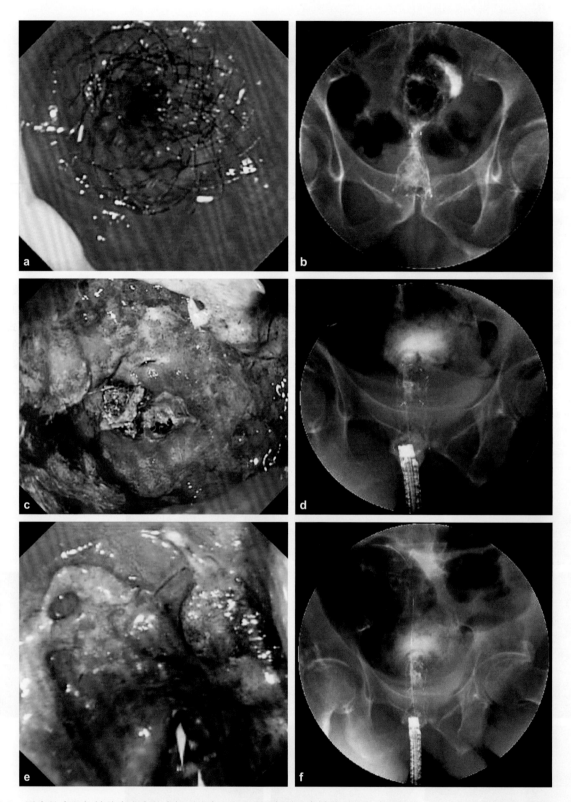

图 19.9　胃癌的直肠架转移病变中的支架再狭窄。(a,b)观察到胃癌转移引起的直肠梗阻。病变靠近肛门,距肛缘约 2~3cm。
插入无覆膜 SEMS。将 SEMS 远端放置在离肛门不太近、插入狭窄近端不要太深的恰当部位,对于避免诸如肛门疼痛、便失禁
和支架错位等并发症很重要。患者曾因转移性胃癌接受化疗。(c,d)9 个月后,内镜检查发现因癌组织向腔内生长引起的支架
再狭窄。观察到在整个支架管腔变窄,并且 X 线透视检查显示可疑支架近端的组织过度生长。(e~h)导丝穿过狭窄处。当将
导丝推入支架内再狭窄病变时,需要采用 X 线透视仔细操作导丝,以免穿透先前 SEMS 的网状网络;否则,用于补救治疗的第 2
个 SEMS 释放将会失败。幸运的是,导丝和 SEMS 输送装置定位良好。(i~k)采用较长的部分覆膜 SEMS 跨越既往 SEMS 的远
端和有组织过度生长的近端至狭窄的近端结肠。如上所述,将 SEMS 的远端放置在恰当部位对避免支架相关并发症很重要。
挽救性 SEMS 放置成功。当将放射造影剂注入管腔时,可见到跨越支架内再狭窄和支架旁癌组织过度生长的 SEMS

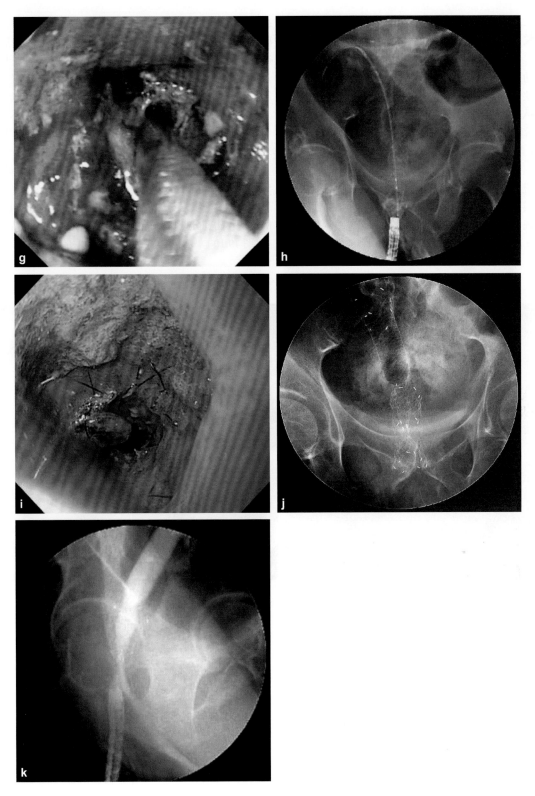

图 19.9 (续)

19.6 术后医疗

技术成功(technical success)通常定义为支架放置恰当地跨越整个狭窄长度,而临床成功(clinical success)被定义为在支架置入后第一天内结肠梗阻解除。支架置入后,大约在第2天后恢复饮食。然而,这些并不总是在临床实践中发生,有时在支架置入后需要更多的时间才能获得满意的结果。

应经常进行体格检查,以评估患者的肠梗阻症状和腹部膨胀的改善程度,并检查穿孔等并发症的发生。胸部X线检查用于观察术后是否有穿孔。应进行腹部X线检查评估SEMS扩张了多大程度,这样我们就可以预判梗阻是否解

决。如果患者大量排气和排便,腹部膨胀减轻,这些都是梗阻解除的良好指标。同时,腹部X线检查应显示肠腔膨胀减轻。然后根据患者对食物种类的耐受性,从饮水开始逐渐过渡到口服固体食物。这些结果通常发生在支架置入后的第1天,但有时需要更多天。如果患者能耐受梗阻延迟解除几天,我们可以在采用补液治疗的同时再等几天而不允许进食。但是如果患者不能忍受,并且梗阻症状和腹部X线表现恶化,患者应进行手术治疗来解除梗阻。

如果将结肠支架作为外科手术的过渡,则应考虑将5~10天作为支架置入和切除手术之间的时间间隔。这样将患者留出术前恢复身体和营养状况的时间,并能得到进一步的评估和病变分期检查,包括活检、CT结肠成像或结肠镜检查(图19.10)。

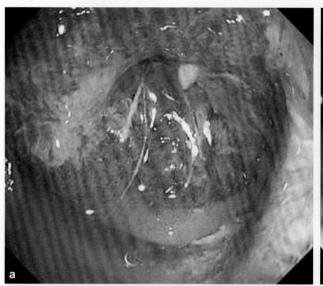
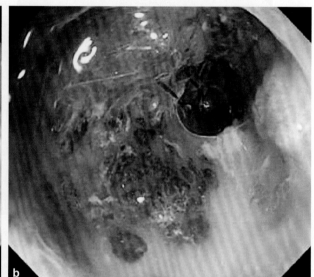
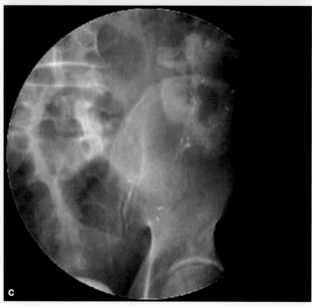

图19.10 乙状结肠癌SEMS置入延迟临床成功。(a~c)在乙状结肠癌中成功地置入无覆膜SEMS,X线透视显示SEMS中心严重变窄。(d)置入术后第1天,SEMS未扩开严重狭窄,梗阻性肠腔气体扩张仍然存在。(e)置入术后第3天,SEMS使狭窄扩开更大,但仍无大量排气、排便等梗阻解除的临床征象。尽管结肠梗阻仍在继续,但患者病情稳定且可耐受。而且他有紧急手术的风险因素,年龄超过70岁,ASA评分为3分,所以我们决定再等几天。(f,g)置入术后第5天上午,狭窄几乎完全扩开,但肠梗阻仍然存在。我们决定做手术,开始术前准备,下午终于取得了临床成功,大量气体排出和排便。5天后患者成功进行了无造口择期一期手术

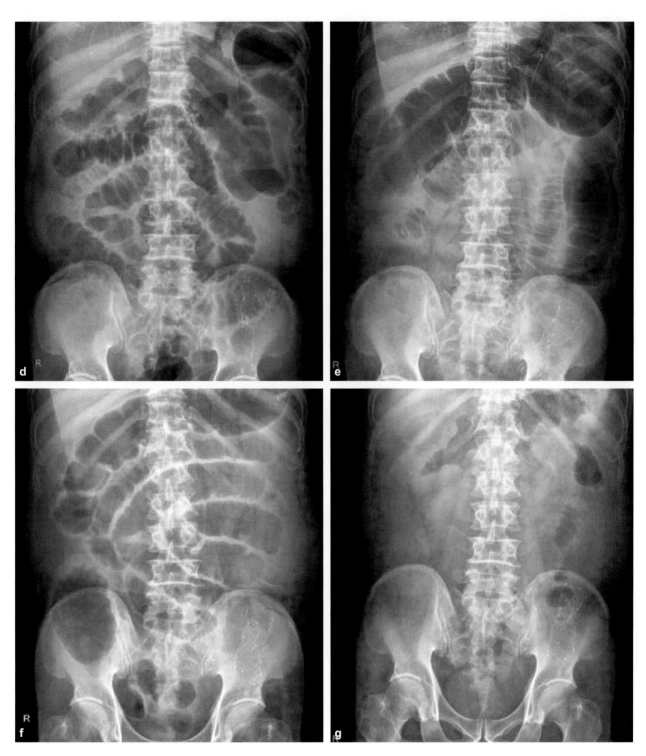

图 19.10 （续）

19.7 并发症

与结肠直肠支架置入术相关的并发症分类为早期(30天内)和晚期(支架置入术后30天以上)两类。早期并发症有穿孔、支架置入成功后支架失效(stent failure)、支架移位、疼痛、大便失禁和出血。据报道,穿孔主要与支架置入前或置入后狭窄的扩张治疗有关,因此应尽量避免该操作。晚期并发症包括再梗阻、移位和瘘形成。在再次梗阻的情况下,可以考虑支架内支架置入以恢复管腔;如果支架是覆膜型SEMS且无组织向内生长,支架移位则可采用支架复位或置换来处理。

(李婷 吴丽莎 译,肖健存 校)

参考文献

1. Frago R, Ramirez E, Millan M, Kreisler E, del Valle E, Biondo S. Current management of acute malignant large bowel obstruction: a systematic review. Am J Surg. 2014;207:127–38.
2. van Hooft JE, Fockens P, Marinelli AW, et al. Early closure of a multicenter randomized clinical trial of endoscopic stenting versus surgery for stage IV left-sided colorectal cancer. Endoscopy. 2008;40:184–91.
3. van Hooft JE, van Halsema EE, Vanbiervliet G, et al. Self-expandable metal stents for obstructing colonic and extracolonic cancer: European Society of Gastrointestinal Endoscopy (ESGE) Clinical Guideline. Gastrointest Endosc. 2014;80:747–61.e1–75.

经皮内镜胃造口术 20

摘要

经皮内镜胃造口术（percutaneous endoscopic gastrostomy，PEG）是一种提供长期肠内营养支持（enteral nutritional support）的喂养方法。由于PEG置入术是一种常见的内镜手术，因此了解其适应证和禁忌证非常重要。PEG管插入是一种相对安全的操作。但是，可能有轻微和严重的并发症。了解术前、术中和术后的过程和治疗对改善PEG置入患者的生活质量非常重要。经皮PEG管的放置方法有多种。

要点
- 经皮内镜胃造口术（PEG）为吞咽困难患者提供了一种长期的肠内喂养方法。
- PEG可以通过牵拉（Ponsky Gauderer）、推进（Sacks Vine）和导入器（Russel）技术来完成。
- 牵拉技术因其方便和安全而得到广泛应用。
- 导入器技术具有造口周围感染率低、内镜单次插入的优点。

20.1 概述

经皮内镜胃造口术（PEG）是一种通过内镜形成胃皮瘘（gastrocutaneous fistula）来放置饲管（feeding tube）进行肠饲（enteral feeding）的手术方法。与外科胃造口术（surgical gastrostomy）相比，这项技术缩短了住院时间，减少器械使用和费用。随着该手术所需工具和技术的进步，PEG已成为需要长期肠内营养（enteral nutrition）的患者的首选术式。可以采用多种及时置入PEG，如牵拉（Ponsky Gauderer）、推进（Sacks Vine）和导入器（Russel）技术。牵拉技术（pull technique）因其方便和安全得到了广泛的应用。导入器技术（introducer technique）具有造口周围感染率低、内镜单次插入的优点。在本章中，我们将讨论PEG的适应证、所用器械、基本原理和各种技术，最后是PEG的并发症。

20.2 适应证

- PEG适用于胃肠道功能正常但至少4周不能口服营养的患者。

- 妨碍经口营养（peroral nutrition）的常见原因是神经系统损伤（neurologic impairment）或口腔或上消化道肿瘤阻塞导致的吞咽困难。其他适应证见表20.1。
- PEG不仅可用于营养支持（nutritional support），还可用于胃肠减压（gastrointestinal decompression）[1]、预防胃扭转（gastric volvulus）[2]或给儿童服用其他味道不好的药物[3]。

20.3 禁忌证

- PEG放置禁用于预期寿命非常短的患者和有包括脓毒症（sepsis）、凝血病（coagulopathy）、大量腹水等在内的合并症的患者。由于技术原因，例如无法将内镜插入胃内或确定最佳穿刺位置，因此无法进行PEG放置。详细的禁忌证见表20.2。

表 20.1 经皮内镜胃造口术的适应证

神经系统疾病	
	脑血管疾病
	帕金森病
	运动神经元病
	痴呆
	多发性硬化
	大脑性瘫痪（cerebral palsy）
阻塞	
	头颈部癌
	食管肿瘤
意识或认知水平下降	
	颅脑损伤
	需要重症监护病房处理的重症患者
面部损伤	
慢性炎症性肠病	
囊性纤维化	
神经性厌食	
胃肠道减压	
癌症导致的营养不良	

表 20.2 经皮内镜胃造口术的禁忌证

内镜不能插入胃	
无法经皮穿刺胃	
预期寿命非常短	
合并症	
	脓毒症
	凝血障碍
	多系统衰竭
	肠梗阻
	腹膜炎
	大量腹水
	粗大的胃静脉曲张
	广泛的剖腹手术
	重度肥胖
	胃肿瘤
	腹膜癌扩散
	术后解剖异常

20.4 先决条件

- 肠道功能应良好。
- 患者应禁食至少 8 小时。
- 凝血试验应在正常值范围内。
- 胃内镜入路对腹壁和胃前壁之间的接触至关重要。咽部或食管狭窄的病例需要额外的介入治疗,包括探条扩张术(dilatation)和气囊扩张术。在这种情况下,采用超细内镜(ultrathin endoscope)的导入器方法可能有用[4]。
- 经皮放射学胃造口术(percutaneous radiologic gastrostomy)是无法进行内镜检查的情况下置管的替代方法。

20.5 器械

- 可提供各种商用 PEG 套件(PEG kit),大多数套件通常提供胃造口置管(gastrostomy tube placement)所需的器械。
- 牵拉或推进技术 PEG 需要牵拉可拆卸 PEG 管(traction removable PEG tube)、导入器针(introducer needle)、环形放置线(looped placement wire)或导丝(guide wire),以及回收圈套器(retrieval snare)或持物钳(forcep)。
- 导入器技术需要 PEG 管(球囊或缓冲型)、带有扩张器(dilator)和剥离鞘(peel away sheath)的柔性线材(flexible wire),或带穿刺套管针(puncture trocar)和剥离鞘的胃壁固定装置(gastropexy device)。

20.6 操作技术

- 术前 30min 使用广谱抗生素(broad-spectrum antibiotic),以降低感染并发症的风险[5]。据报道,导入器 PEG 技术无需使用预防性抗生素治疗即可安全进行(图 20.1)[6]。
- PEG 放置通常在清醒镇静(conscious sedation)下进行。
- 内镜插入和胃完全充气后,应将患者置于仰卧位。穿刺部位位于脐和左肋缘锁骨中线交叉点之间。通过内镜透照(endoscopic transillumination)的手指识别确定 PEG 的最佳放置位点。
- 腹部的准备和铺巾与腹部手术一样。将局部麻醉剂注射到标记为皮肤切口区域的皮下层。

20.6.1 牵拉技术(图 20.2)

- 套管内的穿刺针通过腹壁小心引入胃内,并通过内镜检查识别。
- 穿过的缝线经套管进入胃,内镜直视下用圈套器或持物钳抓住。缝线随内镜拉回并通过口腔抽出。
- 将 PEG 管绑在缝线上,并拉动缝线的腹内端,直到 PEG 管处于最佳位置。

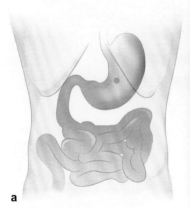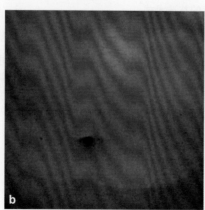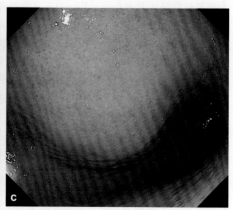

图 20.1 最佳穿刺部位的确定。(a)穿刺点的位置。(b)腹壁透照。(c)手指识别的内镜视图

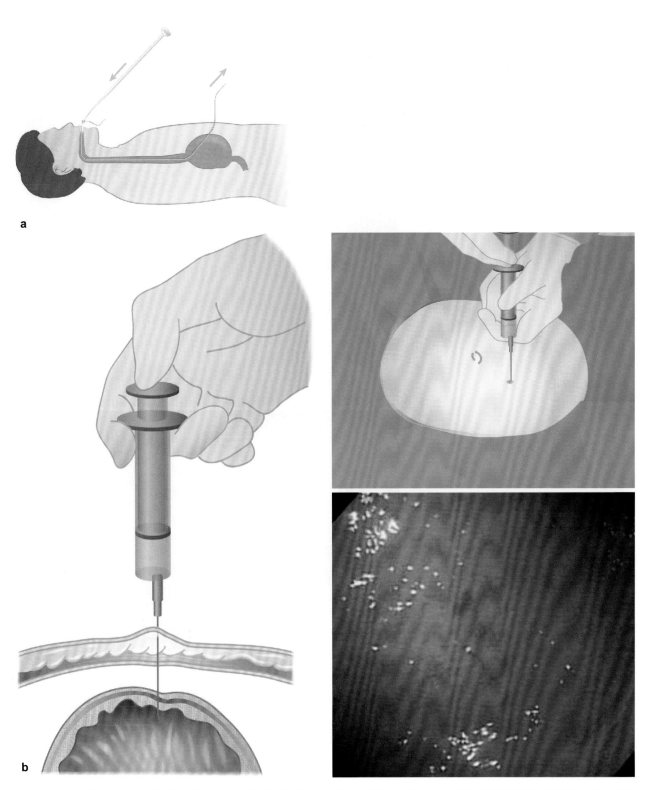

图 20.2　牵拉技术。(a)牵拉技术概述。(b)胃壁的穿刺。(c)将剥离鞘放在胃内。(d)用圈套器抓住穿过的缝线。(e)放置饲管

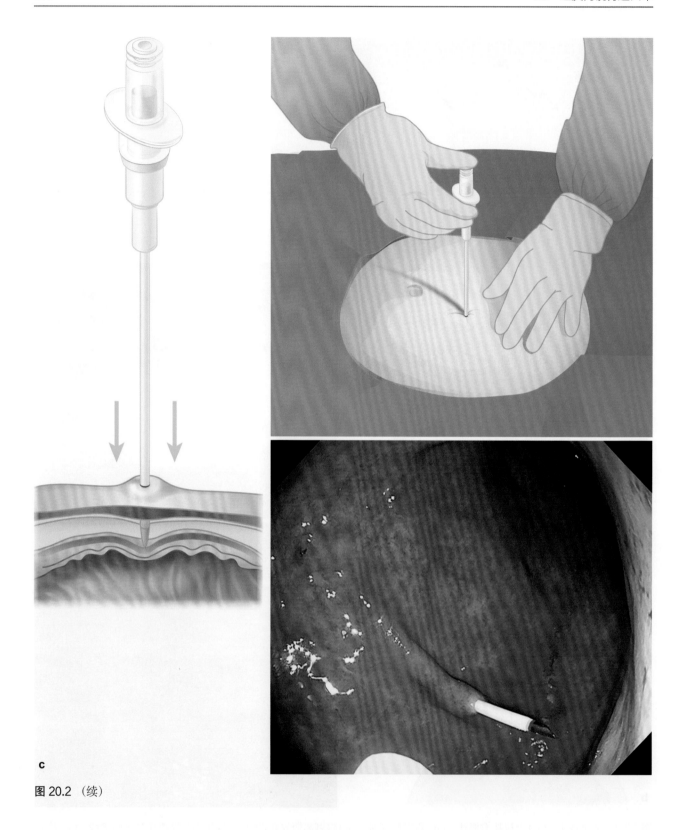

c

图 20.2（续）

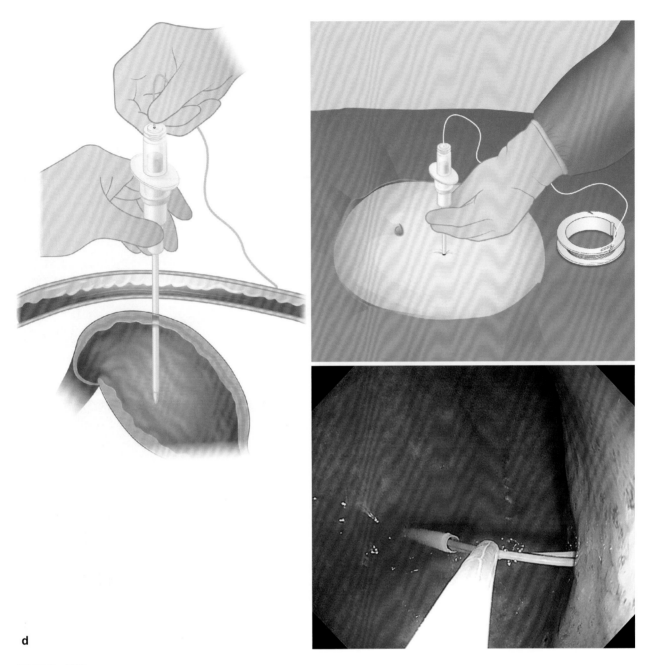

d

图 20.2 （续）

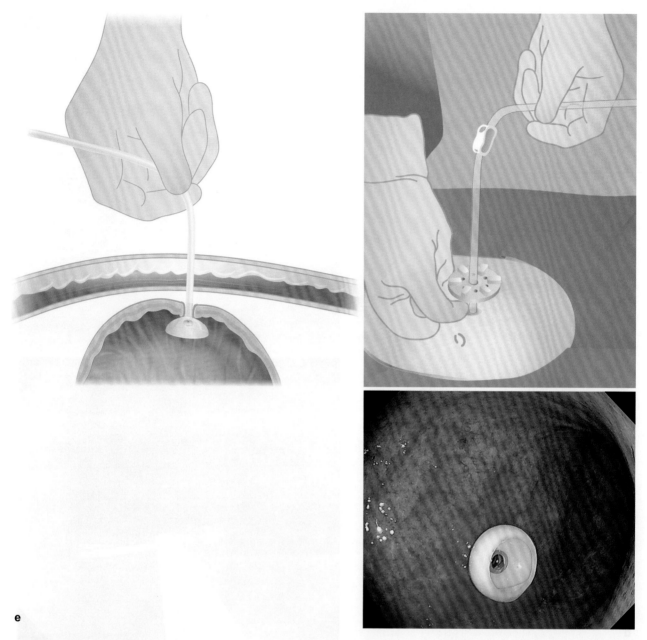

e

图 20.2 （续）

20.6.2 导入器技术

- 该技术包括穿刺部位识别、穿刺针胃穿刺、引入导丝、扩张和导管插入。近年来，胃壁固定装置和 T 形线锚固用于腹壁和胃壁的拉近。也可以使用直径大的套管针直接穿刺，来代替扩张导管插入。可使用球囊型和缓冲垫型管。
- 使用胃壁固定装置、套管针和球囊式导管的技术如下。在内镜引导下，采用双腔胃壁固定装置穿刺胃。两条缝线相距约 2~3cm。在这两个缝合点之间做一个大约 5mm 的皮肤切口，并通过切口部位将带有塑料剥离鞘的套管

针引入胃内。
- 取出套管针后，将 PEG 管插入塑料鞘内。然后用推荐的无菌水将 PEG 管顶端的胃球囊充气，并牵拉 PEG 管，直到球囊与胃壁贴近。取出剥离鞘，放置固定板。
- 将导丝插入胃后，可以用辅助装置插入缓冲性管，然后用扩张器经皮扩张 PEG 部位后（图 20.3）。

牢记于心：经皮内镜胃造口术的技巧

- 手术应在胃完全充气后进行。
- 穿刺部位位于脐和左肋缘锁骨中线交叉点之间。

20.7 管饲喂养

- 如果管饲管正确定位并锚固,则可以在置管的当天开始管饲。

20.8 并发症

- 内镜检查、PEG 放置或 PEG 使用可引起 PEG 的并发症。
- 造口周围感染(peristomal infection)是最常见的并发症。

可通过伤口护理和局部/全身抗生素来控制。在造口周围感染不受控制的情况下,应拔除导管。

- 由于牵拉或在固定点附近不恰当置管而导致的压力性坏死可引起出血。可通过内镜处理和抑酸治疗加以控制。
- 患者自行拔管或球囊功能不全可导致导管移位。因为瘘管可以闭合,所以应在首个 24 小时内进行插管置换。需要临时放置留置导尿管,以防止在延迟换管时瘘管堵塞。
- 当 PEG 管的内缓冲垫(internal bumper)腐蚀并穿过胃壁移行,并卡滞在胃壁和皮肤之间的任何地方,就会发生包埋综合征(buried bumper syndrome)。应拆除包埋的缓冲垫,以避免进一步的并发症(图 20.4 和表 20.3)。

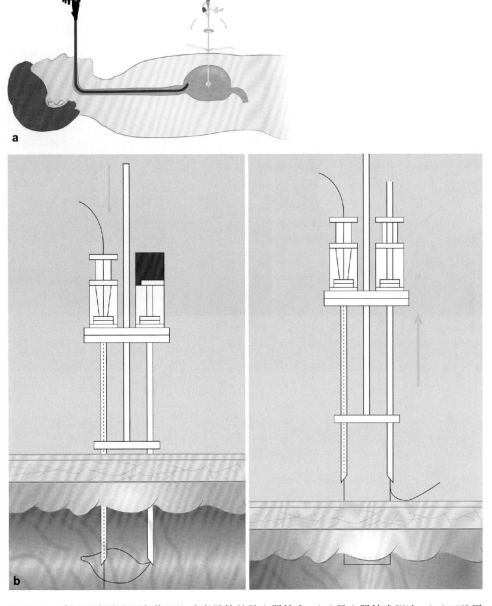

图 20.3 采用双腔胃壁固定装置和球囊导管的导入器技术。(a)导入器技术概述。(b)双腔胃壁固定装置。(c)用双腔胃壁固定装置穿刺胃壁。(d)使用两根缝线。(e)用塑料剥离鞘刺穿。(f)球囊式饲管的留置

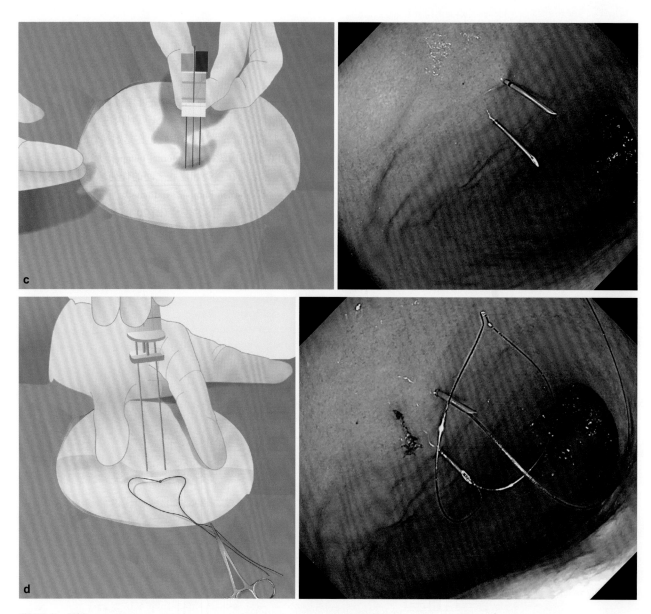

图 20.3 （续）

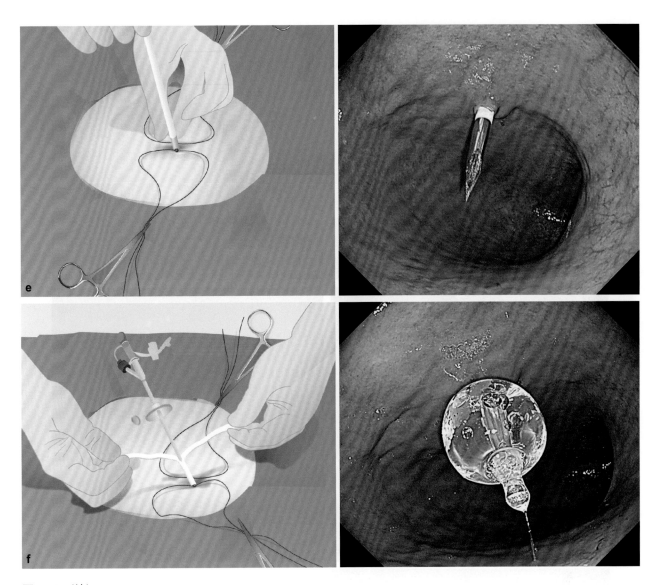

图 20.3 （续）

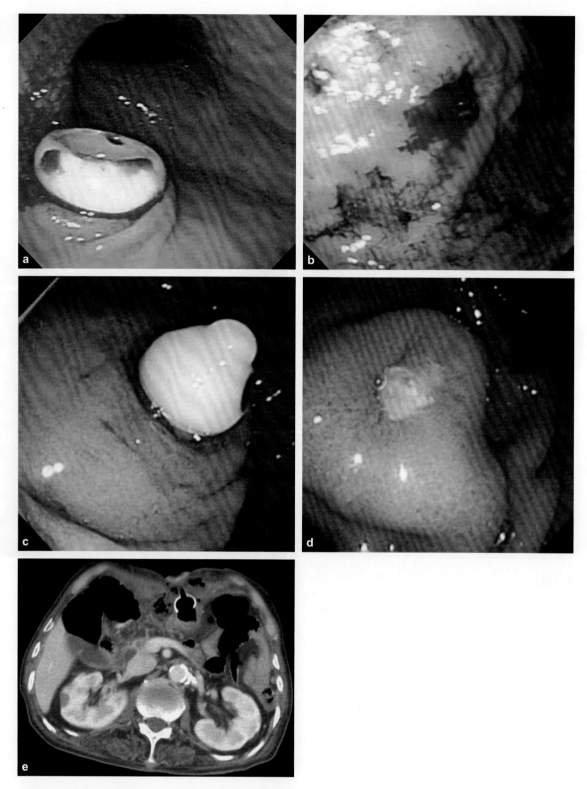

图 20.4 PEG 的并发症。(a,b)胃壁 PEG 部位的出血。(c,d)置管后 2 个月发生包埋综合征。(e)包埋综合征引起的感染性并发症

表 20.3 经皮内镜胃造口术的并发症

内镜检查相关	
	心肺损害
	误吸
PEG 操作相关	
	气腹
	出血
	腹腔内器官损伤
	胃-结肠-外瘘
PEG 应用和伤口相关	
	造口周围感染
	导管移位
	包埋综合征
	渗漏
	吸入性肺炎

（刘文徽　译，张如意　校）

参考文献

1. Cannizzaro R, Bortoluzzi F, Valentini M, et al. Percutaneous endoscopic gastrostomy as a decompressive technique in bowel obstruction due to abdominal carcinomatosis. Endoscopy. 1995;27:317–20.
2. Eckhauser ML, Ferron JP. The use of dual percutaneous endoscopic gastrostomy (DPEG) in the management of chronic intermittent gastric volvulus. Gastrointest Endosc. 1985;31:340–2.
3. Gauderer MWL. An updated experience with percutaneous endoscopic gastrostomy in children. Gastrointest Endosc Clin N Am. 1992;2:195–205.
4. Lee HS, Lim CH, Park EY, et al. Usefulness of the introducer method for percutaneous endoscopic gastrostomy using ultrathin transnasal endoscopy. Surg Endosc. 2014;28:603–6.
5. Sharma VK, Howden CW. Meta-analysis of randomized, controlled trials of antibiotic prophylaxis before percutaneous endoscopic gastrostomy. Am J Gastroenterol. 2000;95:3133–6.
6. Saadeddin A, Freshwater DA, Fisher NC, Jones BJ. Antibiotic prophylaxis for percutaneous endoscopic gastrostomy for nonmalignant conditions: a double-blind prospective randomized controlled trial. Aliment Pharmacol Ther. 2005;22:565–70.

21 胃肠道穿孔和漏的内镜治疗

摘要

在治疗性和诊断性内镜检查期间,内镜医师应特别注意提示内镜穿孔的早期指征。根据缺损的大小和性质选择内镜下闭合方式。新的微创内镜治疗选择,包括内镜夹夹闭[经内镜钳道内镜夹(through the scope clip)和外置内镜吻合夹系统(over-the-scope clip)]、纤维蛋白胶(带或不带 Vicryl 网片)、支架置入和内镜真空疗法,已成为传统外科治疗的替代方案。与外科手术相比,内镜治疗的成功封堵率和死亡率是有利的。

要点

- 内镜医师应特别注意治疗性和诊断性内镜检查期间提示内镜穿孔的早期指征。
- 应根据缺损的大小和性质选择内镜下闭合方式。
- 新的微创内镜治疗选择,包括内镜夹夹闭(经内镜钳道内镜夹和外置内镜夹)、纤维蛋白胶(带或不带 Vicryl 网片)、支架置入和内镜真空疗法,已成为传统外科治疗的替代方案。
- 适当的预防和内镜治疗技术是治疗胃肠穿孔和吻合口漏的重要因素。
- 应考虑支架的并发症,包括支架移位和组织生长,而非支架内镜治疗通常不会诱发严重并发症。
- 与手术相比,内镜治疗成功封堵和死亡率的结局是有利的。

21.1 概述

在自发性或医源性穿孔、手术吻合口裂开以及炎症性或肿瘤性瘘的情况下,可能需要胃肠壁的内镜下闭合。此外,最近越来越多的侵入性内镜治疗,如内镜黏膜下剥离术(endoscopic submucosal dissection,ESD)和经自然腔道内镜手术(natural orifice transluminal endoscopic surgery),为内镜闭合技术(endoscopic closure technique)的发展提供了动力。过去,外科手术是治疗胃肠道穿孔的主要手段。随着 20 世纪 90 年代早期胃穿孔的内镜组织夹闭的首次描述,自此开始了对内镜闭合治疗的兴趣,人们提出了各种治疗胃肠穿孔和内镜下胃穿孔闭合术和吻合口漏的内镜治疗方法,包括内

镜夹(endoclip)、内镜圈套器(endoloop)、纤维蛋白胶(fibrin glue)注射、组织黏合剂(tissue adhesive)注射、封堵装置(blocking device)和真空疗法(vacuum therapy)。

此外,支架的适应证也被扩展为闭合胃肠道壁缺损的内镜方法。与传统的外科再干预相比,由于内镜治疗的相对无创性和良好的结局,现在更频繁地应用内镜治疗。在本章中,我们将讨论胃肠道穿孔和漏的病因、诊断、适应证以及内镜治疗器械和的结局。

21.2 病因和流行病学

- 诊断和治疗性内镜检查期间的医源性胃肠穿孔目前占所有穿孔病例的一半以上(图 21.1)。
- 胃肠道穿孔的发生率因内镜手术的复杂性和侵入性而有所不同。然而,任何操作引起的医源性胃肠道穿孔都可能导致严重的后果。
- 表 21.1 总结了内镜相关穿孔的发生率。

表 21.1 内镜操作医源性穿孔发病率

操作方法	穿孔发病率
食管胃十二指肠镜检查	0.01%~0.1%
结肠镜检查	0.07%~0.1%
ERCP	0.5%~1%
扩张术	0.1%~0.4%
胃 EMR	0.5%~1%
胃 ESD	1.2%~6.1%
结肠 EMR	0.5%~1%
结肠 ESD	1.4%~10.4%

ERCP,内镜逆行胆胰管造影;EMR,内镜黏膜切除术;ESD,内镜黏膜剥离术。

- 内镜相关穿孔患者的总体死亡率仍然很高,从 9%~18% 不等,而其早期的数据报告死亡率高达 50%。
- 吻合口漏(anastomotic leakage)是胃肠道手术的主要并发症。
- 术后吻合口漏的发生率和术后死亡率因手术类型而异,如食管切除术、胃切除术和直肠结肠切除术(表 21.2)。

表 21.2 食管切除术、胃切除术和直肠与结肠切除术后吻合口漏的发病率和术后死亡率

外科手术	吻合口漏发病率	术后死亡率
食管切除术 [a]	5%~20%	7%~60%
胃切除术	0.2%~8%	25%~75%
直肠与结肠切除术	0.5%~21%	12%~27%

[a] 与胸段吻合术相比,颈段吻合术的吻合口漏发生率相对较高,死亡率相对较低。

外科手术治疗长期以来一直是胃肠道穿孔和吻合口漏治疗的"金标准"。

- 在过去的几年中,出现了新的微创内镜治疗选项,包括内镜夹(经内镜钳道内镜夹和外置内镜夹系统)、内镜圈套器、纤维蛋白胶注射、组织黏合剂注射、封堵装置、真空疗法和支架放置(图 21.2)。

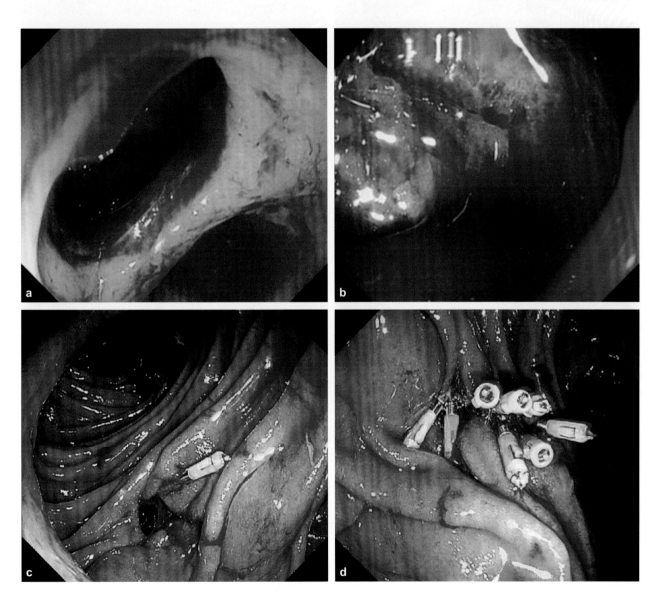

图 21.1 老年女性患者,有胃次全切除术病史,诊断性结肠镜检查期间的医源性穿孔。(a)由于肠壁粘连,乙状结肠发生明显的卵圆形撕裂,长达 3cm。(b)脂肪组织从乙状结肠的裂孔突出到肠腔。男性患者,有胃次全切除术病史,诊断性内镜逆行胰胆管造影(ERCP)期间发生医源性穿孔。(c)空肠明显的卵圆形撕裂,10mm 长。(d)夹闭。诊断性食管胃十二指肠镜检查和钳夹活检时的医源性穿孔。(e)有局部瘢痕改变的食管下段的钳夹活检。(f)2mm 大小的圆形食管孔。(g)通过内镜钳道内镜夹用于急性食管穿孔的闭合。(h)夹闭后状态

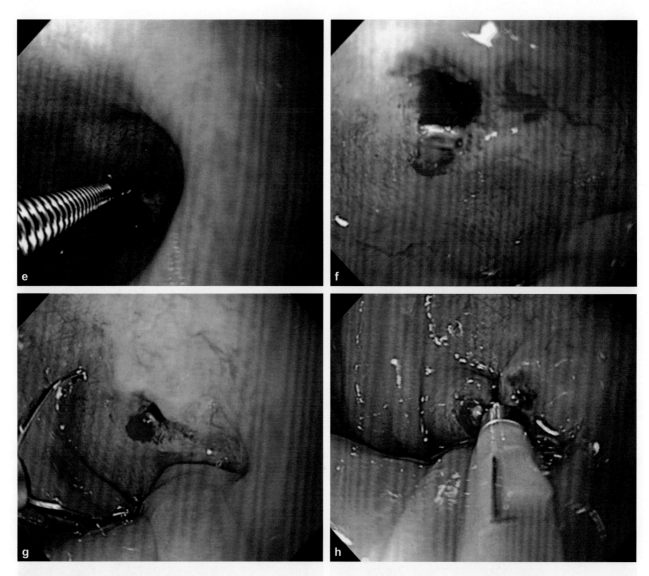

图 21.1 （续）

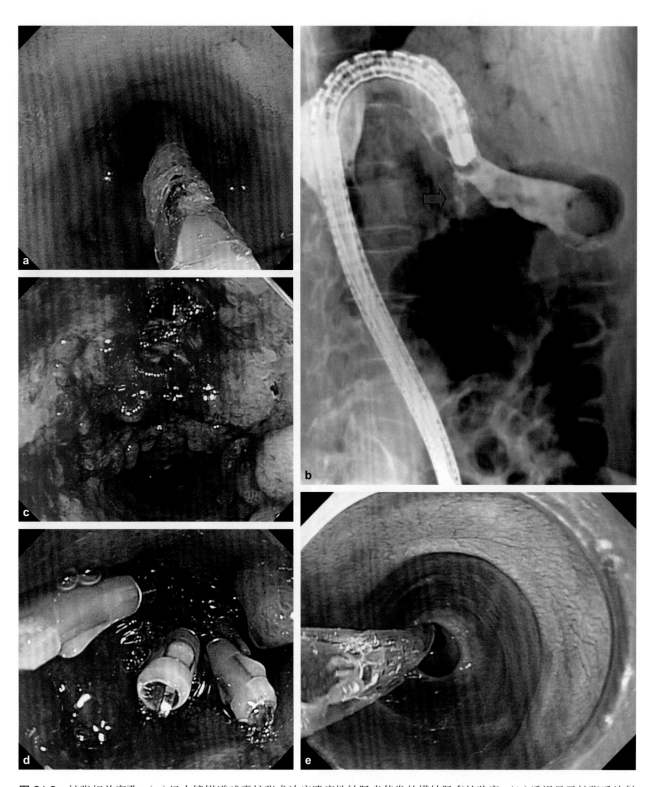

图 21.2 扩张相关穿孔。(a)经内镜钳道球囊扩张术治疗溃疡性结肠炎伴发的横结肠多灶狭窄。(b)透视显示扩张后放射造影剂漏出(箭头)。(c)深的圆形穿孔伴相对浅表纵行撕裂,(d)穿孔的内镜夹夹闭。扩张相关的穿孔:(e)经内镜钳道球囊扩张术治疗腐蚀性食管炎所致食管狭窄。(f)透视显示(箭头)扩张后放射造影剂漏出。(g)深的椭圆形穿孔组织伴浅纵行撕裂。(h)成功释放全腹膜自膨胀金属支架。扩张相关的穿孔。(i)对食管癌食管切除术后吻合口狭窄进行经内镜钳道球囊扩张术。(j)透视显示扩张后放射造影漏出。(k)扩张后观察到圆形穿孔。(l)成功释放全腹膜自膨胀金属支架

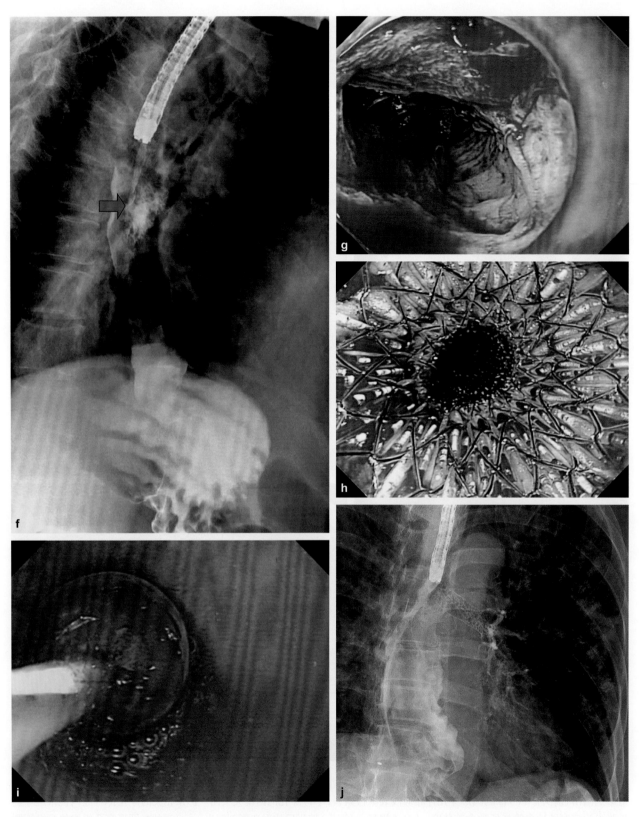

图 21.2 （续）

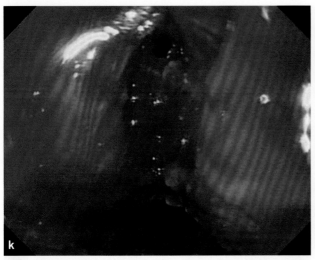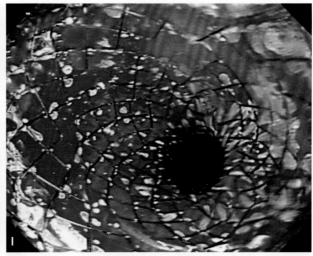

图 21.2 （续）

21.3 诊断

- 机械性创伤引起的穿孔在术中或手术后立即会有明显的临床表现,而烧灼性损伤的穿孔可能需要几个小时或一天才能形成。ESD 术中穿孔也可能表现为固有肌层的撕裂(图 21.3~图 21.6)[1]。
- 在大多数情况下,透明帽有助于表征穿孔的大小和形状。此外,透明帽将有助于穿孔的内镜治疗。当怀疑或发现上消化道或直肠穿孔且易于插管时,应认真考虑使用透明帽重新插管(图 21.3~ 图 21.6)。
- 当估计穿孔较大且内镜治疗受到技术困难的限制时,如空气泄漏造成的压迫和疼痛引起的患者易怒时,在内镜治疗前和术中应考虑气腹(pneumoperitoneum)减压。如有可能,应考虑更换为 CO_2 充气泵。CO_2 容易被腹膜吸收,这可以减轻患者的痛苦和住院治疗(图 21.7)。对于吻合口漏,推荐采用内镜检查(endoscopy)加透视(fluoroscopy)。不仅要检测管腔内孔,还要考虑孔的长度、与管腔外腔的连通性、经皮穿刺引流导管的位置(图 21.8)。
- 内镜黏膜切除术后,黏膜缺损的检查可能显示一个镜像靶征(mirror target sign),特征为两个同心的白色烧灼环。内环(可能是黏膜缺损内的中心或偏心)对应于固有肌层的切除点,外环对应于真正的黏膜切除部位(图 21.9)[2]。当穿孔在内镜检查时没有证据时,内镜医师可能会未察觉漏的发生。延迟发现会恶化患者的预后。应仔细考虑以下总结的每个条目,以便在穿孔不明显的情况下尽早发现漏。
- 及时识别内镜穿孔和随后的内镜闭合治疗对改善结局至关重要。
- 漏发生和干预治疗之间的拖延是吻合口漏最重要的预后因素,推荐在缺损发生的 12~24 小时内立即进行闭合治疗[3]。
- 术后穿孔或术后漏最好通过口服或静脉注射对比剂 CT 检查来识别。此外,如果有脓肿或脓腔,CT 图像也有助于

指导脓肿和脓腔的引流(如有)(图 21.10)[4]。

牢记于心:内镜穿孔的早期指征
- 皮下气体/捻发音
- 胸痛
- 腹部膨胀
- 气胸
- 内镜下难以维持腔内气体/管腔塌陷
- 血流动力学不稳定(低血压、心动过速)
- 呼吸窘迫(氧饱和度下降、呼吸急促)

aModified from Baron TH, et al. Gastrointest Endosc 2012;76:838-859

21.4 内镜治疗

21.4.1 方法的确定

- 内镜治疗可分为几种方式。注射法(injection method)包括纤维蛋白胶(fibrin glue)和组织黏合剂(tissue adhesive)。组织夹方法(clip method)包括内镜夹(endoclip)和外置内镜吻合夹(over-the-scope clip)。其他方法是支架(stent)、缝合(suturing)和真空疗法(vacuum therapy)(表 21.3)。
- 对于胃肠道 ESD 和 EMR 术中的穿孔,内镜夹夹闭是最好的控制方法。如果穿孔太大而不能将其两侧边缘对合接近,则用内镜夹从穿孔的两端夹闭将降低穿孔的直径,便于随后穿孔中心部位的对合接近。如果上述方法,可以尝试内镜夹联合圈套器的方法(图 21.11)。
- 对于吻合口漏(anastomotic leakage),应考虑吻合口的类型来选择治疗方法。对于食管空肠吻合术(esophagojejunostomy)或食管胃吻合术(esophagogastrostomy),可以考虑包括支架在内的各种方法,而对胃空肠吻合术(gastrojejunostomy)而言很少有支架的使用指征。

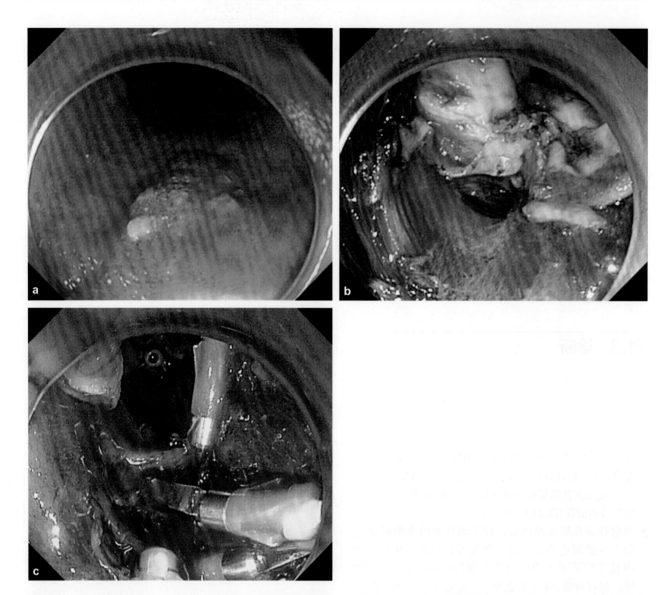

图 21.3　ESD 相关的食管穿孔。(a)食管下段早期食管癌,Ⅱa 型,直径 12mm。(b)黏膜下剥离术中发现 2mm 大小的圆形穿透性缺损。(c)夹闭

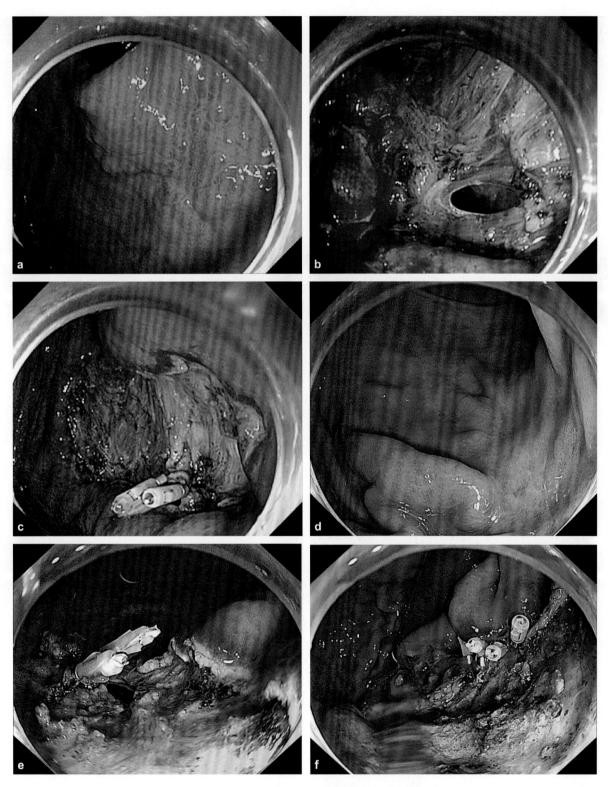

图 21.4　ESD 相关的胃穿孔。(a)贲门前壁早期胃癌,Ⅱc 型,直径 2cm。(b)黏膜下剥离术中发现明显的 3mm 大小椭圆形穿孔。(c)成功夹闭。ESD 相关的胃穿孔。(d)胃体下部后壁早期胃癌,Ⅱa+Ⅱb 型,直径 1cm。(e)黏膜下剥离术中发现明显的 3mm 大小的椭圆形穿孔。(f)成功夹闭。ESD 相关的胃穿孔。(g)胃窦前壁早期胃癌,Ⅱa+Ⅱb 型,直径 2cm。(h)黏膜下剥离术中发现 5mm 大小的圆形穿孔。(i)成功夹闭。ESD 相关的胃穿孔。(j)胃体上部大弯侧息肉样腺瘤性病变,直径 1.5cm,喷洒蓝胭脂染色前。(k)在靛蓝胭脂红喷雾后,边界清楚。(l)黏膜下剥离术中发现 3mm 大小的椭圆形穿孔。(m)夹闭成功。ESD 相关的胃穿孔。(n)胃体上部后壁早期胃癌,扁平性病变,直径 1.5cm。(o)黏膜下剥离术中发现 3mm 大小的椭圆形穿孔。(p)成功夹闭。ESD 相关的胃穿孔。(q)胃窦小弯侧扁平性腺瘤病变,直径 8mm。(r)黏膜下剥离术中发现 3mm 大小的椭圆形穿孔。(s)成功夹闭

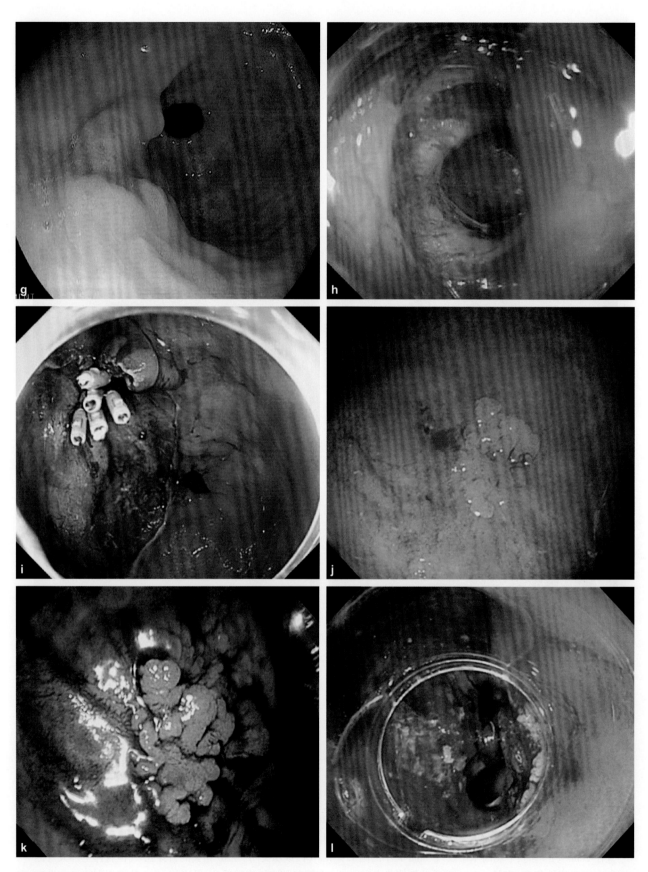

图 21.4（续）

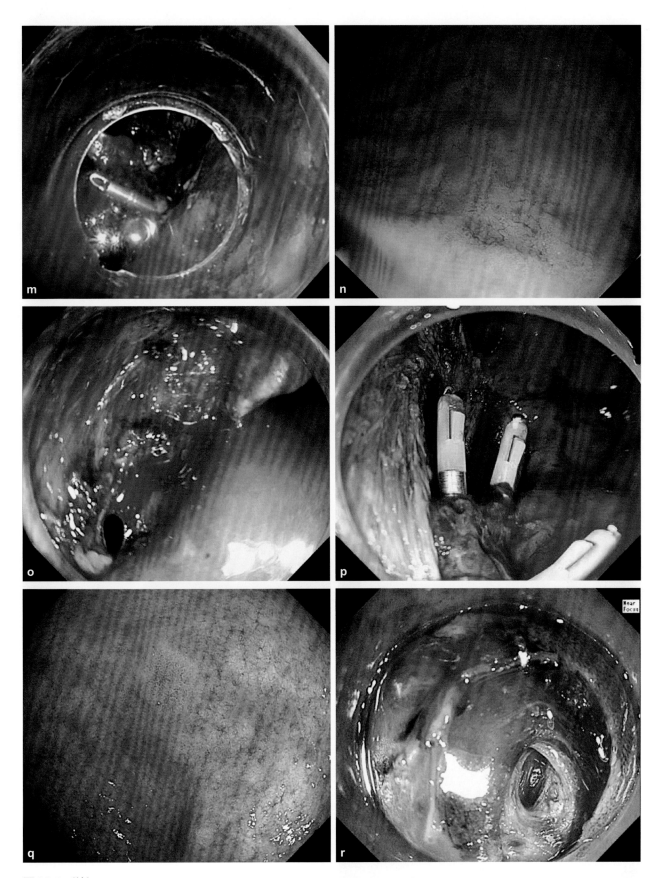

图 21.4 （续）

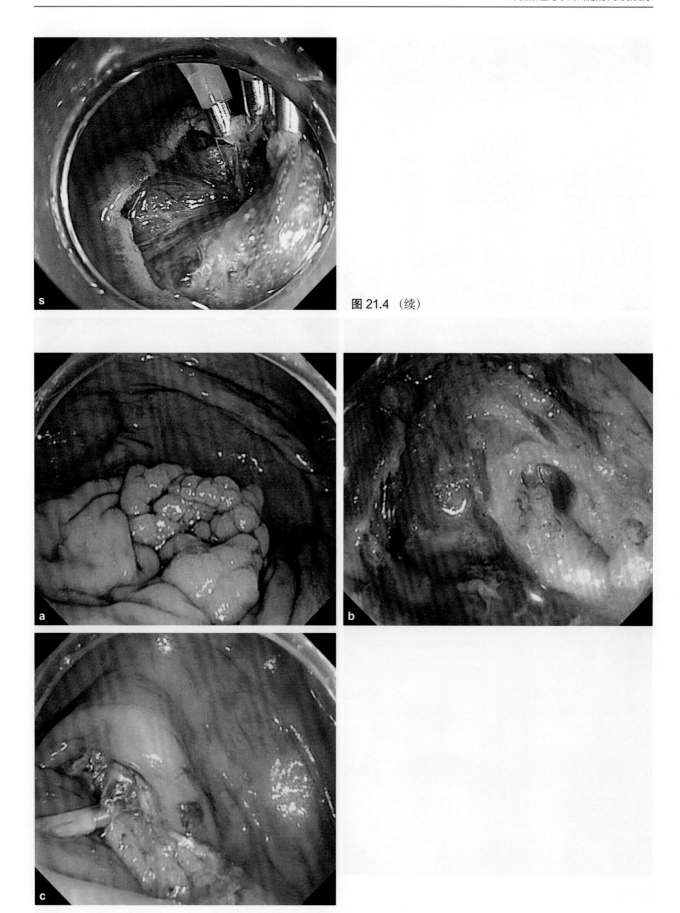

图 21.4 （续）

图 21.5 ESD 相关的结肠穿孔。（a）盲肠颗粒型侧向发育型肿瘤，直径 2.5cm。（b）黏膜下剥离过程中发现 2mm 大小的见圆形穿孔。（c）夹闭后状态

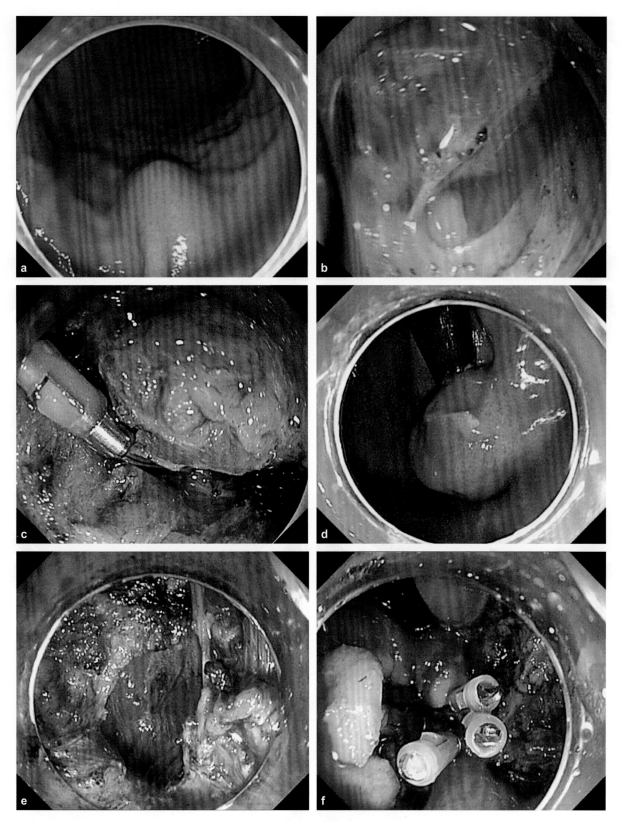

图 21.6 透明帽辅助内镜夹夹闭治疗穿孔。(a)胃体下部大弯侧胃上皮下肿瘤,大小 2cm。(b)黏膜下剥离术中发现疑似穿孔,大小 1mm,伴轻微脂肪突入。透明帽状装置辅助发现小的不明显的穿孔。(c)透明帽辅助内镜夹靶向夹闭穿孔。(d)胃贲门小弯侧胃上皮下肿瘤,大小 2cm。(e)黏膜下剥离术中发现疑似穿孔,大小 10mm,伴轻微脂肪突入。(f)透明帽辅助内镜夹靶向夹闭穿孔。(g)黏膜下剥离术中发现胃窦大弯侧上皮下肿瘤,大小 2cm。(h)黏膜下剥离术中发现疑似穿孔,大小 4mm,伴轻微脂肪突入。(i)透明帽辅助内镜夹靶向夹闭穿孔。(j)胃底上皮下肿瘤,大小 2cm。(k)黏膜下剥离术中发现疑似穿孔,大小 5mm,伴轻微脂肪突入。(l)透明帽辅助内镜夹靶向夹闭穿孔

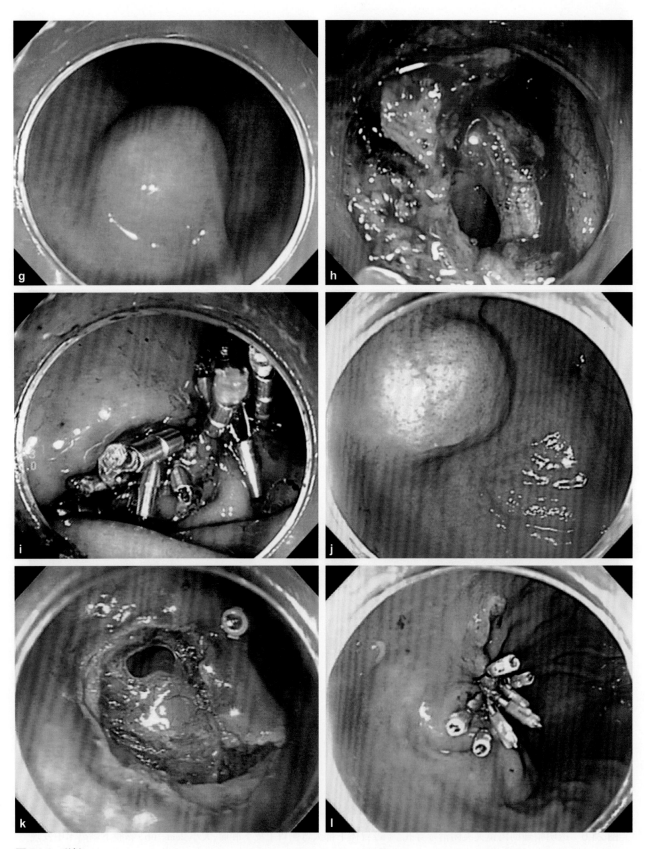

图 21.6（续）

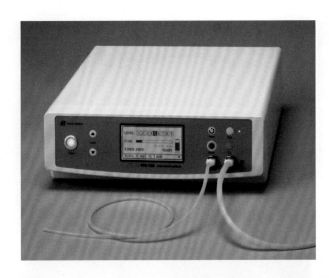

图 21.7　CO_2 充气泵

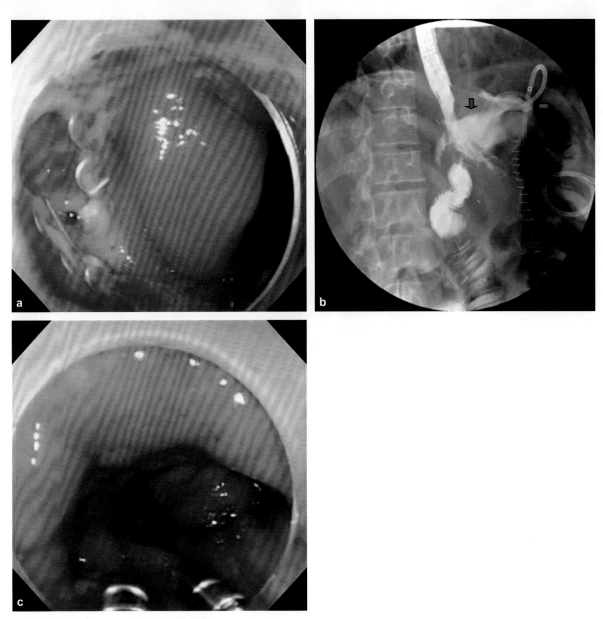

图 21.8　吻合口漏的诊断。（a）观察到吻合口部位有 1cm 大小的开口，可见脓性分泌物附着。（b）透视下造影剂漏出有助于确定其大小、位置、腔外联通（红色箭头）和放置的导管位置（蓝色箭头）。（c）内镜夹夹闭用于缺损的闭合

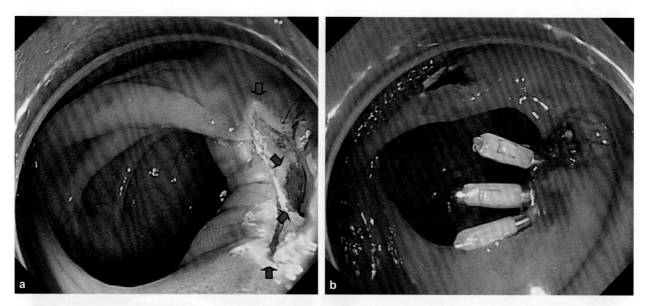

图21.9 内镜黏膜切除术后的镜像靶征。(a)内镜黏膜切除术后观察到烧灼术的两个同心的白色环(蓝色和红色箭头)。内环(红色箭头)提示固有肌层的切除。(b)穿孔的内镜夹夹闭

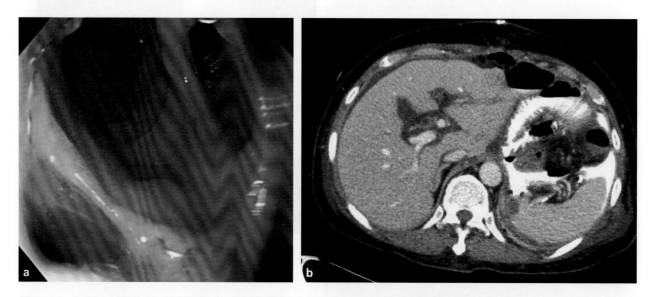

图21.10 吻合口漏的诊断。(a)吻合口7点钟位裂口。(b)CT显示有明显的口服造影剂漏出

表21.3 急性胃肠道穿孔的内镜治疗建议[4]

内镜下闭合方式	缺损的大小和特征
经内镜钳道内镜夹	缺损大小<1~2cm
纤维蛋白胶或组织黏合剂	缺损大小<1~2cm
联合纤维蛋白胶的Vicryl网	缺损大小<1~2cm
内镜外置内镜夹(OTSC)	缺损大小2~3cm
自膨胀金属支架	1. 缺损大小>2cm
	2. 缺损,边缘有外翻
	3. 有恶性肿瘤或狭窄的缺损
真空疗法	与脓肿相关的瘘管
联合治疗	根据临床指征

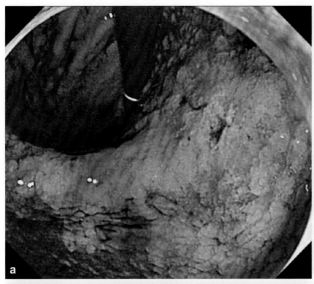

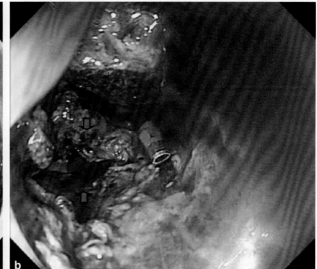

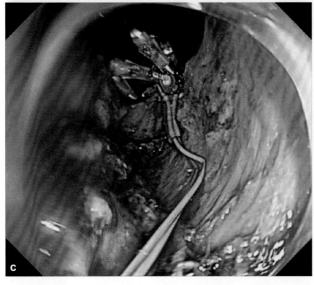

图 21.11　胃 ESD 相关的穿孔。(a) 胃角后壁早期胃癌, 15mm 大小的扁平病变。(b) 黏膜下剥离术中发现 3mm 大小的卵圆形穿孔(蓝色箭头)。(c) 常规用内镜夹和圈套器闭合

- 与医源性穿孔(iatrogenic perforation)相比,吻合口漏对内镜治疗更具挑战性,因为炎症、水肿、硬度和张力在大多数例绝对严重。吻合口漏的内镜治疗方法的选择在很大程度上取决于缺损的大小和性质。

　　一般而言,<2cm 且不及吻合口周长 70% 的裂口适合采用注射法、内镜夹(endoclip)治疗(图 21.12)[5];然而,包括部分覆膜自膨胀金属支架、全覆膜自膨胀金属支架和自膨胀塑料支架在内的支架,对于 >2cm 的穿孔或瘘管以及边缘外翻的缺损或恶性肿瘤及狭窄可能是更好的选择(图 21.13)。

牢记于心:内镜治疗的指征

- 对于医源性漏,首选内镜夹(endoclip),并且控制良好。
- 对于吻合口漏,应考虑吻合口的类型、缺损的大小和特征,以确定方法。
- 非支架内镜疗法治疗大小 <2cm 并且 < 周长的 70% 的裂口。
- 支架适合于裂口 >2cm 或裂口边缘外翻/恶性肿瘤/狭窄的治疗。

21.4.2　经内镜钳道内镜夹

- 内镜夹放置是目前闭合管腔穿孔的标准方法[6]。
- 几种经内镜钳道内镜夹(through-the-scope clip)可供应用,包括 QuickClip 2(Olympus Inc.,Center Valley,PA)、Resolution 内镜夹(Boston Scientific Inc.,Natick,MA)和 Tri- 内镜夹和 Instinct 内镜夹(Cook Medical,Winston Salem,NC)。
- 没有证明在闭合穿孔上一种内镜夹优于另一种的比较性人体研究,应根据缺损的特征、器械的可用性、当地的经验、治疗费用和操作者的偏好来选择具体的内镜夹闭器械类型。
- 操作者和助手应熟悉具体器械的使用和操作,以获得成功的结果。
- 穿孔的内镜夹夹闭技术如下[1]:
  - 将内镜夹靠近内镜的末端,使内镜夹和内镜作为一个整体。
  - 将打开的内镜夹垂直跨越缺陷并放置。
  - 轻轻地将内镜夹-内镜作为一个整体向前推,同时轻轻

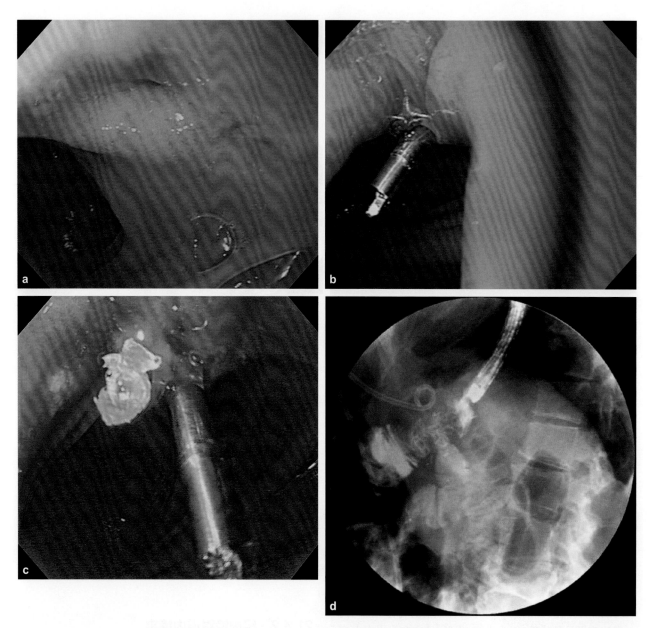

图 21.12 非支架内镜疗法治疗吻合口漏。(a)吻合口部位小孔。(b)先用内镜夹闭合裂孔。(c)尝试注射纤维蛋白胶并覆盖以完全闭合缺损。(d)内镜治疗后无造影剂渗出

抽吸使管腔松陷,以便在慢慢闭合内镜夹时,尽可能多地抓住远离穿孔边缘的组织。

- 在释放内镜夹之前,确认满意夹闭穿孔,并且其边缘靠近对合。
- 使用内镜夹时要有耐心,因为内镜夹错放穿孔的边缘可能会导致其他内镜夹难以应用以获得满意的闭合效果。
- 在满意地放置第一个内镜夹(这是封闭的最关键部分)后,其他内镜夹在线性穿孔(linear perforation)从上到下夹闭,圆形穿孔(circular perforation)则从左到右夹闭。
- 在退出内镜前抽吸并减压。

21.4.3 支架

- 支架(stent)能够有效地封堵漏(leak)并保护胃肠道黏膜

壁,而同时从纵隔或胸腔充分引流积液时,漏就会愈合。
- 暂时性内镜支架置入(endoscopic stent placement),用全或部分覆膜自膨胀金属支架抑或自膨胀塑料支架,已成为良性上消化道穿孔和漏的微创治疗选择。
- 可提的各种支架。
  - 部分覆膜自膨胀金属支架(partially covered self-expanding metal stent):Ultraflex 支架(Boston Scientific,Natick,MA),WallFlex 支架(Boston Scientific)。
  - 全覆膜自膨胀金属支架(fully covered self-expanding metal stent):Choo 支架(M.I. Tech,Seoul,South Korea)、Niti-S 支架(TaewongMedical,Seoul,Korea)、ALLIMAX-E 支架(Alveolus,Charlotte,NC)和 SX-ELLA 支架(ELLA-CS,Hradec Králové,Czech Republic)。

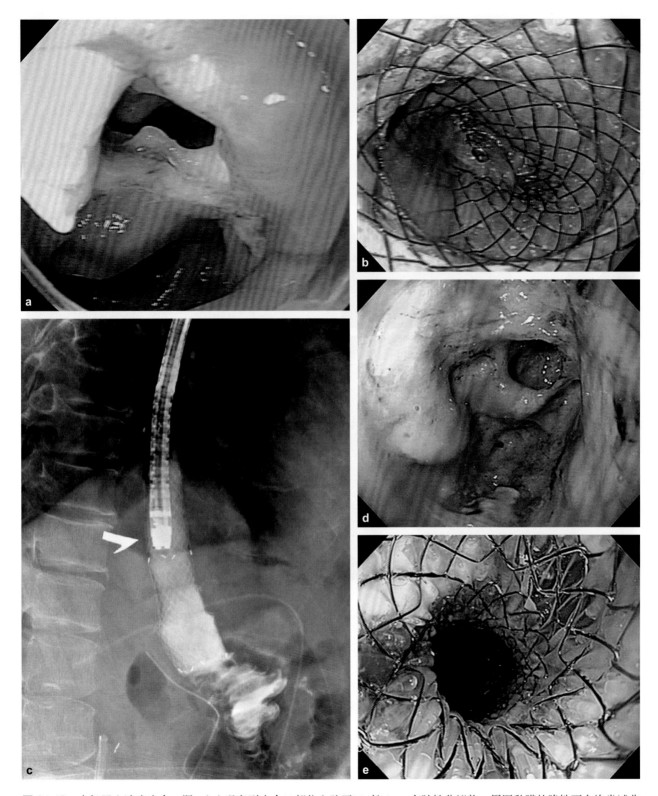

图 21.13 支架置入治疗吻合口漏。（a）观察到吻合口部位空腔开口，长 2cm，有脓性分泌物。周围黏膜的脆性不允许尝试非支架内镜治疗。（b）常规释放全覆膜自膨胀金属支架。（c）支架置入术后无造影剂渗出。支架置入治疗食管癌溃疡性病变穿孔。（d）在食管癌引起的食管溃疡中观察到 5mm 大小的圆形穿孔。（e）常规置入全覆膜自膨胀金属支架。（f）支架置入后无造影剂渗出。（g）取下以前置入的全覆膜自膨胀金属支架后，发现 3mm 的食管穿孔。患者在放置全覆膜自膨胀金属支架术后，同步接受食管癌的放化疗。（h）自膨胀金属支架重新插入治疗食管穿孔

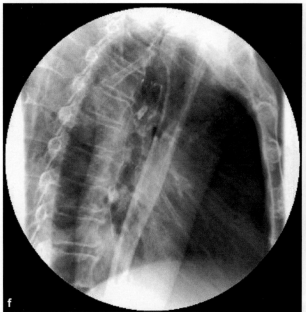

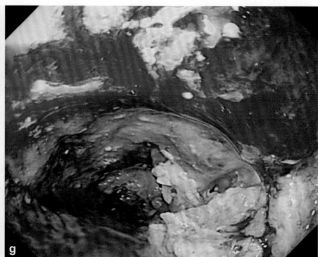

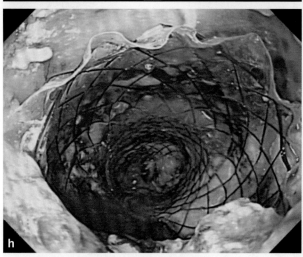

图 21.13（续）

- 自膨胀塑料支架（self-expanding plastic stent）：Polyflex 支架（Boston Scientific）。
- 治疗穿孔的支架技术如下[7]：
  - 在透视控制下进行内镜支架置入。
  - 内镜下支架取出是用鼠齿钳抓住支架的近端进行的；只有部分 Ultraflex 支架是抓住远端，以倒置支架（inverted stent）方式取出。
  - 当内镜下支架取出由于组织生长和/或过度生长而变得复杂时，在支架内放置同样大小的 FSEMS。
  - 该支架至少与先前放置的支架叠加在一起，诱发长入或过度生长的组织发生压力性坏死。这样做的结果是 10~14 天后可轻易取出两个支架［支架内支架法（stent-in-stent method）］。
  - 支架取出后，进行内镜检查和/或水溶性食管造影以确认封闭。

21.4.4 内镜下真空疗法

- 内镜下真空疗法（endoscopic vacuum therapy）是治疗食管、胃或直肠吻合口漏的新选择。
- 内镜下真空疗法是通过将聚氨酯海绵（polyurethane sponge）固定在胃管上并将其放入漏口处来进行的。通过胃管持续抽吸，从而有效地引流空腔，并促进伤口愈合。
- 内镜下真空疗法每 3~5 天更换一次。内镜下真空疗法的总成功率在 84%~100% 之间，平均为 90%[8]。
- 吻合口漏的内镜下真空疗法技术如下（图 21.14）。
  - 通过内镜将聚氨酯海绵插入漏部位，然后施加受控的持续负压（continuous negative pressure）。
  - 海绵固定在鼻胃管的顶端，并在海绵的近端和远端留置缝线。
  - 将海绵放入伤口腔内时，用活检钳抓住海绵，将其拉近内镜，在内镜直视下放入伤口腔内。
  - 通过与海绵相连的经鼻胃管施加负压。
  - 堵漏方法如下：引流炎性液体并诱发组织肉芽化（tissue granulation）。
  - 根据内镜医师估计的具体伤口的大小和几何形状，将聚氨酯泡沫海绵（polyurethane foam sponge）切割成形。海

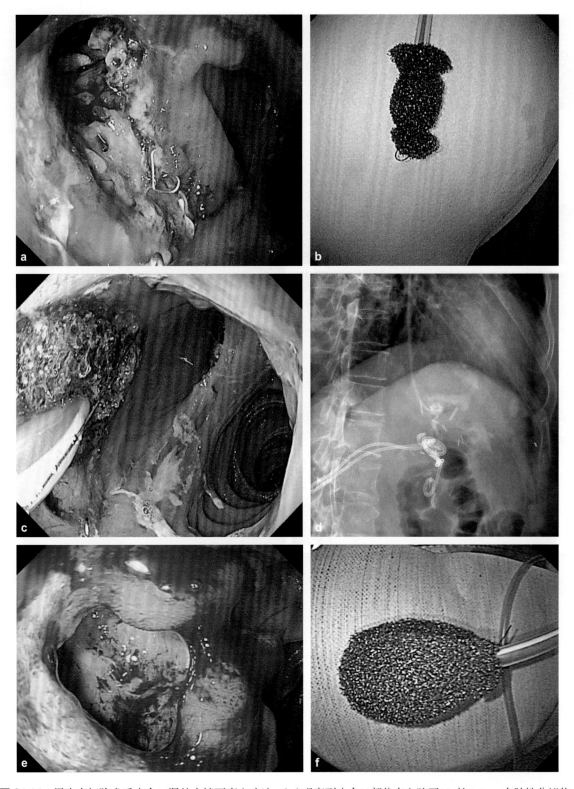

图 21.14　胃次全切除术后吻合口漏的内镜下真空疗法。(a)观察到吻合口部位有空腔开口,长 1.5cm,有脓性分泌物。(b)将聚氨酯海绵固定在鼻胃管的顶端,在海绵的近端和远端留置缝线。(c)在吻合口漏部位成功采用内镜下真空疗法。(d)内镜下真空疗法后无造影剂漏出．胃次全切除术后吻合口漏的内镜下真空疗法。(e)观察到吻合口部位空腔开口,长 2.0cm,有脓性分泌物。(f)应用鼻胃管固定的聚氨酯海绵。(g)在吻合口漏部位成功放置聚氨酯海绵。全胃切除术后吻合口漏的内镜下真空疗法。(h)观察到吻合口部位有空腔开口,长 1.0cm。(i)在吻合口漏部位成功放置聚氨酯海绵。(j)内镜下真空疗法后无造影剂漏出。近端胃切除术后吻合口漏的内镜下真空疗法。(k)观察到吻合口部位有空腔开口,长 1.0cm。(l,m)在吻合口漏处成功放置聚氨酯海绵。全胃切除术后吻合口漏的内镜下真空疗法。(n)观察到吻合口部位有空腔开口,长 1.0cm。(o)应用鼻胃管固定的聚氨酯海绵。(p)成功将聚氨酯海绵放置在吻合口漏部位

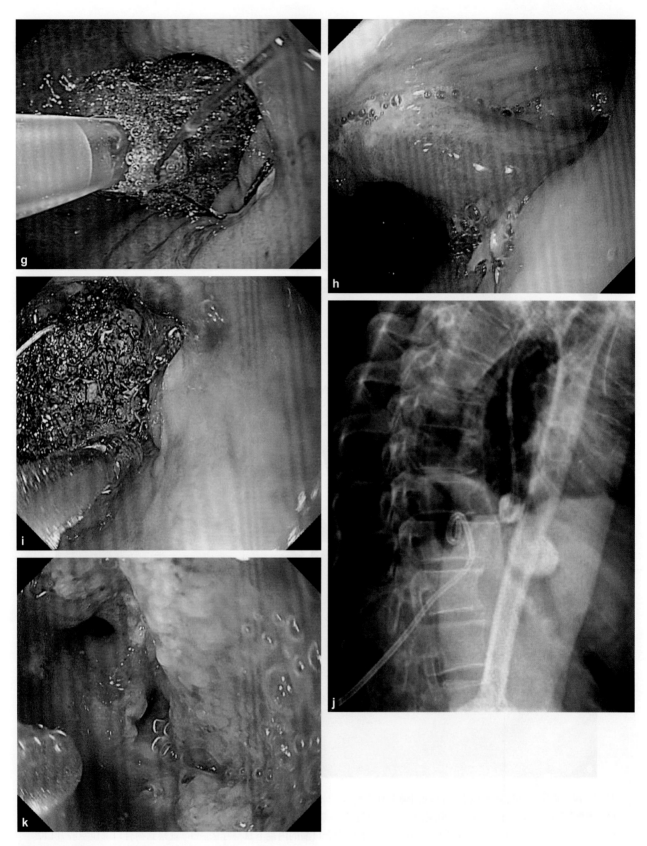

图 21.14（续）

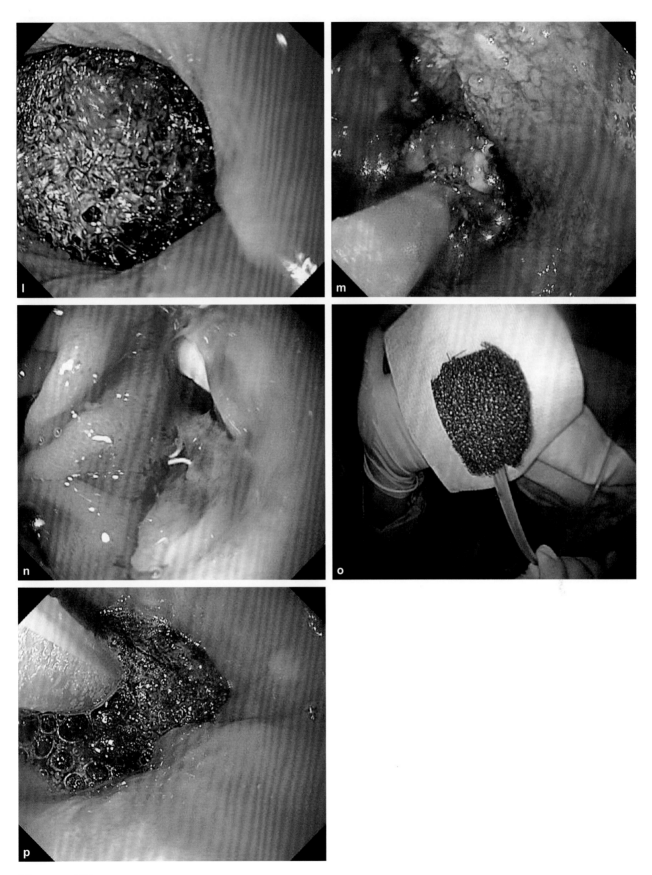

图 21.14（续）

绵必须小于伤口腔小,以促进伤口塌陷并随后的闭合。

- 每3~5天评估一次伤口缺损的大小,并用准备好的海绵进行处理,切割以适应病变的大小。

21.5 结局

21.5.1 并发症

- 包括内镜夹夹闭、纤维蛋白胶注射(带或不带 Vicryl 塞)和内镜真空疗法在内的非支架内镜治疗未报告重大并发症。

- 尤其是在支架治疗中,移位是自膨胀金属支架最常见的并发症。

- 在支架结果的汇总分析中,全覆膜自膨胀金属支架、部分覆膜自膨胀金属支架和自膨胀塑料支架的移位率分别为 26%、12% 和 31%[9]。

- 支架的另一个主要并发症是组织生长。报道的全覆膜自膨胀金属支架、部分覆膜自膨胀金属支架和自膨胀塑料支架的组织生长率分别为 7%、12% 和 3%。

21.5.2 结果

- 非支架内镜治疗的成功封堵率为 78%~100%,而支架治疗的成功率为 75%~100%。

- 通过内镜真空疗法封闭漏的总体成功率为 84%~100%。

- 接受内镜治疗的患者的全因死亡率从 0~40% 不等,这取决于患者的一般情况,包括合并症、裂开的大小以及漏发生和干预之间的延迟。

（王寰 译，王伟岸 校）

参考文献

1. Raju GS. Endoscopic closure of gastrointestinal leaks. Am J Gastroenterol. 2009;104:1315–20.
2. Swan MP, Bourke MJ, Moss A, et al. The target sign: an endoscopic marker for the resection of the muscularis propria and potential perforation during colonic endoscopic mucosal resection. Gastrointest Endosc. 2011;73:79–85.
3. Shim CN, Kim HI, Hyung WJ, et al. Self-expanding metal stents or nonstent endoscopic therapy: which is better for anastomotic leaks after total gastrectomy? Surg Endosc. 2014;28:833–40.
4. Gomez-Esquivel R, Raju GS. Endoscopic closure of acute esophageal perforations. Curr Gastroenterol Rep. 2013;15:321.
5. Kim YJ, Shin SK, Lee HJ, et al. Endoscopic management of anastomotic leakage after gastrectomy for gastric cancer: how efficacious is it? Scand J Gastroenterol. 2013;48:111–8.
6. Baron TH, Wong Kee Song LM, Zielinski MD, et al. A comprehensive approach to the management of acute endoscopic perforations (with videos). Gastrointest Endosc. 2012;76:838–59.
7. van Boeckel PG, Dua KS, Weusten BL, et al. Fully covered self-expandable metal stents (SEMS), partially covered SEMS and self-expandable plastic stents for the treatment of benign esophageal ruptures and anastomotic leaks. BMC Gastroenterol. 2012;12:19.
8. Mennigen R, Senninger N, Laukoetter MG. Novel treatment options for perforations of the upper gastrointestinal tract: endoscopic vacuum therapy and over-the-scope clips. World J Gastroenterol. 2014;20:7767–76.
9. van Boeckel PG, Sijbring A, Vleggaar FP, et al. Systematic review: temporary stent placement for benign rupture or anastomotic leak of the oesophagus. Aliment Pharmacol Ther. 2011;33:1292–301.

治疗性小肠内镜检查 22

摘要

设备辅助小肠镜检查(device-assisted enteroscopy,DAE)的出现极大地改变了小肠疾病的诊断和治疗方法。起初,DAE的适应证主要集中在隐源性消化道出血(obscure gastrointestinal bleeding)的诊断上。DAE的治疗应用仅限于出血控制。目前,DAE为术后解剖结构改变的患者提供了多种治疗方法,如息肉切除术(polypectomy)、狭窄扩张术(stricture dilation)、支架置入术(stenting)、异物取出术(foreign body removal)和内镜逆行胰胆管造影术(endoscopic retrograde cholangiopancreatography)。双气囊和单气囊小肠镜检查和螺旋小肠镜检查的治疗效果相当。主要的并发症是胰腺炎和穿孔。DAE的总并发症发生率低且可接受。本章旨在描述DAE的操作程序和治疗干预。

要点

- 为了确保设备辅助小肠镜检查(DAE)的成功治疗干预,在插入工作通道之前,小肠镜轴应最大程度地伸直。
- 氩等离子体凝固术(argon plasma coagulation,APC)和组织夹夹闭分别常用于抑制或预防血管扩张(angiectasia)和搏动性血管病变出血。
- 对于短段(<3~4cm)和非炎性狭窄,内镜扩张是外科手术的有用替代方法。
- 黏膜下注射有助于提高内镜小肠息肉切除术的简便性和安全性。
- DAE已成功用于术后解剖结构改变患者的诊断和治疗性内镜逆行胰胆管造影。
- DAE并发症发生率为1%~4%。为降低穿孔风险,内镜先端应以尽可能小的力度向前推进。通过尽量减少手术时间和气囊注气可以降低胰腺炎的发生率。
- 在漫长的手术过程中,充分的患者镇静和CO_2注气有助于预防并发症。

22.1 概述

双气囊小肠镜(double-balloon enteroscopy,DBE)的出现正在彻底改变小肠成像。目前,存在3种不同的设备辅助小肠镜检查(device-assisted enteroscopy,DAE)方法:DBE、单气囊小肠镜检查(single-balloon enteroscopy,SBE)和螺旋小肠镜检查(spiral enteroscopy spiral enteroscopy spiral enteroscopy,SE)。内镜医师使用DAE进行活检、对可疑病变进行染色、治疗出血点,并对小肠狭窄进行扩张。以往的研究表明,DAE最常见的指征是隐源性胃肠道出血(obscure gastrointestinal bleeding,OGIB),具有很高的诊断阳性率(diagnostic yield)。治疗成功率约为90%。然而,通过顺行(经口)或联合方法成功地观察和治疗整个小肠可能会引起主要并发症,如胰腺炎和穿孔,并发症发生率约为1%~4%[1]。在本章中,我们将讨论DAE的器械、技术和适应证以及小肠疾病可能的并发症。我们将聚焦于气囊辅助小肠镜检查(balloon-assisted enteroscopy,BAE),特别是DBE及其在治疗干预中的应用。

22.2 器械

这3种DAE方法在许多方面并没有显著差异,但在完成率和操作时间上确实存在不同。与BAE相比,SE具有更易于使用且操作时间更短的潜在优势。DBE的完全肠镜检查率优于SE和SBE。在DBE和SBE研究中,经过10~15次操作检查的初始学习曲线后小肠观察的范围和总体操作时间均有改善。另一方面,早期的研究表明,该装置易于使用,经过较短时间的培训后可以有效地操作。一般来说,顺行入路(anterograde approach)的学习曲线相对较快,而逆行(经肛)入路[retrograde(anal)approach]由于越过回盲瓣进入小肠存在挑战,技术上是困难的。尽管尚未对不同的方法进行直接比较,但操作者学习曲线似乎不存在显著差异。3种小肠镜检查方法的诊断阳性率或治疗效果也相似。表22.1总结了3种小肠镜检查技术的特点。

22.2.1 双气囊小肠镜检查

DBE是由Hironori Yamamoto博士于2001年开发的。表22.2总结了所用的DBE系统(日本埼玉县Fujinon Inc.开发的EN-450P5、EN450T5/EN-580T和EI-580BT)。EN-580T具有较大的工作通道直径。因此支持止血和球囊扩张术等多种治疗操作。新开发的短型DBE(EI-580BT)可用于手术改变解剖结构的内镜逆行胰胆管造影(endoscopic retrograde cholangiopancreatography,ERCP)和结肠镜检查失败的情况。DBE系统包括小肠镜远端的气囊和外套管上的气囊(图22.1)。

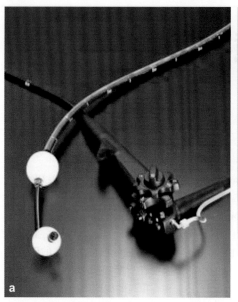
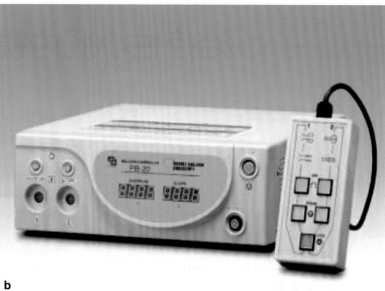

图 22.1 双气囊小肠镜检查（DBE）系统。（a）内镜和外套管气囊充气的 DBE。（b）有遥控的气囊泵控制系统

表 22.1 3种小肠镜技术主要特点比较[1]

类型	SBE	DBE	SE
插入深度	相似	相似	相似
完成率	相似	较高	相似
操作时间	相似	相似	较短
并发症发生率	相似	相似	相似
学习曲线	相似	相似	相似
诊断阳性率	相似	相似	相似
治疗效果	相似	相似	相似

SBE，单气囊小肠镜检查；DBE，双气囊小肠镜检查；SE，螺旋小肠镜检查。

表 22.2 双气囊小肠镜的特点

DBE 系统	EN-580T	EN-450T5	EI-580BT	EN-450P5
末端直径	9.4mm	9.4mm	9.4mm	8.5mm
钳道直径	3.2mm	2.8mm	3.2mm	2.2mm
工作长度	2 000mm	2 000mm	1 550mm	2 000mm
相应的外套管	TS-13140		TS-13101	TS-12140
外径	13.2mm		13.2 mm	12.2mm
工作长度	1 350mm		950 mm	1 350mm

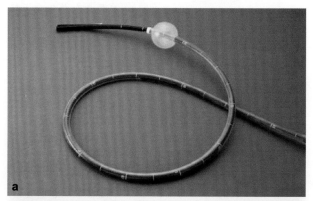
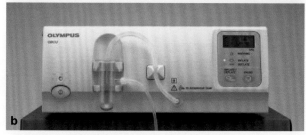

图 22.2 单气囊小肠镜检查（SBE）系统。（a）外套管气囊充气的 SBE。（b）气囊泵控制装置

表 22.3 单气囊肠镜的特点

SBE 系统	SIF-Q180
远端部直径	9.2mm
钳道直径	2.8mm
工作长度	2 000mm
对应的外套管	ST-SB1
外径	13.2mm
工作长度	1 320mm

22.2.2 单气囊小肠镜检查

　　SBE（Olympus Optical Company，Ltd.，Tokyo，Japan）于 2007 年上市。这是一种 BAE，在外套管顶端有一个气囊，而小肠镜上没有气囊（图 22.2）。该气囊是由硅胶（不是乳胶）制成，

小肠镜顶端没有气囊是 SBE 和 DBE 的区别。表 22.3 总结了 SBE 特性。

22.2.3 螺旋式小肠镜检查

Endo Ease Discovery SB 系统（Spirus Medical, Stoughton, MA, USA）于 2007 年推出，它配备有螺纹的特殊外套管。其外套管长 118cm（外径和内径分别为 16mm 和 9.8mm），末端有一个 5.5mm 高和 21cm 长的凸起的空心螺旋形末端和柔软的锥形尖端。由 Fujinon 和 Olympus 制造的（无外套管或气囊）小肠镜可用于 SE。插入方法遵循"旋转推进（rotate to advance）"的概念。这种方法使小肠镜可以通过顺时针和逆时针旋转运动方式通过小肠进境和退镜。

22.3 操作准备和其他考虑

22.3.1 插镜路径选择和肠道准备

可采用两种插镜途径：顺行或逆行。通常，顺行插镜用于小肠近端 2/3 的病变，而推荐逆行插镜用于小肠远端 1/3 的病变。其他诸如计算机断层扫描（computed tomography, CT）、CT 小肠造影（enterography）或胶囊内镜（capsule endoscopy, CE）等检查可用于确定小肠镜检查的初始插镜途径。

顺行插镜类似于食管胃十二指肠镜检查（esophagogastroduodenoscopy）（图 22.3）。患者左侧卧位，同时通过心电图和血氧饱和度进行定期监测。肠道准备最佳制剂的种类、用

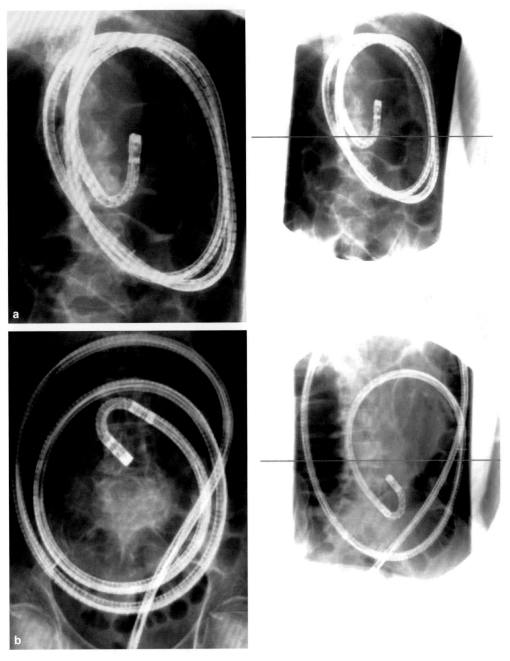

图 22.3 双气囊小肠镜检查的透视图像。（a）顺行插入法。（b）逆行插入法

量及给药时间仍有待确定。在顺行方法中,患者术前禁食 8~12 小时。逆行方法类似于结肠镜检查(图 22.3),需要肠道准备。在这种方法中,患者就像接受结肠镜检查一样进行准备,术前 1 天口服 2L 或 4L 聚乙二醇灌洗液。

22.3.2　镇静

　　DBE 期间的插管过程时间很长。因此,通常使用清醒镇静或全身麻醉。根据内镜医师的偏好,给予患者盐酸咪达唑仑(midazolam hydrochloride)/哌替啶(pethidine),进行监测麻醉,用于清醒镇静(conscious sedation)。对于在顺行方法中反复打嗝、恶心和呕吐的患者,异丙酚深度镇静可能是有用的,并且也可以进行麻醉监测照护。

22.3.3　气囊充气

　　采用空气充气可能会妨碍小肠的缩短并诱发腹痛。然而,CO_2 在几分钟内迅速被肠道吸收,可以防止小肠过度膨胀,允许更深地插入内镜并避免腹痛[2]。因此,在治疗应用中,使用 CO_2 可以更好地控制内镜顶端和附件装置,并可能减少患者因肠扩张而引起的不适。

22.3.4　测量插入深度

　　按如下方法评估插镜深度:①每次推-拉操作后,内镜医师评估进镜深度(0、10cm、20cm、30cm 或 40cm)。助手在标准化纸上记录进镜深度。检查结束时,将记录的数据相加;②根据初步的外科手术观察,外套管每推进 5cm 相当于观察到小肠 40cm[1]。

22.3.5　全小肠镜检查

　　全小肠镜检查(total enteroscopy)意味着成功的全小肠镜检查(panenteroscopy)。仅少数患者可以单用单侧入路行全小肠镜检查。因此,通常采用双侧入路检查整个小肠。即使初始采用的进镜途径未达到目标,也不会再在同一天采用不同的方法检查。对于全小肠镜检查,应标记或染色最远点。然而,大多数患者可能不需要全小肠镜检查,正如单侧小肠镜检查时诊断阳性率高(约 80%)所揭示的那样[3]。

22.4　插镜程序

　　气囊的使用需要采用推拉技术(push-and-pull technique)的一系列步骤。DBE 和 SBE 通常由两人完成。内镜医师控制小肠镜,助手操作外套管。在 DBE 中,外套管上的气囊放气和肠镜上的气囊充气后,沿小肠镜插入外套管直到到达小肠镜顶端("推送"程序:"push" procedure)。当气囊仍然充气时,肠镜和外套管都被回拉("回拉"程序:"pull" procedure)[2]。在 SBE 中,类似于 DBE 插入方法,小肠镜和外套管都推进至近端空肠。然而,由于小肠镜顶端没有气囊,所以内镜先端[称为"抓钩"(hooked tip)]弯曲成一个 U 形,使其钩入小肠壁。外套管被推进到内镜的远端部。

- 对于顺行方法中的深部插入,小肠镜形成一个环形小肠袢(逆时针或顺时针)。然而,顺时针旋转时,当小肠镜向前推进时,可能会引起大的胃内袢复发。因此,逆时针旋转对深度插入更有效。

- 应避免强行插入成角的内镜,内镜顶端应以最小的力推进,以减少穿孔的风险。当小肠袢成锐角时,随外套管回拉小肠镜,使小肠袢变直。

- 应避免复杂的袢,因为当袢形成施加在内镜上的插入力时,镜轴不能有效地传输到内镜顶端。在这些困难的病例中,透视辅助可能有助于验证如何拉直近端以及何时停止缩短操作。

- 应避免过度充气,因为充入的空气滞留在小肠中可能会诱发腹痛;还应防止小肠结袢和成锐角。使用 CO_2 代替空气充气有助于减轻腹痛。

- 在两个气囊放气下将小肠镜推进至十二指肠的第二段(一旦通过十二指肠主乳头,推荐对气囊充气,以避免潜在的 BAE 后急性胰腺炎)。
- 到达十二指肠后,给外套管上的气囊充气,以卡住小肠壁。
- 当小肠镜推进到尽可能远时,给小肠镜顶端的气囊充气。
- 给外套管上的气囊放气,并沿小肠镜推进外套管。
- 在外套管远端到达小肠镜末端后,给外套管上的气囊充气使其固定在小肠的第二个部位。
- 将小肠镜和外套管回拉,同时对两个气囊充气以缩短小肠。
- 随着两个气囊放气而瘪陷时,推进小肠镜至最远处,可以是降结肠。如果要通过 DBE 逆行方法完成上述技术(图 22.4),请遵循相同的步骤。

22.5　适应证

　　DBE 可用于以下临床情况:OGIB、使用其他方法观察到的异常、仅有症状/体征、克罗恩病(Crohn's disease,CD)、治疗干预、监测、解剖改变和结肠镜检查失败。在一项系统回顾中,最常见的 DBE 指征是 OGIB 的评估。使用这项技术的发现在东方和西方国家似乎有所不同。尤其是炎症性病变主要见于东方国家,而血管性病变多见于西方国家[1]。

22.6　治疗干预

　　DBE 能够使用标准的结肠镜附件对各种小肠疾病进行内镜治疗。内镜治疗包括止血、息肉切除术、球囊扩张术、支架置入术和异物清除术。重要的是内镜轴在操作开始之前要最大限度地拉直,以便更容易控制辅助器械。内镜结袢时,可通过附件通道注入少量橄榄油(olive oil)进行润滑,以便于辅助装置的插入[2]。

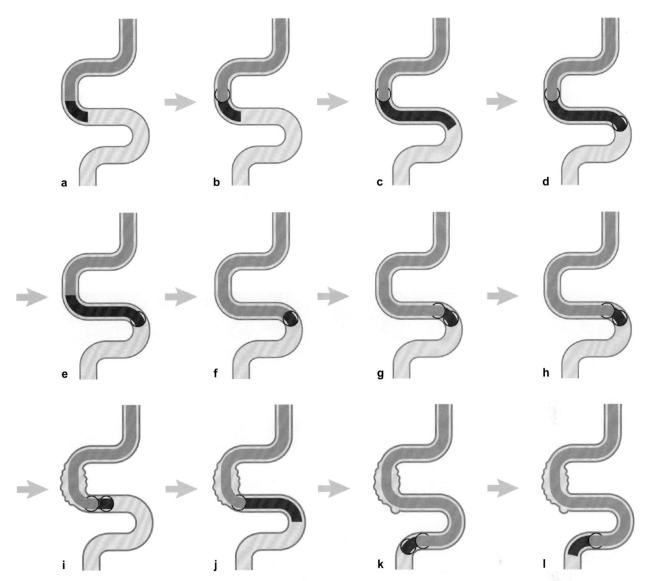

图 22.4 双气囊小肠镜检查原理的图解。（a）通过外套管插入内镜，（b）为了卡住小肠，外套管上的气囊充气，（c）内镜通过外套管进一步插入，（d）随后内镜上的气囊充气以卡住小肠，（e）外套管上的气囊放气，（f）外套管随内镜向前推进，（g）随后外套管上的气囊充气以卡住小肠，（h）确认小肠被两个气囊卡住，（i）随着内镜和外套管上的两个气囊充气后，将内镜和外套管一起轻轻回拉，以便将直镜身，（j）再次插入内镜，（k）重复这些步骤，以使这些气囊固定在越来越深的位置，（l）通过重复上述一系列步骤，将内镜稳步向小肠深处推进

22.6.1 止血

- 血管病变（vascular lesion），尤其是血管扩张症（angioectasia），是小肠出血最常见的原因之一，在这些病例中，需要治疗性 DBE。
- 小肠血管病变尚未仔细定义或分类。Yano 等提出了按病变类型分类的方法[4]。表 22.4 总结了这种分类和用于选择最佳治疗方式的方法。
- 氩等离子体凝固术（argon plasma coagulation，APC）是一种非接触电凝（non-contact electrocoagulation）方法，通过电离氩气（ionized argon gas）将电流施加到组织上。这种方法最常用于止血和防止血管扩张引起的出血发作（图 22.5）。

- 在小肠，通常推荐使用氩气流速为 1~2L/min、电流为 20~30W 的 APC。这些技术设置允许在薄壁小肠中安全使用 APC[2]。
- 内镜夹夹闭术最常用于搏动性血管病变，通常易于操作并有效控制出血（图 22.6）。
- 在血管病变中，推荐采用内镜夹夹闭治疗搏动性，因而本质上是动脉性的 Dieulafoy 型病变。
- 圈套器（endoloop）有技术失败的风险，因为它们可能难以在狭窄的小肠空间内放置，特别是在使用细长的小肠镜（enteroscope）时。
- 静脉曲张出血可通过使用 DBE 注射组织黏合剂胶（histoacryl glue）来阻止。该项技术与用于胃静脉曲张的技术相似，并且应注意防止黏合剂胶损伤内镜。

表 22.4 小肠血管病变的内镜分类（Yano-Yamamoto 分类法）[4]

类型	治疗
1a：点状红斑（<1mm）伴凝血块但无渗血	氩等离子体凝固术
1b：斑片状红斑（几毫米），伴或不伴渗血	
2a：点状病变（<1mm），伴搏动性出血	内镜组织夹
2b：搏动性红色突起，不伴周围静脉扩张	
3：搏动性红色突起，伴周围静脉扩张	外科手术切除术（或内镜组织夹）
4：未归入上述任何类别的其他病变	

22.6.2 息肉切除术（polypectomy）

•小肠息肉和肿瘤是 DBE 患者最常见的发现，包括家族性腺瘤性息肉病（familial adenomatous polyposis）和与 Peutz-Jeghers 综合征（Peutz-Jeghers syndrome）相关的错构瘤性息肉（hamartomatous polyp）。

- 直径 >15mm 的息肉可导致肠套叠（intussusception）。DBE 可有效地筛查或监测整个小肠内的息肉，如有指征可切除这些息肉（图 22.7）。

- 在进行息肉切除术时，可以注射稀释的肾上腺素盐水溶液（0.001%），以在术前标记（tatto）病变的位置或指示 DBE 的最深插入点。电凝前注射该溶液用于止血或黏膜下抬举，以预防透热（diathermy）造成的穿孔。

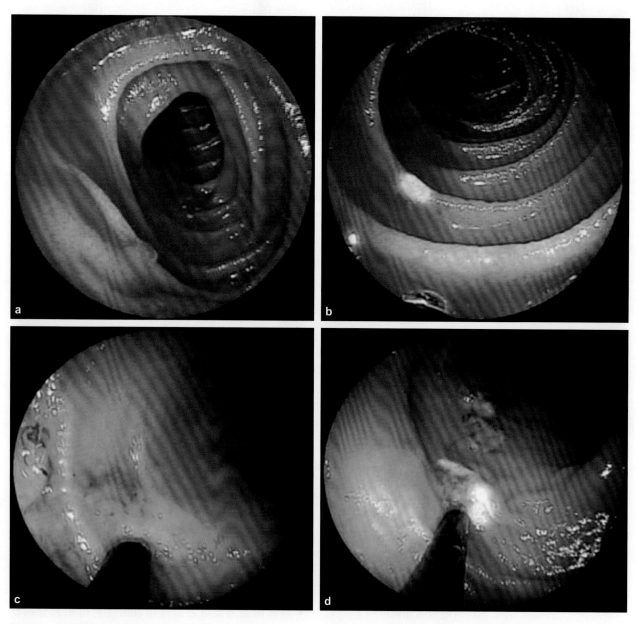

图 22.5 用氩等离子体凝固术（APC）消融的血管扩张症。（a）空肠血管扩张，伴活动性渗血。（b）APC 治疗后成功止血。（c）多发性空肠血管扩张。（d）用 APC 止血

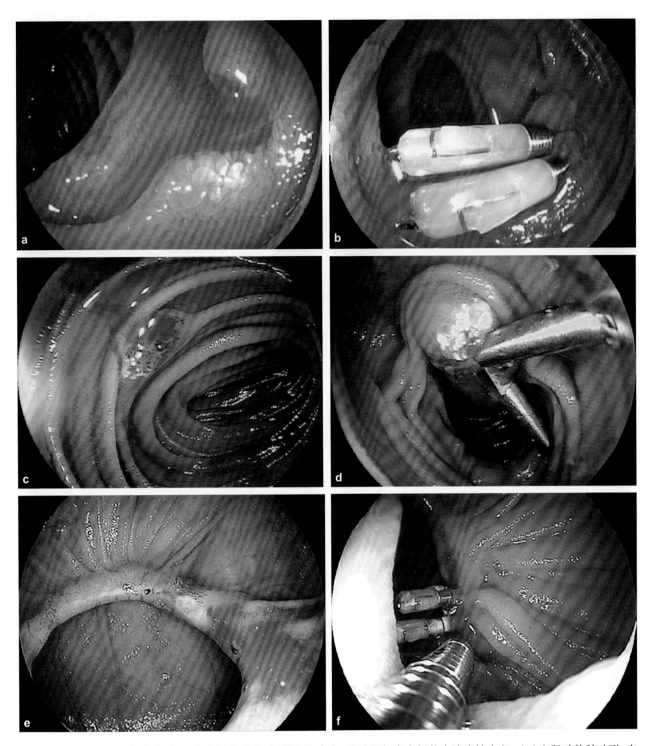

图22.6 组织夹应用临床示例。(a)空肠小溃疡,新鲜血液渗出。(b)组织夹夹闭的小溃疡性病变。(c)空肠动静脉畸形,有活动性渗血。(d)用组织夹夹闭AVM。(e)邻近回肠-回肠吻合口的边缘性溃疡,伴渗血。(f)促炎APC止血

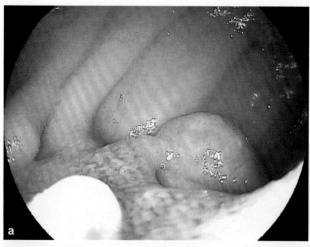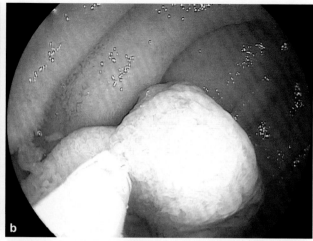

图 22.7　Peutz-Jeghers 综合征患者的小肠息肉。（a）息肉黏膜下注射。（b）内镜黏膜切除术

- 结肠镜检查中使用的大多数圈套器（snare）在长度和大小适合用于治疗性小肠镜，圈套器的类型或形状是可选的。
- 预防出血在小肠息肉切除术中最为重要；夹闭可有效预防息肉切除术后出血。内镜夹夹闭和圈套器（endoloop）放置联合应用可以防止出血。

22.6.3　狭窄扩张

　　CD 引起的狭窄可发生在小肠。内镜下小肠扩张术似乎是反复外科手术的安全且临床有用的替代方案。这种方法可以预防潜在的短肠问题。内镜扩张术是短段（<3~4cm）、主要由瘢痕组织引起的非炎症性狭窄的一种治疗选择。使用 DBE 狭窄扩张术的适应证和禁忌证标准列于"牢记于心"。

牢记于心：DBE 扩张的适应证和禁忌证[5]
● 适应证
梗阻症状（例如呕吐、腹痛）
CT、MRI 或 SBFT 显示小肠狭窄的证据
● 禁忌证
长段狭窄（>6cm）
锐角
活动性溃疡
严重炎症

　　CT，计算机断层扫描；MRI，磁共振断层扫描；SBFT，小肠造影。

- 球囊扩张（balloon dilation）方法可分为两类：通过内镜工作通道（through-the-scope，TTS）和通过导丝（over-the-wire，OTW）方法[5]。
- 在 TTS 方法中，通过工作通道插入球囊扩张器，并在直接观察下进行扩张。
- 有症状的狭窄通常不允许小肠镜通过狭窄部位。在评估狭窄时，使用经验方法。如果内镜无法通过狭窄部位，则使用 12mm 的球囊进行初始扩张安全有效。
- 如果症状复发或初始扩张无效，可以进行重复扩张。治

疗性扩张的示例见图 22.8。
- 在 OTW 方法中，在紧邻狭窄处近侧并且导丝通过狭窄部后，取出小肠镜，外套管留在原位。随后，通过导丝插入扩张球囊。
- 通过外套管，在透视控制下推进 OTW 扩张导管以扩张狭窄部位。
- 已尝试将类固醇注射进内镜球囊扩张术后狭窄段病变内，但其作用仍需进一步研究。
- 在大多数先前进行的研究中，使用的扩张球囊的尺寸语焉不详。然而，据报道，扩张球囊的平均直径约为 15mm（12~20mm）。

22.6.4　支架置入

- 恶性小肠梗阻（malignant small bowel obstruction）是一种令人痛苦的病症。金属支架置入最近已成为一种主要的治疗方式，特别是在不能手术的恶性肠梗阻患者。
- 小肠金属支架置入的主要限制因素是内镜的通道直径。金属支架置入目前不常规通过治疗性 DBE 的工作通道进行释放。
- DBE 用于通过直接内镜观察狭窄部位。造影剂在透视引导下用于评估狭窄的长度。
- 在留置组织夹标记狭窄病变后，通过 DBE 的工作通道将导丝插入跨越狭窄病变。然后，仅取出内镜，导丝留在跨越的狭窄处。
- 在透视下金属支架通过导丝推进。在支架跨越狭窄病变上正确放置支架后，导丝逐渐展开。
- 随着新型、更大通道的小肠镜的开发，DBE 未来可能的应用包括放置可移除金属支架，于治疗 CD 等良性狭窄以及非甾体抗炎药（nonsteroidal anti-inflammatory drug，NSAID）或手术引起的狭窄。

22.6.5　异物清除

- DBE 能够使用圈套器或网篮清除小肠异物（如滞留的胶囊、粪石）（图 22.9）。

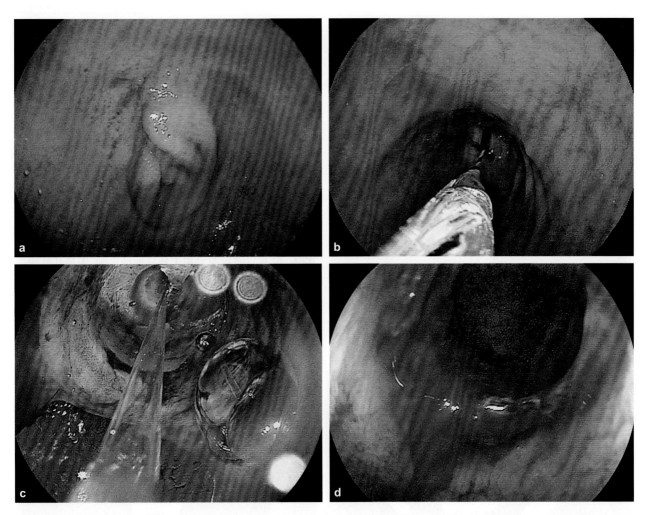

图 22.8 克罗恩病患者的球囊扩张。(a)短段非炎性狭窄。(b)通过内镜钳道插入的球囊通过狭窄部位。(c)狭窄部位的球囊扩张。(d)TTS球囊扩张后的开放性狭窄部位

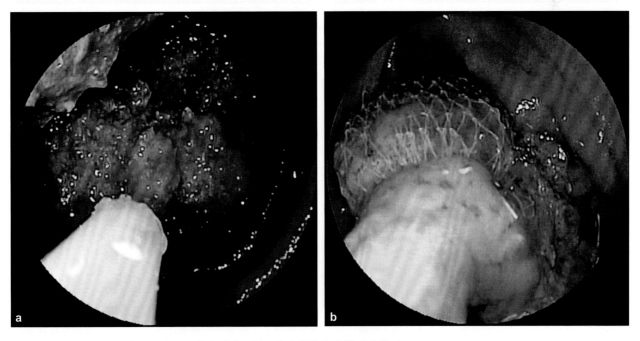

图 22.9 从小肠取出异物。(a)空肠内充满粪石块。(b)内镜取出粪石碎块石

- 外套管用作保护罩,将内镜与异物一起取出,并将外套管留在原位,直至异物成功取出。

22.7　特殊情况下的小肠镜检查

对于外科手术重建(如复杂的肝脏、胆胰和减肥手术)所导致的诊断和治疗性 ERCP 的困难病例,DBE 提供了进入并进行治疗的可能。用于胆管或胰管插管的透明膜辅助 DBE 有助于调整插管方向或维持输入和输出袢之间分叉部位(bifurcation site)的适当距离。对该部位注射染料染色或留置组织夹可能会有帮助,以便在进行重复检查时不会丢失方向。

22.8　并发症

据报道,DBE 的并发症发生率为 1%~4%。急性胰腺炎、穿孔、误吸、出血、腹痛和腹胀等病例已有报道。在大多数已发表的研究中,报告的并发症是轻微的或自限性的。为了防止穿孔,内镜医师不应过度用力将外套管推向远端小肠。通过尽量减少手术时间和气囊充气可以降低胰腺炎的发生率。使用 CO_2 作为充气气体可减少空气滞留,空气滞留可导致腹痛或腹部不适。

附录:测验

男性患者,59 岁,因进食少和腹痛加重 20 天转诊至本院。其他病症包括恶心、呕吐和 1 个月内体重减轻 10kg。其用药和病史均无异常。入住当地诊所期间,接受腹部 CT 检查,发现空肠黏膜呈现无特异性的水肿,无局灶性病变(图 22.10)。食管胃十二指肠镜和回肠结肠镜检查均为阴性。进行了 CE 检查,但 2 天后胶囊仍未排出,并出现急性腹痛的发作。随后的腹部 CT 所见如图 22.10 所示。试图采用 DBE 取出胶囊并确认诊断(图 22.11)。

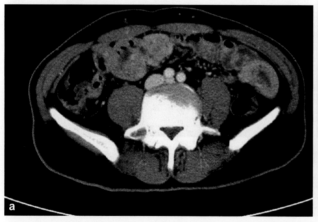
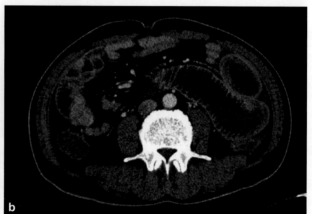

图 22.10　腹部计算机断层扫描所见。(a)空肠黏膜水肿,而无特异性局灶病变(入住当地诊所时)。(b)短段肠壁增厚,伴有病灶远端空肠肠腔突然变窄,近端明显扩张

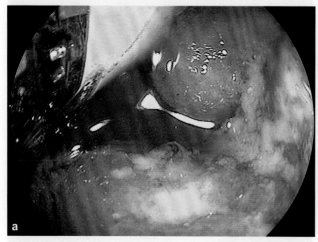
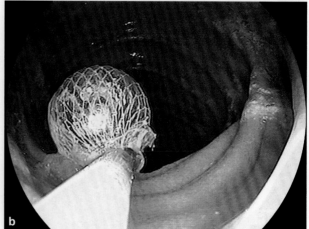

图 22.11　从小肠取出滞留的胶囊。(a)观察到在胶囊内镜检查过程中进入肠道的胶囊卡在继发于环周不规则溃疡性病变伴狭窄的远端空肠。(b)内镜下取出胶囊

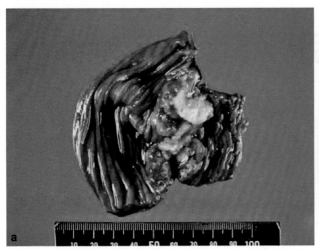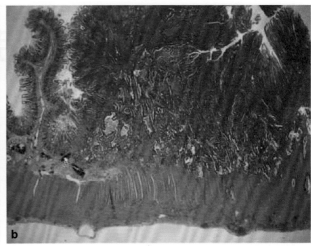

图 22.12 大体和组织学表现。（a）环形和不规则溃疡性肿块。（b）中分化腺癌，伴内脏腹膜穿孔（H&E 染色）

问题：诊断是什么？

答案：小肠腺癌。

根据腹部 CT 和内镜检查结果，小肠腺癌可能表现为肠段的周向狭窄，伴同心或不规则肿块或溃疡性病变。小肠腺癌通常累及一小段肠，随之而来的管腔狭窄引起部分或完全性小肠梗阻。小肠淋巴瘤可表现为边界不清的膨大性长节段性肠壁增厚，伴或不伴管腔扩张。然而，大而溃疡性腺癌可误诊为淋巴瘤。该例患者内镜活检显示为分化良好的腺癌。行腹腔镜空肠节段切除术，最终的组织病理学结果（图 22.12）显示为空肠腺癌ⅡB 期（pT2N0M0）。术后病情稳定，出院情况良好。

（张波 译，柴宁莉 校）

参考文献

1. Jeon SR, Kim J-O. Deep enteroscopy: which technique will survive? Clin Endosc. 2013;46(5):480–5.
2. Yamamoto H. Therapeutic applications of wired enteroscopy: when & how?. 12th Korea-Japan joint symposium on gastrointestinal endoscopy, Korea. Seoul: Korean Society of Gastrointestinal Endoscopy; 2012. p. 112–6.
3. Sreenivasan P, Gross SA. Double balloon enteroscopy. In: Wu GY, Sridhar S, editors. Diagnostic and therapeutic procedures in gastroenterology. Clinical gastroenterology. Totowa, NJ: Humana Press; 2011. https://doi.org/10.1007/978-1-59745-044-7_10.
4. Yano T, et al. Endoscopic classifi cation of vascular lesions of the small intestine (with videos). Gastrointest Endosc. 2008;67(1):169–72.
5. Sunada K, et al. Advances in the diagnosis and treatment of small bowel lesions with Crohn's disease using double-balloon endoscopy. Ther Adv Gastroenterol. 2009;2(6):357–66.

23 超声内镜引导下上皮下肿瘤活检术

摘要

超声内镜（endoscopic ultrasound，EUS）引导下细针穿刺抽吸术（fine-needle aspiration）和细针穿刺活检术（fine-needle biopsy）自问世以来，已成为诊断上皮下肿瘤（subepithelial tumor）的重要工具。这些技术已被证明是有效的诊断方法，准确性高，并发症发生率低。然而，有几个因素会影响该技术的准确性和诊断阳性率（diagnostic yield）。这些因素包括超声内镜医师的相关经验、现场细胞病理学（cytopathology）服务的可用性、细胞病理学准备的方法、病变的位置和物理特征、采用的活检技术以及所用针头的类型和大小。在本章中，我们总结了 EUS 引导下活检在上皮下肿瘤中的应用，重点是指征、必备条件、器械选择、可用技术和潜在并发症。

要点

- 超声内镜（EUS）引导下细针抽吸和细针活检已成为诊断上皮下肿瘤的宝贵工具。
- 这些技术已被证明是有效的诊断方法，具有准确性高和并发症率低的特点。
- 然而，有几个因素会影响该技术的准确性和诊断阳性率。这些因素包括超声内镜医师的相关经验、现场细胞病理学服务的可用性、细胞病理学准备的方法、病变的位置和物理特征、采用的活检技术以及所用针头的类型和大小。

23.1 概述

上皮下肿瘤（subepithelial tumor，SET）定义为胃肠道黏膜下的任何离散生长（discrete growth），其病因无法通过胃肠内镜检查或钡剂检查确定（图 23.1）。

一般来说，建议缺乏经验的内镜医师不要使用超声内镜（EUS）引导的活检开始胃 SET 的诊断程序。在穿刺活检过程中，胃壁会大幅度移动，以致胃壁成为最难活检的组织之一。根据 Vilmann 和 Saftoiu[1]的观点，与其他肿瘤（包括胰头肿瘤、胰周淋巴结、胰体和尾部肿瘤、胃周淋巴结、肾上腺、肝脏病变、纵隔淋巴结和大的纵隔肿瘤）相比，EUS 引导下的胃 SET 活检更难进行。

胃肠道间质瘤（gastrointestinal stromal tumor，GIST）和平滑肌瘤（leiomyoma）等典型指征也难以通过胃部细针抽吸来诊断。此外，EUS 细针抽吸术（EUS-fine-needle aspiration，EUS-FNA）的敏感性、特异性和准确性高度依赖于采集部位。正如 Williams 等[2]所报告的那样，存在着显著活检部位依赖性差异。例如，据报道，使用 EUS 细针抽吸活检术（EUS-fine-needle aspiration，EUS-FNA）诊断淋巴结内恶性肿瘤的总体敏感性、特异性和准确性分别为 85%、100% 和 89%。胰腺病变恶性诊断的敏感性、特异性和准确率分别为 82%、100% 和 85%，而直肠周围肿块的敏感性、特异性和准确性分别为 88%、100% 和 90%，壁内病变的敏感性、特异性和准确性分别为 50%、25% 和 38%。作者的结论是，当胰腺和直肠周围恶性肿瘤的准确诊断至关重要时，该技术对壁内病变的用处不大。

SET 组织活检的最新技术进展为 EUS 引导的活检提供了新的替代方案，这些技术（包括内镜全层切除术）在韩国和日本越来越受欢迎。尽管提供了一种有希望的 SET 活检替代方案，但这些技术需要经过严格的验证来确认其安全性和有效性。

23.2 适应证

低回声 SET 包括广泛的良性肿瘤，如平滑肌瘤、颗粒细胞瘤（granular cell tumor）、神经纤维瘤（neurofibroma）和炎性纤维样息肉（inflammatory fibroid polyp），此外还有潜在的恶性肿瘤、神经内分泌肿瘤（neuroendocrine tumor）、平滑肌肉瘤（leiomyosarcoma）、上皮下转移瘤（subepithelial metastase）和淋巴瘤（lymphoma）。准确的诊断至关重要，因为每个低回声 SET 在预后和适当的处理策略方面差异很大。在这方面，EUS 的价值有限，因为对这些病变的全面鉴别的分辨率不足。然而，对于低回声 SET 使用 EUS 引导的活检可能是合理的，因为它可以提供有关病理诊断和生物学行为的信息。

目前还没有关于哪些 SET 应该和不应该进行 EUS 引导活检的指南。对于需要手术的大的和/或有症状的病变，无论组织学如何，可能都不需要术前组织诊断。从胃壁内小的（<1cm）低回声肿块中获取组织的临床价值存在争议，尚

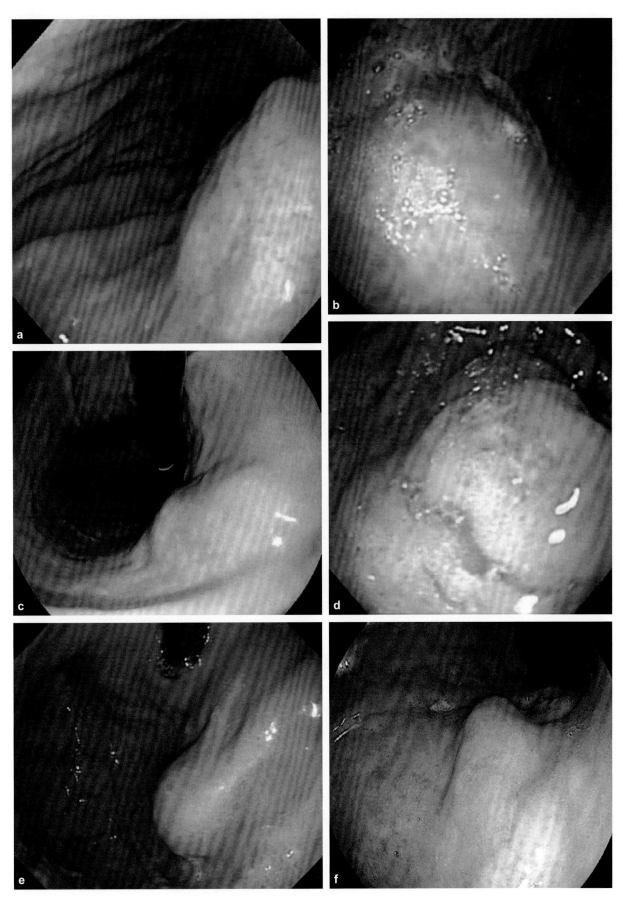

图 23.1 上消化道内镜检查发现的各种上皮下肿瘤。(a)小肠壁外病变。(b)胆囊壁外病变。(c)壁内病变(异位胰腺)。(d)壁内病变(转移性癌)。(e)壁内病变(胃肠道间质瘤)。(f)血管壁外病变

未得到充分的研究。对 SET 进行活检的重要性在于恶性肿瘤的早期确定。尽早确定疾病状态至关重要,以便恶性 SET 患者尽早得到诊断并开始治疗。同样,重要的是要确定那些良性的 SET,以避免进行不必要的检查和手术。

在这方面,SET 选择的大小标准是基于与 EUS 特征相关的恶性肿瘤风险。一些内镜医生认为低回声肿瘤(>2cm)需要 EUS 引导的活检。然而,如果存在提示恶性肿瘤的 EUS 特征,例如无回声区或不规则边缘,可能需要立即对较小的 SET 进行 EUS 引导的活检。因此,内镜医生在选择需要 EUS 引导活检的 SET 时具有一定的灵活性。对于具体患者,是否对特定 SET 进行或推迟 EUS 引导的活检,应由内镜医生根据患者的具体情况作出决定。

23.3 必备条件

23.3.1 禁忌证

在所有情况下,如果手术风险大于诊断信息的预期益处,则 EUS 引导活检术存在禁忌。其禁忌证还包括检查结果不会影响 SET 处理的状况和凝血功能严重受损[国际标准化比率(international normalized ratio,INR)>1.5,血小板计数 <50×10^9/L 和治疗剂量的肝素(heparin)治疗],通过氯吡格雷(clopidogrel)抑制血小板聚集(不包括乙酰水杨酸)、缺乏患者的知情同意或配合以及超声控制针位失败的情形。EUS 引导的囊性 SET 活检术有不能接受的感染并发症高风险,因此属于禁忌。在大多数情况下,EUS 引导的活检术可以作为门诊手术安全地进行,并且仅在选定的患者中需要进行实验室检查。这些患者包括接受抗凝治疗的患者或已知或疑似出血性疾病的患者。

23.3.2 镇静

患者应至少禁食 4 小时。通常,超声内镜的插入比标准内镜更麻烦,因为它的直径相对较大,远端部又长又硬。此外,EUS 引导活检术比简单的 EUS 操作更复杂、更耗时。患者的配合是安全 EUS 引导活检术的重要前提,因为必须避免突然移动以防止受伤。推荐在患者镇静下进行检查,就像内镜检查一样,使用咪达唑仑(midazolam)联合或不联合阿片类药物(opiate)或小剂量咪达唑仑联合小剂量丙泊酚(propofol)镇静。

23.4 器械

23.4.1 超声内镜

目前韩国可用于 EUG 引导活检的超声内镜(echoendoscope)如表 23.1 和图 23.2 所示。其中,线阵性超声内镜(linear echoendoscope)提供的图像与经腹超声(transabdominal ultrasound)获得的图像更相似(图 23.2c)。由于图像与示波器轴(scope shaft)位于同一平面上,因此图像会闪烁,并且定位更加困难。所列出的每种超声内镜都有 Albarran 抬钳器(elevator),以方便穿刺针定位。附件通道(accessory channel)的直径范围为 3.7~3.8mm,从而能够插入 22G 和 19G 穿刺针,同时也增强了内镜的治疗潜力。

标准的 Pentax 线性超声内镜为 EG-3870 UTK(图 23.3)。它有一个穿刺针导引的抬钳器和 3.8mm 的附件通道,比 Olympus 的宽 0.1mm。然而,Olympus 线阵性超声内镜有一个豌豆状先端传感器(pea-like tip transducer),允许 180°扫描平面。

23.4.2 活检针

在韩国,市场上用于 EUS 引导活检的活检针(biopsy needle)列于表 23.2,如图 23.4 和图 23.5 所示。用于 EUS-FNA 的穿刺针内有坚硬的针状针芯,外为不锈钢或镍钛诺针(nitinol needle),外径为 25G、22G 或 19G(图 23.6)。基本

表 23.1 在韩国可用的超声内镜(Olympus 和 Pentax)

型号	GF-UCT2000	GF-UCT240	GF-UCT260	EG-3870UTK
公司	Olympus	Olympus	Olympus	Pentax
超声波类型	电子	电子	电子	电子
超声频率/MHz	7.5	5/6/7.5/10	5/6/7.5/10/12	5/6.5/7.5/9/10
超声视野/°	150	180	180	120
插入管长度/mm/直径/mm/附件通道直径/mm	1 250/14.6/3.7	1 250/14.6/3.7	1 250/14.6/3.7	1 250/14.3/3.8
角度范围/° 上/下/右/左	130/90/90/90	130/90/90/90	130/90/90/90	130/130/120/120
内镜视野方向/°	前斜(100)	前斜(100)	前斜(100)	前斜(120)
兼容处理器	EU-C2000	EU-ME2,EU-ME1,Alpha 5,10,F-75	EU-ME2,EU-ME1,Alpha 5,10,F-75	Hitachi EUB-7500 Hitachi HV-Preirus Hitachi HV-Avius Hitachi Nobless

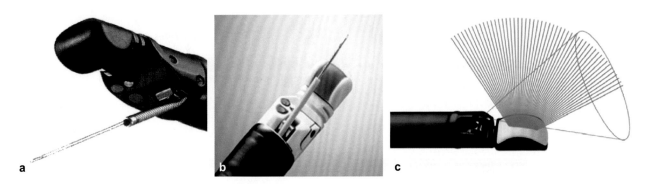

图 23.2 在韩国上市的超声内镜。(a)Olympus GF-UCT 240。(b)Olympus GF-UCT 260。(c)Pentax EG-3870UTK(图片由 Olympus 和 Pentax 提供)

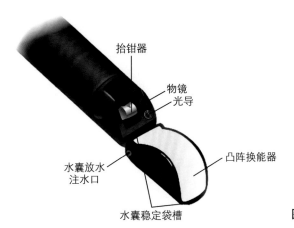

抬钳器
物镜
光导
水囊放水
注水口
凸阵换能器
水囊稳定袋槽

图 23.3 Pentax 超声内镜(EG-3870 UTK)先端部的详细视图

表 23.2 韩国目前在用的穿刺针类型

生产厂家	类型	穿刺针/G	特征	长度可调
Cook endoscopy	EchoTip Ultra ECHO-1-22	22	球形尖端针芯	可以
	EchoTip Ultra ECHO-3-22	22	球形尖端针芯	可以
	EchoTip Ultra ECHO-25	25	球形尖端针芯	可以
	EchoTip Ultra ECHO-19	19	球形尖端针芯	可以
	EUSN-19-QC Quick-Core	19	2cm 凹槽 活检针	不可以
	ECHO-HD-19-C EchoTip ProCore	19	反向斜面活检针	可以
	ECHO-HD-22-C EchoTip ProCore	22	反向斜面活检针	可以
	ECHO-HD-25-C EchoTip ProCore	25	反向斜面活检针	可以
Olympus	EZ Shot2 NA-220H-8019	19	一次性套件,硬质聚四氟乙烯塑料外鞘管	可以
	EZ Shot2 NA-220H-8022	22	一次性套件,硬质聚四氟乙烯塑料外鞘管	可以
	EZ Shot2 NA-220H-8025	25	一次性套件,硬质聚四氟乙烯塑料外鞘管	可以
	EZ Shot2 NA-230H-8022	22	一次性套件,硬质聚四氟乙烯塑料外鞘管 有侧孔	可以

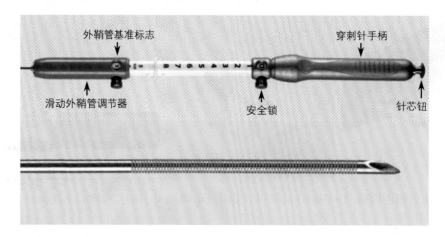

图 23.4　EchoTip Ultra 穿刺针系统(图片由 Cook Medical 提供)

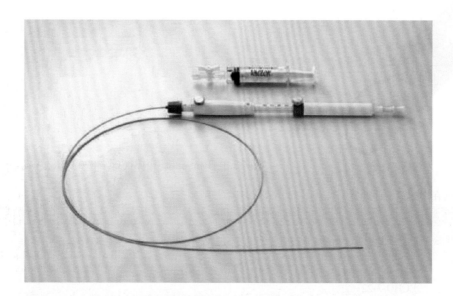

图 23.5　EZ Shot2 穿刺针系统(图片由 Olympus 提供)

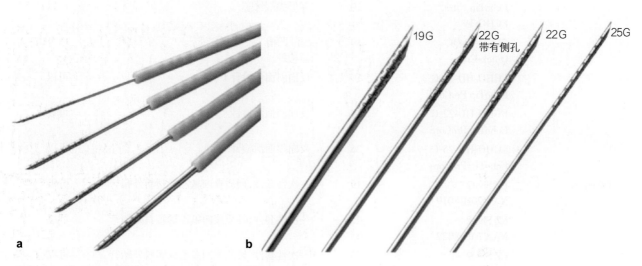

图 23.6　不同直径的穿刺针(图片由 Olympus 提供)

型抽吸针具有四层结构:①用于控制穿刺针推进的手柄组件:带有用于针状针芯(needle stylet)的专用端口和真空注射器(avacuum syringe)的接口;②半刚性保护鞘管;③不同尺寸的空心针;④避免螺旋线穿孔(perforation of the spiral)和损坏工作通道的针芯。

针芯的尖端可以是钝的或尖的。针尖经过喷砂处理或激光研磨,以实现最佳的超声针可视化效果。更先进的型号是19G Quick-Core EUS穿刺针(由 Cook Medical 制造),其手柄带有弹簧加载的击发装置(spring-loaded shot mechanism),以促进穿刺针刺入病变,从而实现更有效的组织活检(图23.7)。这种 Quick-Core 穿刺针的针芯有一个18mm长的标本槽(specimen notch)。

初步研究表明,与 EUS-FNA 相比,EUS 引导下 Tur-cut 活检术(EUS-guided Turcut biopsy,EUS-TCB)对 SET 的诊断准确性更高,因为该方法切割出结构完整的组织条块可以在稍后进行组织学检查。然而,EUS-TCB 的技术失败率很高[3],而且对于 SET 来说,与 EUS-FNA 相比可能并不是更好的选择。由于9G Quick-Core 穿刺针的硬度,其应用于胃底、胃窦和十二指肠 SET 的 EUS 引导下活检术也受到限制。

为了克服这些限制,最近开发了一种采用 ProCore 反向斜面技术(reverse bevel technology)(Cook Endoscopy)的新型穿刺针,以便能够采集核心标本(core specimen)(图23.8)。

EchoTip ProCore 穿刺针产品有多种尺寸(25G、22G 和19G)可供选择(图23.9)。穿刺针尖端部的针芯凹槽(core trapat)用于采集组织标本,而反向斜面在穿刺针逆行运动期间通过剪切靶病变促进核心标本的采集。穿刺针的外鞘管组件保护附件通道。通过手柄活塞调节穿刺针,手柄活塞可以通过按钮或螺钉锁定和解锁。

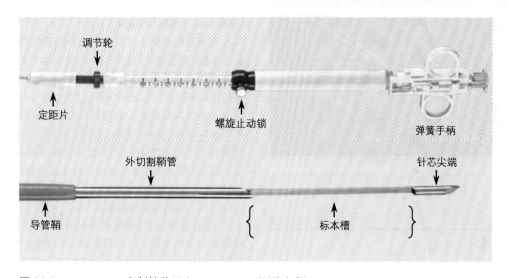

图23.7 EUS Trucut 穿刺针装置(Cook Medical 的图片库)

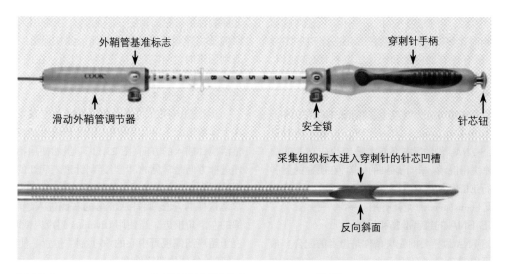

图23.8 EchoTip ProCore 穿刺针装置(图片由 Cook Medical 提供)

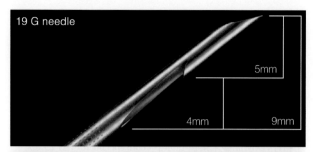

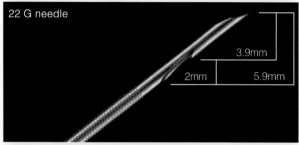

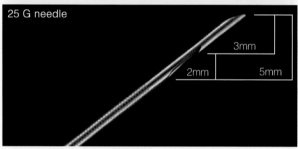

图 23.9　各种尺寸的 EchoTip ProCore 穿刺针（图片由 Cook Medical 提供）

23.5　技术

23.5.1　EUS 引导下细针抽吸术

23.5.1.1　前提条件的确认

首先，必须查验临床适应证和知情同意书。其次，应评估禁忌证和危险因素。当 EUS-FNA 的结果不太可能对临床结局有显著影响时，该项检查应属禁忌。在进行 EUS 引导的活检术之前，所有现有的内镜和影像学资料（腹部超声、计算机断层扫描和磁共振断层扫描）都应进行复查，以便建立操作的路线图[4]。

与食管或直肠 SET 相比，胃或十二指肠 SET 是技术上最具挑战性的 EUS-FNA，因此只有专家检查人员才能对这些病变进行 EUS-FNA。偶尔，内部有大量碎片或黏液的囊肿可能与实性肿块相混淆。由于感染的风险，在明显的囊肿情况下不应进行 EUS-FNA。在这种情况下，通过内镜检查来评价其坚硬度（consistency）尤其有用。

23.5.1.2　EUS-FNA 的患者准备和设备

安全的 EUS-FNA 最重要的先决条件是患者的配合。最佳的镇静措施可以避免患者突然运动，防止受伤，并使患者更好耐受手术。

23.5.1.3　超声内镜的插入

超声内镜（echoendoscope）的先端部呈矩形偏转，绕舌

根部插入下咽部（hypopharynx）。此时，可通过超声内镜图像观察下咽壁。通常，下咽壁是折叠在一起的，内镜先端在向前推进时有可能损伤甚至穿透下咽壁。通过超声探头的轻微旋转，背侧壁可以与扫描仪平行耦合并水平显示。这时，内镜就可以很容易地推进入食管。

23.5.1.4　选择目标病变和最佳针道（needle trajectory）

将目标病变放置在穿刺针路径的投影平面中。应避开超声探头和目标病变之间的管状结构，因为它们可能代表脉管系统。使用彩色多普勒可以轻松评估插入的血管。当遇到插入的血管时，应将内镜先端的超声探头的位置更改为没有插入血管的平面。幸运的是，插入的血管很少在 EUS-FNA 中对 SET 构成挑战，因为大多数 SET 是壁内病变。

23.5.1.5　超声内镜的定位

重要的是将超声探头与邻近目标病变的胃肠道壁建立稳固的接触。在食管和十二指肠内，充盈水囊也有助于稳定超声内镜先端的位置。

23.5.1.6　穿刺针的选择

穿刺针的选择主要取决于超声内镜的弯曲度和解决特定诊断问题（细胞学与组织学）所需标本的类型。较大口径的穿刺针（19G）可获得更多的组织标本，但也可能引起更多的污染或增加出血的可能性。优化 EUS-FNA 操作结果的主要考虑因素是以最少的穿刺针数和对周围组织的损伤风险而获得足够的组织标本。因此，最常用于诊断性 FNA 的穿刺针是 22G 或 25G。对于血管化程度高的肿块（即淋巴结）或其他需要通过适当偏转内镜才能进镜的部位（十二指肠球部以下），首选 25G 穿刺针。

23.5.1.7　穿刺针组件的插入

使用线阵性 EUS 内镜最常见的故障类型是器械通道内衬撕裂造成的泄漏。没有保护鞘管的穿刺针通过可能会导致器械通道内衬的撕裂。连续使用器械通道泄漏的超声内镜会对超声内镜内部造成广泛而昂贵的腐蚀性损坏。因此，在插入穿刺针之前，应检查以下内容：①穿刺针和针芯是否已拧紧并连接好；②穿刺针伸出是否超出金属螺旋线以远；③穿刺针活塞稳固锁定在手柄上。为避免损坏超声内镜，重要的是将穿刺针组件轻柔地插入器械通道。当穿刺针通过遇到困难时，操作者应拉直超声内镜。在插入穿刺针后，将该系统牢固地连接到内镜的活检入口处。

23.5.1.8　穿刺

优化超声探头的位置和进针的角度很重要（图 23.10）。在大多数情况下，可以使用内镜的传统手柄控制按钮精确调整活检针插入的方向（图 23.11）。虽然使用抬钳器来获取最佳进针方向是常见的，但当穿刺针进入病灶的路径不需要使用抬钳器时，就获得了最佳位置。因此，EUS 图像的方向通常是这样的，使穿刺针从屏幕的右侧进入超声视图，并朝图像的左下角推进。当使用 Olympus 超声内镜时，目标病变应位于超声图像视野中心的"6点钟"位置。使用 Pentax 超声内镜时，最佳位置略偏左。

23.5.1.9　获取组织

使用针芯可以防止针腔堵塞并减少污染。大多数内镜医师通常在 EUS-FNA 中使用针芯。使用圆形针芯时，将其

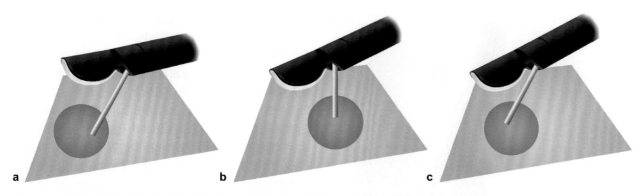

图 23.10　超声内镜的拉直和正确定位。(a)定位差。(b)定位差。(c)定位合适

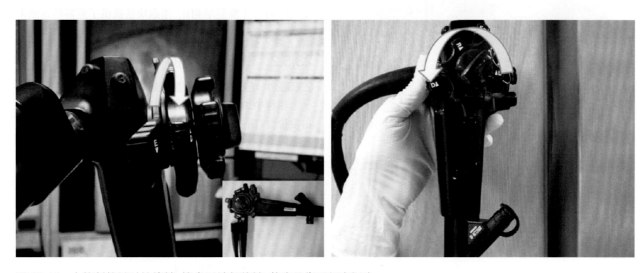

图 23.11　大控制轮逆时针旋转,镜身远端部偏转,使病灶靠近超声探头

缩进穿刺针内 5mm。斜面针芯(beveled stylet)可以与穿刺针一起进针。当穿刺针进入病灶时,重新插入针芯,以清除阻塞在穿刺针尖端内的组织块,然后完全移除并保持无菌。然而,关于针芯的使用存在相当大的争议。根据几项研究,在 EUS-FNA 期间中使用针芯并没有提高恶性肿瘤的诊断阳性率,但却增加了标本的血液含量[5]。

当取出针芯时,操作者可以选择使用 10ml 注射器进行抽吸。实际上,采取抽吸方法的决定取决于目标病变的性质。对于淋巴结等高度血管性病变,非抽吸技术可能会产生质量更好,含血量更少的标本。在抽吸胰腺纤维性恶性病变时或在慢性胰腺炎的情况下,应用抽吸方法可能会获得高质量的标本。在用于 SET 的 EUS-FNA 中,抽吸方法的作用尚未确定。GIST 的坚硬度差异很大。小的良性肿瘤通常坚硬。柔软、肉质或凝胶状肿块通常是恶性肿瘤,较大的通常是多孔的出血性肿瘤。间隔不规则、小而充满液体的囊肿也很常见。在确定负压的大小时,应考虑这些病理特征。

随着施加抽吸,在病灶内进行 5~10 个渐进地来回提插。当进行上述提插时,重要的是要保持穿刺针在病灶内的位置。如果不这样做,标本可能会被管腔内容物和上皮细胞所污染。

获得成功活检所需的穿刺次数似乎与内镜医师的专业知识成反比。更重要的是,成功在很大程度上取决于现场细胞病理学家(on-site cytopathologist)的存在与否。在现场细胞病理学家的帮助下,淋巴结需要 3 次穿刺,胰腺病变需要 5~6 次穿刺,以确保 90% 以上的病例有足够的组织标本采集。然而,尚无研究评估在没有现场细胞病理学家的情况下成功进行 SET 的 EUS-FNA 所需的最低穿刺次数。鉴于 SET 的诊断准确率降低,与淋巴结或胰腺病变相比,SET 的 EUS-FNA 可能需要更多的穿刺次数。

坏死常见于较大的 SET 的中心。因此,应在病灶外周或多个区域进行 EUS-FNA,以提高诊断的准确率。当采用"扇形"技术进行 EUS-FNA 时,穿刺针定位在肿块内 4 个不同区域,然后在每个区域来回移动多次以获取组织标本(图 23.12)。

通常在肿块的左侧缘开始抽吸,然后"扇形移动"直到定向抽吸到右侧缘。采用"上/下"内镜旋钮和/或抬钳器改变针道。在最近一项针对 54 例胰腺实性肿块患者的研究中,扇形技术优于标准方法,因为确定诊断所需的穿刺次数较少[6]。

23.5.1.10　标本处理

推出穿刺针尖端部,采用针芯和/或 10ml 注射器推出空气的方法将获得的标本材料推送到载玻片上(图 23.13)。抽

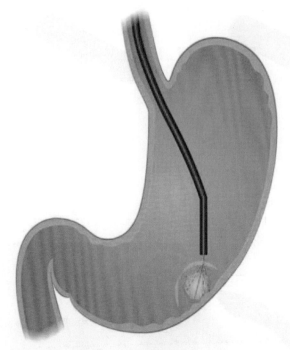

图 23.12　扇形技术

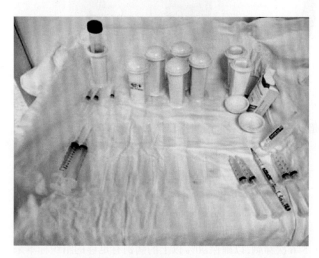

图 23.13　获得标本的处理准备

吸物涂片以风干和酒精固定涂片的方法制备。当组织碎片肉眼可见时,将其放入甲醛溶液中。

　　与细胞块法(cell block method)相比,涂片细胞学检查(smear cytology)在几个方面是一种优越的技术。首先,涂片细胞学检查的细胞数量通常明显大于细胞块法检查的细胞数量。通常,EUS-FNA 获得的用于涂片细胞学显微镜检查的细胞可用于多种检查,而细胞块法只能检测一个切片。其次,与细胞块相比,涂片细胞学所需的制备和染色时间要少得多。当吸出物被血液严重污染(图 23.14)或吸出物需要以类似于核心活检(core biopsy)的方式进行特殊检查时,细胞块法最有用。此外,对于在没有现场快速细胞学检查(on-site rapid cytology)的情况下接受 EUS-FNA 的患者,与免疫染色后的涂片细胞学相比,细胞块法提供了更好的诊断阳性率。

23.5.2　EUS 引导下的 Trucut 活检术

23.5.2.1　EUS-TCB 装置准备

　　在将 TCB 装置插入超声内镜之前,需要将手柄回拉至击发位置(图 23.15)。这一操作同时回拉外切鞘管(cutting sheath)和标本槽(specimen tray)。

　　在进行活检之前,里面的穿刺针应保持回缩位置(withdrawn position)。针尖推出不完全可能导致导管和超声内镜的意外刺伤,而其过度推出则有可能损坏超声内镜辅助通道的风险。一旦 TCB 装置准备好,就可通过超声内镜活检钳道插入,并拧紧在该活检钳道的鲁尔锁适配器(Luer-lock adaptor)上。

23.5.2.2　EUS-TCB 技术

　　在 EUS 显示下小心进针,弹簧手柄(spring handle)处于后拉至击发位置(retracted firing position)。然后向前按压弹簧手柄,直到感觉到阻力,从而将标本槽推进到目标病变中。当靶向活检时,内镜医师必须意识到标本槽将伸出针尖约 20mm(图 23.16)。对弹簧手柄进一步施压将击发外切鞘管弹出装置并完成活检。不管是在插入患者体内还是在体外,尽可能保持超声内镜和穿刺针伸直状态,有助于组织获取。抬钳器和针尖偏转应最小。

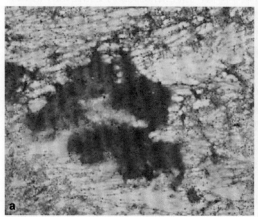
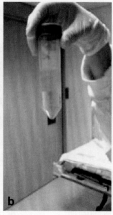
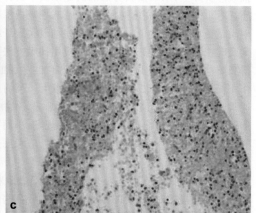

图 23.14　从腹腔结核患者获得的细胞块标本。(a)细胞学检查。(b)细胞块。(c)伴有上皮样肉芽肿的干酪样坏死物质

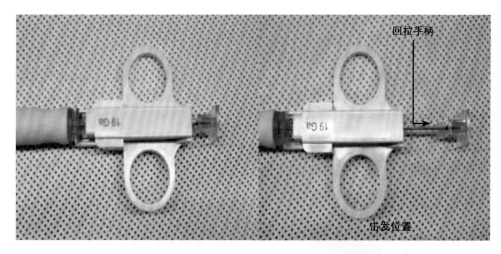

图 23.15 EUS-TCB 装置准备的照片

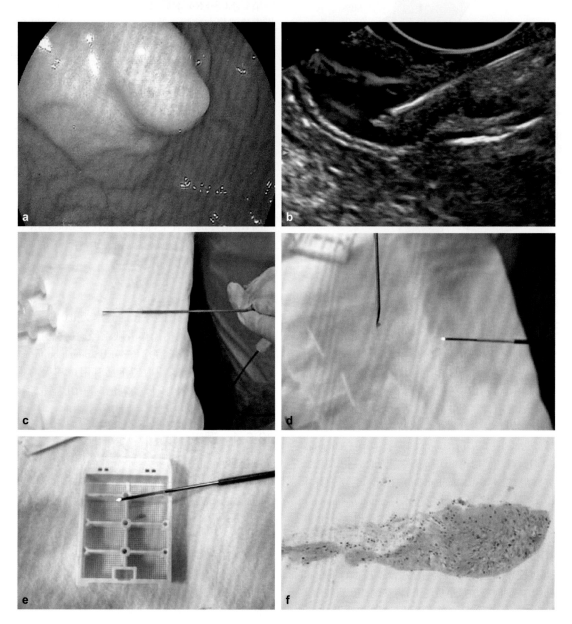

图 23.16 胃 SET 的 EUS-TCB。(a)上消化道内镜检查显示贲门部向腔内突起肿块,直径 2.5cm,表面覆盖正常黏膜。(b)针尖刺入病灶内,(c~e)采用 Trucut 活检术获得的核心组织块,(f)同一组织的显微镜检查,表现为梭形细胞瘤(H&E 染色)

EUS-TCB 可以通过将标本槽部分推进入病灶来对较小的病灶进行活检。然而，这种技术可能会对超声内镜造成损害。另一种方法是将标本槽推进到比平时更深的位置，以便标本槽与靶组织和更深层的组织部分重叠。

EUS-TCB 在技术上具有挑战性，当用于胃底、胃窦和十二指肠球部时，获得足够标本的可能性较低，不推荐用于十二指肠球部以远的部位（图 23.17）。尽管穿刺成功，但针槽（needle tray）偶尔可见为空，特别是在恶性 SET 中，其中大部分胃出血或坏死。在这种情况下，可以尝试 EUS-FNA 作为补救方法。

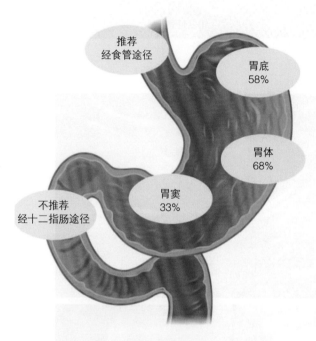

图 23.17 EUS-TCB 按部位对胃 SET 的诊断阳性率

23.5.3   EUS 引导下的 ProCore 活检术

EUS 引导下的 ProCore 活检技术与 EUS-FNA 技术相似。最近，许多内镜医生开始相信 EUS 引导的 ProCore 活检术可以通过单次或几次穿刺就能获得组织学和细胞学样本。然而，EUS 引导下的 ProCore 活检术可能会导致额外的出血，这是因为该方法组织标本的采集是在穿刺针反向斜面部分（reverse bevel portion）的逆行移动（retrograde movement）期间通过剪切组织而获得。因此，一些内镜医师更喜欢"慢拉针芯（slow-pull stylet）"技术［毛细管技术（capillary technique）］而不是抽吸技术（suction technique）。毛细管技术产生的负压最小，因此与抽吸技术相比，可以获得较少的含血标本。在我们的中心，毛细管技术更适用于 EUS 引导下 SET 的 ProCore 活检术（图 23.18）。穿刺针插入病灶后，通过缓慢而连续地抽提针芯［慢拉技术（slow-pull technique）］20s，同时施加最小负压下，将穿刺针在病灶内来回抽提 10~15 次。然而，目前尚不清楚与抽吸技术相比，毛细管技术是否能提供更多的组织和较少的含血标本。

23.6   并发症

EUS 引导下活检术是一种相对安全的技术，取决于研究方法的设计不同，总体并发症率估计为 0.3%~2.2%。主要并发症包括感染，特别是在囊性病变，腔内和腔外出血以及急性胰腺炎。

23.6.1   菌血症和感染

在涉及 202 名患者的三项前瞻性研究中，经食管、经胃和经十二指肠 EUS-FNA 的菌血症（bacteremia）发生率估计为 0~6%。有几个病例报告已确定纵隔淋巴结的经食管 EUS-FNA 和食管、十二指肠 SET 的 EUS-FNA 术后的感染性并发症（infectious complication）。有趣的是，经直肠和经结肠 EUS-FNA 术后感染的风险也非常低。因此，ASGE 指南建议仅在胰腺囊肿（pancreatic cyst）的 EUS-FNA 病例中使用围手术期抗生素（periprocedural antibiotic），而不建议在实体瘤（solid tumor）或淋巴结病例中使用围手术期抗生素。

23.6.2   出血

腔内或腔外出血（bleeding）似乎是 EUS 引导下活检术的最常见并发症，发生率高达 4%。然而，通常是自限性的轻微出血。采用预防剂量（prophylactic dose）的小剂量阿司匹林（aspirin）、非甾体抗炎药（nonsteroidal anti-inflammatory drug，NSAID）或行低分子肝素（low-molecular-weight heparin，LMWH）治疗的患者中，似乎不存在与 EUS-FNA 相关的额外出血风险。目前，还没有数据显示氯吡格雷（clopidogrel）治疗患者的 EUS-NB 的风险。

23.6.3   穿孔

据报道，上消化道穿孔的频率为 0.045%。食管穿孔的可能危险因素包括操作者缺乏经验、食管癌、EUS 检查前食管狭窄的扩张治疗（pre-EUS dilatation for esophageal stricture）、老年人、既往内镜下插管困难和大的颈椎骨赘（cervical osteophytes）。十二指肠穿孔的可能危险因素包括憩室和狭窄（stenosis）。

23.6.4   误吸

误吸（aspiration）是一种罕见的并发症，即使对于使用注水方法（water-filling method）进行环扫超声内镜检查（radial endosonographic examination）也是如此。

23.6.5   气胸和气腹

气胸（pneumothorax）作为 EUS-FNA 术后的并发症，仅报告了 1 个病例。该患者因纵隔肿块 EUS-FNA 术后发生气胸。在一例病例中也报告了经十二指肠 EUS-FNA 后无肠穿孔证据的气腹（pneumoperitoneum）。这种并发症可能是由于少量空气沿 EUS-FNA 部位进入腹腔所致。

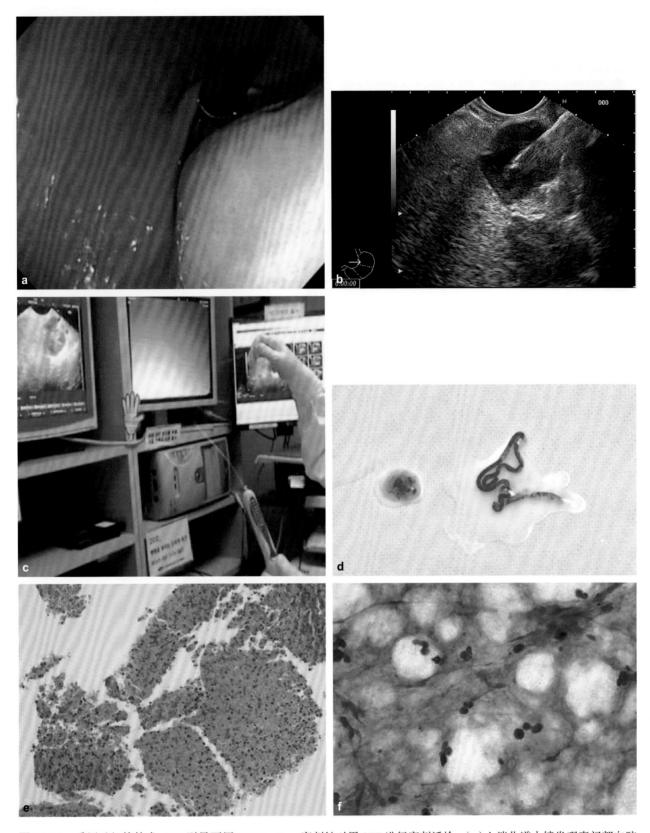

图 23.18　采用毛细管技术，EUS 引导下用 22G ProCore 穿刺针对胃 SET 进行穿刺活检。（a）上消化道内镜发现贲门部向腔内突起肿块，直径 3cm，表面覆盖正常黏膜。（b）采用 22G ProCore 穿刺针实现病变的最佳穿刺。（c）应用毛细管技术。（d）获得的组织材料。（e）H&E 显示无上皮样肉芽肿的干酪样坏死物。（f）采用 Ziehl-Neelsen 染色法观察抗酸杆菌

（林栋雷　译，张伟丽　校）

参考文献

1. Vilmann P, Saftoiu A. Endoscopic ultrasound-guided fine needle aspiration biopsy: equipment and technique. J Gastroenterol Hepatol. 2006;21:1646–55.
2. Williams DB, Sahai AV, Aabakken L, et al. Endoscopic ultrasound guided fine needle aspiration biopsy: a large single centre experience. Gut. 1999;44:720–6.
3. Fernandez-Esparrach G, Sendino O, Sole M, et al. Endoscopic ultrasound-guided fine-needle aspiration and trucut biopsy in the diagnosis of gastric stromal tumors: a randomized crossover study. Endoscopy. 2010;42:292–9.
4. Jenssen C, Dietrich CF. Endoscopic ultrasound-guided fine-needle aspiration biopsy and trucut biopsy in gastroenterology—an overview. Best Pract Res Clin Gastroenterol. 2009;23:743–59.
5. Ramesh J, Varadarajulu S. How can we get the best results with endoscopic ultrasound-guided fine needle aspiration? Clin Endosc. 2012;45:132–7.
6. Bang JY, Magee SH, Ramesh J, et al. Randomized trial comparing fanning with standard technique for endoscopic ultrasound-guided fine-needle aspiration of solid pancreatic mass lesions. Endoscopy. 2013;45:445–50.

难治性胃食管反流病的内镜治疗

24

摘要

难治性胃食管反流病（refractory gastroesophageal reflux disease）内镜治疗的主要优点是侵入性较小，不良事件较少。Nissen 胃底折叠术（fundoplication）长期以来一直被认为是抗反流手术（antireflux surgery）的"金标准"。然而，它会导致吞咽困难、胀气和不能呃逆（inability to belch）等不良事件，15%~30%的患者在手术后需要再次干预。目前，难治性胃食管反流病的内镜治疗方法有三类：消融治疗的内镜装置（endoscopic device for ablative therapy）、胃底折叠术（gastric fundoplication）和胃食管交界处（gastroesophageal junction，GEJ）黏膜切除术（mucosectomy），将在本章予以介绍。Stretta 利用射频疗法（radiofrequency therapy）来改善食管下括约肌（lower esophageal sphincter，LES）功能。经口无切口胃底折叠术（transoral incisionless fundoplication，TIF）是通过在 GEJ 构建瓣阀（valve）来模拟抗反流手术而开发的。TIF 通过包括肌层在内的从浆膜到浆膜层（serosa-to-serosa plication）的折叠，从而改变 GEJ 组织形态，以从胃内获得具有全层组织的胃食管阀瓣（full-thickness gastroesophageal valve）。黏膜切除术的原理是，黏膜切除后，黏膜愈合导致瘢痕形成。

要点

● 难治性胃食管反流病内镜治疗的主要优势是微创。
● 施加到 EGJ 的射频能量（Stretta）改善了食管下括约肌（LES）的功能。
● 经口无切口胃底折叠术（TIF）在 EGJ 区域形成组织成型并放置聚丙烯缝合材料。胃底折叠装置（Esophy X）与软式内镜配合使用。MUSE 是一种经口部分性胃底折术的内镜缝合装置（stapling device）。
● 抗反流黏膜切除术（antireflux mucosectomy，ARMS）的原理是，在黏膜切除后，黏膜愈合会导致瘢痕形成，并控制反流症状和胃酸反流参数。
● 有几种新技术越来越多地用于 PPI 难治性胃食管反流病。应根据 PPI 难治性 GERD 的病理生理学来定制和个体化选择。

24.1 概述

胃食管反流病（gastroesophageal reflux disease，GERD）是临床医生遇到的最常见的疾病之一，据估计在西方国家其患病率高达 20%~30%。GERD 是由抗反流屏障所引起，通常是食管下括约肌功能缺陷，导致胃内容物异常反流到食管。作为一线治疗手段的 GERD 的药物治疗可导致多达 40% 的患者症状不能完全缓解，因为单靠药物并不能解决疾病发病机制中的病理生理学问题。Nissen 胃底折叠术长期以来一直被认为是抗反流手术的"金标准"。然而，随访时间较长的研究表明，腹腔镜 Nissen 胃底折叠术后 12 年复发率高达 50%[1]。抗反流手术的并发症包括吞咽困难（dysphagia），约 6% 的胃底折叠术患者症状严重到需要扩张食管，以及胃肠胀气和嗳气不能（胀气综合征，gas bloat syndrome）明显增多。由于已知质子泵抑制剂（proton pump inhibitor，PPI）与多种不良事件有关，并且胃底折叠术是一种有创性的手术，因此内镜治疗成为可供选择的替代方案，尤其是在有难治性症状的情况下。在选择的无并发症且无明显解剖结构破坏的轻症患者、对 PPI 难治性患者、不愿意接受手术的患者，内镜治疗（endoscopic therapy）可作为治疗的替代选项（图 24.1）[2]。射频消融术（Stretta）、经口无切口胃底折叠术（transoral incisionless fundoplication，TIF）和黏膜切除术是治疗难治性 GERD 的代表性内镜治疗方法。作为外科治疗的替代方法，患者和医生对这些内镜治疗方法的兴趣日益浓厚。在这篇综述中，我们讨论了目前内镜抗反流疗法及其在 GERD 治疗中作用的现有证据。

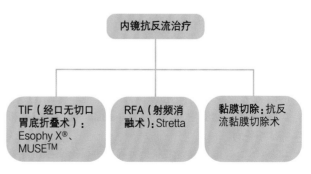

图 24.1　难治性 GERD 的内镜治疗

24.2 适应证

24.2.1 难治性 GERD 的定义

尽管 PPI 一直是 GERD 内科治疗的主要药物,但 30%~40% 的患者对 PPI 治疗无反应,并且部分患者 PPI 剂量加倍后,症状也无明显改善。PPI 无效或需要长期使用 PPI 治疗目前已成为 GERD 临床实践中最常见的现象。一些作者认为难治性 GERD 是对标准 PPI 方案(每天 1 次)无效,而其他作者认为只有对每天 2 次 PPI 反应不完全或部分有效的患者才应被视为药物治疗失败。

24.2.2 难治性 GERD 的原因

GERD 是一种多因素的疾病。影响 GERD 发生的因素包括 GEJ 的机械损伤、食管裂孔疝(hiatal hernia,HH)和食管酸暴露(esophageal acid exposure,EAE)。病理性反流可导致 GERD 症状(烧心、反流)和黏膜疾病(食管炎、狭窄、化生和癌)。PPI 治疗无效的患者首先应评估药物依从性和生活方式的调整是否恰当。然后,通常需要进一步调查,因为 GERD 可能是由食管的结构或功能缺陷引起。

24.2.3 GERD 诊断前的评估

- 结构评估可通过内镜检查和活检及食管钡剂造影(barium esophagography)进行。
- 功能评估可以使用高分辨率测压(high-resolution manometry,HRM)、动态阻抗-pH 监测和内镜功能性管腔成像探头(endoluminal functional lumen imaging probe,EndoFLIP)来完成。
- 上消化道内镜检查也用于评估食管炎的分级,胃食管瓣阀(gastroesophageal flap valve)分级(表 24.1)用于描述 HH 的大小和分级。

表 24.1 胃食管瓣阀的 Hill 分级

	定义
Ⅰ级瓣阀	紧贴内镜的正常组织嵴
Ⅱ级瓣阀	有明显的组织皱褶,但随呼吸开放的瓣阀很难迅速闭合
Ⅲ级瓣阀	几乎不存在肌性皱褶,也无法包绕内镜镜身
Ⅳ级瓣阀	肌性褶皱消失,食管腔始终保持开放状态,可反转镜身从胃内看到鳞状上皮

- 上消化道内镜检查也可能有助于识别巴雷特食管(Barrett's esophagus)或消化性溃疡,并与其他非胃食管反流病病因(如嗜酸细胞性食管炎(eosinophilic esophagitis)和癌症相鉴别。
- 动态食管 pH 值可确定症状是否确实由反流或存在持续性异常食管暴露所引起。
- 食管阻抗(Esophageal impedance)监测可检测逆行食团运动,并可确定反流物的性质和近端程度,而无论酸度如何。

- HRM 有助于排除贲门失弛缓症(achalasia)等运动障碍,并评估无效食管蠕动(ineffective esophageal peristalsis),这在诱导难治性反流症状方面起着重要作用。
- EndoFLIP 系统使用阻抗测面法(impedance planimetry)来确定容积性扩张(volumetric distention)过程中的多个相邻横截面积。食管胃交界处(esophagogastric junction,EGJ)扩张性增加显著影响反流量。

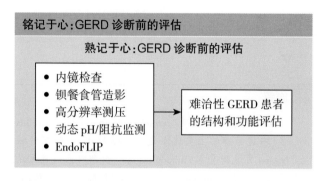

铭记于心:GERD 诊断前的评估

熟记于心:GERD 诊断前的评估

- 内镜检查
- 钡餐食管造影
- 高分辨率测压
- 动态 pH/阻抗监测
- EndoFLIP

→ 难治性 GERD 患者的结构和功能评估

24.3 内镜治疗

内镜疗法的代表包括射频热治疗(radiofrequency heat treatment):Stretta 术(Mederi Therapeutics,Greenwich,CT,USA);使用内镜吻合器(endoscopic stapler)进行内镜部分性胃底折叠术(endoscopic partial fundoplication):采用 Esophy X® 经口食管胃底折叠术(transoral fundoplication)(TIF:经口无切口胃底折叠术)[Endo Gastric Solutions,Redmond,WA,USA],MUSE™ 超声内镜下内固定器(ultrasound endoscopic endostapler)(Medigus,Omer,Israel);以及通过电凝进行的抗反流 GEJ 黏膜切除术(ARMS,抗反流黏膜切除)。

24.4 Stretta® 术

24.4.1 定义

Stretta®(Mederi Therapeutics,Norwalk,CT,USA)采用射频(radiofrequency,RF)能量重塑 EGJ 和食管下括约肌(lower esophageal sphincter,LES)。该技术包括一个 4 通道低功率(5W)射频发生器和一套专用的球囊/导管系统,用于在一系列 1 分钟的治疗周期内治疗 EGJ 和贲门。它产生较低的组织温度(65~85℃)。Stretta 治疗重塑 LES 和胃贲门的肌肉组织。这些机制的作用是恢复 LES 的屏障功能,并通过显著降低一过性 LES 松弛(TLESR)次数而明显减少反流。

24.4.2 操作程序

Stretta 系统由射频发生器和一次性射频能量导管组成(图 24.2)。该射频发生器(RF module,Mederi Therapeutics Inc.,Norwalk,CT,USA)是一种多通道电外科发生器,使用 460kHz 的正弦波形式产生低功耗(4 个独立的 5W 射频通道)射频能量。该系统采用一个特殊的球囊,配备 4 个针状电极(22G,5.5mm),针状电极可刺入 GEJ 中。电极插入食管或胃壁,电

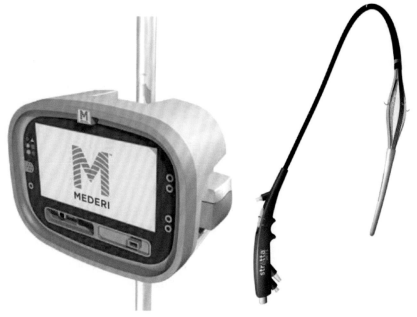

图 24.2 Mederi RF 发生器和一次性 Stretta 导管（©2018 Mederi RF，LLC）

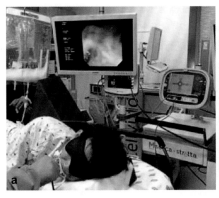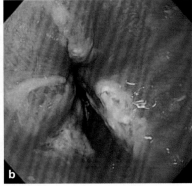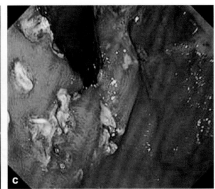

图 24.3 Stretta 术操作程序。（a）RF 能量导管插入状态。（b）直视下鳞状柱交界处的内镜图像。（c）反转胃镜观察的贲门图像

流通过电极，产生射频能量（图 24.3）。在治疗过程中，通过冷却灌流自动温度调节将电极的目标温度维持在 65℃~85℃。施加射频能量 60s。首先，将导管放置在 Z 线上方 1cm 处，并通过 4 根针状电极施加 RF 能量。其次，电极旋转 45°，使用脚踏板施加 RF 能量约 60s。该射频能量以相同的方式施加在 Z 线及其上、下 0.5cm 3 个平面各 8 个点。接下来，将导管插入胃后，将球囊充气至 25ml，然后往近端部位回拉，直至紧贴贲门部位。然后将 RF 能量施加到该平面的 12 个点（0°，30° 和 -30°）。最后，将球囊充气至 22ml，然后拉到近端部位，直到它位于贲门部位。该射频能量以与以前相同的方式施加在该平面的 12 个位置。因此，总治疗点为 56 个点，分别相距 5mm 的 6 个平面（图 24.4），4 个在 LES，2 个在胃贲门[3]。

24.4.3 疗效和安全性

在短期和中期随访期间，有证据表明 GERD 的主观和客观指标有显著改善[4]。远期疗效尚未得到一致证实，一些系列研究显示 60% 的患者会发展到需要抗反流手术，而其他系列研究显示疗效更持久[5]。

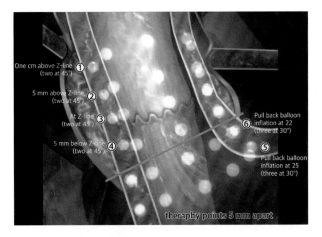

图 24.4 将 RF 能量施加到 6 个治疗平面（©2018 Mederi RF，LLC）

10 多年来，Stretta 手术已在全球 18 000 多个病例中实施。来自 37 项临床研究的 100 篇独立出版物，所有研究都得出结论，Stretta 术安全有效。

临床数据结果表明,86% 的患者在术后 4 年停止每天用药。2014 年公布的 8 年和 10 年长期数据显示,76% 的患者在术后 8 年时停药,64% 的患者在术后 10 年时停药。其他临床研究表明,Stretca 射频治疗可显著降低组织顺应性和一过性 LES 松弛。许多研究表明,在 Stretta 术后食管酸暴露减少[6]。此外,对 Stretta 术研究的荟萃分析显示,食管酸暴露减少,Demeter 评分改善。Stretta 的机制以组织顺应性降低、酸暴露减少、TLESR 降低、反流事件减少、LES 肌肉厚度增加和生活质量改善而闻名(图 24.5)。据报道,患者的并发症和不良事件率低于 1%。

总之,在短期和长期随访中,Stretta 是一种安全有效的治疗方法。Stretta 术的使用已显示出主客观结果的改善。

24.4.4 适应证

Mederi 射频发生器与 Stretta 一次性导管一起使用时,用于 GERD 治疗。

24.4.5 排除标准

1. 年龄 18 岁以下
2. 孕妇
3. 无 GERD 诊断的患者
4. 食管裂孔疝 >2cm
5. 贲门失弛缓症或吞咽后 LES 不完全松弛
6. 不适合外科手术的患者,ASA Ⅳ 分类

24.5 经口无切口胃底折叠术

24.5.1 定义

经口无切口胃底折叠术(transoral incisionless fundoplication,TIF)有助于增强胃食管瓣阀的强度。TIF 术可以降低 EGJ 的扩张性,这与反流量减少有关。这些结果表明,完整的胃食管瓣阀在抗反流屏障中可能起辅助作用,并且内镜检查报告的 Hill 分类有助于识别 GERD 患者。

24.5.2 Esophy X 装置(图 24.6)

Esophy X 装置(endogastics olutions,Inc.,Redmond,WA,USA)

是为通过腔内胃底折叠技术来恢复 GEJ 处瓣阀功能而开发。该设备仅供一次性使用,可通过其中心通道将软式内镜经口插入胃内的手持式软性器械(原书有误,不是内镜的中心通道,而是该装置的中心通道),以便整个操作过程可以在直接可视化下安全进行。以这种方式设计,医生可以对食管和胃组织进行操作,并放置 20 个或更多的 H 形聚丙烯加固器(fastener),确保重建食管下段的解剖结构,以防止 GERD。

24.5.3 操作程序(图 24.7 和图 24.8)

操作在全身麻醉下进行。通过 Esophy X 装置的中心通道将内镜插入胃内。内镜在胃底反转,将该装置定位于 GEJ,以重建胃食管瓣阀。TIF 手术将胃底绕食管远端折叠;然后,应用抽吸将食管远端置于横膈下的腹腔内。强力聚丙烯加固器(polypropylene fastener)(与 3-0 缝合线的材料相同)通过并置的食管和胃底组织释放并加以锚定。这一过程重复多次以重建一个包括食管下段和胃底全层、270°、2~3cm 长的胃底折叠,形成抗反流的胃食管瓣阀。根据所使用的设备,总手术时间从 30~60min 不等。该操作采用称为"Esophy X Z"的第三代一次性设备进行。新的"EsophyX Z®"设备于 2016 年 5 月获得 FDA 批准,与旧的"Esophy X 2™"相比具有许多优势:通过拉动类似于手术吻合器的扳机进行加固器释放,更高效的双重加固器放置,由外鞘保护的穿刺针更安全,手术时间缩短 50%。

24.5.4 适应证

TIF 术对 HH≤2cm 和 Hill Ⅰ/Ⅱ级瓣阀患者有效。

24.5.5 排除标准

1. 年龄 18 岁以下
2. 体重指数(body mass index,BMI)>35kg/m^2
3. 食管裂孔疝 >2cm(如果不能事先在腹腔镜下立即将疝缩小)
4. 食管炎,洛杉矶分级为 C 或 D
5. 巴雷特食管 >2cm
6. 固定性食管狭窄或缩窄
7. 任何有下列病史者:胃或食管切除术、根据医师的判断不适合 TIF 抗反流术的解剖结构、贲门失弛缓症(achalasia)、硬皮病(scleroderma)或皮肌炎(dermatomyositis)。

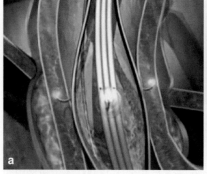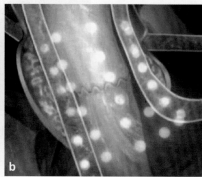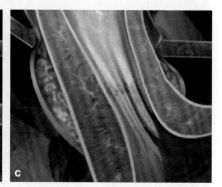

图 24.5 Stretta 机制(©2018 Mederi RF,LLC)。(a)将低功率 RF 能量输送到组织。(b)深达肌层的多平面治疗可改善 LES 和胃贲门的肌肉功能。(c)功能改善

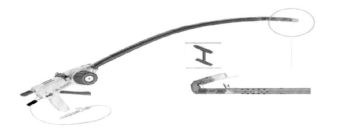

图 24.6   Esophy X® Z+ 装置和 SerosaFuse® 加固器(©Allrights reserved to EndoGastric Solutions, Inc.)

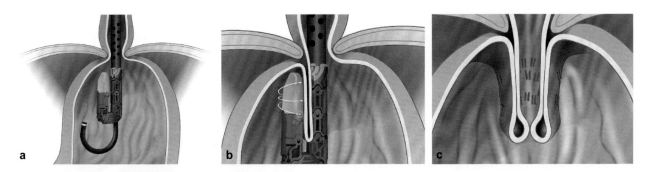

图 24.7   使用 Esophy X® 装置手术示意图。(a)Esophy X® 装置经口腔插入食管。在胃底反转内镜,该装置定位于 GEJ。(b)该装置将胃底包绕在食管远端,并固牢该组织折叠。(c)然后重复此步骤,直到放置多个加固器缝线,形成完美的 Ω 样瓣阀(©All rights reserved to EndoGastric Solutions, Inc.)

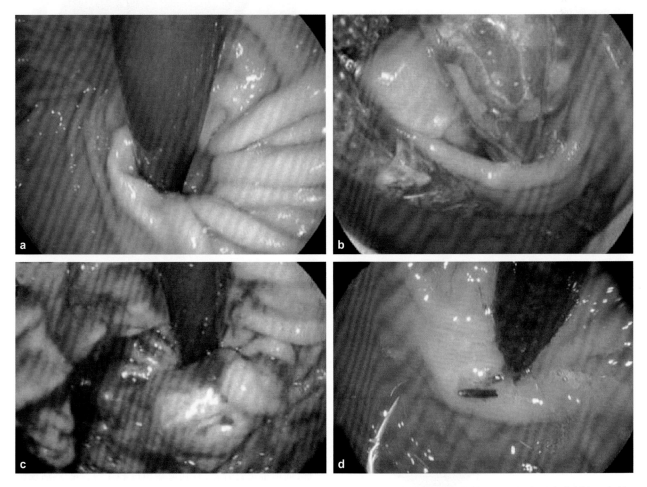

图 24.8   采用 Esophy X® 装置的经口无切口食管胃底折叠术前及术后胃食管瓣阀的内镜视图。(a)胃食管瓣阀:术前。(b)重建的胃食管瓣阀:"钟形滚筒(bell roll)"方式。(c)术后即刻观察。(d)术后 6 个月(©All rights reserved to Baishideng Publishing Group Inc.)[7]

24.5.6 疗效和安全性

来自 TIF 注册研究的两年结果显示 65% 的患者反流症状指数得分恢复正常。此外,一项为 TEMPO 的随机对照试验显示,5 年随访时生活质量持续改善,包括难以控制的反流(86%)和非典型症状(80%)的消失[8]。采用 Esophy X 的 TIF 2.0 术式可以有效地控制症状,并减少对 PPI 的每天依赖(包括停用)长达 2~6 年。然而,在长期的随访研究中,并未实现酸暴露时间恢复正常和完全停用 PPI[9]。TIF 是一种相对安全的术式,诸如食管穿孔(esophageal perforations)、出血和气胸(pneumothorax)等严重并发症的风险很小。

24.6 MUSE™

24.6.1 定义(图 24.9)

MUSE(Medigus,Omer,Israel)是一种用于经口部分性胃底折叠术(transoral partial fundoplication)的内镜钉合器。整个装置由一条软式内镜(flexible endoscope)、一个内镜钉合器(endostapler)、一个摄像机和一个超声探头(ultrasound transducer)(图 24.9)组成。内镜钉合器设计为由单人操作,包括带控制装置的手柄、软轴、固定装有 5 个标准 4.8mm 钛外科钉钉盒的短的硬端部、棘轮控制的单向铰接部和远端部。远端部装有用于将钛钉弯曲成 B 形的砧座、超声探头、微型摄像机、光源和两个细螺钉(~21G)。螺钉由钉盒中的两个螺母固定,提供了推压组织的方法和使钛钉折弯的反作用力。远端部还装有抽吸/注气和冲洗通道。控制部判读来自该装置的信号,并将结果数据显示在视频监视器,包括弯曲角度和力、超声信号平面、螺钉位置以及远端部和钉盒之间的距离。

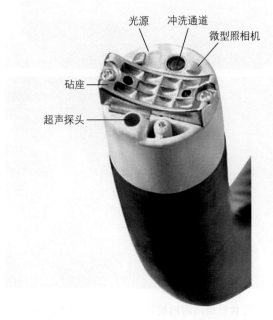

图 24.9 Medigus 外科超声内镜钉合系统,MUSE™(Courtesy of Medigus Ltd.,Omer,Israel)(©2018 Medigus Ltd)

24.6.2 操作程序(图 24.10 和图 24.11)

该手术在全身麻醉和气管插管下在手术室或内镜室进行。在电视图像引导下,通过外套管将内镜钉合器插入胃内,并在胃底将钉合器反转。然后将钉合器钉盒(stapler cartridge)回拉,将其放置在距 EGJ 约 3cm 的近端食管。然后,操作者使用铰接旋钮将装置先端弯曲,将胃底推压在食管上。然后将两个螺钉展开,将胃底压向食管,并采用超声引导监测组织厚度。当组织厚度为 1.4~1.6cm 时,启动钉合器钉合。然后退出钉合器并重新装填。按程序要求,重复该操作以添加另外的 5 个一组的钉合钉。目的是模拟由 Hill Ⅰ级瓣阀所确定的部分性食管前胃底折叠术(partial anterior fundoplication),因此,反转观察该装置周围看不到食管黏膜。

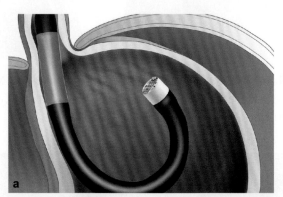

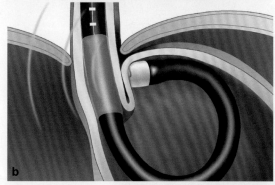

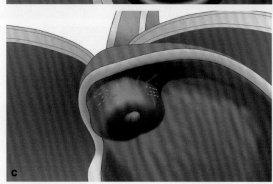

图 24.10 MUSE™ 操作示意图。(a)在直视下内镜钉合器通过外套管插入,并轻柔地送入胃部。(b)一旦进入胃部,向前推进钉合器,直到顶端超过 EGJ 约 5cm,然后反转 180°,以便充分观察胃底和 EGJ 以选择钉合位置。在超声引导组织下夹紧并钉合组织。(c)然后,重复此步骤至少 2 次,以重建坚固、密封的瓣阀(©2018 2018 Medigus Ltd)

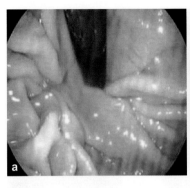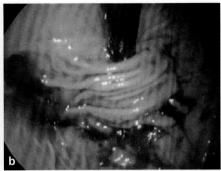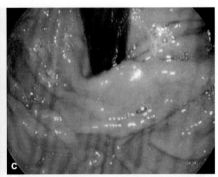

图 24.11 用 MUSE™ 进行 TIF 前、后胃食管瓣阀的内镜视图。胃食管瓣阀:(a) 术前。(b) 术后即刻。(c) 术后 6 个月(©All rights reserved to Baishideng Publishing Group Inc.)

24.6.3 适应证

TIF 对 HH≤2cm 和 Hill Ⅰ/Ⅱ 级瓣阀患者有效。

24.6.4 排除标准

1. 年龄 <18 岁
2. BMI>35kg/m²
3. 食管裂孔疝 >3cm
4. 洛杉矶分级为 C 或 D 级的食管炎
5. 巴雷特食管 >2cm
6. 固定性食管狭窄或缩窄
7. 以下任何病史者:胃或食管切除术、根据医师的判断不适合 TIF 抗反流术的解剖结构、贲门失弛缓症(achalasia)、硬皮病(scleroderma)或皮肌炎(dermatomyositis)

24.6.5 疗效和安全性

一项纳入 66 例患者的多中心研究发现,73% 的患者在术后 6 个月时 GERD-HRQL 评分显著改善[10]。约 65% 的患者完全停用 PPI,并且观察到继续在使用 PPI 的患者中 56% 的 PPI 剂量显著降低。6 个月时食管酸暴露时间(esophageal acid exposure time,EAET)也缩短。在一项长期的随访研究中,69.4% 的患者在 TIF 术后 4 年脱离了 PPI。发现 GERD-HRQL 评分和 GERD 药物的每日剂量显著降低。

最常见的不良反应(adverse effect)是胸痛(22%)和咽喉痛(15%)。严重的不良事件(serious adverse event),如导致脓胸(empyema)的气胸(pneumothorax)、出血和食管穿孔已有报道。尽管 MUSE 的新数据令人鼓舞,但这是一个相对较新的术式,其疗效和安全性的长期数据有限。该术式的理想缝合位置也不是很清楚。总之,MUSE 是一种有前途的 TIF 技术,与 Esophy X 相比具有更多的优点,包括超声引导和单人操作。

24.7 黏膜切除术

24.7.1 定义

该机制被认为是由于黏膜缺损愈合后瘢痕形成[11]。采用高频电刀(electrocautery knife)通过内镜黏膜切除术

(EMR)或内镜黏膜下剥离术(ESD)后的黏膜愈合可导致瘢痕形成、GEJ 变窄、黏膜瓣阀(mucosal flap valve)重塑和反流减少。随着瘢痕形成 EGJ 的小弯侧缩短;而 EGJ 的大弯侧无瘢痕形成,仍保持其作为黏膜瓣阀的柔韧性。2014年,Inoue 等首先发表了接受抗反流黏膜切除术(antireflux mucosectomy,ARMS)治疗难治性 GERD 的 10 例患者的系列研究,获得优异的效果。这项技术,称为 ARMS,包括在齿状线上下 3cm 以新月形切除食管侧黏膜 1cm、胃侧黏膜 2cm。这导致作为有效的抗反流机制的黏膜瓣阀在该解剖平面部分重塑。巴雷特食管(Barrett's esophagus)的存在并不排除黏膜切除术的实施。不同于 Stretta 术,适应证包括轻微 HH 或食管炎患者。

24.7.2 适应证

1. 中、重度 GERD
2. 糜烂性食管炎
3. 食管裂孔疝 <3cm
4. 胃切除术后有 GERD 症状
5. 巴雷特食管
6. 抗反流手术后出现 GERD 症状

24.7.3 排除标准

1. 食管裂孔疝 >3cm
2. 贲门失弛缓症或吞咽后 LES 不完全松弛

24.7.4 操作步骤(图 24.12 和图 24.13)

黏膜切除术(mucosectomy)可以使用 ESD 或 EMR 进行。在清醒镇静下进行黏膜切除术。在检查黏膜切除术区域后,沿标记进行黏膜下注射,以确保足够的抬举以防止深部损伤或穿孔。将含有靛蓝胭脂染料的盐水注射到黏膜下层。通过 EMR 或 ESD 进行黏膜切除术,具体取决于内镜医生的经验和是否存在黏膜病变。规划沿胃贲门小弯侧以新月形进行黏膜切除术。对于 Cap-EMR,反复进行,直到标记的黏膜区域完全切除。对于 ESD,使用高频电刀(dual 刀或 IT 刀或,KD-612L,Olympus)完成黏膜下剥离。ERBE(Medical Systems,Tübingen,Germany)设置为强力电凝模式(40W,效果 3)。使用电凝钳或 APC 进行止血。

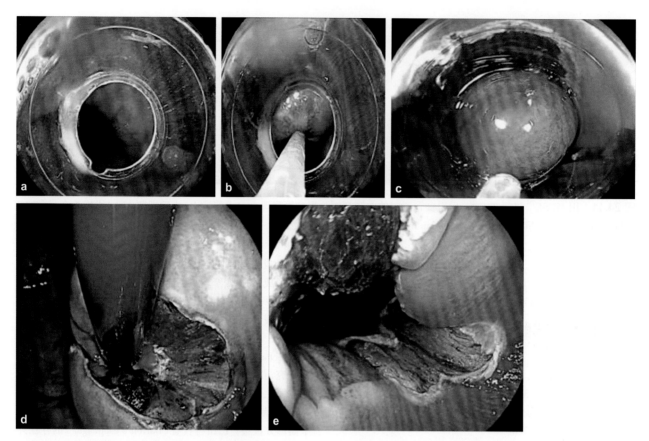

图24.12 黏膜切除术操作步骤。(a)装有透明帽的内镜直视下进入EGJ。(b)在胃贲门黏膜下注射加有靛蓝胭脂的生理盐水。(c)应用Cap-EMR技术将圈套器套住拟切除的胃黏膜。(d)在反转内镜观察下完成近环周(2/3)胃黏膜切除。(e)顺行内镜观察ARES术后状态

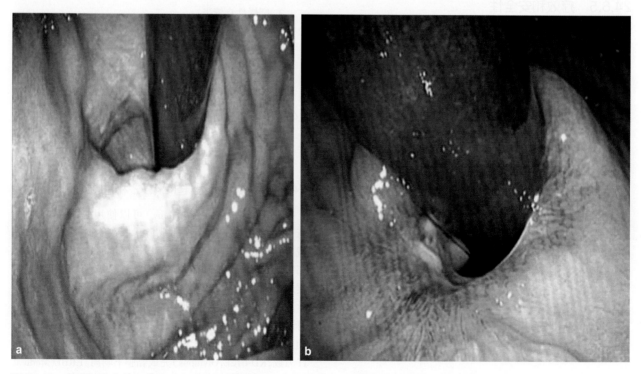

图24.13 黏膜切除术前和术后6个月时胃食管瓣阀的内镜视图。(a)黏膜切除术前。(b)黏膜切除术后6个月时

24.7.5 疗效和安全性

ARMS 的优点包括不需要任何专有设备,并且在手术部位不遗留内置假体(endoprostheses)。然而,尚未进行随机研究,疗效的持久性尚不清楚。此外,为获得最佳效果而要切除的黏膜数量尚不清楚,需要进一步评估。不过,在一项 ARMS 的试点研究中,内镜检查时 EAET 降低,瓣阀分级有所改善。此外,所有患者都可以在 ARMS 后停止 PPI。

出血(bleeding)是最常见的并发症,标准 EMR 治疗的患者发生率高达 8%,而 ESD 治疗患者达 7%。出血和穿孔的风险在"专家"手中很可能极低。如果经验丰富,也可以

通过标准化的内镜恢复技术(endoscopic recovery technique)来解决,如凝血钳(coagulation forcep)或止血夹。要切除的黏膜数量以诱导适当的瘢痕形成是该手术中的一个关键问题。环形切除超过 80% 会导致胃食管连接处就变得太紧,这种情况就需要球囊扩张(balloon dilation)治疗。相反,切除不充分需要反复进行黏膜切除术(mucosectomy)。由于没有进行随机研究,因此需要可比较的纵向研究结果。

24.8 总结

见表 24.2。

表 24.2 内镜抗反流疗法的比较

	优点	缺点	严重不良事件
Stretta	清醒镇静下进行的日间疗法 可重复治疗 因为无切口所以没有瘢痕 易于操作 操作时间短 不良反应轻微	费用高 有效率差异大(16%~86%) 不适用于 HH 大和严重食管炎患者	吸入性肺炎、胃轻瘫
Esophy X	因为无切口所以没有瘢痕 恢复较快 如果需要可进行修正治疗 不良事件和并发症较少	在全身麻醉操作 转换为腹腔镜 Nissen 胃底折叠术困难	出血、穿孔、气胸
MUSE	需要有超声引导 由单人操作	无充足证据支持常规应用	出血、气胸、纵隔积气
黏膜切除术	在治疗部位不遗留内置假体 在清醒镇静下操作 适用于有高级别异型增生的巴雷特食管患者 费用不高 适用于轻微的 HH	无随机研究	出血、穿孔

牢记于心:内镜治疗的适应证

- 胃食管疾病的内镜治疗可以克服不愿意接受手术的难治性 GERD 患者的"治疗缺口(treatment gap)"
- 胃食管反流病的内镜治疗具有明显的微创优势,前途光明。
- 根据每位患者的具体情况,需要选择恰当的 GERD 的内镜治疗方法。

(李婷 译,王伟岸 校)

参考文献

1. Bell RC, Cadiere GB. Transoral rotational esophagogastric fundoplication: technical, anatomical, and safety considerations. Surg Endosc. 2011;25(7):2387–99. https://doi.org/10.1007/s00464-010-1528-6.
2. Nabi Z, Reddy DN. Endoscopic management of gastroesophageal reflux disease: revisited. Clin Endosc. 2016;49(5):408–16. https://doi.org/10.5946/ce.2016.133.
3. Kalapala R, Shah H, Nabi Z, Darisetty S, Talukdar R, Nageshwar Reddy D. Treatment of gastroesophageal reflux disease using radiofrequency ablation (Stretta procedure): An interim analysis of a randomized trial. Indian J Gastroenterol. 2017;36(5):337–42. https://doi.org/10.1007/s12664-017-0796-7.
4. Noar MD, Lotfi-Emran S. Sustained improvement in symptoms of GERD and antisecretory drug use: 4-year follow-up of the Stretta procedure. Gastrointest Endosc. 2007;65(3):367–72. https://doi.org/10.1016/j.gie.2006.11.015.
5. Dughera L, Navino M, Cassolino P, De Cento M, Cacciotella L, Cisaro F, et al. Long-term results of radiofrequency energy delivery for the treatment of GERD: results of a prospective 48-month study. Diagn Ther Endosc. 2011;2011:507157. https://doi.org/10.1155/2011/507157.
6. Perry KA, Banerjee A, Melvin WS. Radiofrequency energy delivery to the lower esophageal sphincter reduces esophageal acid exposure and improves GERD symptoms: a systematic review and meta-analysis. Surg Laparosc Endosc Percutan Tech. 2012;22(4):283–8. https://doi.org/10.1097/SLE.0b013e3182582e92.
7. Testoni PA, Mazzoleni G, Testoni SG. Transoral incisionless fundoplication for gastro-esophageal reflux disease: techniques and outcomes. World J Gastrointest Pharmacol Ther. 2016;7(2):179–89. https://doi.org/10.4292/wjgpt.v7.i2.179.
8. Trad KS, Fox MA, Simoni G, Shughoury AB, Mavrelis PG, Raza M, et al. Transoral fundoplication offers durable symptom control for chronic GERD: 3-year report from the TEMPO randomized trial with a crossover arm. Surg Endosc. 2017;31(6):2498–508. https://doi.org/10.1007/s00464-016-5252-8.
9. Huang X, Chen S, Zhao H, Zeng X, Lian J, Tseng Y, et al. Efficacy of transoral incisionless fundoplication (TIF) for the treatment of GERD: a systematic review with meta-analysis. Surg Endosc. 2017;31(3):1032–44. https://doi.org/10.1007/s00464-016-5111-7.
10. Zacherl J, Roy-Shapira A, Bonavina L, Bapaye A, Kiesslich R, Schoppmann SF, et al. Endoscopic anterior fundoplication with the Medigus Ultrasonic Surgical Endostapler (MUSE) for gastroesophageal reflux disease: 6-month results from a multi-center prospective trial. Surg Endosc. 2015;29(1):220–9. https://doi.org/10.1007/s00464-014-3731-3.
11. Satodate H, Inoue H, Yoshida T, Usui S, Iwashita M, Fukami N, et al. Circumferential EMR of carcinoma arising in Barrett's esophagus: case report. Gastrointest Endosc. 2003;58(2):288–92. https://doi.org/10.1067/mge.2003.361.

索 引